Intensivismo Pediátrico

O que todo Enfermeiro deve saber

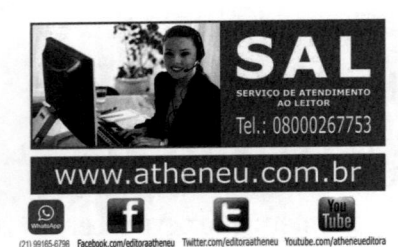

Intensivismo Pediátrico

O que todo Enfermeiro deve saber

Sabrina dos Santos Pinheiro

Enfermeira, Mestre em Saúde da Criança e do Adolescente da Faculdade de Medicina da Universidade Federal do Rio Grande do Sul (UFRGS). Titulada Especialista em Terapia Intensiva Pediátrica pela Associação Brasileira de Enfermagem em Terapia Intensiva Pediátrica (ABENTI). Docente no Curso de Pós-graduação em Terapia Intensiva e Emergência Pediátrica do Hospital Moinhos de Vento. Coordenadora Científica da Certificação Profissional da ABENTI (Gestão 2017-2018 e Gestão 2019-2020). Membro do Departamento de Enfermagem da Associação de Medicina Intensiva Brasileira (AMIB) (Gestão 2020-2021). Graduada em Enfermagem pela Universidade Luterana do Brasil (2002). Enfermeira Assistencial na Unidade de Terapia Intensiva Pediátrica (UTIP) do Hospital de Clínicas de Porto Alegre (HCPA), RS.

AMIB ASSOCIAÇÃO DE MEDICINA INTENSIVA BRASILEIRA

Atheneu

ABENTI Associação Brasileira de Enfermagem e Terapia Intensiva

Rio de Janeiro • São Paulo
2020

EDITORA ATHENEU

São Paulo — *Rua Avanhandava, 126 – 8º andar*
Tel.: (11)2858-8750
E-mail: atheneu@atheneu.com.br

Rio de Janeiro — *Rua Bambina, 74*
Tel.: (21)3094-1295
E-mail: atheneu@atheneu.com.br

CAPA: Equipe Atheneu

PRODUÇÃO EDITORIAL/DIAGRAMAÇÃO: Rosane Guedes

CIP-BRASIL. CATALOGAÇÃO NA PUBLICAÇÃO
SINDICATO NACIONAL DOS EDITORES DE LIVROS, RJ

P722i

Pinheiro, Sabrina
Intensivismo pediátrico : o que todo enfermeiro deve saber / Sabrina Pinheiro. - 1. ed. - Rio de Janeiro : Atheneu, 2020.
24 cm.

Inclui bibliografia e índice
ISBN 978-85-388-1076-6

1. Enfermagem pediátrico. 2. Pediatria. I. Título.

20-63150 CDD: 618.920231
CDU: 616-083-053.2

Leandra Felix da Cruz Candido - Bibliotecária - CRB-7/6135

20/02/2020 02/03/2020

PINHEIRO, S. S.
Intensivismo Pediátrico: o que todo Enfermeiro deve saber

Colaboradores

Alessandra Vaccari

Enfermeira. Doutora em Saúde da Criança. Docente do Departamento de Enfermagem Materno Infantil da Escola de Enfermagem da Universidade Federal do Rio Grande do Sul (UFRGS).

Alicia Alarcón Andrade

Enfermeira Especialista em Emergência e UTI Pediátrica. Enfermeira Assistencial da Unidade de Internação do Hospital da Criança Santo Antônio, RS.

Aline Patrícia Rodrigues da Silva

Enfermeira. Especialista em Terapia Intensiva do Adulto pela Pontifícia Universidade Católica de Minas Gerais. Especialista em Estomoterapia pela Escola de Enfermagem da Universidade Federal de Minas Gerais (UFMG). Enfermeira Assistencial na UTI de Queimados do Hospital de Pronto Socorro João XXIII – Belo Horizonte, MG. Professora Titular das Disciplinas Sistematização da Assistência de Enfermagem, Semiologia, Urgência e Emergência e Estágio Supervisionado dos Cursos de Graduação e Pós-graduação da Faculdade Pitágoras, Belo Horizonte, MG.

Ana Maria Pinheiro

Enfermeira. Mestre em Enfermagem pela Escola de Enfermagem da Universidade Federal de Minas Gerais (UFMG). Especialista em Enfermagem em Terapia Intensiva pelo Instituto de Educação Continuada (IEC) da Pontifícia Universidade Católica de Minas Gerais (PUC-Minas). MBA em Liderança e *Coaching* em Gestão de Pessoas. Coordenadora do Curso de Graduação em Enfermagem da Faculdade Pitágoras de Belo Horizonte, MG (FAP-BH) e dos Cursos de Pós-graduação em Enfermagem em Terapia Intensiva, Urgência e Emergência e Trauma; Enfermagem em Oncologia; Enfermagem em Nefrologia; Enfermagem em Terapia Intensiva Neonatal e Pediátrica da Faculdade Pitágoras de Belo Horizonte, MG (FAP-BH). Professora Titular das Disciplinas Sistematização da Assistência de Enfermagem, Semiologia e Estágio Supervisionado dos Cursos de Graduação e Pós-graduação da Faculdade Pitágoras, Belo Horizonte, MG.

Andressa Siuves Gonçalves Moreira

Enfermeira. Pós-graduada em Trauma, Urgência, Emergência e Terapia Intensiva pela Faculdade Ciências Médicas de Minas Gerais (FCMMG). MBA em Gestão de Negócios pelo IBMEC. Enfermeira Coordenadora da Neurologia e Cardiologia do Hospital Santa Casa de Misericórdia, Belo Horizonte, MG.

Anna Gabriela Cavalcanti Arais

Enfermeira. Titulada Especialista em Terapia Intensiva Pediátrica pela Associação Brasileira de Enfermagem em Terapia Intensiva (ABENTI). Enfermeira Supervisora das UTIs do Hospital da Criança Santo Antônio (HCSA) da Santa Casa de Misericórdia de Porto Alegre, RS.

Anna Pires Terra

Enfermeira. Mestre em Genética. Especialista em Unidade de Terapia Intensiva Neonatal e Pediátrica. Doutoranda em Genética. Enfermeira Assistencial na Unidade de Terapia Intensiva do Hospital Divina Providência, Porto Alegre, RS.

Betina Bittencourt

Enfermeira Residente em Saúde da Criança do Hospital de Clínicas de Porto Alegre (HCPA), RS.

Camila Reuter
Enfermeira Pós-graduanda em Enfermagem em UTI Pediátrica e Neonatal.

Cássia da Silva Ricalcati
Enfermeira. Especialista em Enfermagem Pediátrica e Neonatal pela Universidade Federal do Rio Grande do Sul (UFRGS). Enfermeira do Serviço de Enfermagem Pediátrica e Membro da Comissão de Prevenção e Tratamento em Feridas do Hospital de Clínicas de Porto Alegre (HCPA), RS.

Clarissa Pitrez Abarno
Enfermeira. Especialista em Saúde da Criança pelo Programa de Residência Integrada Multiprofissional em Saúde do Hospital de Clínicas de Porto Alegre (HCPA), RS. Enfermeira Assistencial na UTI Pediátrica do HCPA.

Cristine Nilson
Doutora em Pediatria e Saúde da Criança pela Pontifícia Universidade Católica do Rio Grande do Sul (PUCRS). Enfermeira Assistencial na UTI Pediátrica do Hospital de Clínicas de Porto Alegre, (HCPA), RS.

Daiana da Silva Lúcio
Enfermeira. Especialista em Enfermagem em Oncologia pelo Hospital Moinhos de Vento, Porto Alegre, RS. Enfermeira da UTI Pediátrica e Membro da Comissão de Prevenção e Tratamento de Feridas do Hospital de Clínicas de Porto Alegre (HCPA), RS.

Daniela Bright
Enfermeira Assistencial da Unidade de Terapia Intensiva Pediátrica do Hospital Aliança, Salvador, BA. Chefe do Setor de Vigilância Epidemiológica e Sistemas de Informação em Saúde do Distrito Sanitário Centro Histórico/Secretaria Municipal de Salvador. Pós-graduação em Terapia Intensiva. Enfermeira Titulada em Terapia Intensiva Pediátrica pela Associação Brasileira de Enfermagem em Terapia Intensiva (ABENTI).

Elaine de Oliveira Souza
Enfermeira. Especialista em Enfermagem em Cardiologia pela Pontifícia Universidade Católica de Minas Gerais (PUC-Minas). Enfermeira Assistencial do Centro de Terapia Intensiva Pediátrica da Santa Casa de Misericórdia, Belo Horizonte, MG.

Elenir Maria Bergonci
Enfermeira Assistencial da Unidade de Terapia Intensiva Pediátrica (UTIP) do Hospital de Clínicas de Porto Alegre (HCPA), RS.

Eliane da Silva Moraes
Enfermeira. Especialista em Saúde Mental Coletiva pela Escola de Saúde Pública do Rio Grande do Sul (ESP/RS). Especialista em Dor e Medicina Paliativa pela Universidade Federal do Rio Grande do Sul (UFRG). Enfermeira Assistencial na UTI Pediátrica do Hospital de Clínicas de Porto Alegre (HCPA), RS.

Erika de Azevedo Leitão Mássimo
Enfermeira. Doutora em Saúde e Enfermagem pela Universidade Federal de Minas Gerais (UFMG). Professora Adjunto IV da Pontifícia Universidade Católica de Minas Gerais (PUC-Minas).

Eva Jaqueline da Silva Cardoso
Enfermeira formada pela Universidade do Vale do Rio dos Sinos (UNISINOS/2001). Especialização em Enfermagem Neonatal – Escola de Saúde Pública (2002). MBA em Gestão Empresarial pelo Instituto Brasileiro de Gestão de Negócios (IBGEN). Experiência como Educadora do Processo de Acreditação Hospitalar pelo Consórcio Brasileiro de Acreditação (CBA). Responsável pelos Processos de Melhoria Contínua e Acreditação da Santa Casa de Misericórdia de Porto Alegre. Mestranda da UFCSPA – PPG Pediatria e Especialização de Qualidade em Saúde e Segurança do Paciente (ENSP/Fiocruz – em andamento).

Felipe Henrique Margoti
Enfermeiro. Especialista em Urgência/Emergência e Trauma. Enfermeiro da Unidade de Suporte Avançado (USA) do SAMU BH e do Hospital das Clínicas da Universidade Federal de Minas Gerais (UFMG).

Fernanda Araujo Rodrigues
Mestra em Enfermagem. Especialista em Saúde na Secretaria Estadual de Saúde do Rio Grande do Sul.

Fernanda Machado Nunes
Enfermeira. Especialista em Enfermagem Pediátrica pela Universidade Federal do Rio Grande do Sul (UFRGS). Enfermeira Assistencial da UTI Pediátrica do Hospital de Clínicas de Porto Alegre (HCPA), RS.

Gabriela Gomes Nunes Riberio
Enfermeira. Especialista em Enfermagem em Terapia Intensiva Pediátrica pelo Centro Universitário UNA de Belo Horizonte. Titulada em Terapia Intensiva Pediátrica pela Associação Brasileira de Enfermagem em Terapia Intensiva (ABENTI). Enfermeira Assistencial do Centro de Terapia Intensiva Pediátrica da Santa Casa de Belo Horizonte, MG.

Gabriela Wingert Nunes
Enfermeira formada pela Universidade Luterana do Brasil. Especialista em Terapia Intensiva Adulto e Pediátrico pela Universidade do Vale do Rio dos Sinos (Unisinos) e Pós-graduanda em MBA Executivo em Gestão da Qualidade em Saúde e Acreditação Hospitalar pela Unyleya. Chefia de Enfermagem da Unidade de Internação Pediátrica do Hospital de Clínicas de Porto Alegre (HCPA), RS.

Geovana Rhoden Estorgato
Enfermeira. Doutorado em Andamento em Ciências da Saúde pela Pontifícia Universidade Católica do Rio Grande do Sul (PUCRS). Mestre em Saúde da Criança pela PUCRS. Enfermeira Assistencial na Unidade de Terapia Intensiva Pediátrica do Hospital da Criança Conceição do Grupo Hospitalar Conceição.

Gislaine Luciana da Silva
Fisioterapeuta. Especialista em Fisioterapia Cardiorrespiratória pela Universidade Estadual de Campinas (Unicamp). Fisioterapeuta Assistencial no Centro de Terapia Intensiva Pediátrica da Santa Casa de Belo Horizonte, MG.

Grazyelle Ferreira de Souza
Enfermeira pela Universidade Federal de Minas Gerais (UFMG). Especialista em Urgência e Emergência pelo Hospital João XXIII – Fundação Hospitalar de Minas Gerais (FHEMIG). Preceptora do Curso de Enfermagem no Centro Universitário Newton Paiva, Belo Horizonte, MG.

Isnara Miranda Santos de Carvalho
Enfermeira Especialista em Saúde da Família, em Saúde do Idoso, Docência do Ensino e em Enfermagem em Terapia Intensiva. Titulada em Terapia Intensiva pela Associação Brasileira de Enfermagem em Terapia Intensiva/Associação de Medicina Intensiva Brasileira (ABENTI/AMIB). Mestranda em Saúde e Ambiente pela Universidade Federal do Maranhão (UFMA). Enfermeira Assistencial da Rede Municipal de Saúde de São Luís, MA. Enfermeira Assistencial e Supervisora da UTI Pediátrica do Hospital São Domingos (HSD), São Luís, MA.

Júlia Azevedo Lemos Salomão
Graduanda em Medicina pela Faculdade Ciências Médicas de Minas Gerais (FCM-MG). Instrutora do Curso de BLS (Basic Life Support).

Juliana Feijó
Enfermeira. Pós-graduada em Docência pela UNIASSELVI. Enfermeira Assistencial da UTI Pediátrica do Hospital Moinhos de Vento, Porto Alegre, RS.

Kamile Kronbauer
Enfermeira. Especialista em Intensivismo e Emergência Pediátrica. Enfermeira Assistencial na Unidade de Internação Pediátrica do Hospital de Clínicas de Porto Alegre (HCPA), RS.

Karina Falcão Sousa
Enfermeira Especialista em Emergência e UTI Pediátrica. Enfermeira Assistencial da Emergência Pediátrica do Hospital Moinhos de Vento, Porto Alegre, RS.

Kassiely Klein
Enfermeira Especialista em Saúde da Criança pelo Hospital de Clínicas de Porto Alegre (HCPA), RS. Mestranda em Saúde da Criança e Adolescente pela Faculdade de Medicina da Universidade Federal do Rio Grande do Sul (FAMED/UFRGS). Enfermeira Assistencial na Unidade de Internação Pediátrica do Hospital São Lucas da Pontifícia Universidade do Rio Grande do Sul (PUCRS).

Kátia Adriana Lins Jaines Curtinaz
Mestre em Saúde da Criança e Adolescente pela Faculdade de Medicina da Universidade Federal do Rio Grande Sul (FAMED/UFRGS). Enfermeira Assistencial na Unidade de Terapia Intensiva Pediátrica do Hospital de Clínicas de Porto Alegre (HCPA), RS.

Kátia Ramos Rui Dias
Enfermeira pela Universidade Federal do Rio Grande (FURG). Enfermeira da Unidade de Terapia Intensiva Pediátrica (UTPI) do Hospital de Clínicas de Porto Alegre (HCPA), RS.

Kellen Eloísa Gonçalves Rocha
Enfermeira Especialista em Terapia Intensiva Pediátrica e Neonatal pela Instituição de Ensino e Pesquisa da Santa Casa de Belo Horizonte. Enfermeira Assistencial na Unidade de Cuidados Materno-Infantis da Santa Casa de Belo Horizonte, MG.

Kelly Mesquita
Enfermeira. Mestre em Ensino na Saúde pela Universidade Federal de Ciências da Saúde de Porto Alegre (UFCSPA), RS. Enfermeira Assistencial do Time de Acessos Vasculares e Terapia Infusional da Santa Casa de Misericórdia de Porto Alegre, RS.

Luciana da Rosa Zinn Sostizzo
Enfermeira. Especialista em Enfermagem em Pediatria e Neonatologia e Enfermagem em Dermatologia. Enfermeira do Serviço de Enfermagem Pediátrica e Membro da Comissão de Prevenção e Tratamento em Feridas do Hospital de Clínicas de Porto Alegre (HCPA), RS. Diretoria da Sociedade Brasileira de Enfermagem em Dermatologia (SOBENDE), RS.

Luciano Batista Barreto
Enfermeiro. Titulado em Terapia Intensiva Pediátrica pela Associação Brasileira de Enfermagem em Terapia Intensiva (ABENTI). Enfermeiro Coordenador e Assistencial na UTI Pediátrica do Hospital e Pronto-Socorro da Criança da Zona Sul. Membro Sócio do Instituto de Enfermeiros Intensivistas do Amazonas (IETI), Manaus, AM.

Luma Maiara Ruschel
Enfermeira. Doutorado em Andamento em Enfermagem pelo Programa de Pós-graduação em Enfermagem da Universidade Federal do Rio Grande do Sul (PPGENF/UFRGS). Mestre em Enfermagem pelo PPGENF/UFRGS. Enfermeira Especialista em Saúde da Criança pelo Programa de Residência Integrada Multiprofissional em Saúde do Hospital das Clínicas de Porto Alegre (RIMS/HCPA), RS. Enfermeira Assistencial na Unidade de Internação Clínica do 3° Anexo do Hospital da Criança Conceição do Grupo Hospitalar Conceição, Porto Alegre, RS.

Lurdes Adriana Bueno
Enfermeira Especialista em Emergência e UTI Pediátrica. Residência em Pediatria e UTI Pediátrica no Hospital de Clínicas de Porto Alegre (HCPA), RS.

Maria Cristina Flurin Ludwig
Bacharel em Enfermagem pela Universidade Federal do Rio Grande do Sul (UFRGS). Enfermeira Assistencial da Unidade de Oncologia Pediátrica 3° Leste do Hospital de Clínicas de Porto Alegre (HCPA), RS. Especialista em Oncologia Pediátrica Multidisciplinar pela Faculdade Unyleya.

Marina Ramos Batista
Enfermeira Especialista em UTI Pediátrica e Neonatal e Especialista em Atenção Materno-Infantil e Obstetrícia. Enfermeira Assistencial do Hospital Materno-Infantil Presidente Vargas (HMIPV), Porto Alegre, RS.

Michele Nogueira do Amaral
Bacharel em Enfermagem pela Universidade Federal do Rio Grande do Sul (UFRGS). Enfermeira Assistencial da Unidade de Oncologia Pediátrica 3° Leste do Hospital de Clínicas de Porto Alegre (HCPA), RS. Especialista em Urgência e Emergência Adulta e Pediátrica pela UFRGS.

Milena Araújo Miranda
Enfermeira. Graduada pela Universidade Federal do Maranhão (UFMA). Especialista em Terapia Intensiva pela Faculdade Redentor/AMIB. Enfermeira em Terapia Intensiva Adulto e em Terapia Intensiva Pediátrica. Líder de Enfermagem da Unidade de Cuidados Intensivos Pediátricos do Hospital Universitário da UFMA. Enfermeira Assistencial da Unidade de Terapia Intensiva do Hospital Municipal Djalma Marques, São Luís, MA. Titulada em Terapia Intensiva Pediátrica pela Associação Brasileira de Enfermagem em Terapia Intensiva (ABENTI).

Miriam Neis
Graduação em Enfermagem pela Escola de Enfermagem da Universidade Federal do Rio Grande do Sul (EENF-UFRGS). Especialista em Pediatria pela Sociedade Brasileira de Enfermeiros Pediatras. Mestre em Saúde da Criança e do Adolescente pela Faculdade de Medicina da UFRGS. Enfermeira Assistencial da UTI Pediátrica do Hospital de Clínicas de Porto Alegre (HCPA), RS.

Mirna Guites Hillig
Enfermeira Especialista em Enfermagem Pediátrica. Enfermeira da Unidade de Tratamento Intensivo Pediátrico do Hospital de Clínicas de Porto Alegre (HCPA), RS.

Odon Melo Soares
Enfermeiro do Centro de Tratamento Intensivo Adulto do Hospital de Clínicas de Porto Alegre (HCPA), RS. Especialista em Terapia Intensiva. Membro da Comissão Intra-hospitalar de Doação de Órgãos e Tecidos para Transplantes (HCPA), RS.

Patrícia Friederich
Enfermeira Especialista em Terapia Intensiva. Enfermeira Assistencial da UTI Pediátrica do Hospital de Clínicas de Porto Alegre (HCPA), RS.

Priscilla Tondim Rabadan
Enfermeira Especialista em Emergência e UTI Pediátrica. Enfermeira Assistencial da Emergência Pediátrica do Hospital São Lucas da Pontifícia Universidade Católica do Rio Grande do Sul (PUCRS), RS.

Rani Simões de Resende
Enfermeira do Centro de Tratamento Intensivo Adulto do Hospital de Clínicas de Porto Alegre (HCPA). Membro da Comissão Intra-hospitalar de Doação de Órgãos e Tecidos para Transplantes do HCPA. Especialista no Cuidado ao Adulto Crítico.

Roberta Gonçalves Neves
Enfermeira Especialista em Enfermagem em Terapia Intensiva pela Universidade José do Rosário Vellano (UNIFENAS), Alfenas, MG. Enfermeira Assistencial da Unidade de Terapia Neonatal no Neocenter, Belo Horizonte, MG.

Silvani Herber
Mestre em Saúde da Criança e do Adolescente. Doutora em Ciências Médicas. Título de Especialista em Terapia Intensiva Neonatal pela Associação Brasileira de Enfermagem em Terapia Intensiva (ABENTI). Enfermeira Assistencial da Unidade de Internação Neonatal do Hospital de Clínicas de Porto Alegre (HCPA), RS.

Simone Boettcher
Enfermeira Assistencial da Unidade de Internação Pediátrica do Hospital de Clínicas de Porto Alegre (HCPA), RS. Mestranda do Programa de Pós-graduação em Enfermagem da Universidade Federal de Ciências da Saúde de Porto Alegre (PPG-Enf/UFCSPA). Experiência em UTI Pediátrica na UTI do Hospital da Criança Santo Antônio da Santa Casa de Misericórdia de Porto Alegre, RS.

Swetlana Margaret Cvirkun Urbanskyy
Enfermeira formada pela Universidade do Vale do Rio dos Sinos (UNISINOS). Mestre em Ensino na Saúde pela Universidade Federal de Ciências da Saúde de Porto Alegre (UFCSPA), RS. MBA em Gestão Empresarial pelo Instituto Brasileiro de Gestão de Negócios (IBGEN). Enfermeira Assistencial e Gerente Hospitalar do Hospital da Criança Santo Antônio da Irmandade da Santa Casa de Misericórdia de Porto Alegre, RS.

Tatiana Maraschin
Nutricionista. Especialista em Nutrição Clínica pela Associação Brasileira de Nutrição (ASBRAN) e pelo Centro Universitário Metodista IPA, Porto Alegre, RS. Nutricionista Assistencial na UTI Pediátrica do Hospital de Clínicas de Porto Alegre (HCPA), RS.

Taynan Dutra
Enfermeira. Pós-graduanda em Terapia Intensiva pela Universidade Federal do Rio Grande do Sul (UFRGS). Enfermeira Assistencial na UTI Pediátrica do Hospital da Criança Santo Antônio da Santa Casa de Misericórdia de Porto Alegre, RS.

Valdirene Rocha
Enfermeira Assistencial da Unidade de Terapia Intensiva Pediátrica do Hospital de Clínicas de Porto Alegre (HCPA), RS.

Vânia Ana Silveira Muniz
Enfermeira Especialista em Emergência e UTI Pediátrica. Especialista em Neonatologia. Mestrado em Enfermagem pela Universidade Federal de Ciências da Saúde de Porto Alegre (UFCSPA). Enfermeira Assistencial em Estratégia Saúde da Família (ESF), Camboriú, SC.

Vânia Teresinha Viegas Latuada
Graduação em Enfermagem pela Escola de Enfermagem da Universidade Federal do Rio Grande do Sul (EENF-UFRGS). Especialização em Enfermagem Pediátrica (EENF-UFRGS). Enfermeira Assistencial de Oncologia Pediátrica (HCSA/HCPA). Enfermeira do Programa de Apoio à Família (PAF), em Especial Pacientes Paliativos e suas Famílias na Unidade de Oncologia Pediátrica (SEPED/(HCPA), RS.

Vanisse Borges Nunes Kochhann
Enfermeira. Mestre em Saúde da Criança e Adolescente pela Faculdade de Medicina da Universidade Federal do Rio Grande do Sul (FAMED/UFRGS). Enfermeira Chefe da UTI Pediátrica e Membro da Comissão de Prevenção Tratamento em Feridas do Hospital de Clínicas de Porto Alegre (HCPA), RS.

Waleska de Almeida Pereira
Enfermeira. Especialista em Enfermagem em Terapia Intensiva Pediátrica pela Pontifícia Universidade Católica de Minas Gerais (PUC-Minas). MBA Executivo em Saúde pela Fundação Getulio Vargas (FGV). Auditora em Saúde pela Fundação Unimed, Belo Horizonte, MG. Titulada em Terapia Intensiva Pediátrica pela Associação Brasileira de Enfermagem em Terapia Intensiva (ABENTI). Coordenadora de Enfermagem do Centro de Terapia Intensiva Pediátrica da Santa Casa de Misericórdia de Belo Horizonte, MG.

Widlani Sousa Montenegro
Enfermeira. Presidente da Associação Brasileira de Enfermagem em Terapia Intensiva (ABENTI, Biênio 2019-2020). Titulada em UTI pela ABENTI. Pós-graduada pela Faculdade Redentor, com chancela da Associação de Medicina Intensiva (AMIB). Presidente da Comissão de Residência Multiprofissional (COREMU) do Hospital São Domingos (HSD), São Luís, MA e do Programa de Residência de Enfermagem em UTI do HSD. Gestão da Qualidade, Educação e Experiência do Paciente do HSD.

Dedicatória

Aos meus pais,
Maria Cândida e Sidney.

E ao amor da minha vida,
Júlia Maria.

Agradecimentos

Aos pacientes e seus familiares, por confiarem em nossos cuidados.

Aos colegas Enfermeiros, que aceitaram o desafio de escrever este livro.

Aos Enfermeiros e Técnicos de enfermagem que atuam em UTIP e que oferecem o seu melhor no cuidado ao próximo.

Ao Prof. Jefferson Pedro Piva e à Profa. Débora Feijó Villas Boas Vieira, meus amigos, mentores e incentivadores que, por meio do exemplo profissional e pessoal, me transformaram em uma "mente inquieta", que sempre quer buscar mais.

À Editora Atheneu, pela receptividade, agilidade e confiança.

Aos meus amigos e familiares, bem como os amigos e familiares de todos os colaboradores.

#juntossomosmaisfortes

Obrigada, Deus, por realizar este sonho!

Apresentação

É difícil escrever sobre algo que você acredita que nasceu para fazer. Meu trabalho não é um trabalho! Cuidar de crianças doentes com risco de morte exige muita dedicação, muito amor, muita empatia e um conhecimento técnico-científico focado na especificidade de um ser em evolução.

Ao longo desses 18 anos em que trabalho com crianças em estado crítico, é nítida a crescente evolução científica e tecnológica da área pediátrica. Todos os dias surgem novos tratamentos, tecnologias, medicamentos e "modos de fazer" diferentes, mas que são possíveis, adquirimos experiência e conhecimentos que ficam retidos nas nossas UTIP.

Criança não é um adulto pequeno! É um ser único, que está em constante desenvolvimento, e os conhecimentos da área adulta ou neonatal não podem ser utilizados como regra.

Este livro surge da necessidade de mostrarmos o quanto somos grandes, o quanto sabemos e temos propriedade das nossas tarefas, diariamente, dentro das UTIP. Como coordenadora da prova da certificação nacional para a titulação de enfermeiros em Terapia Intensiva Pediátrica, pela Associação Brasileira de Enfermagem em Terapia Intensiva (ABENTI), tenho dificuldades para encontrar referências bibliográficas de qualidade para embasar a confecção das provas. Não temos um livro de enfermagem que abranja todas as dimensões deste trabalho complexo.

O título desta obra, *Intensivismo Pediátrico: o que todo Enfermeiro deve saber*, já diz tudo! Mesmo focados no cuidado, precisamos entender o que fazemos, conhecer a fisiologia, a clínica, os tratamentos etc.

Não podemos esquecer que, com cada criança, vem uma família; o Estatuto da Criança e do Adolescente faz com que tenhamos a presença do responsável na beira do leito. Então, meus colegas, "puncionar acesso venoso é fácil, quero ver enfrentar as diferentes situações sociais, financeiras, éticas, psicológicas, ..., que nos defrontamos todos os dias".

Para a construção desta obra, foram reunidos colegas de diversos estados do Brasil: temos representantes do Rio Grande do Sul, Maranhão, Minas Gerais, Bahia e Amazonas, o que nos permite mostrar o quanto somos grandes, o quanto estamos presentes e somos imprescindíveis para o sucesso do tratamento das nossas crianças.

Espero que você consiga preencher o "vazio", que eu também sinto quando busco referências sobre assuntos que são minha realidade e só encontro referências médicas, adultas ou neonatais. Esta obra é para os enfermeiros intensivistas pediátricos que se veem perdidos e que precisam ser direcionados para um cuidado seguro e de qualidade.

"Fazer? Fazemos todos os dias! Precisamos entender
por que fazemos, para sermos respeitados!"

Que você tenha uma boa leitura e que este livro seja a sua referência.

Sabrina Pinheiro

Prefácio 1

Ao convidar os leitores, enfermeiros intensivistas, para ler e integrar os conhecimentos aqui apresentados ao cuidado cotidiano de crianças, adolescentes e famílias em unidades de tratamento intensivo pediátricas, vale discorrer sobre alguns tópicos que ancoram esta obra e seus autores. O saber, aqui retratado, emerge de um profundo desejo de qualificar e assegurar um cuidado digno à população infantil gravemente doente, a partir da *expertise* de enfermeiros que dedicam seu saber e fazer a esta nobre causa.

Conhecer um pouco da história da Pediatria e da unidade de terapia intensiva pediátrica (UTIP), lugar de onde as autoras falam, pode favorecer o entendimento da singularidade contida em cada capítulo que compõe este livro. Tal contexto de cuidado insere-se na modalidade de integração docente-assistencial que tem origem no final da década de 1970, no Grupo de Enfermagem do Hospital de Clínicas de Porto Alegre (HCPA) em interface com a Escola de Enfermagem da Universidade Federal do Rio Grande do Sul (EENF/UFRGS). O Programa de Integração Docente-Assistencial (IDA) é uma estratégia que teve como norte a aproximação da Educação e das Instituições de Saúde com o objetivo de atender as necessidades de saúde da população, a produção de conhecimento e a formação de recursos humanos. Nessa perspectiva, segue possibilitando a modernização e a melhoria do sistema educacional, da assistência à saúde da clientela pediátrica e à pesquisa. E, igualmente, possibilita à enfermagem a conquista de seu papel profissional, prestígio e autonomia no exercício de sua atividade.

O fato de ter sido convidada uma Enfermeira, docente da EENF/UFRGS, para disparar a criação multidisciplinar de uma área destinada ao atendimento de crianças e adolescentes no HCPA, veio mudar decisivamente a filosofia de cuidado à população pediátrica na Região Sul do Brasil. À época, mais precisamente em 1979, nascia uma UTIP vanguarda na promoção do Sistema de Permanência Conjunta Pais e Filhos. Essa configuração deixa marcas na história da construção do modelo de cuidado exercido pelo Enfermeiro em equipe de saúde, e configura-se como uma relação de integração do conhecimento acadêmico com o mundo da prática. E esse processo é um dos elementos que diferencia o cuidado desenvolvido na Pediatria do HCPA.

As concepções filosóficas sobre a importância do vínculo afetivo para o processo de individuação da criança configuram-se uma questão inalienável da existência humana. Persiste até hoje esse elemento estruturante no processo de cuidado impresso no modelo do Sistema de Permanência Conjunta, de modo a garantir esse direito da criança. Considerável persistência foi necessária para manter o firme propósito da presença dos pais junto aos filhos, respaldado na proposta da Pediatria Social. Era um modelo pioneiro, inexistente nas instituições hospitalares de atenção à população infantil. Tinha que haver forte justificativa, a qual foi trabalhada ao longo do tempo em que transcorreu o planejamento da planta física, impondo que fosse observada a questão da manutenção dos espaços para a promoção da permanência do familiar ao lado do filho. Tal recomendação preconizava, igualmente, a necessidade de investir esforços no processo educativo das famílias, com enfoque na prevenção aliada ao fato de ser hospital de ensino.

As patologias a serem erradicadas, à época, pressupunham determinadas condições para o atendimento e que deveriam fazer parte do planejamento, além da área física, do modelo de cuidado. Sendo um dos aspectos primordiais para a erradicação de doenças consideradas preveníveis, as atividades educativas foram assumidas com maior empenho pelos enfermeiros pediatras, proposta que persiste inabalada até os dias atuais. Nesse sentido, todas as ações ou intervenções, tanto invasivas quanto integrativas, dirigidas à criança ou família, passaram a envolver uma essência sensível e ética, respaldadas na promoção do cuidado atraumático e dialógico.

No momento em que se retoma o sentido de situação e o de identidade, o Ser tem a possibilidade de integrar aprendizagens ao mundo vivido. As expectativas dos cuidadores familiares, quando alcançadas, adquirem um significado de conquista pessoal, por perceberem reativado seu potencial para o cuidado da criança, por meio do entender e do compreender, somente possível mediante um processo de corresponsabilização. Para o profissional enfermeiro, o reconhecimento de um novo posicionamento da família, frente às vicissitudes cotidianas, reativa seu poder de "agir", revigorando a responsabilidade e o lançar-se a novos desafios.

O modelo pressupunha que os enfermeiros assumissem a maior parte dos cuidados, e o seu fazer tinha que estar respaldado em justificativas técnicas e/ou teóricas, condizentes com a realidade vivenciada no ambiente de cuidado. Essa prerrogativa imprime a necessidade do respaldo de evidências científicas acompanhando a práxis dos enfermeiros na temporalidade da Enfermagem Pediátrica.

Aliado a isso, as sensações de sentirem-se contemplados com a possibilidade de bem atuar, responsabilizando-se e atualizando-se constantemente, provoca um ciclo de retroalimentação positiva, gerando bem-estar profissional. Na interface do cuidado e do tempo, pode-se alcançar a compreensão de que o cuidador precisa de tempo para organizar o cuidado, uma sabedoria peculiar de discernir como cuidar do tempo que possui. Envolve o ritmo pessoal: o tempo de cada Ser.

A par da crescente compreensão que o Ser do enfermeiro vai adquirindo em relação aos aspectos desenvolvimentais da criança e da família, possibilita reconhecer que a facticidade a que estão submetidas é imutável e intransferível. Caminha lado a lado desta constatação, a implacável imposição de uma demanda cada vez maior de atividades que se integram ao seu fazer cotidiano. Tal demanda inclui as repercussões inerentes aos avanços da tecnociência, sem dúvida indispensável aos tratamentos necessários para o restabelecimento ou reabilitação da saúde das crianças, mas que, ao mesmo tempo, exige dos enfermeiros a execução de procedimentos técnicos altamente complexos e sofisticados.

A complexidade dos cuidados de enfermagem exigidos para cada paciente em particular vem aumentando, acompanhando a mudança de perfil do paciente pediátrico, impondo uma corrida contra o tempo no cotidiano do cuidado. Associando-se a esse panorama, os aspectos gerenciais também se avolumam por conta das exigências para a gestão de recursos humanos da equipe de enfermagem, e as questões administrativas inerentes.

Esse cenário permite identificar a necessidade de reorganização dos processos de cuidado que se impõem diante de tantos desafios e normas a serem cumpridas, sob pena de impor limites ao pleno exercício do cuidado, tendendo a afastar os enfermeiros da proximidade aos pacientes. Identificando tais dilemas e desafios, mas mantendo como mecanismo de suporte o reconhecimento da importância do trabalho desenvolvido, atualiza-se a responsabilidade dos enfermeiros para a manutenção das propostas norteadoras da filosofia de cuidado em intensivismo pediátrico, mediante estímulo e convicção de estar fazendo o melhor para a qualidade do cuidado e segurança dos pacientes e de suas famílias.

Essa característica do Ser do enfermeiro pediatra trás a compreensão do movimento de transcendência que ele percorre na temporalização do acontecer da Enfermagem Pediátrica. A filosofia do Sistema de Permanência Conjunta mantém-se como o fio condutor, e ampliam-se os modelos de cuidado que podem ser difundidos e replicados em outros contextos do cuidado à saúde da criança, adolescente e família na perspectiva do cuidado, ensino e pesquisa.

Essa é a premissa norteadora da proposta de criação deste livro: servir como base científica para uma práxis responsável, com foco nas diretrizes prioritárias do cuidado em terapia intensiva pediátrica, respondendo as principais dúvidas que perfazem a prática cotidiana do cuidado ao paciente pediátrico crítico. Instigando o leitor a encontrar respostas acessíveis, claras e objetivas, embasadas em evidências atualizadas e referendadas, esta obra vem alinhar condutas articulando saberes produzidos em diferentes contextos e atores.

Fica aqui explícita a recomendação de que as páginas que se sucedem sejam inspiração para uma prática coerente ao Ser criança e adolescente que desejamos cuidar em unidade de terapia intensiva, ao lado de sua família concebida como cuidadora e não mera acompanhante. Onde a complexidade técnica esteja articulada à dimensão ética e estética do cuidado, numa dimensão moral e digna da existência da infância e da adolescência, em seus variados momentos existenciais.

Enfa. Dra. Helena Becker Issi

Prefácio 2

Olá, leitor!

Com certeza, você sabe que 2020 é considerado o ano da Enfermagem.

Efetivamente, vários esforços em todo o mundo estão sendo realizados para conseguirmos dar mais destaque a nossa nobre profissão.

Entretanto, o que efetivamente a "Campanha Enfermagem Agora" ("*Nursing Now*") propõe? E, ainda, por que começaremos a apresentação desta obra, sobre cuidados intensivos na pediatria, falando de uma campanha de valorização para a Enfermagem?

Primeiramente, essa campanha, de abrangência mundial, concentra suas ações em cinco áreas principais:

- Assegurar que profissionais da enfermagem tenham uma voz mais proeminente na formulação de políticas de saúde;
- Incentivar o maior investimento na força de trabalho de profissionais da área;
- Recrutar mais profissionais para cargos de liderança;
- Realizar pesquisas que ajudem a determinar onde os enfermeiros podem ter o maior impacto na assistência; e
- Compartilhar das melhores práticas de enfermagem.

Consequentemente, nada melhor do que mostrar essa representatividade com o lançamento desta obra: *Intensivismo Pediátrico: o que todo Enfermeiro deve saber*. Em cada página, os autores focaram suas vivências e experiências, norteando-as a pesquisas clínicas, propiciando ao enfermeiro que está na beira do leito, substrato para a realização de um cuidado livre de erros, danos, negligência, imperícia ou imprudência.

Nos cuidados intensivos, somos a linha de frente da assistência, e a modificação dos desfechos depende exaustivamente dos conhecimentos, das habilidades e da atitude de cada profissional.

Por isso, esta obra é "*Nursing Now*", ela é conhecimento e representatividade de uma Enfermagem genuinamente brasileira. Uma Enfermagem que necessita, por meio da produção científica e pelo consumo desse conhecimento, se empoderar cada vez mais e realizar práticas seguras, eficientes e efetivas, ocupando definitivamente o protagonismo que o Enfermeiro merece!

Parabéns a cada um dos autores que colaboraram para esta obra e felicidades a você, leitor, que consumirá o melhor em termos de produção científica!

Excelente estudo,

Profa. Dra. Renata Andrea Pietro P. Viana
Presidente do Departamento de Enfermagem da AMIB (2020-2021)
Presidente do COREN-SP (2018-2020)

Enfa. MS. Widlani Sousa Montenegro
Presidente da ABENTI (2019-2020)

Prefácio 3

O que precisamos saber sobre... Um livro atual, necessário e imprescindível!

Nos últimos 40 anos, a medicina intensiva pediátrica obteve resultados e crescimento muito acima das previsões mais otimistas. Aliado ao impressionante declínio na mortalidade geral das UTI brasileiras e em diversos países do mundo, foram ainda aprimoradas as técnicas de suporte de órgãos em falência (p. ex., insuficiências respiratória, renal, cardíaca etc.), incorporadas novas estratégias terapêuticas (p. ex., ECMO), assim como desenvolvidos eficientes protocolos para crianças submetidas a transplantes diversos (hepático, renal, medula óssea). Paralelamente, houve também um crescimento exponencial da produção científica e de conhecimentos específicos, tornando a atualização constante uma tarefa obrigatória para quem venha atuar nessa área. Porém, o grande desafio é eleger e identificar a fonte correta para obter tais informações.

Nesse contexto, a Enfermeira Sabrina Pinheiro e demais coautores do livro *Intensivismo Pediátrico: o que todo Enfermeiro deve saber* prestam uma contribuição excepcional à Medicina Intensiva Pediátrica e àqueles interessados em aprimorar conhecimento nesta área. Inicialmente, selecionaram os temas mais relevantes e desafiadores no atendimento da criança gravemente doente que foram distribuídos em 57 capítulos. Em cada capítulo, os autores atualizam o leitor de forma clara e objetiva nas bases fisiológicas e oferecem o "estado da arte" em seu manejo. Além disso, com base em sua própria experiência assistencial, não se furtam de se comprometer com as opções mais adequadas e seguras. Assim, o leitor ao final de cada tópico dispõe de informações sólidas, atuais e aplicáveis em nossa realidade para que possa implementar em sua própria unidade.

Sem dúvida alguma, atuar em medicina intensiva pediátrica neste século XXI requer competências específicas, uma boa dose de experiência aliado a um forte embasamento científico, o qual está fartamente disponível neste livro redigido por Sabrina Pinheiro e coautores.

Espero que disfrutem desta ótima leitura.

Dr. Jefferson P. Piva
Professor Titular de Pediatria – Universidade Federal do Rio Grande do Sul (UFRGS)
Serviço de Emergência e Medicina Intensiva Pediátrica do Hospital de Clínicas de Porto Alegre (HCPA), RS

Sumário

1. Choque no Paciente Crítico, *1*
Patrícia Friederich

2. Choque Cardiogênico, *15*
Kamile Kronbauer

3. Cuidados no Pré e Pós-operatório de Cardiopatias Congênitas, *19*
Anna Gabriela Cavalcanti Arais

4. Transplante Cardíaco Pediátrico, *23*
Anna Gabriela Cavalcanti Arais

5. Oxigenação por Membrana Extracorpórea, *27*
Kátia Ramos Rui Dias ▪ Sabrina dos Santos Pinheiro

6. Ventilação Mecânica – Conceitos Básicos, *41*
Sabrina dos Santos Pinheiro

7. Ventilação Mecânica Não Invasiva, *51*
Alessandra Vaccari ▪ Silvani Herber ▪ Fernanda Araujo Rodrigues

8. Ventilação Oscilatória de Alta Frequência, *57*
Juliana Feijó ▪ Sabrina dos Santos Pinheiro

9. Oxigenoterapia por Cateter Nasal de Alto Fluxo, *63*
Sabrina dos Santos Pinheiro

10. Óxido Nítrico Inalado, *69*
Clarissa Pitrez Abarno ▪ Simone Boettcher

11. Modo Ventilatório NAVA, *75*
Sabrina dos Santos Pinheiro

12. Pneumonia Associada à Ventilação Mecânica, *81*
Gislaine Luciana da Silva ▪ Sabrina dos Santos Pinheiro

13. Atenção ao Sistema Renal, *87*
Clarissa Pitrez Abarno ▪ Sabrina dos Santos Pinheiro

14. Atenção ao Sistema Urinário, *113*
Elenir Maria Bergonci

15. Sistema Hematológico na Unidade de Terapia Intensiva Pediátrica (UTIP), *127*
Michele Nogueira do Amaral ▪ Maria Cristina Flurin Ludwig

16. Cuidados com Instalação e Infusão de Quimioterapia na UTIP, *135*
Michele Nogueira do Amaral ▪ Maria Cristina Flurin Ludwig

17. Distúrbios Gastrointestinais, *145*
Fernanda Machado Nunes

18. Hepatites Virais, *161*
Eliane da Silva Moraes

19. Falência Hepática Aguda, *165*
Eliane da Silva Moraes

20. Transplante Hepático Infantil, *169*
Eliane da Silva Moraes

21. Doença de Hirschsprung, *177*
Valdirene Rocha

22. Síndrome do Intestino Curto, *181*
Valdirene Rocha

23. Estomas, *185*
Valdirene Rocha ▪ Sabrina dos Santos Pinheiro

24. Sistema Neurológico, *189*
Elaine de Oliveira Souza ▪ Gabriela Gomes Nunes Ribeiro ▪ Waleska de Almeida Pereira ▪ Sabrina dos Santos Pinheiro

25. Diagnóstico da Morte Encefálica em Pediatria, *205*
Andressa Siuves Gonçalves Moreira

26. Avaliação e Tratamento das Principais Lesões de Pele no Paciente Pediátrico, *209*
Vanisse Borges Nunes Kochhann ▪ Luciana da Rosa Zinn Sostizzo ▪ Cássia da Silva Ricalcati ▪ Daiana da Silva Lúcio

27. Cuidados de Enfermagem Intensivos em Crianças com Doença da Urina do Xarope do Bordo, *227*
Silvani Herber ▪ Fernanda Araujo Rodrigues ▪ Alessandra Vaccari

28. Cuidados de Enfermagem Intensivos em Crianças com Fibrose Cística, *233*
Silvani Herber ▪ Fernanda Araujo Rodrigues ▪ Alessandra Vaccari

29. Cuidados de Enfermagem Intensivos em Crianças com Microcefalia Congênita, *239*
Silvani Herber ▪ Fernanda Araujo Rodrigues ▪ Anna Pires Terra

30. Cuidados de Enfermagem Intensivos em Crianças com Erros Inatos do Metabolismo, *245*
Silvani Herber ▪ Fernanda Araujo Rodrigues ▪ Anna Pires Terra

31. Síndrome de Abstinência em Unidade de Terapia Intensiva Pediátrica, *251*
Kátia Adriana Lins Jaines Curtinaz ▪ Kassiely Klein

32. Assistência à Família na Unidade de Terapia Intensiva Pediátrica: Relato de Experiência, *261*
Mirna Guites Hillig

33. Sistematização da Assistência de Enfermagem na Unidade de Terapia Intensiva Pediátrica, *265*
Ana Maria Pinheiro ▪ Aline Patrícia Rodrigues da Silva

34. Transferência de Cuidado, *277*
Vanisse Borges Nunes Kochhann ▪ Gabriela Wingert Nunes

35. Gestão, Qualidade e Segurança da Assistência em UTIP, *285*
Swetlana Margaret Cvirkun Urbanskyy ▪ Eva Jaqueline da Silva Cardoso

36. Cuidados Paliativos em UTIP, *307*
Miriam Neis ▪ Vânia Teresinha Viegas Latuada

37. Como Dar Más Notícias?, *321*
Cristine Nilson

38. Nutrição e Intensivismo, *331*
Tatiana Maraschin

39. Terapia de Nutrição Enteral e Parenteral no Tratamento do Paciente Crítico Pediátrico, *337*
Geovana Rhoden Estorgato ▪ Luma Maiara Ruschel ▪ Valdirene Rocha

40. Escalas Utilizadas em Unidade de Terapia Intensiva Pediátrica (UTIP), *349*
Betina Bittencourt ▪ Camila Reuter ▪ Marina Ramos Batista

41. Transporte do Paciente Pediátrico Crítico, 369
Taynan Dutra

42. Doação e Transplante de Órgãos e Tecidos Pediátricos, *383*
Rani Simões de Resende ▪ Odon Melo Soares

43. Medicamentos Utilizados em Unidade de Terapia Intensiva Pediátrica (UTIP), *393*
Kellen Eloísa Gonçalves Rocha

44. Sedação e Analgesia em Unidade de Terapia Intensiva Pediátrica, *407*
Roberta Gonçalves Neves

45. Afogamento, *417*
Grazyelle Ferreira de Souza

46. Intoxicação Exógena, *423*
Grazyelle Ferreira de Souza

47. Aspiração de Corpo Estranho, *429*
Grazyelle Ferreira de Souza

48. Suporte Avançado de Vida em Pediatria, *433*
Erika de Azevedo Leitão Mássimo ■ Felipe Henrique Margoti ■ Júlia Azevedo Lemos Salomão

49. Cuidados Pós-parada Cardiorrespiratória, *445*
Patrícia Friederich

50. Diabetes e Cetoacidose Diabética, *459*
Daniela Bright ■ Sabrina dos Santos Pinheiro

51. Sepse Pediátrica, *467*
Karina Falcão Sousa ■ Lurdes Adriana Bueno ■ Alicia Alarcón Andrade ■ Priscilla Tondim Rabadan ■ Vânia Ana Silveira Muniz ■ Sabrina dos Santos Pinheiro

52. Acesso Vascular no Paciente Pediátrico, *477*
Kelly Mesquita ■ Sabrina dos Santos Pinheiro

53. *Delirium* em UTIP: Como Saber Reconhecer e de que Maneira Minimizar Adversidades Maiores em Meio ao Ambiente de UTIP, *491*
Luciano Batista Barreto ■ Sabrina dos Santos Pinheiro

54. Boas Práticas em Terapia Infusional, *501*
Kelly Mesquita ■ Sabrina dos Santos Pinheiro

55. Sistemas de Drenagem de Tórax, *513*
Sabrina dos Santos Pinheiro

56. Traumatismo em Pediatria, *519*
Isnara Miranda Santos de Carvalho ■ Milena Araújo Miranda ■ Widlani Sousa Montenegro ■ Sabrina dos Santos Pinheiro

57. Transferência do Cuidado de Enfermagem entre a UTI Neonatal e UTI Pediátrica, *533*
Alessandra Vaccari ■ Silvani Herber ■ Fernanda Araujo Rodrigues

Índice Remissivo, *539*

1 CAPÍTULO

Choque no Paciente Crítico

Patrícia Friederich

Qual a definição de choque?

Choque é uma síndrome clínica, com etiologia e níveis de comprometimento variados, caracterizado por alterações circulatórias e metabólicas de natureza evolutiva, cujas características dependem do estágio em que se encontra, do tipo de insulto que o ocasionou e da resposta individual de cada paciente.[1]

Resulta do desequilíbrio entre a oferta de oxigênio e nutrientes e a demanda metabólica dos tecidos.[1-3]

Embora sua definição exata necessite meios diagnósticos sofisticados, acredita-se que ele reflete uma inadequação do organismo em suprir os tecidos com uma quantidade de sangue saturado de oxigênio.[1,2]

Qual a fisiopatologia do choque?

A circulação sanguínea propicia o transporte de nutrientes, que permitem aos tecidos executar funções especializadas, como nutrir suas células e prover seu crescimento. Como essas necessidades variam conforme as demandas metabólicas, para que a homeostase possa ser mantida, existe um sofisticado controle da circulação periférica, do volume circulante, do tônus vascular e da bomba cardíaca. Na vigência de sobrecarga por parte de um desses componentes, os demais intensificam suas funções, com o objetivo de manter um suprimento sanguíneo tecidual o mais próximo possível do normal.[1,4] Quando o organismo se depara com hipóxia tecidual grave, lança mão inicialmente dessa mesma sequência de mecanismos regulatórios, com o intuito de manter sua homeostase.

O reconhecimento de tais mecanismos compensatórios e dos sinais de descompensação é a base para o diagnóstico do choque. Quando órgãos específicos estão em estresse, o fluxo sanguíneo local pode aumentar. Quando a bomba cardíaca falha, esse mecanismo preserva o fluxo sanguíneo para órgãos de maior demanda metabólica (coração e cérebro) à custa dos tecidos menos essenciais. Em situação de estresse e débito cardíaco inadequado, ocorre aumento no tônus adrenérgico, aumentando a frequência cardíaca e reduzindo o fluxo sanguíneo para pele, fígado, sistema gastrointestinal, leito vascular renal, originando alguns dos sinais clínicos de choque, como taquicardia, palidez, extremidades frias e oligúria.[1,2,4]

Uma queda na pressão arterial estimula uma resposta reflexa, com aumento do tônus adrenérgico ou simpático e ativação humoral. O aumento do tônus adrenérgico promove a secreção de noradrenalina nas terminações nervosas adrenérgicas. A ativação humoral estimula a secreção de adrenalina e noradrenalina no córtex da suprarrenal, de vasopressina no nível da neuro-hipófise e a secreção de angiotensina II. Mais uma vez, a consequência é um aumento na frequência cardíaca, na contratilidade, na resistência vascular periférica, no débito cardíaco e, consequentemente, na pressão arterial.[1,4]

Qual o conceito de transporte de oxigênio?

O transporte de oxigênio (DO_2), ou seja, a quantidade de oxigênio transportado ao corpo por minuto é o produto do conteúdo arterial de oxigênio pelo débito cardíaco.[3,4]

$$DO_2 = \text{Conteúdo arterial de } O_2\ (CaO_2) \times \text{Débito cardíaco}$$

O conteúdo arterial de oxigênio (CaO_2), em mL de oxigênio por dL de sangue, é determinado pela concentração de hemoglobina e sua saturação com oxigênio e, em menor proporção, pela quantidade de oxigênio dissolvido no plasma.[3,4]

$$CaO_2 = \text{Concentração de hemoglobina (g/dL)} \times 1{,}34 \times \text{Saturação arterial de } O_2\ (SaO_2) + (PaO_2 \times 0{,}003)$$

O débito cardíaco é o produto da frequência cardíaca pelo volume sistólico.[2-4]

$$\text{Débito cardíaco} = \text{Frequência cardíaca} \times \text{Volume sistólico}$$

Defina volume sistólico, pré-carga e pós-carga.

O volume sistólico é a quantidade de sangue ejetado do coração a cada contração. É determinado por três componentes: pré-carga, contratilidade e pós-carga. A pré-carga é a quantidade de estiramento da fibra muscular antes do início da contração, e se relaciona, principalmente, ao volume de enchimento das câmaras cardíacas. O volume de enchimento é o volume contido no ventrículo no final da diástole. O aumento da pré-carga aumenta a contração muscular pelo mecanismo de Frank-Starling, ou seja, quanto maior o estiramento, maior o volume de ejeção. A contratilidade se refere à força e à eficiência da contração muscular. A pós-carga é a soma das forças que se opõem à ejeção ventricular, determinada pela elasticidade do leito vascular e pela resistência ao fluxo nas artérias e arteríolas. Clinicamente, a resistência vascular sistêmica constitui a pós-carga do ventrículo esquerdo e a resistência vascular pulmonar, e a pós-carga do ventrículo direito.[3,4]

Quando ocorre o choque?

Ocorre choque quando o transporte de oxigênio é inadequado para suprir as necessidades metabólicas dos tecidos. Em indivíduos saudáveis, a captação de oxigênio é independente do suprimento de oxigênio. Assim, quando o transporte de oxigênio é agudamente reduzido, a extração de oxigênio aumenta e, consequentemente, o consumo de oxigênio permanece constante. Somente quando o transporte de oxigênio cai abaixo de um ponto crítico, a capacidade de extração de oxigênio é superada e o consumo de oxigênio cai. A partir deste ponto, começa a haver metabolismo anaeróbico e acidose láctica.[1,4]

Em pacientes com choque, frequentemente, há aumento da demanda de oxigênio e a capacidade dos tecidos de extrair oxigênio está diminuída, em decorrência de alterações das células e da microvasculatura. Além disso, o transporte de oxigênio está reduzido em virtude de hipovolemia, disfunção miocárdica e alteração do conteúdo arterial de oxigênio, o que pode resultar em uma dependência patológica do consumo de oxigênio com relação ao transporte, mesmo quando o transporte de oxigênio não está reduzido significativamente.[1,3,4]

Quais os mecanismos compensatórios para a manutenção do débito cardíaco?

Os mecanismos compensatórios para manutenção do débito cardíaco incluem a taquicardia e o aumento da contratilidade cardíaca e do tônus do sistema venoso. Entretanto, em crianças, as respostas cardiovasculares compensatórias diferem daquelas dos adultos. Em crianças pequenas, o débito cardíaco é mais dependente da frequência cardíaca que do volume de ejeção, em decorrência de menor massa muscular do ventrículo. Assim, a criança compensa a diminuição do débito cardíaco pela taquicardia. Entretanto, como as crianças têm reserva de frequência cardíaca limitada em comparação com os adultos, em virtude da frequência cardíaca basal já elevada, quanto mais jovem a criança, maior a probabilidade de que esta resposta seja inadequada. O aumento do tônus da musculatura das veias resulta em aumento do débito cardíaco pelo aumento da pré-carga, pois mais sangue se move do sistema venoso de alta capacitância para o coração. A falha dos mecanismos compensatórios para a manutenção do débito cardíaco e do transporte de oxigênio resulta em hipóxia tecidual, hipercapnia e acidose. A persistência da acidose e do transporte inadequado de substratos contribui para a diminuição da função miocárdica que, na ausência de intervenções terapêuticas urgentes, pode evoluir para bradicardia e parada cardíaca.[1,2]

A pressão arterial sistêmica é o produto do débito cardíaco pela resistência vascular sistêmica.

$$\text{Pressão arterial} = \text{Débito cardíaco} \times \text{Resistência vascular sistêmica}$$

Em situações de diminuição significativa do débito cardíaco, o aumento da resistência vascular sistêmica mantém a pressão arterial normal. Além disso, a vasoconstrição periférica leva à redistribuição do fluxo sanguíneo dos leitos vasculares não essenciais (pele, musculatura esquelética, rins e esplâncnico) para os órgãos nobres (cérebro, coração, pulmões e adrenais). Essa regulação do tônus vascular pode normalizar a pressão arterial, independentemente do débito cardíaco. É importante salientar que, em crianças, a hipotensão é um sinal tardio e súbito de descompensação cardiovascular. Portanto, a pressão arterial não é um bom indicador da homeostase cardiovascular em pacientes pediátricos.[2]

Como o choque é diagnosticado?

O diagnóstico de choque requer um alto índice de suspeita e o conhecimento das condições predisponentes. A avaliação clínica cuidadosa é essencial ao diagnóstico, devendo-se estar atento às alterações da frequência cardíaca e da pressão arterial, e aos sinais de hipoperfusão tecidual.[2]

A Tabela 1.1 mostra a frequência cardíaca normal nas diversas faixas etárias.

Tabela 1.1. Valores de frequência cardíaca normal em batimentos por minuto (bpm) de acordo com a idade

Idade	Frequência em vigília	Frequência em sono
Bebê	100-180	90-160
1ª infância	98-140	80-120
Idade pré-escolar	80-120	65-100
Idade escolar	75-118	58-90
Adolescente	60-100	50-90

Fonte: Adaptada de American Heart Association.[2]

Ressalta-se que a taquicardia sinusal é um sinal inespecífico de comprometimento circulatório, pois pode ocorrer em várias situações de estresse (dor, ansiedade e febre).[2]

Na Tabela 1.2 temos a definição de hipotensão pelos limites de pressão arterial sistólica de acordo com a idade.

Tabela 1.2. Definição de hipotensão pelos limites de pressão arterial sistólica (mmHg) de acordo com a idade

Idade	Pressão arterial sistólica
Bebês (1 a 12 meses)	< 70
Crianças (1 a 10 anos)	< 70 + (idade em anos × 2)
Crianças > 10 anos	< 90

Fonte: Adaptada de American Heart Association.[2]

Ressalta-se que esses limites de pressão arterial se aproximam do percentil 5 da pressão arterial sistólica normal para a idade. Dessa maneira, esses valores se sobrepõem aos valores normais de 5% das crianças saudáveis. Além disso, esses limites são valores de referência para crianças normais em repouso. As crianças doentes e sob estresse apresentam frequentemente aumento da pressão arterial. Portanto, a pressão arterial no limite inferior da normalidade pode ser inapropriada para uma criança gravemente doente.[2,3]

Qual a importância da palpação dos pulsos no paciente crítico?

A palpação dos pulsos dá informações sobre o fluxo sanguíneo e a resistência vascular sistêmica. Os pulsos centrais (femorais, carotídeos e axilares) e periféricos (braquiais, radiais, tibiais posteriores e pediosos) são facilmente palpáveis em crianças saudáveis, com exceção dos pulsos carotídeos em recém-nascidos e lactentes, em decorrência do menor tamanho do pescoço. Os pulsos centrais são, normalmente, mais fortes que os pulsos periféricos, porque possuem maior calibre e estão mais próximos do coração. A vasoconstrição associada ao choque causa aumento da diferença de volume (ou força) entre os pulsos centrais e periféricos. A diminuição da perfusão sistêmica se inicia nas extremidades, com diminuição e desaparecimento dos pulsos periféricos, e progride em direção ao tronco, com enfraquecimento dos pulsos centrais. O desaparecimento dos pulsos centrais é um sinal alarmante que indica a necessidade de intervenção muito rápida para evitar parada cardíaca.[2]

O que é a pressão de pulso?

A pressão de pulso é a diferença entre a pressão arterial sistólica e a diastólica. O aumento da resistência vascular sistêmica em resposta à diminuição do débito cardíaco leva ao estreitamento da pressão de pulso, enquanto em situações de choque com baixa resistência vascular sistêmica observa-se alargamento da pressão de pulso.[1,3]

Por que a diminuição da perfusão cutânea é um sinal precoce de choque?

Normalmente, as mãos e os pés encontram-se aquecidos e corados. Quando o débito cardíaco cai, a pele se torna fria, inicialmente nas extremidades e, subsequentemente, no tronco. Moteamento, palidez, cianose de extremidades e prolongamento do tempo de enchimento capilar (> 2 segundos) também indicam perfusão cutânea diminuída. A vasoconstrição intensa produz palidez acentuada.[2]

Quais são os sinais de hipoperfusão cerebral?

Os sinais de hipoperfusão cerebral incluem alteração do nível de consciência (irritabilidade, agitação, letargia, coma), hipotonia, crises convulsivas e alterações pupilares.[3]

Que outros sinais podemos encontrar na má perfusão orgânica?

Outros sinais de má perfusão orgânica incluem a diminuição do débito urinário (< 1 mL/kg/h em crianças e adolescentes) e acidose láctica.[2]

Qual a gravidade do choque?

A gravidade do choque está na dependência da intensidade do fator desencadeante, do tempo decorrido desde a instalação do choque, da capacidade de compensação do organismo e da adequação na instituição do tratamento. Caso não sejam estabelecidas medidas terapêuticas adequadas dentro de um curto espaço de tempo, tais mecanismos logo deixarão de ser efetivos, ocorrendo deterioração progressiva no aporte de sangue oxigenado aos tecidos.[1,3]

De acordo com o estado fisiológico, como o choque é classificado?

O choque é classificado como compensado ou descompensado, de acordo com seu efeito na pressão arterial. O choque é definido como compensado quando os mecanismos compensatórios são capazes de manter a pressão arterial normal, ou seja, o paciente apresenta sinais e sintomas de perfusão tecidual inadequada (acidose láctica, oligúria, alteração do nível de consciência), mas a pressão arterial sistólica é normal. O choque é classificado como descompensado quando os sinais de choque se associam com hipotensão sistólica.[2,4]

O choque é classificado, segundo o débito cardíaco, em hipodinâmico ou frio e hiperdinâmico ou quente. O choque hipodinâmico ou frio se associa a baixo débito cardíaco e ocorre em crianças com choque hipovolêmico, séptico e cardiogênico. Os mecanismos compensatórios causam aumento da resistência vascular sistêmica, observando-se pele fria e marmórea, pulsos finos e perfusão periférica diminuída (tempo de enchimento capilar > 2 segundos). O choque hiperdinâmico ou quente se associa a alto débito cardíaco e baixa resistência vascular sistêmica e ocorre no choque anafilático, e em algumas crianças com choque séptico. Caracteriza-se por extremidades quentes, avermelhadas, com alargamento da pressão de pulso e perfusão periférica rápida. Nessas situações, ocorre choque a despeito do débito cardíaco elevado, porque o fluxo sanguíneo é distribuído inadequadamente. Alguns tecidos recebem fluxo sanguíneo insuficiente (p. ex., a circulação esplâncnica), enquanto outros (p. ex., pele e músculos) recebem fluxo sanguíneo excessivo com relação às suas demandas metabólicas.[1,2]

Segundo a etiologia, como o choque é definido?

O choque é classificado, segundo a etiologia, em hipovolêmico, cardiogênico, distributivo (anafilático, neurogênico e séptico) e obstrutivo. Entretanto, essa classificação representa uma simplificação, porque as etiologias frequentemente se sobrepõem.[1-3]

Caracterize o choque hipovolêmico.

O choque hipovolêmico se caracteriza por volume intravascular inadequado relativo ao espaço vascular. A hipovolemia é a principal causa de choque em crianças, resultante de desidratação, hemorragia e perdas para o terceiro espaço, decorrentes do aumento da permeabilidade capilar. A hipovolemia relativa ocorre em situações de vasodilatação sistêmica com aumento da capacidade vascular, como sepse e anafilaxia.[1]

A diminuição do volume intravascular leva à diminuição do retorno venoso e da pré-carga e, consequentemente, do volume sistólico e do débito cardíaco. A ativação dos barorreceptores periféricos e centrais produz a liberação de catecolaminas, resultando em aumento da frequência cardíaca e da resistência vascular sistêmica, que constituem os mecanismos compensatórios para a manutenção da pressão arterial. A hipotensão é um achado tardio. Em crianças com hemorragia, a hipotensão geralmente ocorre com perda aguda de mais de 25 a 30% do volume sanguíneo circulante.[1-3]

Quais alterações podem levar a perda de volume no choque hipovolêmico?

Diarreia, vômitos, hemorragia interna e externa, ingestão insuficiente de líquidos, diurese osmótica, perdas para o terceiro espaço e grandes queimaduras.[2]

Quais são os sinais clínicos do choque hipovolêmico?

Os sinais clínicos do choque hipovolêmico são: taquicardia, pressão arterial normal (choque compensado) ou diminuída (choque descompensado), diminuição da pressão de pulso, pulsos periféricos fracos ou ausentes, pulsos centrais normais ou fracos, tempo de enchimento capilar prolongado (> 2 segundos), pele fria, pálida ou marmórea, diaforese, extremidades distais pálidas ou cianóticas, alteração do estado mental e oligúria.[2,5]

Defina o choque cardiogênico.

O choque cardiogênico se caracteriza por baixo débito cardíaco e alta resistência vascular sistêmica. A diminuição do débito cardíaco leva à liberação de mediadores neuro-humorais, que resulta em aumento da resistência vascular sistêmica e da pós-carga do ventrículo esquerdo. Dessa maneira, os mecanismos compensatórios do choque cardiogênico podem ter efeitos deletérios, porque o aumento da pós-carga do ventrículo esquerdo pode deteriorar ainda mais a função miocárdica.[6]

Caracterize os mecanismos compensatórios e patológicos do choque cardiogênico.

- Elevação da frequência cardíaca e da pós-carga do ventrículo esquerdo, o que aumenta o esforço ventricular esquerdo e consumo de oxigênio pelo miocárdio.
- Elevação compensatória na resistência vascular sistêmica para redirecionar o sangue dos tecidos periféricos e esplâncnicos para o coração e o cérebro.
- Redução na fração de ejeção ventricular devido à menor contratilidade miocárdica e à maior pós-carga.
- Elevação do tônus venoso, o que aumenta a pressão venosa central e capilar pulmonar.
- Diminuição do fluxo sanguíneo renal em decorrência da retenção de líquidos
- Edema pulmonar decorrente de insuficiência miocárdica e alta pressão ventricular diastólica final esquerda, atrial esquerda e venosa pulmonar, e de aumento do tônus venoso e de retenção de líquidos.[2,6]

Quais são as causas do choque cardiogênico?

Cardiomiopatias, eventos hipóxico-isquêmicos como parada cardiocirculatória e pós-circulação extracorpórea, anomalia de artérias coronárias, miocardite viral, sepse, acidose, hipocalcemia, doenças de depósito, lúpus eritematoso sistêmico, doença de Kawasaki, febre reumática, taquicardia supraventricular, taquicardia ventricular, bloqueio atrioventricular, obstruções da via de saída do ventrículo esquerdo, interrupção do arco aórtico, coarctação da aorta, estenose aórtica crítica, síndrome do coração esquerdo hipoplásico, contusão miocárdica, aneurismas, ruptura valvar, envenenamento e toxicidade farmacológica.[2,6]

Cite as principais manifestações clínicas do choque cardiogênico.

Taquicardia, ritmo de galope, taquipneia, extremidades frias, pulsos finos, cianose, diaforese, estertores crepitantes, sibilos (pelo edema pulmonar "asma cardíaca"), hepatomegalia, oligúria, alterações do nível de consciência, diferencial importante de pressão arterial e de intensidade dos pulsos entre os membros superiores e os inferiores (pressão arterial mais baixa nos membros inferiores que nos membros superiores e diminuição da amplitude ou ausência dos pulsos femorais), estase jugular e edema periférico.[6]

O que é choque distributivo?

O choque por perda do tônus vascular ou distributivo ocorre com um decréscimo relativo na perfusão. A perfusão tecidual normal não é suficiente para atender as demandas metabólicas aumentadas. Resulta de uma dilatação com diminuição na resistência vascular sistêmica, com distribuição anormal do fluxo sanguíneo na microcirculação e perfusão tecidual inadequada. Pode levar à hipovolemia funcional com diminuição da pré-carga e, ao contrário de todos os outros tipos de choque, está associado a um débito cardíaco normal ou aumentado.[1,3]

Cite os tipos de choque que podemos incluir no grupo do choque distributivo.

Choque anafilático, neurogênico e séptico.[1-6]

Defina choque anafilático.

A anafilaxia é uma reação sistêmica potencialmente fatal, de imediato a um estímulo exógeno; normalmente, uma reação de hipersensibilidade imediata alérgica, mediada por IgE.[1,7]

A vasoconstrição pulmonar aumenta agudamente a pós-carga cardíaca direita. Ela pode reduzir o fluxo sanguíneo pulmonar, o retorno venoso pulmonar e a pré-carga no ventrículo esquerdo, diminuindo, assim, o débito cardíaco.[3,7]

Pode ocorrer morte imediata ou a criança pode desenvolver sintomas que têm início de 5 a 10 minutos após a exposição.[2]

Quais são os sinais e sintomas do choque anafilático?

Ansiedade e agitação, náuseas e vômitos, urticária, angioedema (edema de rosto, lábios e língua), desconforto respiratório com estridor ou sibilos, hipotensão e taquicardia.[2,7]

O angioedema pode causar obstrução total ou parcial das vias aéreas superiores. A hipotensão é causada por vasodilatação, hipovolemia e diminuição do débito cardíaco. A hipovolemia relativa é causada pela vasodilatação e perda de volume absoluto e também por vazamento capilar.[2,7]

Liste as principais causas de reações anafiláticas.

Alimentos, fármacos e substâncias biológicas, picadas de insetos, alérgenos vacinais e exercícios físicos (prática vigorosa).[7]

Como ocorre o choque neurogênico?

O choque neurogênico decorre de uma lesão cervical ou torácica (acima de T6) que rompe a inervação do sistema nervoso simpático dos vasos sanguíneos e do coração.[2]

Ocorre perda da inervação simpática da musculatura lisa da parede vascular.[1]

A perda do tônus caracteriza-se por diminuição na resistência vascular sistêmica e consequente aumento da capacitância do sistema vascular, levando a uma hipovolemia relativa ou funcional. A resposta hemodinâmica inicial é uma vasodilatação generalizada, com estase vascular, decréscimo do retorno venoso, diminuição da pré e da pós-carga, com queda na pressão venosa central e na resistência vascular sistêmica.[1-3]

Quais são os sinais e sintomas do choque neurogênico?

Hipotensão com pressão de pulso larga, frequência cardíaca normal ou bradicardia, hipotermia, taquipneia, respiração diafragmática, déficits motores ou sensoriais.[2]

Por que o paciente não apresenta taquicardia no choque neurogênico?

O paciente apresenta hipotensão com alargamento da pressão de pulso, sem taquicardia compensatória, porque a inervação simpática do coração também está comprometida.[1-4]

O que é sepse?

A síndrome da resposta inflamatória sistêmica (SRIS) caracteriza a resposta inflamatória independentemente da causa. É definida pela presença de duas ou mais das seguintes condições, uma das quais deve ser alteração da temperatura ou da contagem de leucócitos: febre ou hipotermia, taquicardia, taquipneia, hemograma com leucocitose, leucopenia ou desvio à esquerda.[3,8]

Sepse é a SRIS na presença de infecção (suspeita ou confirmada).[3,8]

Defina o choque séptico.

Choque séptico é definido pela sepse associada a alterações da perfusão sistêmica: alteração do nível de consciência (irritabilidade, sonolência), oligúria e acidose láctica.[2]

Como se desenvolve o choque séptico?

O choque séptico normalmente se desenvolve no decorrer de um *continuum* da resposta inflamatória sistêmica, nos estágios iniciais até o choque séptico propriamente dito, nos estágios finais. Esse *continuum* pode evoluir em dias ou apenas em algumas horas.[2,8]

A fisiopatologia da cascata de reações é a seguinte:

- O organismo infeccioso ou seus subprodutos ativam o sistema imunológico, inclusive os neutrófilos, monócitos e macrófagos.
- Essas células, ou sua interação com o organismo infectante, estimulam a liberação ou a ativação de mediadores inflamatórios (citocinas) que perpetuam a resposta inflamatória.
- As citocinas produzem vasodilatação e danos ao revestimento dos vasos sanguíneos (endotélio), causando maior permeabilidade capilar.
- As citocinas ativam a cascata de coagulação e podem resultar em trombose microvascular e coagulação intravascular disseminada.
- Mediadores inflamatórios específicos podem prejudicar a contratilidade cardíaca e ocasionar disfunção miocárdica.
- No choque séptico, a combinação de perfusão inadequada e possível trombose microvascular leva à isquemia, que é difusa e desigual de modo que cada órgão apresente níveis variados de hipóxia e isquemia.[2,8]

Por que o choque séptico pode ser considerado um tipo de choque misto?

Como definido anteriormente, é um dos tipos de choques distributivos, mas sua fisiopatologia também decorre de mecanismos fisiológicos de demais tipos de choque.

O choque séptico pode ser considerado uma combinação de vários tipos de choque, incluindo o hipovolêmico, o cardiogênico e o distributivo. A hipovolemia é resultante de lesão endotelial e do aumento da permeabilidade capilar causados pela resposta inflamatória sistêmica. Além disso, muitas crianças com choque séptico têm história de diminuição da ingestão e aumento das perdas (p. ex., diarreia, vômitos), e podem também apresentar hipovolemia relativa causada por vasodilatação. A disfunção miocárdica é comum em crianças com choque séptico, em decorrência da lesão inflamatória ou tóxica causada por mediadores inflamatórios. A alteração do tônus vascular causada pelos mediadores inflamatórios envolve dilatação e constrição da microvasculatura, que resultam em desregulação do fluxo sanguíneo vascular, hipóxia e falência orgânica.[1,8]

Qual a diferença entre choque séptico hipodinâmico e hiperdinâmico?

O choque séptico pode ser hipodinâmico ou frio (com baixo débito cardíaco), caracterizado por extremidades frias, tempo de enchimento capilar > 2 segundos e diminuição da pressão de pulso, ou hiperdinâmico ou quente (com alto débito cardíaco e baixa resistência vascular sistêmica), caracterizado por extremidades quentes, avermelhadas e alargamento da pressão de pulso. A hipotensão não é necessária para o diagnóstico clínico de choque séptico em crianças; entretanto, em crianças com suspeita clínica de infecção sua presença é confirmatória (choque séptico descompensado).[2,8]

Cite os sinais de choque séptico.

Nos estágios iniciais, os sinais de choque séptico são frequentemente sutis e podem ser difíceis de reconhecer, já que a perfusão periférica pode inicialmente parecer adequada.

Como é desencadeado por uma infecção, a criança pode ter hipertermia, hipotermia, e a contagem de leucócitos pode estar reduzida, normal ou elevada. Pode apresentar outras anormalidades identificadas por avaliações diagnósticas, por exemplo, acidose metabólica, alcalose respiratória, leucocitose, leucopenia e em alguns tipos de infecção pode desenvolver petéquias ou erupção purpúrea.[2]

Caracterize o choque obstrutivo e cite suas causas.

Caracteriza-se por débito cardíaco adequado na vigência de volume intravascular e função miocárdica normais em decorrência de obstrução mecânica à entrada e/ou saída de sangue do coração.[1,3]

A obstrução física do fluxo sanguíneo provoca baixo débito cardíaco, perfusão tecidual inadequada e aumento compensatório da resistência vascular sistêmica.[2]

As causas de choque obstrutivo são: tamponamento cardíaco, pneumotórax hipertensivo, embolia pulmonar maciça e lesões dependentes do canal arterial.[1,2]

Como acontece o tamponamento cardíaco?

O tamponamento cardíaco é causado pelo acúmulo de líquido, sangue ou ar no espaço pericárdico. A compressão do coração secundária ao aumento da pressão intrapericárdica impede o retorno venoso sistêmico e pulmonar e reduz o enchimento ventricular. Consequentemente, o débito cardíaco cai. Em crianças, geralmente, ocorre tamponamento cardíaco após trauma penetrante ou cirurgia cardíaca. As manifestações clínicas são abafamento das bulhas cardíacas, pulso paradoxal (diminuição da pressão sistólica mais de 10 mmHg durante a inspiração) e distensão das veias do pescoço. O eletrocardiograma mostra complexos QRS de baixa amplitude e o diagnóstico definitivo é feito pelo ecocardiograma. Na ausência de tratamento, o tamponamento cardíaco resulta em parada cardíaca caracterizada por atividade elétrica sem pulso.[1-3]

O que é pneumotórax hipertensivo?

O pneumotórax hipertensivo ocorre quando uma lesão no pulmão ou na parede torácica é tal que permite a entrada de ar no espaço pleural, mas não sua saída (válvula unidirecional). Como resultado, o ar se acumula e comprime o pulmão, com o tempo deslocando o mediastino, comprimindo o pulmão contralateral e aumentando a pressão intratorácica.[2,3]

A compressão do pulmão causa falência respiratória, e a compressão das estruturas mediastinais (coração e grandes vasos) leva à diminuição do retorno venoso e do débito cardíaco. Deve-se suspeitar de pneumotórax hipertensivo em vítimas de trauma torácico ou em pacientes intubados que deterioram subitamente durante a ventilação com pressão positiva (bolsa-valva-máscara ou ventilação mecânica). Os sinais clínicos são hiperressonância à percussão com diminuição do murmúrio vesicular no lado afetado, distensão das veias do pescoço, desvio da traqueia para o lado contralateral, deterioração rápida da perfusão e taquicardia, com evolução rápida para bradicardia e parada cardíaca (atividade elétrica sem pulso).[1,2]

Qual a definição de embolia pulmonar maciça?

É uma obstrução total ou parcial da artéria pulmonar ou de seus ramos por coágulo, gordura, ar, líquido amniótico, fragmento de cateter ou matéria injetada.[2]

A embolia pulmonar é relativamente rara em crianças, sendo mais frequentemente observada em adolescentes e adultos. Resulta em desequilíbrio ventilação-perfusão, hipóxia e aumento da resistência vascular pulmonar que leva à insuficiência cardíaca direita e diminuição do débito cardíaco.[1,2]

O embolismo pulmonar pode ser difícil de diagnosticar, pois os sinais podem ser sutis e inespecíficos, tais como cianose, taquicardia e hipotensão.[2]

Sinais de congestão venosa sistêmica e insuficiência cardíaca direita ajudam a distingui-lo do choque hipovolêmico. Algumas crianças se queixam de dor torácica, o que reflete falta de fluxo sanguíneo oxigenado para o próprio tecido pulmonar.[2,3]

O que são lesões dependentes do canal arterial? E como se manifestam?

As anormalidades cardíacas congênitas dependentes do canal arterial normalmente se apresentam nos primeiros dias ou semanas de vida.[2,9]

São lesões dependentes do canal arterial: lesões cardíacas congênitas cianóticas (dependentes do canal arterial para fluxo sanguíneo pulmonar) e lesões obstrutivas da via de saída ventricular esquerda (dependentes do canal arterial para fluxo sanguíneo sistêmico).[9] As lesões dependentes do canal arterial para fluxo sanguíneo pulmonar se manifestam por cianose, ao invés de outros sinais de choque.[2]

As lesões obstrutivas da via de saída ventricular esquerda, muitas vezes, se manifestam com sinais de choque obstrutivo nos primeiros dias ou semanas de vida, quando o ducto arterioso se fecha. Tais lesões do lado esquerdo compreendem coarctação da aorta, arco aórtico interrompido, estenose crítica da válvula aórtica e síndrome do coração esquerdo hipoplásico.[9]

A restauração e a preservação da abertura do canal arterial é essencial para a sobrevivência até que seja possível realizar a intervenção cirúrgica, pois o canal serve como ducto para o fluxo sanguíneo sistêmico que contorna a obstrução.[1,2,9]

Os achados incluem insuficiência respiratória com sinais de edema pulmonar ou esforço respiratório, deterioração rápida e progressiva da perfusão sistêmica, insuficiência cardíaca congestiva (cardiomegalia e hepatomegalia), ausência de pulsos femorais, acidose metabólica, rápida deterioração do nível de consciência e pele fria.[2,9]

Qual a importância da identificação precoce do choque obstrutivo?

Sem a identificação precoce e tratamento imediato, as crianças, com frequência, progridem rapidamente para insuficiência cardiopulmonar e parada cardiorrespiratória. O tratamento do choque obstrutivo é específico para a causa; a identificação e a correção imediata da causa de fundo da obstrução pode salvar a vida.[2,3]

Referências bibliográficas

1. Piva JP, Ramos PC. Fisiopatologia e tratamento inicial do choque. In: Piva JP, Ramos PC. Medicina intensiva em pediatria. 2 ed. Rio de Janeiro: Revinter. 2014; p. 109-116.

2. American Heart Association. Manual do profissional. Suporte avançado de vida em pediatria (PALS); 2016.
3. Scharstsman C, Reis AG, Farhart SCL. Pronto-Socorro. 3 ed. São Paulo: Manole. 2018; p. 31-44.
4. Hall JE. Tratado de fisiologia médica. 13 ed. Rio de Janeiro: Elsevier; 2017.
5. Silva APP, Barcello LG. Choque hemorrágico no trauma pediátrico. In: Associação de Medicina Intensiva Brasileira, Sociedade Brasileira de Pediatria; Piva JP, Carvalho WB (orgs.). PROTIPED programa de atualização em terapia intensiva pediátrica: ciclo 6. Porto Alegre: Artmed Panamericana. 2014; p. 49-77. (Sistema de educação continuada a distância, v. 1).
6. Carvalho WB. Choque cardiogênico. In: Associação de Medicina Intensiva Brasileira, Sociedade Brasileira de Pediatria; Piva JP, Carvalho WB (orgs.). PROTIPED programa de atualização em terapia intensiva pediátrica: ciclo 7. Porto Alegre: Artmed Panamericana. 2015; p. 89-119. (Sistema de educação continuada a distância, v. 2).
7. Lago PM, Santana JCB. Choque anafilático em emergências pediátricas. In: Associação de Medicina Intensiva Brasileira, Sociedade Brasileira de Pediatria; Piva JP, Carvalho WB (orgs.). PROTIPED programa de atualização em terapia intensiva pediátrica: ciclo 7. Porto Alegre: Artmed Panamericana. 2016; p. 107-29. (Sistema de educação continuada a distância, v. 3).
8. Carvalho WB. Alterações da microcirculação no choque séptico. In: Associação de Medicina Intensiva Brasileira, Sociedade Brasileira de Pediatria; Piva JP, Carvalho WB (orgs.). PROTIPED programa de atualização em terapia intensiva pediátrica: ciclo 10. Porto Alegre: Artmed Panamericana. 2018; p. 123-56. (Sistema de educação continuada a distância, v. 2).
9. Carvalho WB, Colleti JRJ, Koga W, Imamura JH. Manual de cardiointensivismo em pediatria/neonatologia. Rio de Janeiro: Atheneu; 2018.

2 CAPÍTULO

Choque Cardiogênico

Kamile Kronbauer

O que é choque cardiogênico?

Corresponde a um estado agudo de insuficiência circulatória devido ao comprometimento da contratilidade miocárdica, resultando na incapacidade do coração de manter uma perfusão tecidual sistêmica adequada.[1,2] A redução no suporte de oxigênio e nutrientes se manifesta como disfunção orgânica do corpo que, sem tratamento, pode levar a falência de múltiplos órgãos e morte.[2,4]

Quais as principais causas que levam uma criança ao choque cardiogênico?

O choque cardiogênico é o estágio mais avançado e mais sério da insuficiência cardíaca. Crianças hospitalizadas apresentam taxa de mortalidade em 5 a 10% dos casos, e cinco vezes mais quando associadas com comorbidades extracardíacas (como sepse, insuficiência renal aguda e insuficiência hepática).[2] A Tabela 2.1 apresenta condições cardíacas e extracardíacas que podem levar ao choque cardiogênico.

Como identificar o choque cardiogênico?

Ao exame físico da criança, evidenciam-se os primeiros sinais de choque: baixo débito cardíaco – má perfusão e hipotensão, congestão pulmonar – dificuldade respiratória e queda na saturação de oxigênio e alteração no nível de consciência.[2,4] Na Tabela 2.2, verificam-se os sinais clínicos divididos por sistemas.

Tabela 2.1. Etiologia do choque cardiogênico

Insuficiência cardíaca e suas causas	• Cardiomiopatia primária ou secundária • Miocardite aguda ou fulminante • Arritmia • Cardiopatia congênita (gerenciada ou não cirurgicamente) • Período pós-operatório após cirurgia cardíaca • Endocardite • Febre reumática • Doença grave de Kawasaki • Cardiomiopatia por estresse (Tako-Tsubo) • Ruptura de cordão valvar • Intoxicação por drogas ou substâncias tóxicas
Doenças extracardíacas	• Sepse • Embolização pulmonar • Pneumotórax • Tamponamento

Fonte: Brissand.[2]

Tabela 2.2. Sinais clínicos de choque cardiogênico em crianças

Hemodinâmica	• Enchimento capilar lento (> 3 segundos) • Taquicardia • Pulso filiforme • Edema periférico • Sopro cardíaco, ritmo galopante • Arritmia • Turgência jugular
Respiratória	• Desconforto respiratório • Cianose das extremidades ou perioral • Taquipneia • Crepitantes à ausculta pulmonar
Neurológica	• Ansiedade, inquietação • Confusão • Sonolência • Convulsões • Coma
Digestiva	• Hepatomegalia • Diminuição da motilidade intestinal • Dificuldades alimentares (taquipneia, sudorese durante a alimentação)
Renal	• Oligúria • Anúria
Geral	• Pele fria, pegajosa • Sudorese • Palidez • Fraqueza muscular • Acidose metabólica (aumento do lactato)

Fonte: Brissand;[2] *Rohr.*[4]

Como se apresenta o perfil hemodinâmico do choque (Tabela 2.3)?

Constatado o choque cardiogênico, a UTIP é o local adequado para tratamento e monitorização das respostas a intervenções terapêuticas.[2,4] Métodos invasivos, como a instalação de cateter venoso central para administração de medicamentos, também permitem dados adicionais das variáveis hemodinâmicas, como a medição da pressão venosa central (PVC) e a saturação venosa central ($ScvO_2$) que proporcionam uma medida objetiva da adequação do fornecimento de oxigênio aos tecidos. O cateter arterial pulmonar orienta quanto à reposição de líquidos e infusões vasoativas.[1,4]

Tabela 2.3. Perfil hemodinâmico do choque

PVC (pressão venosa central)	Alta
RVS (resistência vascular sistêmica)	Alta
PAOP (pressão de oclusão da artéria pulmonar)	Alta
$ScvO_2$ (saturação venosa central)	Baixa
PAM (pressão arterial média)	Baixa
DC (débito cardíaco)	Baixo

Fonte: American Heart Association;[1] Brissand;[2] Rohr.[4]

Quais os objetivos do tratamento (Tabela 2.4)?

O objetivo do manejo inicial é melhorar o débito cardíaco e restaurar o fornecimento adequado de oxigênio aos tecidos periféricos. Tratar as causas curáveis do choque, como desequilíbrio de líquidos e eletrólitos, pneumotórax, tamponamento e infecções, minimiza a demanda metabólica melhorando a função cardíaca. Exames complementares auxiliam na identificação da causa do choque e de falência orgânica.[1,2]

Quanto mais precoce for a identificação do choque e o início do seu tratamento, melhor será o prognóstico.

Tabela 2.4. Tratamento

Exames complementares	• Exames laboratoriais (determina o grau de disfunção dos órgãos-alvo) • ECG (identificar arritmias, lesão miocárdica) • Raios X de tórax (evidenciam-se cardiomegalia e/ou congestão pulmonar) • Ecocardiograma (verificar função cardíaca, diagnosticar cardiopatia congênita)
Oxigenoterapia	• Instalação de ventilação não invasiva ou invasiva (manter ventilação e oxigenação adequadas, reduz o consumo energético)
Medicamentoso	• Administração de líquidos como cristaloides – solução fisiológica, Ringer lactato e coloides – albumina (otimizar a pré-carga) • Diuréticos (congestão pulmonar e/ou congestão venosa sistêmica) • Vasodilatadores (nitroprussiato, nitroglicerina) • Inotrópicos (dobutamina, dopamina, milrinona) • Vasopressor (adrenalina, noradrenalina) • Analgésicos e sedativos (redução no consumo de O_2)
Suporte circulatório mecânico	• ECMO (oxigenação por membrana extracorpórea) mantém a oxigenação do tecido enquanto se aguarda a recuperação da função cardíaca

Fonte: American Heart Association;[1] Brissand.[2]

Quais cuidados de enfermagem devemos ter com a criança diagnosticada com choque cardiogênico?

- Monitorar paciente com monitor multiparâmetro.
- Controle horário dos sinais vitais.
- Ofertar O_2 e avaliar padrão respiratório.
- Puncionar acesso periférico calibroso.
- Puncionar linha arterial.
- Administrar terapêutica prescrita.
- Instalação de SVD.
- Medições horárias de diurese.
- Controle rigoroso do equilíbrio hídrico.
- Coleta de exames laboratoriais.
- Realizar ECG.

A criança em choque cardiogênico é um paciente que exige do profissional enfermeiro olhar crítico e vigilância constante, pois os cuidados modificarão conforme a evolução do choque e a resposta do paciente ao tratamento.

Referências bibliográficas

1. American Heart Association. Suporte avançado de vida em pediatria. SAVP Livro do prossifional de saúde. São Paulo: Prous Science; 2017.
2. Brissaud O, et al. Experts' recommendations for the management of cardiogenic shock in children. AIC 2016; 6(1):14. doi:10.1186/s13613-016-0111-2.
3. Diepen SV, et al. Contemporary Management of Cardiogenic Shock: A Scientific Statement From the American Heart Association. Circulation 2017; 136(16):232-68.
4. Rohr RD, Nicodem MA, Castro JC. Choque: princípios gerais de diagnóstico precoce e manejo inicial. Acta Méd. 2014; 35(8):9-17.

3 CAPÍTULO

Cuidados no Pré e Pós-operatório de Cardiopatias Congênitas

Anna Gabriela Cavalcanti Arais

O que são cardiopatias congênitas?

Cardiopatia congênita é qualquer anormalidade na anatomia ou função do coração ocorrida por uma alteração ainda no desenvolvimento embrionário da estrutura cardíaca, podendo ser descoberta durante a gestação, no nascimento ou anos mais tarde.[1]

Nascem, no Brasil, aproximadamente 28 mil crianças com problemas cardíacos por ano, ou seja, a cada mil bebês nascidos vivos, oito são cardiopatas. Muitas dessas cardiopatias congênitas estão intimamente relacionadas a alterações cromossômicas como as trissomias do 13, 18 e 21.[2]

Pela literatura, são descritos mais de 200 diferentes diagnósticos de anomalias cardíacas. As cardiopatias podem afetar as paredes interiores do coração, as *válvulas cardíacas* ou os grandes *vasos sanguíneos* que têm origem e destino no coração. Os defeitos congênitos do coração dividem-se em dois grupos principais: *cardiopatias cianóticas* (transposição de grandes vasos, tetralogia de Fallot, defeito do septo atrioventricular, hipoplasia de ventrículo esquerdo etc.) e *acianóticas* (comunicação interventricular, comunicação interatrial, coarctação de aorta etc.); sendo as cianóticas de maior gravidade e maior repercussão na qualidade de vida e prognóstico para essa criança.[1]

Os sintomas dessas cardiopatias podem variar entre assintomáticos, sintomas leves como: taquipneia, cianose central ou de extremidades, dificuldade em ganhar peso e fadiga; bem como graves: insuficiência cardíaca, choque ou edema pulmonar. Muitos desses pacientes necessitarão de procedimentos cirúrgicos para a cura por meio das correções desses defeitos ou como terapêutica paliativa para melhor qualidade de vida.[3]

Quais os cuidados de enfermagem no pré-operatório cardíaco?

A UTIP (unidade de terapia intensiva pediátrica) precisa estar equipada com tecnologia e uma equipe multiprofissional especializada para o cuidado pré e pós-operatório do paciente cardiopata congênito. A organização da equipe é o diferencial para o sucesso desse atendimento ao paciente, pois é necessário agilidade e foco nas prioridades, atentando a todo momento aos sinais vitais e clínicos desse paciente.

Pode-se definir que as funções do enfermeiro, no cenário da cirurgia cardíaca de alta complexidade, estão na padronização dos cuidados garantindo um local seguro para esse paciente, agilidade na tomada de decisões focadas em prioridades, delegação de tarefas específicas para cada integrante da equipe multidisciplinar, assim como domínio científico do estado crítico em que esse paciente se encontra.[3,5]

Cuidados pré-cirúrgicos.[4,5]

- Coleta de exames pré-operatórios e reserva de hemoderivados para o banco de sangue.
- Conferência da prescrição médica cumprindo período de NPO adequado e início de antibióticos profiláticos, caso prescritos.
- Conferência dos termos de consentimento informados devidamente preenchidos.
- Montagem da cama e leito na UTIP que receberá o paciente pós-operatório cardíaco:
  - Cama do paciente ou berço aquecido (menores de 4 kg): encaminhada ao bloco cirúrgico no início do procedimento. Contendo materiais: bolsa-valva-máscara de acordo com idade e peso do paciente, torpedo de oxigênio, maleta de transporte, monitor multiparâmetro e seus cabos (testados) e bombas de infusão (no mínimo cinco).[4]
  - Leito da UTIP: materiais para coleta de sangue, instalação e/ou troca de infusões endovenosas, materiais para verificação dos drenos (frasco coletor e água destilada), paredes de vácuo, oxigênio e óxido nítrico testadas, folha de atendimento à PCR do paciente, respirador montado e testado, monitor multiparâmetro com pressões invasivas, material para extubação/intubação, aparelho de eletrocardiograma (ECG), bombas de infusão, marca-passo transitório e bateria, desfibrilador e colchão térmico.[4]

Quais são os cuidados pós-cirúrgicos na admissão do paciente na UTIP?

O paciente é trazido à UTIP pela equipe cirúrgica, anestesista e enfermeiro do bloco cirúrgico, respeitando as condições imprescindíveis do transporte seguro do paciente crítico.

O enfermeiro intensivista é responsável pela admissão desse paciente na UTIP, tendo como atividades principais:

- Instalação dos drenos em aspiração contínua e verificação horária da drenagem nas primeiras 12 horas, a seguir sendo espaçada para cada 6 horas. Em casos de sangramento aumentado, essa verificação nas primeiras 6 horas é realizada a cada 30 minutos.[3,4]
- Domínio dos monitores e demais equipamentos necessários para o paciente em pós-operatório de cirurgia cardíaca, como colchão térmico, óxido nítrico, marca-passos externos, entre outros.[3-5]

- Coletas de sangue seriadas conforme Protocolo Médico da Cirurgia Cardíaca (pós-operatório imediato, 3ª hora, 6ª hora, 12ª hora e 1º pós-operatório e/ou quando solicitado pela equipe médica).[3,4]
- Realização de eletrocardiograma (ECG) e atriograma.[4]
- Monitorização das pressões hemodinâmicas e domínio do significado e valores.[4,6]
  - PAM: pressão arterial média.
  - PVC: pressão venosa central.
  - PAP: pressão da artéria pulmonar.
  - PAE: pressão do átrio esquerdo.
- Auxílio na extubação precoce, quando indicada, garantindo material e equipamentos testados e funcionantes.[4]
- Cuidados com terapia dialíticas, muito implementadas no pós-operatório de cirurgia cardíaca devido à insuficiência renal aguda que esses pacientes apresentam. Estudos recentes mostram que a indicação precoce de diálise peritoneal em crianças oligoanúricas e em anasarca pode reduzir mortalidade no pós-operatório de cirurgia cardíaca. As modalidades dialíticas mais frequentes são: diálise peritoneal, cicladora e prisma.[3-5]
- Delegação de tarefas ao técnico de enfermagem, como a organização do paciente e seus dispositivos e infusões, além dos registros de sinais vitais e evolução do paciente.[4]
- Supervisão da realização de toda a prescrição médica e de enfermagem a esse paciente.[4]
- Supervisão no momento das infusões de ressuscitação volêmica com cristaloides e coloides, garantindo que não há a presença de bolhas no sistema infusional, que é de grande prejuízo ao paciente cardiopata, sendo responsável muitas vezes por infartos quando essas bolhas chegam às coronárias (devido a muitos desses pacientes terem comunicação entre as circulações venosa e arterial), além do risco de embolia gasosa cerebral com acidente vascular cerebral (AVC).[4]
- Avaliação das inserções de todos os dispositivos invasivos, assim como as fixações de tubo orotraqueal e sondas, evitando perdas de sonda e extubações acidentais.[4]
- Avaliação dos curativos de FO e drenos, atentando para possíveis sangramentos e estabelecendo rotinas de troca conforme a instituição e necessidade do paciente.[3,4]

Em alguns procedimentos cirúrgicos, os pacientes retornarão à UTIP com o esterno aberto, sendo as indicações: cirurgias de grande porte, possibilidade de reintervenção cirúrgica precoce, redução da pressão intratorácica, acesso para sistemas de suporte cardíaco externo e dispositivos ventriculares de assistência. Nesses casos, será mantido o curativo Smarch suturado à pele e o fechamento do esterno será realizado em 48 horas à beira do leito pelo cirurgião cardíaco.[4]

Quais as intercorrências mais frequentes no pós-operatório cardíaco?

O enfermeiro deve ser capacitado para avaliar e identificar o rumo da evolução esperada e na qual o paciente encontra-se no momento, tendo adequado domínio para identificar sinais e sintomas de alerta, como sangramento, hipotensão arterial, taquicardia mesmo em repouso, oligúria e febre.[5] Deve-se atentar para:

1. Hipertensão pulmonar (HP): PAP > 25 mmHg no repouso ou > 30 mmHg durante atividade. No pós-operatório, considera-se crises de HP quando a PAP ultra-

passa o valor da PAM. Tratamentos: sedação, óxido nítrico e vasodilatores pulmonares, como sildenafil.[4]

2. Arritmias: advindas de alterações sistêmicas – potássio, magnésio, hipóxia, acidose, hipercapnia, disfunção ventricular ou decorrentes do ato cirúrgico. Tratamento: sedação, uso de magnésio, marca-passo atrial, amiodarona, cardioversão, redução de substâncias que induzam taquicardia.[4]
3. Taquicardia ectópica juncional (JET): arritmia gerada por estresse do sistema de condução, sendo o estímulo cardíaco gerado por outra área que não seja o nó sinusal ou por interferências de substâncias, como doses altas de inotrópicos ou ausência de magnésio. Manifesta-se por taquicardia, FC > 170 bpm e dissociação entre a atividade atrial e ventricular. Tratamento: sedação, resfriamento por meio da hipotermia controlada Tax. 34-35 °C e marca-passo externo.[3-5]

A cirurgia cardíaca pediátrica é um procedimento de alta complexidade que necessita de uma equipe de enfermagem com expertise apropriada para o desenvolvimento do cuidado adequado, contribuindo para o sucesso do tratamento. Por essa razão, faz parte do papel do enfermeiro: a organização da equipe, a garantia da realização dos cuidados pré-operatórios com o paciente (jejum, reserva de hemoderivados, exames de sangue, termos e consentimentos assinados pelo responsável), verificação da cama e leito na UTIP, admissão do paciente no pós-operatório imediato; vigilância intensiva, avaliação clínica constante, conhecimento das substâncias e seus efeitos cardiovasculares; a realização de controles frequentes de exames laboratoriais; revisão dos drenos; monitorização das pressões hemodinâmicas; identificação precoce do risco de choque, arritmias, hipertensão pulmonar; além de toda garantia de equipamentos funcionando e possibilidade de intervenções invasivas à beira do leito na UTIP.

O sucesso no cuidado aos pacientes em pós-operatório de cirurgias cardíacas está em uma equipe multidisciplinar altamente especializada, que foca suas atividades em prioridades antevendo potenciais riscos e procurando minimizá-los por meio de condutas padronizadas com objetivos claros e conhecidos por todos. Cabe ao enfermeiro dentro dessa perspectiva garantir a organização do ambiente, tarefas e delegação de atividades ao restante da equipe, assim como a segurança do paciente e apoio à família do paciente crítico.

Referências bibliográficas

1. Lopes SAVA, Guimarães ICB, Costa SO, Acosta AX, Sandes KA, Mendes CMC. Mortalidade para cardiopatias congênitas e fatores de risco associados em recém-nascidos. Um Estudo de Coorte. Arq Bras Cardiol. 2018; 111(5).
2. Brasil, Ministério da Saúde. Portaria nº 1.727, de 11 de julho de 2017. Aprova o plano nacional de assistência à criança com cardiopatia congênita. Diário Oficial da União. DOU. n. 132, 12 de jul. 2017. Seção I, p. 47.
3. João PRD, Faria Jr F. Cuidados imediatos no pós-operatório de cirurgia cardíaca. J Pediatr. 2003; 79(Supl. 2):S213-S22.
4. Livro de Protocolos da UTI Pediátrica do Hospital da Criança Santo Antônio/Irmandade Santa Casa de Misericórdia de Porto Alegre. Hospital da Criança Santo Antônio. Porto Alegre: ISCMPA; 2018.
5. Monteiro FPM, Melo RP, Souza GF, Araujo TL, Lima FET, Lopes MVO. Condutas de enfermagem à criança no pós-operatório de cirurgia cardíaca: análise das pesquisas. Rev Eletr Enf. 2012 out/dez; 14(4):957-64.
6. Atik FA. Monitorização hemodinâmica em cirurgia cardíaca pediátrica. Arq Bras Cardiol. 2004; 82(2): 199-208.

4 CAPÍTULO

Transplante Cardíaco Pediátrico

Anna Gabriela Cavalcanti Arais

Qual o impacto que a possibilidade de um transplante cardíaco pode acarretar no paciente pediátrico e sua família, e no enfermeiro que irá assistir esse paciente?

Mesmo sendo considerado um dos grandes avanços da Medicina no século XX, a indicação e possibilidade de um transplante cardíaco pediátrico resulta em um impacto físico e psicológico no paciente e sua família.[1]

A atuação do enfermeiro insere-se em todo o processo do transplante, e este segue etapas, como a avaliação do potencial receptor à espera de um órgão satisfatório de um doador, a garantia da montagem do leito e recursos à beira do leito para possíveis intervenções invasivas, a cirurgia e o período de recuperação pós-cirúrgica, além dos ajustes, em longo prazo, do pós-transplante.[1,2]

Dessa maneira, o cuidado ao paciente acontece na perspectiva de estar junto, no planejamento de ações, nos cuidados assistenciais pré e pós-cirúrgicos, na orientação e no estabelecimento de vínculo com a criança e a família. Portanto, consideramos que o suporte técnico do enfermeiro no cuidado a esse paciente tem uma grande bagagem de envolvimento emocional, além de ações educativas, com o intuito de auxiliá-los no conjunto saúde/doença/cuidado.

Quais são as indicações de transplante cardíaco na pediatria?

O transplante cardíaco tem sido o tratamento de escolha para pacientes pediátricos portadores de miocardiopatias primárias ou secundárias (75% dos casos) e portadores de cardiopatias congênitas sem boa opção cirúrgica anatômica (25% dos casos).[1-3]

Apesar desse método inovador, sabe-se que o objetivo do transplante cardíaco é o de maximizar a sobrevida, dando a esses pacientes uma melhor qualidade de vida. Apesar de bem estabelecido, alguns fatores são limitadores do transplante cardíaco infantil, como: o doador da criança só pode ser aquele com peso igual ou até três vezes maior que o do receptor, o grupo sanguíneo também deve obedecer à compatibilidade do sistema ABO, assim como o tempo de isquemia do órgão deve ser de no máximo 6 a 8 horas, fatores que aumentam o tempo de espera por um órgão por parte dos pacientes candidatos ao transplante.[3,4]

A criança a ser transplantada pode estar com sua situação de saúde estável/controlada em acompanhamento ambulatorial, aguardando o transplante em lista de espera, ou gravemente enferma na UTIP, apresentando complicações como insuficiência cardíaca, ventilatória ou renal, além de infecções relacionadas ao mau prognóstico da cardiopatia infantil. Crianças que evoluem com essa gravidade são cuidadosamente avaliadas pela equipe multiprofissional com relação ao risco-benefício de um transplante cardíaco e, geralmente, passam ao topo da lista de espera pela doação (*top-list*).[1,3,4]

Quais as funções do enfermeiro nas etapas que envolvem um transplante cardíaco pediátrico?

Pode-se definir que as funções do enfermeiro estão divididas nas etapas inerentes ao processo do transplante cardíaco pediátrico, como: participação como integrante de uma equipe multidisciplinar que fará a avaliação do potencial receptor, cuidados pré-cirúrgicos, garantindo condições seguras para esse paciente no preparo físico e psicológico para esse paciente e família, na admissão desse paciente na UTIP, garantindo uma estrutura e equipamentos disponíveis e funcionantes à disposição e nos cuidados/orientações pós-transplante.[1,2,4]

Cuidados pré-cirúrgicos.[4]

- Avaliação do potencial receptor: as indicações do potencial receptor devem levar em consideração a condição clínica do paciente, características socioeconômicas e psíquicas, pois os cuidados pós-operatórios do transplante cardíaco são complexos e exigem do paciente/família entendimento e colaboração.
- Coleta de exames pré-operatórios e reserva de hemoderivados no banco de sangue.
- Conferência dos termos de consentimento informados devidamente preenchidos.
  - Montagem da cama e leito na UTIP que receberá o transplantado cardíaco: cama do paciente ou berço aquecido (menores de 4 kg) encaminhado ao bloco cirúrgico no início do procedimento; devendo conter os materiais: bolsa-valva-máscara de acordo com idade e peso do paciente, torpedo de oxigênio, maleta de transporte, monitor multiparâmetro e seus cabos (testados) e bombas de infusão (no mínimo cinco).
  - Leito da UTIP: materiais para coleta de sangue, materiais para início e troca de infusões endovenosas, materiais para verificação dos drenos, parede de vácuo, oxigênio e óxido nítrico testadas, folha de atendimento à PCR do paciente, respirador montado e testado, monitor multiparâmetro com pressões invasivas, material para extubação/intubação, aparelho de ECG, bombas de infusão, marcapasso transitório e bateria, desfibrilador e colchão térmico.

Cuidados pós-cirúrgicos.[4]

- O enfermeiro é responsável pela instalação dos drenos em aspiração contínua e verificação horária da drenagem; em casos de sangramento aumentado, essa verificação é realizada a cada 30 minutos.
- Domínio dos monitores e demais equipamentos necessários para o paciente em pós-operatório de transplante cardíaco, como colchão térmico, óxido nítrico, marca-passos externos.
- Coletas de sangue seriadas conforme Protocolo Médico da Cirurgia Cardíaca.
- Realização de eletrocardiograma (ECG) e atriograma.
- Monitorização das pressões hemodinâmicas e domínio do significado e valores: PAM – pressão arterial média; PVC – pressão venosa central; PAP – pressão da artéria pulmonar; e PAE – pressão do átrio esquerdo.

O enfermeiro deve ser capacitado para avaliar e identificar o rumo da evolução esperada e a qual o paciente se encontra no momento, tendo adequado domínio para identificar sinais e sintomas de alerta, como fadiga, dispneia, taquicardia mesmo em repouso e febre. Dentro das intercorrências "esperadas", deve atentar-se para:

- Hipertensão arterial: efeito colateral de substâncias (FK e CTC), e também secundária à vasoconstrição arterial renal e retenção líquida. Medicações para tratamento: anlodipina, hidralazina, nitroprussiato de sódio.[2,4]
- Hipertensão pulmonar: devido à doença vascular pulmonar prévia ou vasoconstrição pulmonar transitória, secundária à circulação extracorpórea. Tratamento consiste em manobras ventilatórias para tentar diminuir a resistência vascular periférica e uso de vasodilatadores pulmonares, como óxido nítrico e sildenafil.[4]
- Arritmias: a disfunção miocárdica transitória pós-transplante torna o coração transplantado ainda mais dependente da frequência e ritmo cardíacos. O tratamento consiste em uso de substâncias antiarrítmicas e marca-passo externo.[4]

Cuidados no pós-transplante.

É desafiador para o enfermeiro que a criança e a família compreendam que o manejo pós-transplante, já muitas vezes no domicílio, é o ponto crucial para o sucesso da cirurgia. O enfermeiro, por meio do vínculo estabelecido com a criança e sua família deve garantir: que a terapia imunológica tenha excelente adesão, orientações de higiene para prevenção de infecções e assiduidade no acompanhamento cardiológico.[1,4]

Que tipo de equipe é necessária para o atendimento desse paciente?

O transplante cardíaco pediátrico é um procedimento de alta complexidade que demanda uma equipe de enfermagem com expertise apropriada para o desenvolvimento do cuidado adequado, contribuindo para o sucesso do tratamento. Faz parte do papel do enfermeiro a esse paciente: avaliação do potencial receptor; admissão do paciente no pós-operatório imediato; realização de controles frequentes de exames laboratoriais; revisão dos drenos; monitorização das pressões hemodinâmicas; identificação precoce do risco de choque ou rejeição do órgão; além de toda orientação à criança e família quanto às etapas do processo de transplante e estabelecimento do vínculo que garanta a adesão completa ao tratamento no domicílio.[2,4]

O sucesso no cuidado a pacientes transplantados está em uma equipe multidisciplinar altamente especializada, que foca suas atividades em prioridades antevendo potenciais riscos e procurando minimizá-los por meio de condutas padronizadas com objetivos claros e conhecidos por todos. Cabe ao enfermeiro, dentro dessa perspectiva, garantir a organização do ambiente, tarefas e delegação de atividades ao restante da equipe, assim como a segurança do paciente e apoio à família do paciente crítico.[1,4]

Referências bibliográficas

1. Azeka E, Barbero-Marcial M, Jatene M, Camargo PR, Auler Jr JOC, Atik E, et al. Transplante Cardíaco no Neonato e na Infância. Resultados a Médio Prazo. Arq Bras Cardiol. 2000; 74(3):197-202.
2. Miana LA, et al. Experiência de 20 anos com transplante cardíaco pediátrico e em portadores de cardiopatias congênitas. Rev Bras Cir Cardiovasc. 2014; 29(3):322-9. ISSN: 0102-7638. Disponível em: http://dx.doi.org/10.5935/1678-9741.20140106.
3. Bacal F, Souza Neto JD, Fiorelli AI, Mejia J, Marcondes-Braga FG, Mangini S, et al. II Diretriz Brasileira de Transplante Cardíaco. Arq Bras Cardiol. 2010; 94(1 Suppl. 1):e16-e76. Disponível em: http://www.scielo.br/scielo.php?script=sci_arttext&pid=S0066-782X2010000700001&lng=en. Acessado em: 17 out 2019.
4. Protocolos da UTI Pediátrica do Hospital da Criança Santo Antônio / Irmandade Santa Casa de Misericórdia de Porto Alegre. Hospital da Criança Santo Antônio. Porto Alegre: ISCMPA, 2018.

5 CAPÍTULO

Oxigenação por Membrana Extracorpórea

Kátia Ramos Rui Dias ▪ Sabrina dos Santos Pinheiro

O que é ECMO?

Oxigenação por membrana extracorpórea (ECMO) é um suporte de vida temporário extracorpóreo em que o paciente será ligado a uma máquina e ela irá realizar a função cardíaca ou pulmonar, ou ambas, permitindo a recuperação dos órgãos acometidos, quando entram em falência, não responsivos aos tratamentos utilizados, mantendo a oxigenação e perfusão dos tecidos (Figura 5.1). A máquina de ECMO irá drenar o sangue e impulsionar para uma bomba centrífuga (coração); após, será transportado até um oxigenador de membrana (pulmão) que realizará a troca gasosa do gás carbônico (CO_2) pelo oxigênio (O_2). O sangue é aquecido e retorna oxigenado para a circulação venosa (ECMO venovenosa) ou circulação arterial (ECMO venoarterial).[1,2]

Quais os tipos de ECMO?

Os tipos de ECMO são:

- Venoarterial (VA) – suporte cardíaco e respiratório.
- Venovenosa (VV) – suporte respiratório.[3]

O que compõe a máquina da ECMO?

- Bomba centrífuga.
- Oxigenador de membrana.
- Trocador de calor.
- *Blender/sweep*.

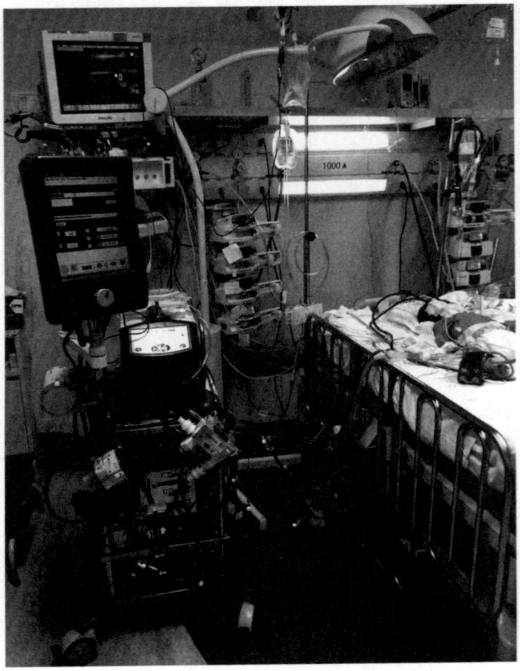

Figura 5.1. Paciente pediátrico em ECMO.
Fonte: Acervo das autoras.

- Console.
- Materiais que vêm separados: cânulas e circuito.

Qual será a função da bomba centrífuga na ECMO?

A função da bomba centrífuga (coração) é essencial na assistência circulatória, pois ela drena o sangue e direciona o mesmo para o oxigenador com retorno ao paciente na circulação (venosa ou arterial), gera um fluxo de sangue com velocidade contínua, conforme especificação do fabricante no seu manual, em rotações por minuto (RPM)[4] (Figura 5.2).

Qual será a função do oxigenador em ECMO?

A função do oxigenador é substituir o pulmão, composto por uma pré-câmara que realizará a retirada do ar presente no sistema, através do dispositivo de saída de ar. Após o sangue atravessar a primeira câmara do oxigenador, faz-se a troca térmica (aquecido ou resfriado). Na segunda câmara, acontecem as trocas gasosas de O_2 e CO_2; o processo realizado é por difusão molecular resultante do gradiente de concentração entre os gases[2,4] (Figura 5.3).

Qual será a função do sistema de distribuição de gás (*blender/sweep*)?

Ele é composto por um fluxômetro e um concentrador de O_2, em que o fluxômetro realiza o ajuste de gás ofertado no circuito em L/min (LPM) ou mL/min e o concentrador

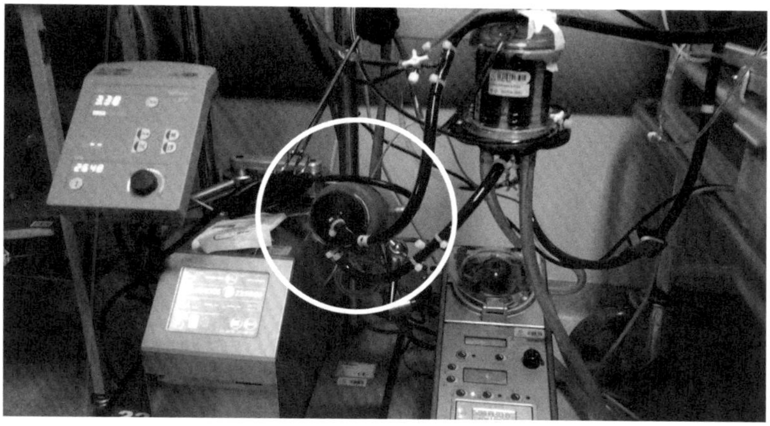

Figura 5.2. Bomba centrífuga.
Fonte: Acervo das autoras.

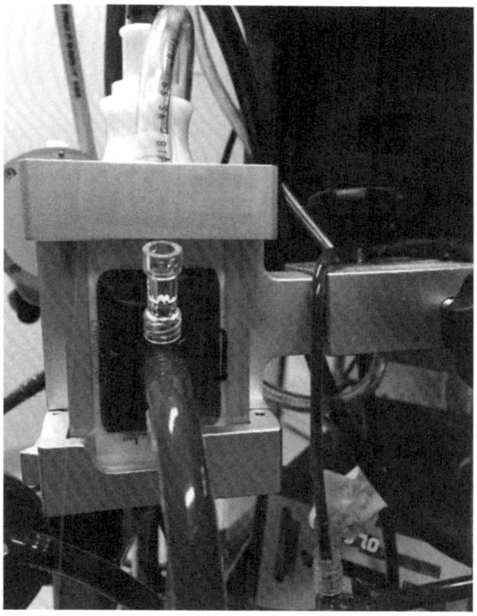

Figura 5.3. Oxigenador.
Fonte: Acervo das autoras.

realiza o ajuste de fração inspirada de oxigênio (FiO_2) a ser fracionada no circuito (21-100%). Ele também previne o acúmulo de líquido na membrana quando é realizado o *flush* (*sweep*) de gás[4] (Figura 5.4).

Qual será a função do sistema de troca de calor em ECMO?

A função do trocador de calor (Figura 5.5) será manter o ajuste da temperatura do sistema entre 33 e 39 °C, fazendo com que o paciente apresente normotermia ou hipotermia. A hipotermia, normalmente, é utilizada após parada cardiorrespiratória. Ela permite uma temperatura levemente elevada com relação à da corpórea. A temperatura é controlada pelo aquecimento da água no sistema.[4]

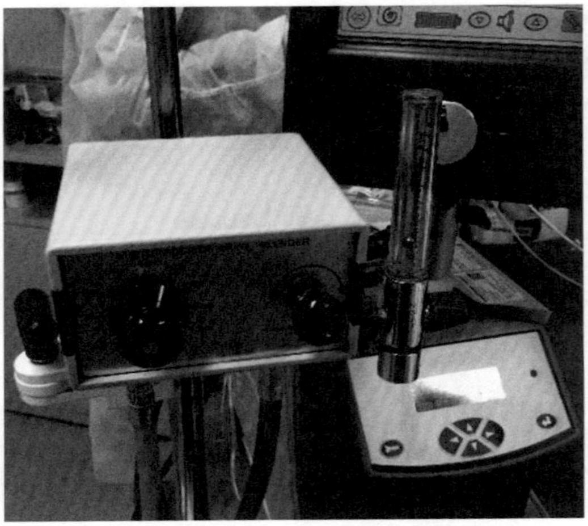

Figura 5.4. *Blender*.
Fonte: Acervo das autoras.

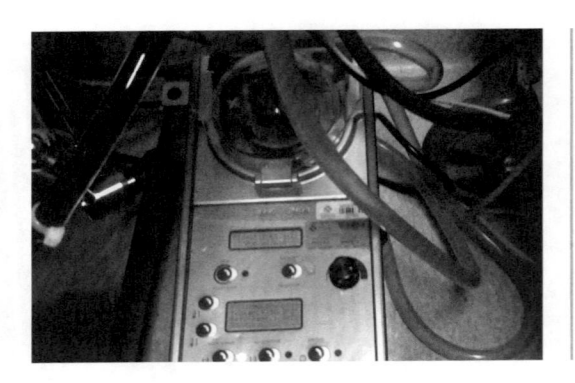

Figura 5.5. Trocador de calor.
Fonte: Acervo das autoras.

O que é utilizado no *priming* do circuito de ECMO?

O *priming* será realizado com cristaloide e sangue. O circuito para pacientes até 10 kg é 1/4" (polegadas) com ou sem ponte, e acima deste peso usa-se o circuito de 3/4" sem ponte.[4]

Onde será realizada a canulação para ECMO?

Será realizada em um centro cirúrgico, unidade de terapia intensiva (UTI) preferencialmente em um *box* individual e pronto-socorro (PS).[5]

Como é composta a equipe para a canulação em ECMO?

Será composta pelas equipes cirúrgica e clínica:[5]

- Equipe cirúrgica: cirurgião treinado em canulação, instrumentador cirúrgico e perfusionista.
- Equipe clínica: enfermeiro intensivista, médico intensivista, técnico de enfermagem e fisioterapeuta respiratório.

Quais os métodos de canulação para a ECMO?

Os métodos são por:[6,7]

- Dissecção: punção (Seldinger).
- Combinada: punção sob visualização direta.
- Cardíaca (veias cavas ou átrio direito e aorta).
- Toracotomia.

Quais os locais de canulação da ECMO?

Os locais são: cervical (Figura 5.6), femoral e torácica. Normalmente, a canulação femoral não é realizada em crianças menores de 5 anos. Nos acessos arteriais femorais utiliza-se de um *shunt* para realizar a perfusão distal do membro puncionado,[6,7] conforme descrito na Tabela 5.1.

Tabela 5.1. Locais de canulação

ECMO VA	ECMO VV
• *Cânula venosa*: veia jugular interna; veia femoral; veias cavas ou átrio direito • *Cânula arterial*: carótida; auxiliar; femoral ou aorta	• *Cânula venosa*: veia jugular; veia femoral; veias cavas ou átrio direito • *Cânula arterial*: veia femoral; veia safena ou átrio direito

Fonte: Brocolli;[1] Kapoor;[8] Khilnani.[9]

Quais os tipos de cânulas utilizadas em ECMO?

As cânulas de policloreto de vinila serão escolhidas de acordo com a superfície corpórea do paciente, mas possuem características conforme o fabricante. Podem ser aramadas ou não, e apresentam uma marca radiopaca que irá facilitar a visualização em exames de imagem,[6] conforme descrição na Tabela 5.2.

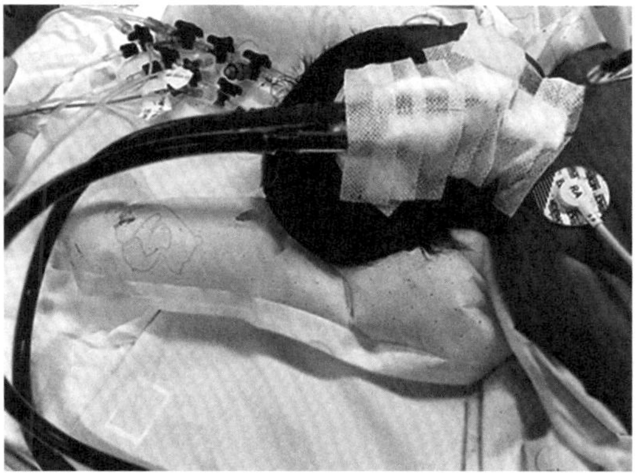

Figura 5.6. Canulação cervical.
Fonte: Acervo das autoras.

Tabela 5.2. Descrição das cânulas para ECMO

Peso do paciente	Diâmetro do circuito	Fluxo máximo de sangue	Arterial	Venosa	VVDL (venovenosa duplo lúmen)
Até 5 kg	1/4"	1 L/min	8 a 14 FR	10 a 15 FR	12 a 15 FR
5 a 10 kg	1/4"	1,2 L/min	12 a 17 FR	15 a 21 FR	15 FR
10 a 15 kg	3/8"	1,8 L/min	17 a 19 FR	17 a 21 FR	15 a 18 FR
15 a 45 kg	3/8"	4,5 L/min	17 a 23 FR	17 a 23 FR	
45 a 90 kg	3/8"	5,5 L/min	17 a 23 FR	17 a 23 FR	
> 90 kg	3/8"	6,5 L/min	17 a 23 FR	17 a 23 FR	

Fonte: Succi.[6]

Como funciona a ECMO VA?

O circuito ECMO VA (Figura 5.7) drena o sangue venoso do paciente através da linha de drenagem, direcionando-o para a bomba centrífuga e, após, para a membrana oxigenadora. Ao sair desta membrana, o sangue oxigenado, através da linha de retorno, retorna à circulação arterial do paciente. É um suporte cardíaco e pulmonar.[8] Na ECMO VA, à medida que o fluxo é aumentado, o débito ventricular esquerdo diminui e a forma da onda arterial torna-se menos pulsátil (diminuição da curva arterial no monitor).[9]

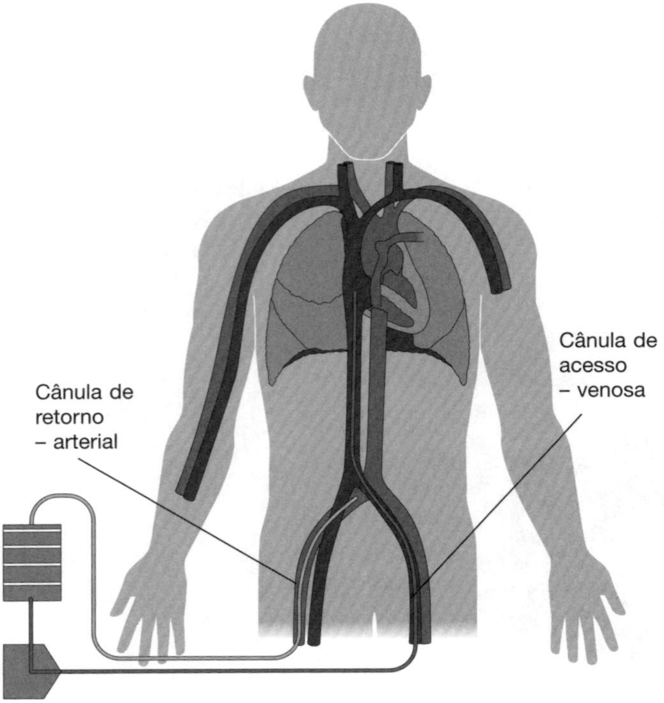

Figura 5.7. Circuito ECMO venoarterial.
Fonte: Kapoor.[8]

Como funciona a ECMO VV?

O circuito de ECMO VV (Figura 5.8) funciona drenando o sangue venoso do paciente através da linha de drenagem, direcionando-o para a bomba centrífuga e, após, para a membrana oxigenadora. Após a passagem do sangue por esta membrana, através da linha de retorno, o sangue volta para a circulação venosa do paciente. É um suporte pulmonar, mas necessita da função cardíaca conservada para manter o débito cardíaco.[8]

Quais as possíveis indicações de pacientes para ECMO?

Ver Tabela 5.3.

Quais as contraindicações[3,11] para colocar um paciente em ECMO?

- Lesão neurológica irreversível grave.
- Hemorragia de difícil controle.
- Doença crônica limitante (doença oncológica sem prognóstico, pneumopatias crônicas), síndromes genéticas ou malformações congênitas associadas com mau prognóstico.
- Falência múltipla de órgãos (> 3 incluindo falência pulmonar ou cardíaca).
- Falência circulatória secundária quando há lesão anatômica ou estrutural irreversíveis (exceto para ponte de transplante pulmonar ou cardíaco).

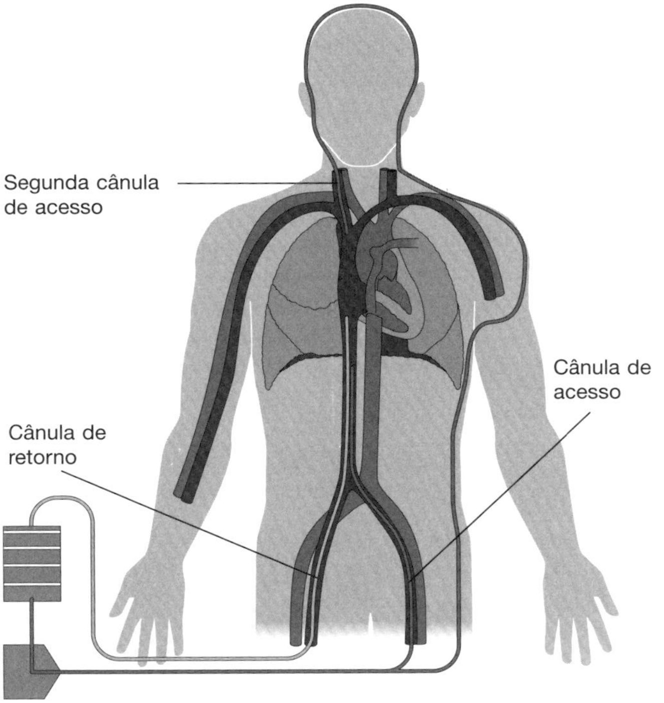

Figura 5.8. Circuito ECMO venovenoso.
Fonte: Kapoor.[8]

Tabela 5.3. Indicações para realização da ECMO

Falência respiratória (ECMO VV ou VA)	Falência cardíaca (ECMO VA)
• Síndrome do desconforto respiratório (SARA): pneumonites e pneumonias virais e bacterianas (H1N1) • Hipertensão pulmonar • Hérnia diafragmática congênita (HDC) com hipoplasia pulmonar grave • Síndrome do desconforto respiratório (SARA) • Ponte para transplante pulmonar, após transplante pulmonar para proteção e ventilação protetora do pulmão transplantado	• Dificuldade de saída de circulação extracorpórea (CEC) com disfunção ventricular associada (com ou sem evidência de lesão residual) • Síndrome de débito cardíaco (SBDC) resistente ao tratamento medicamentoso utilizado • Falência clínica progressiva • Aplicação de substâncias vasoativas sem melhora clínica, no pré ou no pós-operatório • Lactato elevado e acidose metabólica permanente • Ecocardiograma com disfunção grave e/ou lesão residual • Parada cardíaca por qualquer causa sem reversão após 20 minutos do início das manobras de reanimação • Conservação clínica para estudo hemodinâmico diagnóstico ou terapêutico • Hipertensão pulmonar refratária • Arritmias refratárias ao tratamento clínico (grave instabilidade hemodinâmica) • Miocardite e miocardiopatias como ponte para recuperação • Ponte para transplante cardíaco em caso de cardiomiopatias de diferentes etiologias na vigência de choque cardiogênico refratário • Ponte para utilização de dispositivos de assistência ventricular mecânica de longa duração

Fonte: Broccoli;[1] Romano;[2] Fernandes.[3]

- Contraindicação para transplante cardíaco.
- Cardiopatias de fisiologia univentricular deverão ser revistas caso a caso.
- Limitação de acessos vasculares devido ao tamanho ou anatomia pode inviabilizar a instalação da ECMO.

Por que anticoagular o paciente em ECMO?

A anticoagulação é necessária devido à exposição dos componentes sanguíneos ao contato com o circuito que é extremamente trombogênico, evitando a formação de trombos e obstrução do sistema. O emprego da anticoagulação com heparina geralmente é o mais utilizado na anticoagulação sistêmica. Na administração da heparina não fracionada (HFN), após o início da infusão da medicação, esta tem sua duração do tempo de meia-vida entre 1 e 2 horas (90 minutos em média).[3,11]

Como será realizada a avaliação da anticoagulação em ECMO?

A avaliação da anticoagulação será realizada pelo ajuste da dose de heparina, que é medida pelo tempo de coagulação ativado (TCA) (Figura 5.9), que deverá ser mantido entre 180-200 segundos; pela dosagem do anti-Xa que deverá ser mantida entre 0,3-0,7 UI/mL; pelos resultados encontrados no tromboelastograma (TE); e pelo ajuste da relação do tempo de tromboplastina parcial ativada (TTPA), mantendo-o de 2-3 vezes o valor de referência do TTPA.[1,3]

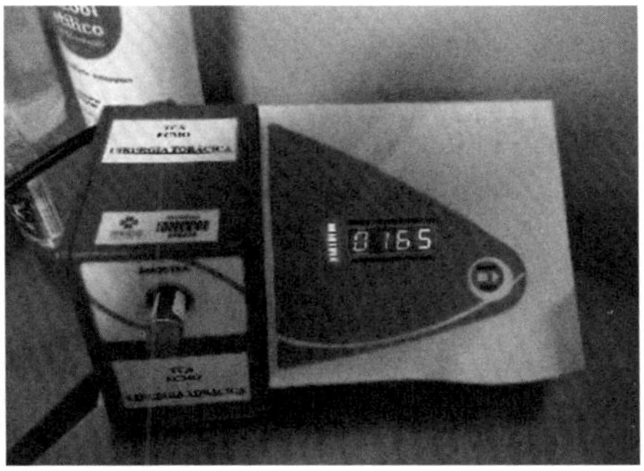

Figura 5.9. Aparelho para aferição do TCA.
Fonte: Acervo das autoras.

Qual o tempo de permanência de pacientes em ECMO?

O tempo de permanência deverá ser o menor período possível para a sua recuperação, que poderá durar até 10 dias para ECMO VA e 10 semanas para ECMO VV, quando o paciente apresenta sinais de melhora hemodinâmica e respiratória.[5,7]

Quais as possíveis complicações em ECMO?

Ver Tabela 5.4.

Tabela 5.4. Possíveis complicações durante a ECMO

Complicações clínicas	Complicações mecânicas
• Sangramentos • Hemorragia intracraniana • Hemorragia gastrointestinal • Hemólise • Trombocitopenia • Crises convulsivas • Disfunção cardíaca transitória • Hipertensão arterial sistêmica • Hipovolemia • Infecção • Insuficiência renal • Deterioração hemodinâmica • Parada cardíaca	• Formação de coágulos • Deslocamentos de cânulas • Embolia gasosa • Ruptura de conectores • Dobras no circuito • Falência do oxigenador • Funcionamento inadequado da bomba

Fonte: Fernandes;[3] Succi.[6]

Como proceder se o paciente apresentar uma parada cardiorrespiratória (PCR) em ECMO VA?

Deve-se aumentar o fluxo da assistência e substâncias vasoativas até que a causa seja identificada e tratada. Entretanto, as manobras de reanimação com massagem cardíaca e suporte ventilatório (bolsa-valva-máscara) não são necessárias, porque o débito cardíaco é preservado pelo fluxo do circuito.[1,7]

Como proceder se o paciente apresentar uma PCR em ECMO VV?

Deve-se proceder com as manobras de reanimação conforme as diretrizes da American Heart Association (AHA-PALS: Pediatric Advanced Life Support), devido a não haver suporte circulatório neste tipo de assistência. Se houver falha da reversão na parada, a assistência poderá ser trocada de venovenosa para venoarterial.[1]

O que fazer se ocorrer a falência da bomba centrífuga?

Deve-se utilizar o *backup* manual. As falhas podem ser mecânicas ou elétricas. As rotações deverão ser realizadas manualmente conforme o último registro do circuito até que a causa do problema seja solucionada. Verifique a parte elétrica (console sem energia, conexão com a fonte de energia e chave geral, modo da bateria). Nos casos de coágulo maciço ou quebra de componentes, a bomba poderá ser trocada e o paciente poderá necessitar de suporte cardíaco e respiratório e manobras de reanimação.[4]

O que fazer se ocorrer a falência do oxigenador?

Deve-se prevenir a presença de coágulos, trombos e fibrina no oxigenador, realizando a observação contínua, registrando e comunicando qualquer alteração que possa influenciar no funcionamento do mesmo. Realizar, conforme orientações do fabricante, o *flush* de gás no oxigenador para prevenir o acúmulo de líquido na membrana. Se a membrana coagular, será necessária a troca do sistema e o paciente poderá necessitar de suporte cardíaco e respiratório e manobras de reanimação.[4]

O que fazer se ocorrer uma embolia aérea?

Na via venosa do sistema, temos uma pressão negativa, e na via arterial, pressão positiva. No caso de ruptura ou abertura da via venosa, poderá entrar grande quantidade de ar no circuito (embolia gasosa), e na via arterial, saída de sangue (quadros hemorrágicos). Devemos interromper a assistência e clampear as cânulas – primeiro a arterial e depois a venosa – e proceder à retirada do ar do sistema; e o suporte cardiopulmonar deverá ser iniciado até que o fluxo seja restabelecido. Quando houver ruptura das fibras (saída de sangue no dispositivo de saída de ar), o oxigenador deve ser trocado, atentando sempre às dânulas (utilizar dânulas de alto-fluxo), mantendo-as fechadas para o ambiente. Manter sempre as pinças próximas ao console e material de urgência.[1,12]

Como proceder se ocorrer a decanulação acidental do acesso arterial ou do acesso venoso?

Remover o paciente da assistência campleando os tubos de infusão ou drenagem o mais próximo possível dele e comprimir o local da decanulação. Iniciar suporte cardíaco e/ou pulmonar e administrar volume em acesso central.[1,5]

Quais os cuidados para realizar o transporte seguro do paciente em ECMO?

Deveremos ter um planejamento com antecedência; em alguns centros, utiliza-se um *checklist* que dará a segurança durante o transporte, pois irá detalhar esse processo. O enfermeiro realizará o contato prévio com as áreas onde o paciente será direcionado, planejando o caminho de deslocamento, redes elétricas acessíveis (se necessária a utilização no trajeto e no local, e a necessidade de adaptadores), elevadores (tamanho para posicionamento dos equipamentos e equipe), corredores sem obstrução de equipamentos ou mobiliários, e rede de gases no setor de destino. Realizar o preparo do paciente para o transporte levando uma maleta de urgência com materiais e medicamentos, SF 0,9% de 1.000 mL, bolsa-valva-máscara, reservatório de oxigênio, ventilador de transporte, monitor multiparâmetro (frequência cardíaca, pressão arterial invasiva e oximetria de pulso), minimizar infusões endovenosas, se possível, e não desligar em nenhum momento a infusão de heparina, checando locais e fixações de drenos, cânulas e acessos. Pode-se transportar o equipamento de ECMO na cama do paciente ou no console, verificar o nível de bateria do console, verificar o posicionamento adequado do *backup* manual, as pinças de segurança, se necessária sua utilização; o dispositivo de saída de ar do oxigenador deverá ser fechado para o transporte, o torpedo de O_2 será ligado no *blender* do circuito e o ar comprimido desconectado, será necessário um torpedo para o ventilador de transporte, observando o nível de gás necessário, e utilizar a fonte de gás do local de destino para que o retorno seja seguro. O sistema de aquecimento será desligado da rede elétrica, bem como o leito e demais equipamentos. O deslocamento deverá ser realizado lentamente e em bloco evitando o tracionamento ou deslocamento das cânulas; chegando no local de destino, ligar os equipamentos na rede elétrica. Para o retorno deverá ser realizado o mesmo processo. Deve fazer parte uma equipe multiprofissional com: médico intensivista ou cirurgião cardíaco, perfusionista, técnico de enfermagem e enfermeiro intensivista.[1,3,7]

Quais os diagnósticos e intervenções de enfermagem que promovem uma assistência adequada e segura ao paciente em ECMO?

Ver Tabela 5.5.

Tabela 5.5. Diagnósticos e intervenções de enfermagem durante a ECMO

Diagnósticos de enfermagem	Intervenções de enfermagem
Déficit para o autocuidado	• Realizar banho e higiene perineal conforme rotina da instituição. • Realizar higiene oral 3×/dia com solução de clorexidina aquosa • Administrar dieta por SNG em bomba de infusão.
Mobilização prejudicada	• Manter colchão piramidal ou de fluxo de ar. • Realizar mudanças de decúbito a cada 2 horas. • Evitar dobras das cânulas e extensões do circuito. • Manter roupas de cama sem rugas e sem textura áspera.
Proteção ineficaz	• Assegurar o manuseio asséptico em todas as linhas endovenosas de cateteres, além de cânulas/torneirinhas na ECMO. • Monitorar vulnerabilidade a infecção, como exames laboratoriais e resultados de cultura e leucograma. • Avaliar perfil da antibioticoterapia recebida e fatores imunossupressores. • Atentar ao preparo de medicações dos fármacos.

Continua

Tabela 5.5. Diagnósticos e intervenções de enfermagem durante a ECMO (*continuação*)

Diagnósticos de enfermagem	Intervenções de enfermagem
Perfusão tissular periférica ineficaz	• Observar sinais e sintomas de oxigenação tissular inadequada, tais como: pulsos periféricos diminuídos ou ausentes, presença de edema, enchimento capilar inadequado, coloração e diminuição da temperatura do membro de 2/2 h. • Aquecer extremidades com algodão ortopédico e atadura se se apresentar fria. • Reposicionar no leito sempre que possível.
Risco de desequilíbrio de temperatura corporal	• Realizar o controle de temperatura de 1/1 h ou conforme rotina. • Monitorar sinais e sintomas de hipertermia ou hipotonia. • Controlar sistema de aquecedor da ECMO. • Disponibilizar manta/colchão térmico na unidade. • Administrar antitérmicos se necessário e conforme prescrição medica.
Risco de desiquilíbrio de volume de líquidos	• Avaliar as conexões dos circuitos da ECMO e observar chicoteamento, colabamento e/ou outros sinais de hipovolemia. • Realizar medidas de drenos (tórax e mediastinos) de 1/1 h. • Comunicar sinais e sintomas de hipovolemia e necessidade da administração de volumes.
Risco de choque	• Controlar a infusão de substâncias vasoativas. • Realizar e controlar medidas hemodinâmicas. • Avaliar exames laboratoriais. • Atentar para alterações no circuito da ECMO, especificamente alterações na bomba, devido ao risco de diminuição drástica do débito cardíaco. • Verificar conexões e oclusões entre conectores, torneirinhas e *pigtails*. • Usar exclusivamente seringas com Luer *lock* na posição vertical com êmbolo para baixo com pressão positiva antes de abrir as torneirinhas. • Monitorar pressões venosa, pré e pós-membrana, mantendo SF 0,9% de 500 mL, pressurizado com 300 mmHg e trocar sempre que menor 300 mL. • Manter sempre quatro pinças disponíveis e, se necessário, clampear para retirar o paciente de assistência circulatória mecânica, sendo que, primeiro, deve-se clampear a linha arterial próxima à cânula e depois a linha venosa próxima à cânula. Quando retornar em assistência, retirar primeiro a linha venosa e após a linha arterial de forma lenta. • Testar e manter a bomba centrífuga manual, posicionado de maneira que seja rápida a transferência da assistência automática para assistência manual em caso de emergência. • Checar conexões dos dispositivos com a rede elétrica, verificar voltagem e carga dos equipamentos.
Risco de sangramento	• Monitorar presença/sinais de sangramento no paciente e nas canulações, membranas e circuitos, bomba centrífuga, membrana oxigenadora, pontes com lanterna verificando todo o circuito de ECMO. • Monitorar níveis de hemoglobina e hematócrito. • Observar alterações de estabilidade hemodinâmica. • Observar alterações no coagulograma, contagem de plaquetas e TCA. • Coletar amostras venosas pré-membrana e amostra pós-membrana em seringas separadas da amostra para o TCA. • Coletar TCA na pré-membrana utilizando sempre o mesmo volume e proceder à realização do exame à beira do leito. • Manter fitas de TCA sob refrigeração e em ar ambiente somente as que for utilizar nas próximas 6 horas ou conforme o fabricante. • Checar sítio de inserção, curativo e fixação das cânulas.
Risco de perfusão renal ineficaz	• Monitorar níveis de ureia e creatinina. • Monitorar níveis de eletrólitos séricos e observar sinais e sintomas de desequilíbrio hidreletrolítico. • Observar e quantificar o débito urinário. • Manter o controle de equilíbrio hídrico.

Continua

Tabela 5.5. Diagnósticos e intervenções de enfermagem durante a ECMO (*continuação*)

Diagnósticos de enfermagem	Intervenções de enfermagem
Risco de integridade da pele prejudicada	• Realizar a mudança de decúbito de 2 em 2 horas • Manter colchão piramidal ou de fluxo de ar • Manter pele limpa e seca • Manter placa de hidrogel em regiões de proeminências ósseas • Alternar local de sensor de oximetria de pulso de 2 em 2 horas
Risco de glicemia instável	• Monitorar níveis glicêmicos a cada 4 horas ou conforme prescrição médica • Identificar, comunicar ou intervir frente às alterações glicêmicas, como hipoglicemia ou hiperglicemia
Risco de infecção	• Realizar lavagem rigorosa das mãos antes e após contato com o paciente • Realizar troca diária de curativos da inserção do cateter central, drenos, feridas operatórias e das cânulas de inserção da ECMO com técnica asséptica. Limpar a inserção de ambas com soro fisiológico 0,9% e clorexidina alcoólica. Ocluir com gaze e filme transparente, como preconizado pela instituição • Observar presença de sinais na inserção dos cateteres • Monitorar sinais e sintomas sistêmicos e locais de infecção • Monitorar leucograma • Realizar controle de sinais vitais de hora em hora e aplicar escala de dor conforme a instituição • Realizar cuidados com sonda vesical, fazendo a higiene do meato urinário uma vez ao turno ou quando necessário • Realizar cuidados com cateter arterial, mantendo dânula próxima à inserção para coleta utilizando clive
Volume de líquidos excessivos	• Manter restrição hídrica para equilíbrio hídrico negativo • Manter controle rigoroso de diurese • Monitorar presença de estase jugular, crepitações pulmonares, edema periférico e ganho de peso
Ventilação espontânea prejudicada	• Monitorar índice de falência respiratória iminente (↓ PAO_2, fadiga da musculatura respiratória, ↓ $ScvO_2$) • Manter decúbito elevado de 30° a 45°, e posicionar para facilitar a combinação entre ventilação/perfusão • Manter o balonete inflado do tubo orotraqueal • Realizar aspiração de secreções orofaríngeas conforme apropriado, inclusive antes de posicionar o tubo orotraqueal • Realizar remoção do condensado do circuito • Prevenir extubação não planejada, marcando altura da cânula orotraqueal • Monitorar sedação
Troca de gases prejudicados	• Observar mudanças em SaO_2, $ScvO_2$, PO_2 e CO_2 expirado e nos valores gasométricos do paciente • Atentar para ajustes da ECMO e monitorar os valores gasométricos pré e pós-membrana • Controlar junto à equipe médica a quantidade de FiO_2 do ventilador e da ECMO • Verificar a presença de coágulos e fibrina na linha venosa, bomba centrífuga, membrana oxigenadora, linha arterial e pontes utilizando lanterna verificando todo o circuito • Manter o oxigenador com respiro aberto, fechando somente durante o transporte • Observar rede de oxigênio e ar comprimido com *blender* e a membrana oxigenadora • Manter oxigenador com respiro aberto, fechando apenas durante o transporte • Avaliar raios X de tórax • Aspirar as vias áreas, quando necessário • Avaliar perfusão periférica e aquecer extremidades quando friáveis ou na presença de cianose

Fonte: Fernandes;[3] Paes;[5] de Oliveira.[12]

Referências bibliográficas

1. Broccoli G, et al. Protocolo de Assistência Circulatória ECMO: unidade de terapia intensiva em cardiologia pediátrica hospital do coração. Rio de Janeiro: Atheneu; 2018.
2. Romano TG, et al. Suporte respiratório extracorpóreo em pacientes adultos. J Bras Pneumol. 2017; 43(1):60-70.
3. Fernandes HM, et al. Performance of the nursing team in extracorporeal cardiopulmonary resuscitation. Recife: Rev Enferm UFPE Online. 2018 nov; 12(11):3147-53.
4. Scuciato GO, et al. Protocolo de Assistência Circulatória ECMO: unidade de terapia intensiva em cardiologia pediátrica hospital do coração. Rio de Janeiro: Atheneu; 2018.
5. Paes EO, et al. Protocolo de Assistência Circulatória ECMO: unidade de terapia intensiva em cardiologia pediátrica hospital do coração. Rio de Janeiro: Atheneu; 2018.
6. Succi FMP, et al. Protocolo de Assistência Circulatória ECMO: unidade de terapia intensiva em cardiologia pediátrica hospital do coração. Rio de Janeiro: Atheneu; 2018.
7. Ferreira SMY, et al. Diretrizes de Assistência Circulatória Mecânica da Sociedade Brasileira de Cardiologia. São Paulo: Arq Bras Cardiol. 2016 ago; 107(2 Supl 2).
8. Kapoor PM Introduction to Extracorporeal Membrane Oxygenation – Manual of Extracorporeal Membrane Oxygenation (ECMO) in the ICU. New Delhi, India. 2014; p. 5
9. Khilnani, P. Oxigenação por Membrana Extracorporea: Uma revisão. Dubai: J Pediatr Crit Care. 2017 mai; 4(2):38-47.
10. Airan R, et al. Extracorporeal Membrane Oxygenation Circuit and Hardware – Manual of Extracorporeal Membrane Oxygenation (ECMO) in the ICU. New Delhi, India. 2014; p. 51.
11. Saddy F. Strategies for extracorporeal gas exchange support in the acute respiratory distress syndrome – A reality. Rio de Janeiro: Pulmão. 2015; 24(3):36-43.
12. De Oliveira LB, et al. Use of extracorporeal membrane oxygenation in a post-lung transplant patient: nursing care. Enfermería Global. 2015 abr; 14(2):1-32.

6 CAPÍTULO

Ventilação Mecânica – Conceitos Básicos

Sabrina dos Santos Pinheiro

O que é ventilação mecânica?

A ventilação mecânica (VM) é um método de suporte para o tratamento de pacientes com insuficiência respiratória aguda ou crônica agudizada.[1]

Os ventiladores mecânicos são equipamentos que permitem a entrada intermitente de oxigênio e ar sob uma pressão positiva nas vias aéreas alta e/ou baixa; são conectados ao tubo endotraqueal, traqueostomia, máscaras faciais ou prongas nasais.[2]

Os objetivos da VM são:[1]

- Manutenção das trocas gasosas, ou seja, correção da hipoxemia e da acidose respiratória associada à hipercapnia.
- Aliviar o trabalho da musculatura respiratória que, em situações agudas de alta demanda metabólica, está elevado.
- Reverter ou evitar a fadiga da musculatura respiratória.
- Diminuir o consumo de oxigênio, desse modo reduzindo o desconforto respiratório.
- Permitir a aplicação de terapêuticas específicas.

Quais as indicações para o uso da VM?

Ver Tabela 6.1.

Descrevendo alguns parâmetros e ajustes utilizados na VM.[4]

O ciclo respiratório normal consiste de inspiração – um processo ativo em que a contração da musculatura respiratória gera uma pressão negativa intratorácica, deslocando o

Tabela 6.1. Indicações e possíveis doenças

Indicação	Doenças
Hipoventilação e apneia	Intoxicações, anóxia, convulsões
Insuficiência respiratória causada por hipoxemia e doença pulmonar intrínseca	Asma aguda, bronquiolite grave, SARA
Ressuscitação de falência circulatória	Choque séptico, choque hipovolêmico por grande sangramento
Promover trocas gasosas supranormais	Hiperventilação nos pacientes com hipertensão pulmonar persistente
Perda da integridade mecânica do aparelho respiratório	Caquexia muscular, presença de paralisias, doenças neuromusculares degenerativas
Indicações profiláticas	Pós-operatório de cirurgias de grande porte e em pacientes que necessitam de imobilização pós-procedimento

Fonte: Adaptada de Piva[3] e Carvalho.[1]

ar para dentro dos pulmões – e de expiração – que acontece passivamente quando a força elástica dos pulmões e da caixa torácica movimenta o ar em direção à atmosfera. O volume de gás que entra nos pulmões durante a inspiração depende da complacência e da resistência das vias aéreas.

- Complacência: é a capacidade elástica dos pulmões e da caixa torácica, sendo definida como a variação do volume pulmonar gerada por uma variação de pressão.
- Resistência: é dada pela dificuldade na passagem do ar pelas vias aéreas, ou seja, é a variação de pressão necessária para produzir certo fluxo.

A constante de tempo (CT) é o tempo necessário para que as pressões entre as vias aéreas e os alvéolos se equilibrem, sendo representado pelo produto da resistência pela complacência. O trabalho respiratório representa o esforço feito para vencer a complacência e a resistência do sistema respiratório. O volume corrente (VC) expressa o volume de ar que entra e sai dos pulmões a cada ciclo respiratório. A capacidade residual funcional (CRF) é o ar que permanece dentro dos pulmões após uma expiração normal. O volume de fechamento pulmonar (VFP) significa o volume a partir do qual começa a ocorrer colapso das unidades alveolares. Em crianças, o VFP costuma ser maior que a CRF, o que favorece o colabamento dos alvéolos e a formação de atelectasia. Nestes pacientes, o uso de pressão positiva ao final da expiração (PEEP) previne o colapso alveolar e auxilia a reexpansão dos pulmões.[5]

Volume-minuto: é o produto do VC pela frequência respiratória (FR); seus valores normais variam de 5 a 10 L/min. Representa o principal determinante da PCO_2 – o aumento do VM corresponde à diminuição dos níveis de CO_2.

Quais os parâmetros utilizados na VM?[6]

- Pico de pressão inspiratória (PIP): é o maior valor de pressão atingido durante a inspiração do volume corrente, durante um ciclo de ventilação mecânica. Valores excessivos, geralmente além de 50 cmH_2O, podem cursar com traumas associados.

- Pressão expiratória positiva final (PEEP): corresponde à pressão observada nas vias aéreas, ao final da expiração. Habitualmente, ela cai a zero, mas podem ser feitos ajustes nos ventiladores para que ela atinja valores positivos.
- Tempo inspiratório: tempo que leva para a inspiração se completar. Geralmente, gira em torno de um terço do ciclo respiratório.
- Tempo expiratório: tempo gasto para a expiração se completar. Geralmente, gira em torno de dois terços do ciclo respiratório.
- Frequência respiratória: número de incursões respiratórias que o paciente apresenta por minuto. Valores fisiológicos giram em torno de 10 a 20 mrpm.
- Fração inspirada de O_2: é o conteúdo de oxigênio na mistura gasosa administrada ao paciente. Pode variar entre 0,21 e 1,0.
- Fluxo inspiratório: é a velocidade com que o volume corrente é ofertado. O ajuste do pico de fluxo inspiratório pode determinar uma modificação no tempo inspiratório e da relação I:E. Geralmente, são utilizados valores entre 40 a 60 L/min, procurando não exceder pressões de pico maiores que 40 cmH_2O.

Parâmetros iniciais de VM:
- PIP – 15 a 20 cmH_2O.
- PEEP – 5 a 10 cmH_2O.
- Relação I:E – 1:2.
- FiO_2 – iniciar em 100% e ir reduzindo conforme a saturação de oxigênio.
- FR – de acordo com a faixa etária, normalmente utiliza-se em torno de 20 mrpm.

Como registrar os parâmetros ventilatórios na evolução de enfermagem?

Muitos enfermeiros não sabem como registrar os parâmetros ventilatórios de forma simplificada. Na maioria das UTIP brasileiras eles são descritos da seguinte maneira:
- PIP de 20 cmH_2O.
- PEEP de 6 cmH_2O.
- FR 22 mrpm.
- FiO_2 40%.

Forma simplificada: 26 × 6/22/0,4, ou seja, pico de pressão inspiratório × PEEP/FR/FiO_2. Soma-se a PIP com a PEEP e se descreve apenas o valor do PEEP.

Quais os tipos de VM?

A VM é dividida em dois grupos:
- Ventilação mecânica invasiva (VMI).
- Ventilação mecânica não invasiva (VMNI).

A diferença entre os dois grupos está no modo de liberação de pressão: enquanto na ventilação invasiva utiliza-se uma prótese introduzida na via aérea, isto é, um tubo oro ou nasotraqueal ou uma cânula de traqueostomia, na ventilação não invasiva utiliza-se uma máscara ou pronga como interface entre o paciente e o ventilador artificial[1] (Figura 6.1).

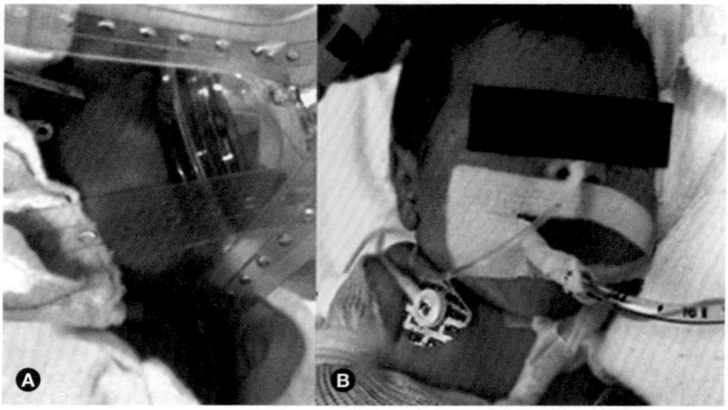

Figura 6.1. Tipos de VM. **A.** VMNI; **B.** VMI.
Fonte: Acervo da autora.

Quais são os modos ventilatórios mais utilizados na pediatria?[1,3,5-8]

Ventilação controlada

O ventilador gera um número predeterminado de ciclos ventilatórios por minuto; os ciclos são realizados exclusivamente pelo aparelho, não permitindo que o paciente realize movimentos respiratórios adicionais. Na presença destes, diz-se que o paciente "compete" com o respirador, por isso o paciente deve ser mantido sedado.

A ventilação controlada pode ser regulada a volume ou a pressão, o que caracteriza os modos controlados a volume (VCV) ou a pressão (PCV), respectivamente. Na ventilação controlada a volume (VCV), o fluxo é constante, alcançando os alvéolos em um tempo inspiratório prefixado (a partir da frequência respiratória e da relação I:E). Via de regra, há a possibilidade de limitar também a pressão inspiratória de pico, servindo como medida auxiliar de segurança contra barotrauma. Na ventilação controlada a pressão (PCV), o fluxo é desacelerado – o que tende a distribuir melhor o fluxo para os alvéolos com diferentes constantes de tempo.

Ventilação assistida

O disparo pode ser a pressão ou a fluxo, ou seja, os ciclos são iniciados pelo esforço inspiratório do paciente. Neste modo, o paciente interage de forma mais intensa com o ventilador, controlando, inclusive, sua frequência respiratória; o VC e a taxa de fluxo são preestabelecidos.

Ventilação assistocontrolada

É uma combinação dos modos controlado e assistido, podendo os ciclos serem disparados pelo esforço inspiratório do paciente. Contudo, caso este atinja um período de apneia predeterminado, o ventilador respalda a ventilação com ciclos controlados.

Ventilação mandatória intermitente sincronizada (SIMV)

A respiração mecânica com pressão positiva é sincronizada para ser liberada imediatamente após o início do esforço inspiratório espontâneo do paciente, que é detectado como uma pequena flutuação de pressão negativa dentro do circuito do aparelho.

Se o esforço respiratório não é detectado dentro de um certo tempo predeterminado, a respiração mandatória é liberada.

Ventilação com pressão de suporte (PSV)

A ventilação com suporte de pressão é um modo de ventilação assistida que auxilia o paciente durante a respiração espontânea, facilitando o esforço ventilatório durante a fase inspiratória, quando fornece uma determinada pressão positiva, previamente estabelecida.

Consiste em ciclos respiratórios disparados e limitados a pressão: o paciente apresenta esforço inspiratório, o aparelho detecta-o e fornece uma pressão constante no circuito (até que o fluxo de ar caia a uma fração do inicial, marcando o fim da inspiração). A ciclagem a fluxo permite que o paciente controle o tempo inspiratório e o volume corrente.

Pressão positiva contínua em vias aéreas (CPAP)

O paciente respira espontaneamente através do circuito pressurizado do aparelho, de tal modo que uma certa pressão positiva, definida quando do ajuste do respirador, é mantida praticamente constante durante todo o ciclo respiratório. O padrão respiratório, pico de fluxo e volume corrente de cada respiração são determinados exclusivamente pelo paciente.

Ventilação de alta frequência (HFV)

É um modo ventilatório em que se aplicam volumes correntes pequenos com frequências suprafisiológicas, e que utiliza o fluxo da via aérea mais que a pressão da via aérea para superar a complacência pulmonar. O seu maior benefício ocorre nas doenças de baixa complacência pulmonar.

Quais as possíveis complicações com o uso de VM?[5]

São complicações decorrentes da ventilação mecânica:

- Barotrauma: relacionado à pressão inspiratória de pico, sendo raro quando ela é inferior a 25 cmH_2O.
- Volutrauma: distensão pulmonar ocasionada por altas pressões nas vias aéreas, podendo gerar edema pulmonar, alterações da permeabilidade e lesão alveolar difusa.
- Alterações de órgãos e sistemas: diminuição da perfusão cerebral devido à hiperventilação; diminuição do débito urinário e do *clearance* de creatinina e aumento dos níveis de hormônio antidiurético (ADH); redução do débito cardíaco secundário ao aumento da pressão intratorácica.
- Toxicidade pelo oxigênio: diminuição da atividade ciliar e redução da depuração do muco das vias aéreas.
- Infecção das vias aéreas: sobretudo quando do uso prolongado de ventilação mecânica.
- Hipoventilação: decorrente de volume-minuto insuficiente.
- Hiperventilação: devido ao volume-minuto aumentado.
- Biotrauma: mecanismo de lesão do parênquima pulmonar produzido por infiltração celular e liberação de mediadores inflamatórios.
- Atelectasia por reabsorção: geralmente associada a altas frações inspiradas de oxigênio, o qual apresenta índices de reabsorção mais altos que o nitrogênio presente no ar.

Quais os cuidados de enfermagem com a VMI?

Diretos ao paciente

É necessário que, antes de instalar a VMI, o paciente e os responsáveis sejam informados sobre o que será feito, principalmente, sobre a intubação traqueal, a sedação e os cuidados da criança no respirador. Caso seja um atendimento de emergência, devemos conversar com a família quando retornarem ao leito, a fim de esclarecerem as dúvidas e justificarmos a terapêutica.

Cuidados de enfermagem no momento da intubação

- Providenciar acesso venoso.
- Promover o esvaziamento gástrico para que não ocorra aspiração de resíduos para o pulmão.
- Posicionar o paciente em decúbito dorsal realizando hiperextensão da cabeça por meio de um coxim sob os ombros.
- Testar a fonte de aspiração, conectando ao látex uma sonda de aspiração com calibre adequado ao paciente.
- Equipar e testar cabo e lâmina do laringoscópio.
- Montar a bolsa-valva-máscara com a máscara adequada para o paciente, preenchendo adequadamente a via aérea, ligá-la à fonte de oxigênio com 10 L/min.
- Administrar sedativo e curare, conforme orientação médica com o objetivo de minimizar o trauma e agitação da criança.
- Alcançar o tubo adequado ao tamanho da criança.
- Administrar medicamentos conforme a necessidade.
- Monitorar a saturação de oxigênio e os sinais vitais durante o procedimento.
- Fixar o tubo no canto da boca (se tubo orotraqueal) e realizar rodízio da comissura labial para evitar lesões.

Após intubado e instalado o VMI, este paciente demanda cuidados específicos como:

- Aspiração traqueal em sistema fechado ou aberto visando a permeabilidade do TET.
- Atentar para fixação segura do TET. Existem diferentes maneiras de fixar o TET; na pediatria se utilizam fitas adesivas e em crianças maiores pode-se utilizar o cadarço, como no adulto.
- Medir o espaço morto (EMT) do TET para confirmar o posicionamento correto do mesmo.
- Realizar higiene oral 4×/dia.
- Manter cabeceira elevada a 30°.
- Monitorar a pressão do *cuff* do balonete do TET ou da TQT, evitando pressões traqueais excessivas que podem acarretar em lesões.
- Atentar para a sedação do paciente. Dependendo do modo ventilatório, o paciente não deve competir com o respirador – precisamos evitar crises de tosse prolongadas, cianose, quedas de saturação e até mesmo bradicardia por desconforto. Na prática, podemos utilizar a escala de sedação Comfort-B que permite de maneira objetiva informarmos o nível de sedação do paciente. É nosso papel solicitar avaliação médica para pacientes agitados/desconfortáveis na ventilação mecânica.

- Utilizar contenção mecânica segura quando o paciente tiver risco de extubação acidental.
- É imprescindível que o enfermeiro tenha conhecimento dos parâmetros ventilatórios normais e os prescritos para o paciente para poder planejar a sua assistência, por exemplo, PEEP maior de 6-7 cmH_2O exige atenção especial ao desconectar algum ponto do circuito respirador-paciente, pois acontecerá o desrecrutamento alveolar que, muitas vezes, desestabiliza o paciente hemodinamicamente. Nesses casos, a presença do médico é necessária.
- Atentar para os alarmes do ventilador, mantendo perfis dos alarmes personalizados para o paciente e solicitando avaliação médica sempre que necessário.

Cuidados com o equipamento

É de responsabilidade do enfermeiro a montagem dos equipamentos, bem como os testes de funcionamento dos mesmos. Qualquer erro ou intercorrência interfere diretamente na dinâmica ventilatória, podendo ocasionar danos graves ao paciente.

- Testar se o ventilador está funcionando corretamente. Normalmente, os respiradores oferecem a opção de testagem do sistema antes de iniciarmos a terapia.
- Observar a ligação com a rede de oxigênio e ar comprimido; saber se o ventilador que será utilizado necessita de válvulas redutoras.
- Atentar para a integridade das conexões traqueais, como rasgos e furos.
- Utilizar o filtro de tamanho correto para o paciente. Por exemplo, existem filtros neonatais, pediátricos e adultos (Figura 6.2); para a maioria dos fornecedores essa divisão é baseada no peso do paciente: neonatal de 0 a 10 kg, pediátrico de 10 a 25 kg, e adultos a partir de 25 kg. Sabe-se que filtros e conexões inadequadas ao peso do paciente dificultam a ventilação devido ao aumento do espaço morto do sistema.
- As conexões são de uso exclusivo do paciente. Alguns protocolos descrevem que não há necessidade da troca das mesmas durante a internação do paciente, porém a maioria das UTIP realizam a troca em 15 ou 30 dias devido ao risco de infecção.
- Atentar para presença de água nos circuitos, que deve ser retirada para não corrermos o risco de o líquido ir para os pulmões, além de ser um meio de cultura propício aos patógenos.
- Quando utilizar o sistema de aspiração fechado (Figura 6.3), ele precisa ser adequado ao tamanho do TET e quando não estiver sendo utilizado deve ter a sua válvula de vácuo fechada para evitar perdas de pressão.

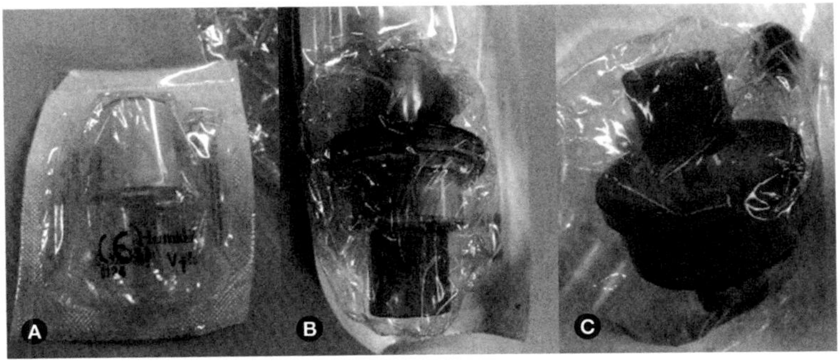

Figura 6.2. A-C. Filtro.
Fonte: Acervo da autora.

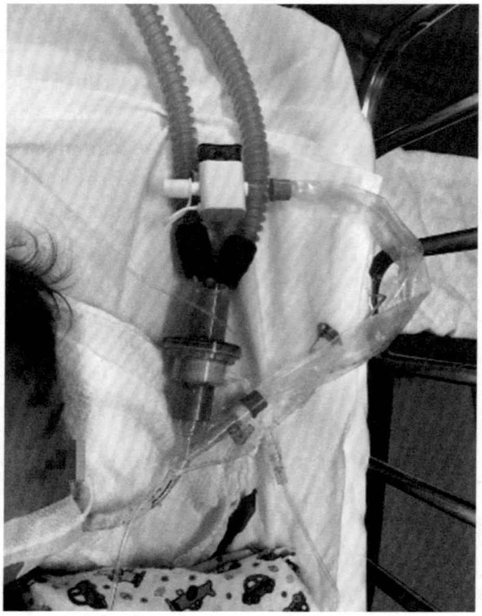

Figura 6.3. Sistema de aspiração fechado.
Fonte: Acervo da autora.

- Atentar para os erros na montagem dos respiradores, como: conexões mal adaptadas, vedação incorreta das peças permitindo escapes, utilizar soro fisiológico para umidificar o circuito ao invés de água destilada, válvulas e membranas montadas de maneira errada, entre outros.

Cuidados de enfermagem na extubação traqueal

- Manter jejum até estabilização do paciente com o intuito de evitar aspirações de resíduos gástricos e intercorrências no caso da necessidade de reintubação.
- Manter a criança na posição supina e realizar aspiração das vias aéreas superiores.
- Realizar nebulização após o médico retirar o TET do paciente; em algumas UTIP, a nebulização com adrenalina é feita rotineiramente.
- Poderá ser utilizada oxigenoterapia através de cateter nasal, máscaras ou prongas até que a criança possa estabelecer-se e respirar em ar ambiente.
- Manter a criança com o decúbito elevado.
- Observar rigorosamente a criança no sentido de atuar precocemente na presença da piora clínica no período pós-extubação e comunicar a presença de alterações.

Por que pronar a criança que faz uso da ventilação mecânica?

As terapias coadjuvantes têm por finalidade reduzir o risco de iatrogenias provocadas pelo ventilador mecânico que acabam agravando a lesão pulmonar. O uso da posição prona tem prioritariamente um objetivo: a melhora da ventilação-perfusão. O efeito dessa melhora pode ter impacto em pelo menos três grandes aspectos terapêuticos: reduzir a toxicidade do oxigênio, recrutar o espaço alveolar para reduzir o risco de barotrauma e melhorar a drenagem postural da secreção brônquica, reduzindo o risco de infecção.[9]

Por que verificar o *cuff* do balonete do TET ou da TQT?[2,3,10]

O *cuff* tem por funções: vedar a traqueia para aplicação de ventilação com pressão positiva de maneira adequada, prevenir a aspiração de secreções da orofaringe para os pulmões e reduzir o risco de extubação acidental. Também mantém o tubo na posição central, minimizando lesões devido ao atrito da ponta do TET/TQT na parede traqueal.

Para o correto funcionamento do *cuff*, devemos manter a pressão entre 20 e 30 cmH_2O, pois a hiperinsuflação aumenta a pressão do *cuff* que excede a pressão de perfusão traqueal, causando isquemia que pode evoluir para estenose e traqueomalácia. Além disso, a hipoinsuflação não permite que sejam atingidas as suas funções, gerando riscos para o paciente.

Na prática da autora, a verificação do *cuff* é uma rotina institucional realizada uma vez por turno e/ou quando o TET/TQT é manipulado, com o auxílio do cufômetro (Figura 6.4).

O que é desmame ventilatório?

É o processo de transição da ventilação artificial para a espontânea nos pacientes em VM por tempo superior a 24 horas.[10] Tem por objetivo diminuir o nível de suporte fornecido pelo aparelho, obrigando o paciente a assumir uma parte maior do trabalho respiratório.[11]

A literatura traz a descrição de técnicas de retirada da VM, como desmame com tubo T e o uso da ventilação com pressão de suporte. Na UTIP que trabalho, na maioria das vezes, o desmame é feito por meio da redução dos parâmetros ventilatórios de forma lenta até chegar próximo aos parâmetros fisiológicos, como PIP menor que 30, PEEP menor que 5 e FiO_2 inferior a 0,5%. Em outros casos, a criança fica intubada no modo CPAP para testar a eficácia da ventilação espontânea. Uma sedação adequada é imprescindível neste momento, devendo permitir que o paciente ventile espontaneamente; porém, o mesmo não pode ficar desconfortável ou agitado. Outros fatores, como estabilidade hemodinâmica, alterações eletrolíticas, doenças de base etc., interferem diretamente nesse processo.[3]

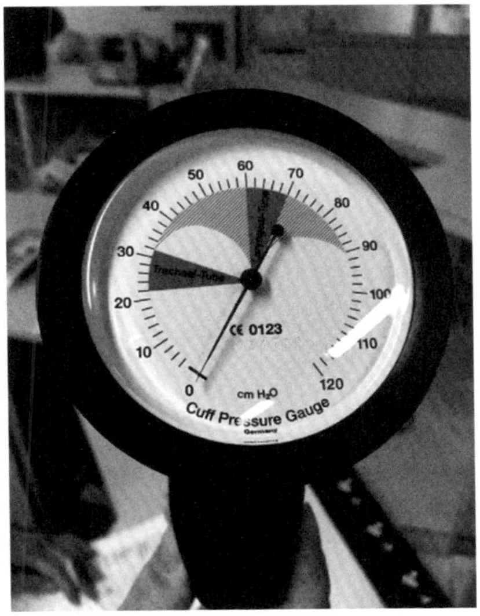

Figura 6.4. Cufômetro.
Fonte: Acervo da autora.

Referências bibliográficas

1. Carvalho CRR, et al. III Consenso Brasileiro de Ventilação Mecânica - Ventilação mecânica: princípios, análise gráfica e modalidades ventilatórias. J Bras Pneumol. 2007; 33(Supl 2):S54-S70.
2. Oliveira RG. Blackbook- Enfermagem. Belo Horizonte: Blackbook Editora; 2016.
3. Piva JP, Garcia PCR. Medicina intensiva em pediatria. 2 ed. Rio de Janeiro: Revinter; 2015.
4. Machado FD, et al. Ventilação mecânica: como iniciar. Disponível em: http://docs.bvsalud.org/biblioref/2018/04/882901/ventilacao-mecanica-como-iniciar.pdf.
5. Júnior CAF, et al. Ventilação mecânica em pediatria: conceitos básicos. Rev Med Minas Gerais. 2014; 24(Supl 8):S4-S10.
6. Pádua AI, Martinez JBA. Modos de assistência ventilatória. Ribeirão Preto: Medicina. 2001 abr/jun; 34:133-42.
7. Mendes TM, et al. Guia de ventilação mecânica para enfermagem. São Paulo: Editora Atheneu; 2011.
8. de Carvalho WB. Ventilação pulmonar mecânica em pediatria. J Pediatr. 1998; 74(Supl. 1).
9. Bruno F, et al. Efeito a curto prazo da posição prona na oxigenação de crianças em ventilação mecânica. J Pediatr. 2001; 77(5).
10. Viana RAPP, et al. Enfermagem em terapia intensiva- práticas e vivências. Porto Alegre: Artmed; 2011.
11. de Carvalho WB, et al. Ventilação pulmonar mecânica em pediatria e neonatologia. 2 ed. São Paulo: Editora Atheneu; 2004.

7 CAPÍTULO

Ventilação Mecânica Não Invasiva

Alessandra Vaccari ■ Silvani Herber ■ Fernanda Araujo Rodrigues

O que é a ventilação não invasiva?

A ventilação não invasiva (VNI) é a aplicação da ventilação mecânica ou suporte ventilatório no paciente sem a utilização de uma via aérea artificial, como um tubo endotraqueal, uma máscara laríngea ou uma cânula de traqueostomia;[1,2] e para a realização desse suporte ventilatório são utilizadas máscaras ou outros dispositivos não invasivos à criança.[3]

Mesmo não sendo todas sinônimas, existem diversas nomenclaturas que se referem à VNI, como:[2]

- VMNI: ventilação mecânica não invasiva.
- VNIPP: ventilação mecânica não invasiva com pressão positiva.
- VNIPS: ventilação não invasiva com pressão de suporte.
- Ventilação mecânica com máscara facial.
- CPAP (*continuous positive airway pressure*): pressão positiva contínua em vias aéreas.
- BiPAP ou BiLEVEL (*bilevel positive airway pressure*): ventilação com dois níveis de pressão positiva.

Quais são os objetivos da VNI?

No geral, a VNI tem como objetivo aumentar a ventilação alveolar com a criança em respiração espontânea,[2] resultando na melhora da fadiga muscular, da capacidade residual funcional e das trocas gasosas, com a diminuição das áreas de atelectasias.[1]

Entretanto, podemos dividir os objetivos da VNI em curto e longo prazo no seu tempo de utilização:[2]

- VNI em curto prazo: aliviar desconforto respiratório, diminuir o trabalho respiratório, melhorar as trocas gasosas, evitar a intubação traqueal, otimizar o conforto da criança e ter boa sincronia entre o paciente e o equipamento de VNI.
- VNI em longo prazo: minimizar os sintomas, auxiliar nas trocas gasosas, melhorar a qualidade de vida, bem como a qualidade/duração do sono e, ainda, a sobrevida da criança.

Quais são os modos ventilatórios de VNI?

A VNI pode ser oferecida de algumas maneiras diferentes, entre elas:[1,2]

- Ventilação mecânica controlada (VMC): é um suporte respiratório total, o paciente não necessita realizar nenhum esforço. Nos ventiladores para VNI, é a ventilação identificada como ciclada a tempo, indicada para aqueles pacientes com comando respiratório central ineficaz. Esses ventiladores possuem um ajuste para o tempo em que a pressão definida será alcançada: se curto, o aumento será rápido; se mais longo, o aumento será progressivo, sendo mais confortável para o paciente.
- Ventilação assistida-controlada: é quando se determina um número de ciclos respiratórios a ser ofertado na ausência do esforço do paciente. Como o ventilador "atrasa" seu ciclo quando o paciente apresenta um esforço respiratório, esse modo é dito sincronizado, indicado pela sigla SIMV nos equipamentos comuns ou S/T (*spontaneous/timed*) nos ventiladores específicos para VNI.
- Ventilação assistida espontânea: é mais conhecida como ventilação com suporte de pressão (PSV). O esforço inspiratório do paciente "dispara" o respirador, que lhe oferta a pressão determinada. É importante que o equipamento para VNI tenha uma frequência respiratória mínima ajustável, para casos de pausa respiratória, ou seja *backup* no caso de ocorrer a apneia no paciente.
- Pressão positiva contínua em via aérea (CPAP): é um modo de ofertar oxigênio com um pouco de pressão, em geral com uma pressão média de via aérea (MAP) em torno de 5 cmH_2O. Melhora a ventilação em áreas com atelectasias, muito usada na forma de CPAP nasal em neonatologia e CPAP com máscara facial em pacientes com edema pulmonar cardiogênico e em fisioterapia respiratória.
- Pressão de suporte em dois níveis (Bi-LEVEL ou BiPAP): é o modo como geralmente a maioria dos ventiladores para VNI funcionam. Esses equipamentos possuem uma pressão de suporte (como a PSV), dita IPAP (*inspiratory positive airway pressure* – pressão positiva inspiratória de via aérea), além de uma EPAP (*expiratory positive airway pressure* – pressão positiva expiratória de via aérea; essa pode funcionar também como CPAP, pois está no mesmo circuito).

Quais as indicações para utilizarmos a VNI?

As principais indicações para a utilização da VNI em pediatria são:[1,2]

- Insuficiências respiratórias primariamente hipercápnicas, como: exacerbação aguda de doença pulmonar obstrutiva crônica com pH < 7,35, alterações da caixa torácica, doenças neuromusculares, hipoventilação central e apneia obstrutiva do sono.

- Algumas patologias hipoxêmicas, como: pneumonia, asma e bronquiolite, síndrome do desconforto respiratório agudo, alguns pós-operatórios e edema agudo de pulmão.
- Outras situações, como: auxílio na realização do "desmame" da ventilação mecânica invasiva, em crianças sem indicação de intubação traqueal e em trauma torácico sem pneumotórax.

Quais são as contraindicações para utilizarmos a VNI?

As contraindicações para a utilização da VNI podem ser relativas, pois dependem muito do treinamento da equipe, mais especificamente em intubação traqueal, e para aquelas crianças que não são candidatas a VNI. Contudo, as contraindicações seriam:[1,2]

- Cirurgia, trauma, queimadura ou deformidade facial (que impeça a utilização do dispositivo da VNI).
- Obstrução total de vias aéreas superiores, por qualquer motivo.
- Ausência de reflexo de proteção de via aérea, por qualquer motivo.
- Hipersecreção respiratória, pois aumenta o risco de obstrução total das vias aéreas superiores.
- Alto risco de broncoaspiração (vômitos ou hemorragia digestiva alta).
- Pneumotórax não drenado.
- Falência orgânica não respiratória: encefalopatia grave (Glasgow < 10), hemorragia digestiva, arritmia cardíaca e instabilidade hemodinâmica (incluindo choque).

Quais as vantagens da utilização da VNI?

A principal vantagem na utilização da VNI se baseia no aumento da ventilação alveolar sem a necessidade de uma via aérea artificial. Assim, a não invasividade tem como metas terapêuticas: evitar as complicações associadas com o tubo endotraqueal, melhorar o conforto do paciente, preservar os mecanismos de defesa das vias aéreas e preservar a linguagem e a deglutição da criança. Além disso, a VNI promove a possibilidade da retirada da ventilação mecânica invasiva (desmame).[1]

A VNI mantém os músculos respiratórios em repouso e diminui as atelectasias; assim os benefícios fisiológicos da VNI são: melhora na oxigenação da criança; diminui o esforço respiratório, mais especificamente com diminuição do esforço inspiratório; melhora a relação entre a ventilação e a perfusão sanguínea; diminuição da fadiga respiratória; aumento da ventilação por minuto, com a redução do dióxido de carbono (CO_2) e com o aumento da oxigenação; e diminuição da frequência respiratória, devido ao aumento da eficiência ventilatória do paciente.[2]

Existem desvantagens durante a utilização da VNI?

Sim, como todo o método terapêutico, há desvantagens associadas à VNI. As principais são: a ocorrência de distensão gástrica, a possibilidade de hipoxemia transitória e lesões de pele nasal e/ou facial, podendo evoluir até uma necrose tecidual.[1,2]

Também, a utilização da VNI pode gerar, ainda, algumas complicações para a criança, a saber: desconforto e piora transitória inicial, claustrofobia, lesões de pele, epistaxes, dor de ouvido e cavidade sinusais, sinusite, conjuntivite irritativa, distensão abdominal com insuflação gástrica, síndrome compartimental abdominal, vômitos, aspiração de conteúdo gástrico para as vias aéreas, remoção inadvertida do dispositivo, ressecamento nasal e oral, hipotensão, hiperinsuflação pulmonar e barotrauma.[2]

Como instalar a VNI?

Embora existam ventiladores/respiradores projetados especificamente para a VNI, como o BiPAP, a princípio, qualquer ventilador é capaz de realizar a ventilação não invasiva;[1] o que muda, com os diferentes fabricantes, são as opções dos modos ventilatórios de VNI.

Para a instalação da VNI, além do ventilador, o enfermeiro necessitará:

- Circuito/traqueias próprios do ventilador.
- Conexões adequadas para o circuito.
- Filtro bacteriológico.
- Dispositivo para a VNI (máscara ou pronga), compatível com o ventilador. Sugere-se ter vários tamanhos para medir e verificar qual será o mais adequado para cada criança.
- Fitas elásticas ou touca para a ancoragem e fixação do dispositivo.
- Material para proteção da pele do paciente (placas de hidrocoloide).
- Equipamento para umidificação e aquecimento da mistura de gases oferecida (oxigênio e ar comprimido).

Quais os principais cuidados de enfermagem com a VNI?

É importante que o enfermeiro reconheça os modos ventilatórios envolvidos na VNI e suas terminologias para garantir os cuidados necessários envolvidos com a criança.[2] São muitos os cuidados que devem ser implementados com a criança em VNI, e sempre é recomendada a discussão da implementação dos mesmos com a equipe multiprofissional, para que o paciente receba um tratamento coeso e completo.

Um dos principais cuidados de enfermagem se deve à proteção da pele da criança contra a ocorrência de lesão por pressão, que poderá culminar em uma necrose tecidual em região nasal ou facial. Os dispositivos utilizados para a VNI (máscara facial total, máscara oronasal, máscara nasal, pronga ou cânula nasal), normalmente, são de materiais flexíveis e macios (Figura 7.1); entretanto, o desenvolvimento de lesão por pressão no local de contato do dispositivo com a pele é a complicação mais comum da VNI, com uma incidência aproximada de 10% (Figura 7.2).

A lesão por pressão ocorre geralmente pela hipóxia tecidual no local pela pressão e peso do dispositivo sobre a pele frágil da criança.[1] Para a proteção da pele, recomenda-se:

- Realizar a proteção do local de contato do dispositivo com a pele com materiais adesivos (curativos) à base de hidrocoloide,[4] que devem ser trocados sempre que úmidos, sujos ou descolados da pele. Incluem-se nesse cuidado, as regiões de pele que podem sofrer o atrito das faixas elásticas de sustentação do dispositivo.
- Implementar uma rotina diária de rodízio entre tipos de dispositivos,[4] e quando essa não for uma possibilidade viável, deve-se realizar a retirada ou afrouxamento

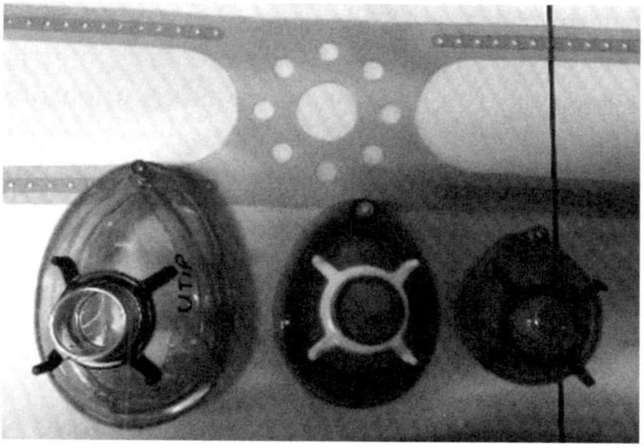

Figura 7.1. Máscaras e fixador.
Fonte: Acervo das autoras.

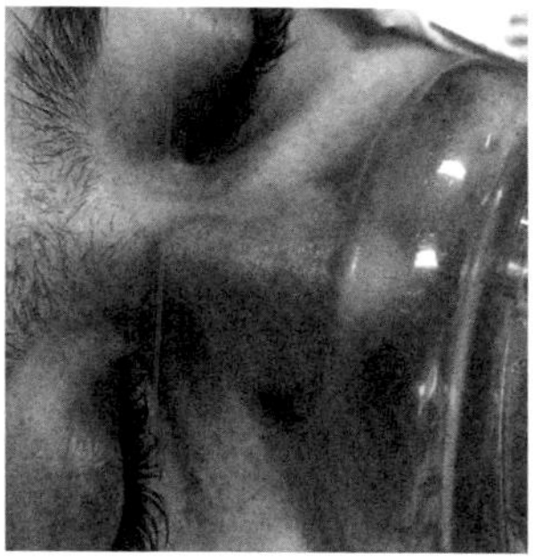

Figura 7.2. Lesão de pele.
Fonte: Acervo das autoras.

do dispositivo para o alívio do local por alguns instantes (para a ocorrência da reperfusão vascular local).

- Manter uma selagem adequada do dispositivo na pele evitando o aperto excessivo, incluindo a esse cuidado as faixas elásticas que prendem o dispositivo no local.[4]
- Inspecionar a pele da região nasal e facial, no mínimo, três vezes ao dia, observando sinais iniciais de lesão por pressão.

A utilização da VNI gera ressecamento e/ou a congestão nas mucosas das vias aéreas, mesmo com equipamentos que possibilitam a umidificação da ventilação.[3] Para evitar esse desconforto, principalmente nas crianças sedadas ou muito pequenas, é recomendada a instilação de soro fisiológico 0,9% em narinas e boca, em quantidade compatível com a idade, no mínimo, de 3 a 4 vezes ao dia. Também é indicada a aspiração das vias aéreas sempre que o enfermeiro avaliar como um procedimento necessário para a desobstrução das vias aéreas pela congestão de secreções. Sempre que possível, a mistura de gases ofertada a uma criança deve ser umidificada e aquecida para diminuir os efeitos deletérios sobre as vias aéreas.[2]

No que tange à distensão gástrica, teoricamente, somente poderá ocorrer com pressões maiores que 25 mmHg. Entretanto, é importante que o enfermeiro observe os sinais clínicos que a envolvem, como: barulho borbulhante na região epigástrica, palpação de vibração no abdome e aumento da circunferência abdominal abruptamente.[1] Para evitar a ocorrência da distensão ou para diminuí-la, pode ser utilizada uma sonda gástrica aberta em frasco para drenagem do ar do interior do estômago.

Durante toda a realização do suporte ventilatório à criança é essencial a manutenção da monitorização correta do paciente, no mínimo com a verificação constante da oximetria de pulso; para isso, o enfermeiro deve assegurar o bom funcionamento do equipamento e atestar que os alarmes estão ligados e calibrados para segurança do paciente e evitar uma hipóxia transitória. A monitorização cardíaca é indicada para as crianças com algum grau de desconforto respiratório.[2]

Ainda, o tipo de monitorização deve ser proporcional ao nível de estabilidade clínica da criança. São parâmetros importantes para serem verificados, pelo enfermeiro, durante a VNI:[2]

- Frequência respiratória.
- Frequência cardíaca.
- Avaliação do conforto e agitação.
- Mensuração da dor.
- Volume corrente (VC) fornecido.
- Fração inspirada de oxigênio (FiO_2) fornecido.
- Avaliação da presença de distensão abdominal.
- Escala de sedação e nível de consciência para as crianças em uso de medicamentos que podem deprimir o sistema respiratório.

Quanto aos equipamentos, é indicada a troca dos circuitos/traqueias do ventilador/respirador mecânico e a troca do umidificador de acordo com o indicado pelo setor de controle de infecção da instituição, pois dependendo dos materiais e fabricantes utilizados, podem variar os prazos. No caso da utilização de circuitos e máscaras reutilizáveis, após o uso devem ser esterilizadas para um próximo paciente. Também é recomendada a utilização de filtro bacteriológico entre o paciente e o ventilador/respirador para que não ocorra a contaminação do equipamento. O filtro também protege de danificar o equipamento (ventilador) da umidade proveniente do umidificador. A superfície externa do equipamento deve ser limpa pelo menos uma vez ao dia e após a sua utilização. Portanto, é importante que se tenha uma rotina definida e implementada quanto aos cuidados voltados às trocas e higienizações dos materiais e equipamentos.[1]

Por último, é de responsabilidade da equipe multiprofissional, portanto também do enfermeiro, a checagem do funcionamento do equipamento antes da instalação no paciente e durante a realização da terapêutica ventilatória, verificando: se o circuito não tem furos ou rupturas em sua extensão evitando inadequações na terapêutica, se todas as conexões estão corretas e sem escapes, se o dispositivo (máscara, pronga) está adequado para o tamanho da criança, evitando escapes e lesões de pele, e se os alarmes do equipamento estão funcionando e calibrados para a segurança do paciente.

Referências bibliográficas

1. Silva DCB, Foronda FAK, Troster E. Ventilação não invasiva em pediatria. J Pediatr. 2003; 3(79 Supl 2):S161.
2. Carvalho WB. Ventilação Mecânica Não Invasiva: Conceito e Aplicação Clínica. In: Carvalho WB, Hirschheimer MR, Proença Filho JO, Freddi NA, Troster EJ. Ventilação pulmonar mecânica em pediatria e neonatologia. 3 ed. São Paulo: Atheneu. 2013; 209-23.
3. Correia A, et al. Nursing outcome in the person with Noninvasive Ventilation at home. J Aging Innov. 2013; 2(1):63-75.
4. Diez T, et al. Prevenção de úlceras da face, em pessoas submetidas a ventilação não invasiva, indicadores sensíveis aos cuidados de enfermagem: Revisão sistemática de Literatura. J Aging Innov. 2015; 4(3):54-66.

8 CAPÍTULO

Ventilação Oscilatória de Alta Frequência

Juliana Feijó ▪ Sabrina dos Santos Pinheiro

O que é VOAF?

A ventilação oscilatória de alta frequência (VOAF) é uma estratégia ventilatória de proteção pulmonar, em que são empregados baixos volumes correntes associados a frequências suprafisiológicas, em geral utilizadas de 60 a 900 respirações por minuto; ou, ainda, sua medida poderá ser mensurada em Hz (1 Hz = 60 mrpm). Assim, não se faz necessário o uso de pressões elevadíssimas, nem os típicos volumes alveolares que são usados na ventilação mecânica convencional.[1,2]

Esse método utiliza oscilações geradas por uma bomba de pistão ou um diafragma oscilatório movido por um motor, podendo gerar volumes que variam de 1 a 200 mL, e frequências de 1 a 100 Hz com 1.000 a 3.600 oscilações/minuto no uso corrente. A inspiração e a expiração dependem da bomba de pistão e o mesmo volume de ar é deslocado de maneira contínua pela bomba.[3] O ventilador (Figura 8.1) vibra um volume de gás via pistão, criando uma onda sinusoidal, bidirecional, através das vias aéreas. Um fluxo de ar fresco (*bias flow*) umidificado e aquecido entra no circuito oscilatório para eliminar o CO_2 a partir do circuito e prevenir o ressecamento da mucosa respiratória.[4]

Desse modo, tem como objetivo o recrutamento alveolar e redução das pressões expiratórias e inspiratórias.[5]

Quais as indicações de uso da VOAF?[1,2,5,6]

- Para pacientes com complacência pulmonar.
- Síndrome de escape de ar com enfisema intersticial, pneumotórax e fístula broncopleural.

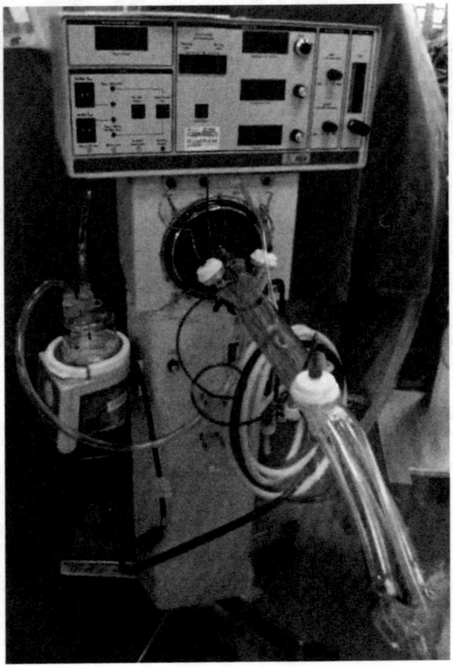

Figura 8.1. Modelo de ventilador de alta frequência oscilatória.
Fonte: Acervo das autoras.

- Pacientes em SDRA (síndrome do desconforto respiratório agudo).
- Lesão pulmonar aguda.
- Pneumonia grave.
- Síndrome da perda de capilar pulmonar (na sepse grave).
- Hemorragia pulmonar.

Quais são as contraindicações de uso da VOAF?[1]

- Pacientes com resistência da via aérea.
- Asma grave.
- Bronquiolite.

Quais as vantagens do uso da VOAF?[6]

- Melhora a ventilação em pressões baixas.
- Fornece uma maneira segura de se trabalhar com PEEP altos. O pulmão pode ser insuflado com volumes altos sem o risco de sofrer picos depressão, como acontece na ventilação convencional.
- Produz uma insuflação pulmonar uniforme.
- Reduz o *air-leak*.
- Permite uma abordagem direcionada em separado para alterações da PaO_2 e $PaCO_2$.

Quais os parâmetros iniciais empregados na VOAF?[6]

- FiO_2 suficiente para manter a $SaO_2 \geq 90\%$ (100% no momento da transição da VM convencional para a VOAF).
- Tempo inspiratório de 33% do ciclo oscilatório.
- Frequência de 10 Hz para lactentes e de 5-8 Hz para crianças maiores, ou de acordo com o peso do paciente: < 10 kg = 10-12 Hz; 11-20 kg = 8-10 Hz; 21-40 kg = 6-10 Hz; > 40 kg = 5-8 Hz.
- O fluxo deve ficar entre 15 e 20 L/min, dependendo do tamanho do paciente e da MAP requerida.
- MAP de 2 a 4 cmH_2O acima da empregada na VM convencional. A MAP pode, posteriormente, ser aumentada para obter $SaO_2 \geq 90\%$ com $FiO_2 \leq 0,6$. Para recém-nascido com doença alveolar difusa ou síndrome de escape de ar, utilizar MAP 3-5 $cmH_2O \geq 90\%$ com $FiO_2 \leq 0,6$. Pode-se realizar intervenção precoce de resgate em recém-nascidos empregando-se MAP de 10-14 cmH_2O. Tanto em recém-nascidos como em crianças maiores, se a SaO_2 cair rapidamente abaixo de 90%, realizar o recrutamento pulmonar com ventilação manual e aumentar MAP gradativamente.
- A amplitude de pressão (ΔP) será aquela suficiente para atingir movimentação da parede torácica perceptível (movimentação da raiz da coxa, a qual é mais facilmente visualizada), podendo ser modificada para ajustar os níveis de ventilação desejados pela avaliação da $PaCO_2$. Mudanças na frequência também determinam alterações na $PaCO_2$ e, contrariamente ao que ocorre na VM convencional, na VOAF há queda da $PaCO_2$ quando a FR é diminuída.

Esses parâmetros variam conforme a doença pulmonar. O desmame da VOAF inicia após a resolução da lesão pulmonar e o paciente apresentar saturação de pulso de oxigênio acima de 90% com FiO_2 abaixo de 0,6.

- MAP (pressão aérea média): permite a abertura de áreas pulmonares atelectasiadas e, consequentemente, o recrutamento do volume pulmonar. Ela é o parâmetro mais importante para controlar a oxigenação durante o uso da VOAF. Embora uma MAP alta melhore a oxigenação em fases agudas das doenças que cursam com alteração de complacência, na medida em que a doença melhora, se não for ajustada, pode ocasionar diminuição do retorno venoso e hiperdistensão das vias aéreas, levando a barotraumas.[4]
- Amplitude de pressão: o manejo deste parâmetro visa conseguir níveis adequados de CO_2 no sangue. A escolha de uma amplitude adequada é resultante da inspeção clínica visual do grau de movimentação da parede torácica do paciente e da medida dos gases sanguíneos. De modo geral, altera-se a amplitude em aproximadamente 3 cmH_2O para alterar a $PaCO_2$ em 2-4 mmHg; se a alteração pretendida for entre 5 e 9 mmHg na $PaCO_2$, a amplitude deverá ser alterada em torno de 6 cmH_2O, mas se a alteração na $PaCO_2$ pretendida for entre 10 e 14 mmHg, então se deve alterar a amplitude em 9 cmH_2O.[6]
- Frequência oscilatória: medida em unidades de Hertz; corresponde à frequência respiratória (1 Hz equivale a 60 mrpm). Uma das características da VOAF é que a intensidade da movimentação do pistão é inversamente relacionada à frequência, ou seja, com aumento da frequência há diminuição da movimentação do pistão com diminuição da amplitude de pressão efetiva e do volume corrente liberado.[6]

Por que pronar o paciente em VOAF?[2]

A posição ou decúbito de prona vem como mais uma estratégia na terapia do paciente gravemente enfermo.

O decúbito de prona tem como objetivos:

- Melhorar as trocas gasosas por redistribuição da ventilação de áreas pulmonares com melhor perfusão.
- Homogenizar a distribuição do volume corrente.
- Fazer um melhor recrutamento alveolar.
- Redirecionar as forças compressivas exercidas pelo coração e pulmões.
- Melhorar a oxigenação, principalmente do paciente com SDR.
- Precocemente aplicada, aumenta a sobrevida desse paciente e ainda atenua lesão tecidual oxidativa.

Quais os cuidados de enfermagem na VOAF?

- Monitorização hemodinâmica adequada com oximetria de pulso, capnografia, relação PaO_2/FiO_2 e frequência cardíaca, lembrando que não há como ser mensurada a frequência respiratória;[1] sendo assim, devemos tirar o parâmetro do monitor, evitando alarmes indesejados.
- Aferição dos sinais vitais horários (frequência cardíaca, temperatura axilar, pressão invasiva ou não invasiva). Devido à gravidade desse paciente, o ideal é que a monitorização da PAM (pressão arterial média) seja invasiva.[1,6]
- Verificar perfusão periférica horária.
- Assegurar o posicionamento adequado da cânula endotraqueal, com aferição do espaço morto, comissura labial, *cuff* do balonete.
- Realizar aspirações endotraqueais com sistema fechado somente em casos extremos e com a presença médica para abertura do sistema, e mediante sedação e curarização na maioria dos casos.[1,4]
- Garantir que não há o mínimo escape na cânula e no sistema.[1,6]
- Manter umidificador com água destilada no nível indicado.
- Proteger proeminências ósseas para evitar lesões de pressão devido ao manuseio mínimo.

Qual o papel do enfermeiro na instalação da VOAF?

1. Montagem adequada do sistema, assegurando sua vedação total. A maioria das vezes que o respirador não funciona se deve a má adaptação das membranas, e é preciso que tenha um encaixe perfeito entre a membrana e o dispositivo de cor branca que a protege (Figura 8.2).
2. Realizar de forma segura a troca dos ventiladores, sempre na presença da equipe médica, com sedação otimizada.
3. Verificar sistema de umidificação.

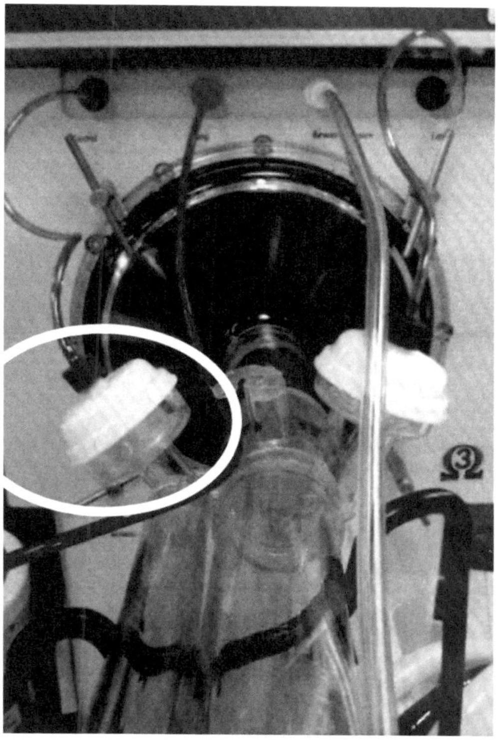

Figura 8.2. Dispositivo branco que protege a membrana.
Fonte: Acervo das autoras.

4. Manter paciente com cabeceira plana. Se necessário, mudar decúbito do paciente para prona, mediante presença da equipe médica e sedação adequada.
5. Realizar teste do aparelho antes da instalação no paciente.
6. Após instalação no paciente, cabe ao enfermeiro realizar uma inspeção que contemple exame físico rigoroso, principalmente ao sistema hemodinâmico desse paciente.
7. Manter rigorosa vigilância nos sinais vitais (principalmente SpO_2).
8. Avaliar perfusão periférica.

Quais as complicações[1,5] com o uso da VOAF?

- Hemorragia intraventricular grau 3 e 4.
- Taxas elevadas de traqueobronquite necrosante.
- Barotrauma.
- Leucomalácia periventricular.

Referências bibliográficas

1. Carvalho WB, et al. Ventilação pulmonar mecânica em pediatria e neonatologia. 3 ed. Atheneu; 2013.
2. Fioretto JR, et al. Comparação entre ventilação mecânica convencional protetora e ventilação oscilatória de alta frequência associada a posição prona. Rev Bras Ter Intensiva. 2017; 29(4):427-35.

3. Pinzon AD. Ventilação oscilatória de alta frequência em crianças com SARA: experiência de um centro de tratamento intensivo pediátrico. [dissertação de mestrado]. Porto Alegre: UFRGS; 2012.
4. Moreira MEL, et al. O recém-nascido de alto risco: teoria e prática do cuidar [online]. Rio de Janeiro: Editora Fiocruz; 2004. p. 564. ISBN 85-7541-054-7. Disponível em: SciELO Books <http://books.scielo.org>.
5. Piva JP. Garcia Medicina Intensiva em Pediatria. 2 ed. Rio de Janeiro: Revinter; 2015.
6. Fioretto JR, Rebello CM. Ventilação oscilatória de alta frequência em pediatria e neonatologia. Rev Bras Ter Intensiva. 2009; 21(1):96-103.

9 CAPÍTULO

Oxigenoterapia por Cateter Nasal de Alto Fluxo

Sabrina dos Santos Pinheiro

O que é essa terapia?

A terapia com cateter nasal de alto fluxo (CNAF) é um procedimento desenvolvido para dar suporte ventilatório a pacientes com insuficiência respiratória aguda, a fim de prevenir a hipoxemia.[31] É um modo ventilatório não invasivo confortável para o paciente por utilizar apenas um cateter nasal (Figura 9.1), sem a necessidade de máscaras ou prongas, além de permitir que a criança se alimente por via oral sem modificar o dispositivo ou parâmetros da oxigenoterapia.

Como funciona?

O uso do CNAF é uma terapia que utiliza a mistura de oxigênio e ar comprimido, aquecido e umidificado com uma fração inspirada de oxigênio (FiO_2) controlada e fluxo médio máximo de 60 L/min por intermédio de uma cânula nasal, gerando um nível variável de PEEP.[2] As taxas de fluxo podem ser ajustadas com base no peso corporal (2 L/kg/min)[3] (Tabela 9.1). Na experiência das autoras, a taxa de fluxo inicia-se com 1 L/kg/min, podendo ser aumentada para até 2 L/kg/min.

A CNAF é fornecida através de uma cânula nasal adaptada para cada paciente, com tamanho que varia conforme idade e peso, sendo que o diâmetro da ponta da cânula não deve ultrapassar 50% do diâmetro das narinas, para não ocluir totalmente, evitando obstrução do fluxo e pressão excessiva[3] (Figura 9.2).

A pressão é determinada em grande parte pela taxa de fluxo, mas pode haver variações de pressões se o ajuste das ponteiras da cânula não estiver adequadamente dentro das narinas e se o paciente estiver ventilando com a boca aberta, causando escape de ar (Tabela 9.1).[3]

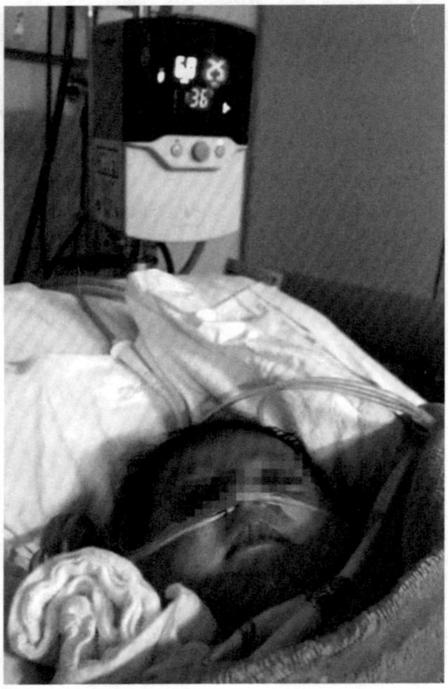

Figura 9.1. Paciente com CNAF.
Fonte: Acervo das autoras.

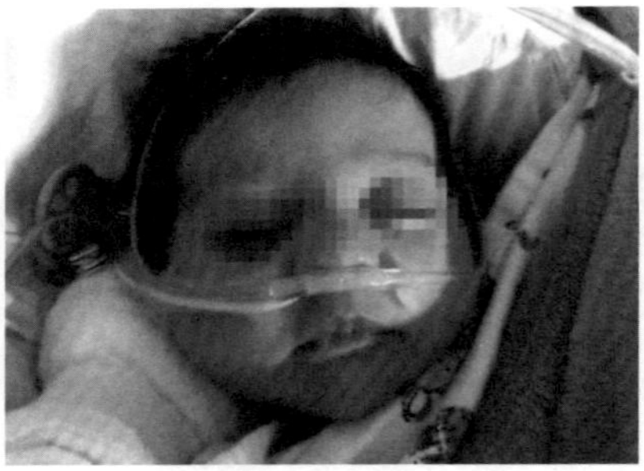

Figura 9.2. CNAF.
Fonte: Acervo das autoras.

Tabela 9.1. Fluxos iniciais típicos para início do uso da CNAF e faixas clínicas de fluxo de acordo com faixa etária e tamanho

Idade	Peso	Cânula	Fluxo inicial típico (L/min)	Faixa de fluxo inicial típica (L/min)
0 a 30 dias	< 4 kg	Neonato	4 a 5	2 a 8
1 mês a 1 ano	4-10 kg	Bebê	4 a 10	2 a 20
1 a 6 anos	10-20 kg	Pediátrica pequena	5 a 15	5 a 30
6 a 12 anos	20-40 kg	Pediátrica	10 a 20	5 a 40
> 12 anos	> 40 kg	Pediátrica grande/adulta	20 a 30	5 a 50

Fonte: Slain.[4]

Em termos fisiológicos, a umidade oferecida nessa terapia favorece a atividade mucociliar, diminui a viscosidade das secreções, facilitando sua remoção, evita o ressecamento da mucosa e a consequente lesão do epitélio.[2] Visto que gases medicinais, como o oxigênio, são substâncias desidratadas, seu uso prolongado pode provocar ressecamento e irritação de mucosas.[4]

O aquecimento dos gases diminui a probabilidade de broncoespasmo causado pelo frio.[5] Normalmente, a temperatura do circuito inspiratório aquecido gira em torno de 37 °C, podendo ser ajustado conforme necessário.[6]

Quais os efeitos fisiológicos do uso do CNAF?[7]

- Redução do espaço morto anatômico.
- Diminuição da resistência das vias aéreas.
- Aumento da complacência pulmonar.
- Melhora da higiene brônquica.
- Manutenção de um certo nível de pressão positiva ao final da expiração (cerca de 3-6 cmH_2O).

Clinicamente, esses efeitos fisiológicos se traduzem em diminuição do trabalho respiratório e alívio da hipoxemia.

Quais as indicações do uso do alto fluxo?[6]

Há poucos estudos relacionados à terapia de alto fluxo em pacientes pediátricos, sendo as recomendações baseadas mais em dados observacionais que em evidências de ensaios clínicos.[2] As indicações para uso da CNAF incluem:

- Insuficiência respiratória hipoxêmica.
- Insuficiência respiratória hipercápnica.
- Desmame ventilatório.
- Suporte para a realização de procedimentos invasivos.
- Doenças pulmonares crônicas.

É considerada uma alternativa ao CPAP em pacientes com insuficiência respiratória.[6]

A indicação do uso mais estudada é em crianças com diagnóstico de bronquiolite viral aguda, a qual vem mostrando redução das taxas de intubação.[3]

As pressões geradas durante o uso do CNAF evitam o colapso faríngeo e apneia obstrutiva.

Evidências sugerem efeitos positivos, como a prevenção de atelectasias, redução do esforço inspiratório e redução do gasto de energia.[3]

Recomenda-se o uso da CNAF em serviços de emergências ou unidade de terapia intensiva para melhor monitorização desses pacientes, pois podem apresentar piora ventilatória, necessitando intubação traqueal.[3]

A terapia de alto fluxo é potencialmente mais econômica, devido à redução no uso da ventilação mecânica e suas complicações, tais como: pneumonia nosocomial, lesões de vias aéreas e redução no uso de sedativos para manter uma adequada ventilação em pacientes intubados.[8]

O monitoramento da eficácia da CNAF e a resposta terapêutica são baseadas na evolução clínica do paciente, em seu desconforto respiratório, frequência respiratória, frequência cardíaca e $SatO_2$, gasometria arterial e radiografia de tórax. Além disso, a permeabilidade das narinas e as conexões do sistema ao paciente devem ser checadas, assim como o fluxo e a FiO_2 administrados, temperatura programada e condensação de água no sistema.[9]

Quando o paciente se apresenta mais estável, deve-se iniciar o desmame, sempre com a redução da FiO_2 para, então, a redução do fluxo.[6]

Quais os materiais necessários para instalar o alto fluxo?[4]

Existem no mercado diferentes empresas que produzem os materiais necessários para a realização da terapia de alto fluxo, e todas fornecem o aparelho, o sistema aquecido e umidificado e os diferentes tipos de cânulas nasais. Com isso, cada marca de aparelho tem um material específico e uma maneira de calcular os parâmetros para essa terapia. Atente-se para qual aparelho e materiais você tem no seu setor.

Basicamente a terapia de alto fluxo é composta de (Figuras 9.3 e 9.4):

- Uma cânula nasal não oclusiva escolhida de acordo com peso da criança.
- Uma fonte de oxigênio e ar comprimido, regulada por um fluxômetro.
- O aparelho onde é instalado o sistema que será conectada a cânula.
- Frasco de água destilada estéril para a umidificação do sistema.
- Um sistema que mantenha a temperatura e a umidade relativa do gás condicionado enquanto ocorre o deslocamento até o paciente.

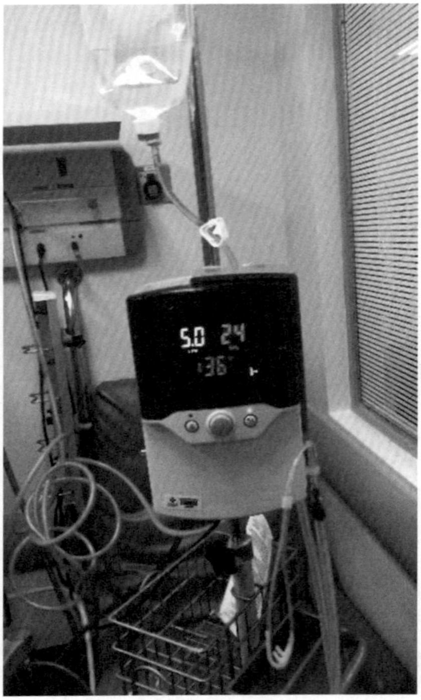

Figura 9.3. Sistema completo de CNAF.
Fonte: Acervo das autoras.

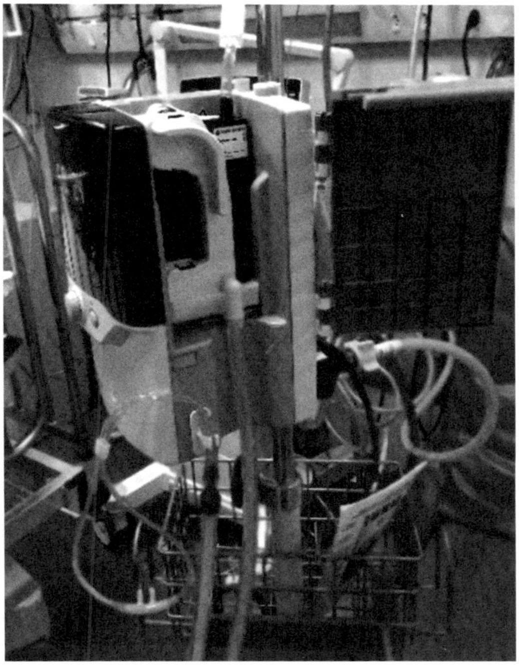

Figura 9.4. Sistema em montagem.
Fonte: Acervo das autoras.

Quais os eventos adversos que podem ocorrer com o uso do alto fluxo?

De maneira geral, o sistema CNAF é seguro, desde que seja usado dentro dos parâmetros clínicos aceitáveis. Os eventos adversos costumam ser leves, como epistaxe, irritação da pele causada pela cânula ou aerofagia. Eventos adversos graves são extremamente raros, mas houve relato de pneumoencéfalo em um neonato prematuro e casos de pneumotoráx ou pneumomediastino. Esses eventos adversos enfatizam a importância de se oferecer a CNAF por meio de um "sistema aberto" com uma cânula não oclusiva de tamanho adequado que permita amplo vazamento de gás entre as pontas e as narinas.[4]

Quais os cuidados com a montagem do sistema?

- Com relação ao paciente, precisamos utilizar o tamanho de cânula nasal adequada e fixá-la corretamente para evitar deslocamentos do cateter; podemos utilizar fitas microporosas, antialérgicas e até mesmo curativos, como o hidrocoloide, ou transparentes. Atentar para lesões por pressão do cateter na face do paciente.
- Com relação ao sistema: existem diferentes tipos de sistemas que permitem até um nível máximo de L/min de oxigênio; devemos escolher conforme o peso do paciente. É recomendado o uso de água destilada para umidificar o sistema, pois já utilizamos soro fisiológico e a durabilidade do sistema foi menor. O sistema é pesado, então devemos fixá-lo no leito do paciente com o grampo que vem no próprio sistema a fim de evitar tração e desconforto ao paciente. As conexões de oxigênio e ar comprimido devem ter válvulas reguladoras de fluxo, a fim de oferecer

o fluxo correto e controlado desses gases. A validade do sistema varia conforme o fabricante. Na experiência da autora, o sistema dura 30 dias e pode ser reutilizado dentro desse prazo; quando não está em uso, deve ficar protegido por um saco plástico identificado com o nome e prontuário do paciente e a data em que foi utilizado pela primeira vez.

Quais os cuidados de enfermagem com os pacientes que utilizam o CNAF?

- Providenciar os materiais necessários para a instalação: aparelho, cânula e sistema de tamanho ideal para o paciente, frasco de água destilada de 1.000 mL.
- Posicionar o aparelho na cabeceira do leito, conectar as válvulas redutoras e as saídas de oxigênio e ar comprimido.
- Abrir o sistema e instalar no aparelho, montar o sistema de umidificação, conectando a água destilada ao sistema.
- Limpar a face da criança para remover sujidades e/ou excesso de oleosidade, secando com compressas e, após, fixar a cânula.
- Testar o sistema antes de conectar o cateter ao sistema, pois pode acontecer de a água destilada deslocar-se pelo sistema e sair na cânula, causando desconforto ao paciente.
- Iniciar a oxigenoterapia com a presença do médico, que é o responsável pelos parâmetros da terapia.
- Verificar sinais vitais horários com atenção especial à frequência respiratória, à saturação de oxigênio e aos sinais de desconforto respiratório do paciente.
- Checar o funcionamento do sistema constantemente, atentando para temperatura e a condensação do sistema, bem como realizando a troca do frasco de água destilada sempre que acabar o conteúdo do mesmo.

Referências bibliográficas

1. Schibler A, Franklin D. Respiratory support for children in the emergency department. J Pediatr Child Health. 2016; 52(2):192-6.
2. Dres M, Demoule A. O que todo intensivista deve saber sobre oxigenoterapia nasal de alto fluxo em pacientes críticos. Rev Bras Ter Intensiva; 2017.
3. Milési C, et al. High flow nasal cannula: recommendations for daily practice in pediatrics. Ann Intensive Care. 2014; 4(1):29.
4. Slain KN, Shein SL, Rotta AT. The use of high-flow nasal cannula in the pediatric emergency department. Rio de Janeiro: J Pediatr. 2017; 93:36-45.
5. Urbano J, et al. High-flow oxygen therapy: pressure analysis in a pediatric airway model. Respir Care. 2012; 57(5):721-6.
6. Pires P, Marques C, Masip J. Cânulas nasais de alto fluxo: uma alternativa de oxigenoterapia na insuficiência respiratória aguda. Med Intern. 2018; 25(2):123-33.
7. Bocchile RLR, et al. Efeitos do uso de cateter nasal de alto fluxo na intubação e na reintubação de pacientes críticos: revisão sistemática, metanálise e análise de sequência de ensaios. Rev Bras Ter Intensiva. 2018; 30(4):487-95.
8. Wing R, et al. Use of high-flow nasal cannula support in the emergency department reduces the need for intubation in pediatric acute respiratory insufficiency. Pediatr Emerg Care. 2012; 28(11):1117-23.
9. Marçal M, Prior A. Alto fluxo por cânulas nasais. Pedipedia: Enciclopédia Pediátrica Online; 2019. Disponível em: https://pedipedia.org/artigo-profissional/alto-fluxo-por-canulas-nasais. Acessado em: 15 jan 2019.

10 CAPÍTULO

Óxido Nítrico Inalado

Clarissa Pitrez Abarno ▪ Simone Boettcher

O que é óxido nítrico?

É um radical livre gasoso sintetizado nas vias aéreas e no endotélio vascular a partir do aminoácido da L-arginina pela ação da enzima óxido nítrico sintase.[1]

Qual a ação do óxido nítrico?

As principais ações do óxido nítrico (NO) no organismo acontecem no nível vascular, trabalhando como um potente vasodilatador, e no nível respiratório, como um importante broncodilatador.[1]

Quais os efeitos do óxido nítrico inalado (iNO)?

- Produz vasodilatação dos alvéolos bem ventilados.
- Age de forma seletiva, causando diminuição da pressão arterial e venosa pulmonar, sem afetar a pressão arterial sistêmica, mantendo esta em níveis adequados.
- Diminui a resistência vascular pulmonar.
- Melhora a função do ventrículo direito e, consequentemente, diminui a resistência vascular pulmonar.

A meia-vida do iNO é curta. Ao ser inalado, o NO atinge o leito vascular pulmonar, ligando-se rapidamente à hemoglobina e se transformando em uma forma inativada, sem chegar na circulação sistêmica; por isso, seu efeito é seletivamente pulmonar. Ele se distribui pelos segmentos ventilados do pulmão, aumentando a perfusão dessas áreas.[2-4]

O principal efeito do iNO é o aumento da oxigenação, garantindo liberação de oxigênio para os tecidos e minimizando lesões induzidas pelo oxigênio e pela ventilação.[4]

Qual a principal indicação para o uso de iNO?

A sua principal indicação é para a hipertensão pulmonar (HP), presente em diversas condições clínicas e patológicas.[4]

O que é hipertensão pulmonar?

A hipertensão pulmonar é uma síndrome clínica e hemodinâmica que resulta no aumento da resistência vascular na pequena circulação, elevando os níveis pressóricos na circulação pulmonar. A HP é definida como pressão arterial pulmonar (PAP) média igual ou acima de 25 mmHg.[4]

Durante o V Simpósio Mundial de Hipertensão Pulmonar, realizado em 2013 em Nice, na França, foi estabelecida uma classificação para essa síndrome, já existente desde 2008, mas com algumas modificações e atualizações. Nessa ocasião, foram também adicionados alguns itens específicos relacionados com a HP pediátrica.[4]

Segue classificação clínica da hipertensão pulmonar (Nice, 2013), em que se destacam alguns exemplos mais presentes na área neonatal e pediátrica:[4]

- Grupo 1. Hipertensão arterial pulmonar (HAP). Ex.: HAP associada a doenças cardíacas congênitas, e hipertensão pulmonar persistente do recém-nascido (HTPRN).[4]
- Grupo 2. Hipertensão pulmonar por doença cardíaca esquerda. Ex.: obstrução congênita/adquirida da via de saída do ventrículo esquerdo e miocardiopatias congênitas.[4]
- Grupo 3. Hipertensão pulmonar por doença pulmonar ou hipoxemia.[4]
- Grupo 4. Hipertensão pulmonar por doença tromboembólica crônica (HPTEC).[4]
- Grupo 5. Hipertensão pulmonar por mecanismo multifatorial desconhecido.[4]

Qual o papel do iNO na terapia para HP e onde ele é utilizado?

Conforme mostrado na Tabela 10.1, a iNO atua como terapêutica adjuvante em pacientes com HP.[4] É utilizado seguramente em unidade de terapia intensiva (UTI), estando o

Tabela 10.1. Terapia para hipertensão pulmonar

Terapia não medicamentosa	Terapia medicamentosa	Terapêutica adjuvante
• Restrição de sódio na dieta • Exercício físico • Oxigenoterapia apenas em pacientes com hipoxemia em repouso ou durante exercício	• Bloqueadores dos canais de cálcio • Sildenafila • Iloprosta • Ambrisentana • Bosentana	• Óxido nítrico inalado (iNO) • Diuréticos • Anticoagulante oral • Imunização: vacina antigripal

Fonte: Brasil, Ministério da Saúde.[4]

paciente sob monitorização rigorosa. Sua administração se dá por via inalatória junto à terapia de ventilação mecânica, na via inspiratória.[5,6]

Como fazer a instalação e montagem do circuito do óxido nítrico?

- 1º passo: identificação do equipamento.
  - Suporte com monitor e torpedo de NO (Figura 10.1).
- 2º passo: escolha do local.
  - Longe de fontes de calor e de aparelhos de ar condicionado.[6]
  - Fora da luz solar direta.[6]
  - Local onde o cabo de força não esteja no caminho das atividades normais.[6]
  - Onde não tenha umidade excessiva.[6]
  - Longe das fontes de interferência eletromagnética.[6]
  - Certifique-se que o local está apropriado, garantindo um fácil acesso e boa visibilidade da tela.[6]
- 3º passo: instalando o monitor.
  - Conecte o cabo de força à rede elétrica.
  - Antes de ligar o equipamento, coloque o filtro hidrofóbico na entrada de medição. A recomendação é de que o filtro não deve ser utilizado por mais de 80 horas.[6]
  - Ligue a unidade por meio da chave liga/desliga.[6]
  - Verifique quando foram feitos o último zero e a última calibração do equipamento.[6]
  - Verifique a última troca das células e envie o monitor à assistência técnica autorizada mais próxima se já decorreu mais de um ano desde a última troca.[6]
- 4º passo: zerar monitor.

  Importante: no caso de não se conseguir realizar o procedimento de zero por repetidas vezes, e estando toda a preparação para sua realização correta, não utilize o equipamento, pois ele certamente estará medindo errado; envie-o imediatamente a uma assistência técnica autorizada.[6]

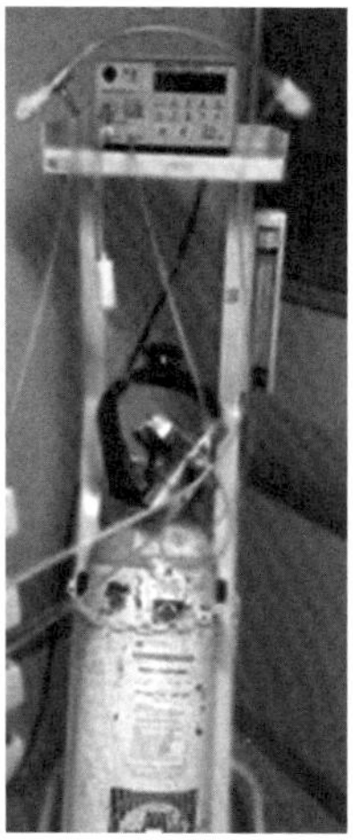

Figura 10.1. Equipamento.
Fonte: Acervo das autoras.

- 5º passo: montagem e instalação do circuito do óxido nítrico.
  - Conectar ao circuito da ventilação, na linha inspiratória do paciente, uma linha intermediária com ponteiras (Figura 10.2) para entrada das linhas de medição e gás (Figura 10.3).
  - A linha de medição deve ser conectada à linha inspiratória, próxima ao paciente. Deve conter um filtro hidrofóbico e uma armadilha de água no circuito, pois sem eles a umidade do circuito pode aumentar muito, danificando as células eletroquímicas.[6]
  - A oferta do gás NO deve ser preferencialmente através de uma linha que sai do fluxômetro e se conecta a uma válvula de segurança no monitor. Uma outra linha deve sair da válvula de segurança no monitor e se conectar à linha inspiratória do paciente, mais próxima ao respirador. É muito importante que não se inverta

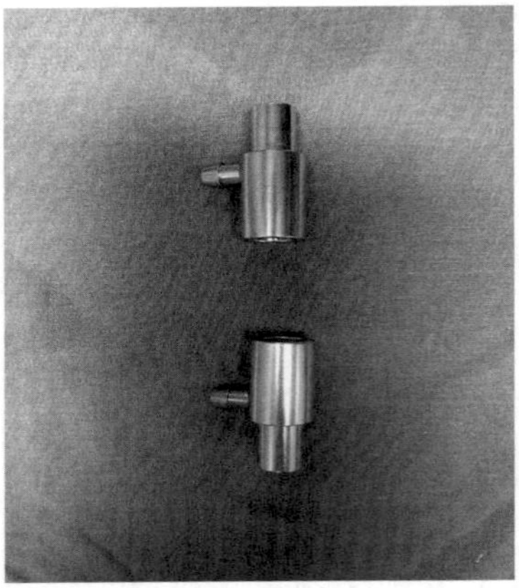

Figura 10.2. Ponteiras.
Fonte: Acervo das autoras.

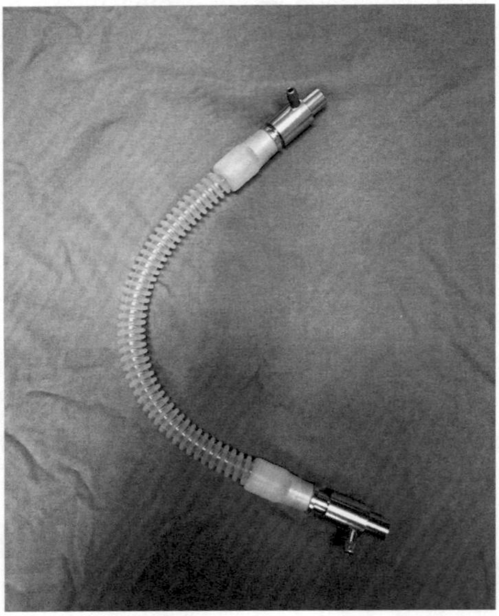

Figura 10.3. Linha intermediária com ponteiras.
Fonte: Acervo das autoras.

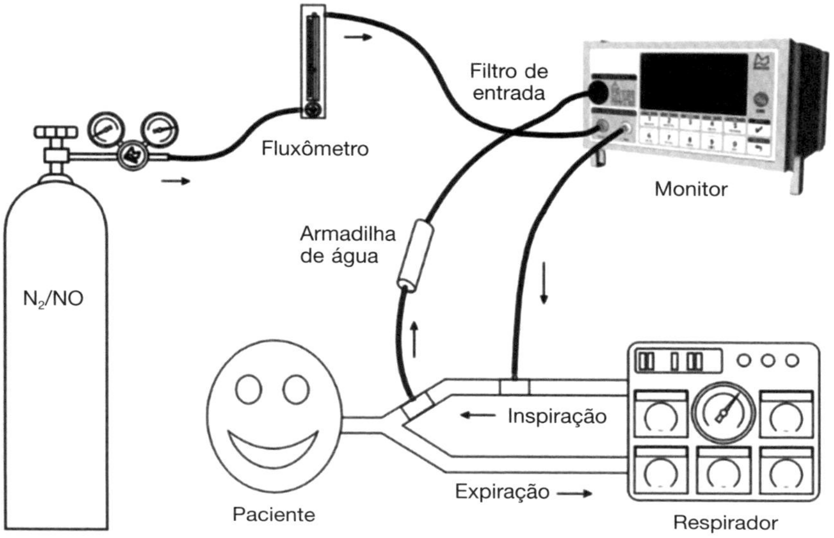

Figura 10.4. Sistema de NO conectado ao paciente.
Fonte: Manual de instruções.[6]

a entrada com a saída da válvula de segurança, pois ela pode perder a função neste caso. Recomenda-se a utilização de válvula de segurança que interrompe a passagem do gás (NO) caso a concentração ultrapasse um valor predefinido. Se não for utilizar a válvula de segurança, conecte o fluxômetro diretamente à linha inspiratória, próxima ao ventilador[6] (Figura 10.4).

- Os circuitos podem ser de tamanho pediátrico (Figura 10.5) ou adulto (Figura 10.6), porém a linha intermediária não se altera.

Qual a dose de iNO e o tempo de terapia recomendados?

A terapia é iniciada com 20 ppm (partes por milhão). Após, recomenda-se manter entre 5 e 20 ppm, objetivando a dose mais baixa possível para alcançar o efeito desejado. O paciente deve apresentar resposta positiva à terapêutica em poucos minutos, por meio da diminuição da pressão arterial pulmonar ou melhora da oxigenação em pelo menos 20% dos valores basais. Preconiza-se coletar gasometria aproximadamente 6 h após o seu início. Se o paciente não apresentar melhora após esse tempo, recomenda-se a suspensão gradual do iNO, reduzindo de 5 a 10 ppm a cada 30 min/1 h, até sua suspensão. Essas recomendações servem também para o término da terapia. A sua suspensão deve ser sempre gradual, evitando o efeito rebote com hipertensão pulmonar e hipoxemia grave. O tempo indicado para o uso de iNO é, em média, de 24 a 96 h.[2,3,7]

Quais os cuidados durante a terapia?

Além do controle da dose ofertada de NO, durante a terapia são necessárias a medição e a monitorização de NO_2 (dióxido de nitrogênio), molécula formada a partir da reação entre NO e oxigênio. Se acima de 3 ppm, tem indicação de suspensão da terapia.[3,7]

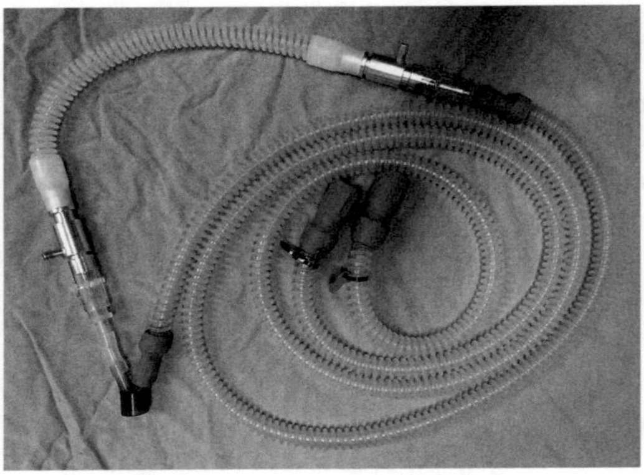

Figura 10.5. Circuito pediátrico.
Fonte: Acervo das autoras.

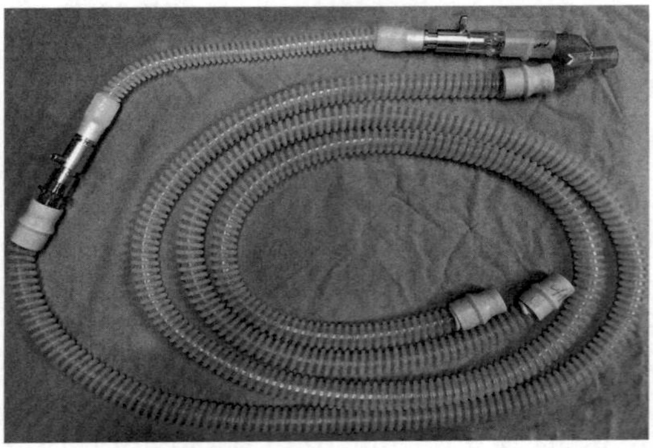

Figura 10.6. Circuito adulto.
Fonte: Acervo das autoras.

Referências bibliográficas

1. Caro AF, Guirado AP, Sánchez PRA, Mallén AM, Berciano FA. Óxido nítrico exhalado en el asma infantil. Arch Argent Pediatr; 2010.
2. Ricachinevsky CP, Amantéa SL. Manejo farmacológico da hipertensão arterial pulmonar. Rio de Janeiro: J Pediatr; 2006.
3. Menchaca A, García A. Uso del óxido nítrico en pediatría. Arch Pediatr Urug; 2010.
4. Brasil. Ministério da Saúde. Secretaria de Atenção à Saúde. Protocolos clínicos e diretrizes terapêuticas: Hipertensão arterial pulmonar. In: Brasil. Ministério da Saúde. Secretaria de Atenção à Saúde. Protocolos clínicos e diretrizes terapêuticas: volume 3 / Ministério da Saúde, Secretaria de Atenção à Saúde. – Brasília: Ministério da Saúde. 2014; 604 p.
5. Abdallah VOS, Ferreira DMLM, Neves AS, Diogo DM, Diogo PM, Steffen SP, et al. Óxido nítrico inalatório no tratamento da hipertensão pulmonar persistente do recém-nascido. Rev Méd Minas Gerais. 2012; 22(4):374-9.
6. Monitor NO X 500C Manual de Instruções Revisão 2 Novembro de 2009. Fabricante e Distribuidor: J.G. Moriya Representação Importadora Exportadora e Comercial Ltda. Rua Colorado, Vila Carioca Ipiranga – São Paulo/SP CEP Telefones: (11) / Fax : (11) C.N.P.J / Inscrição Estadual Registro no Ministério da Saúde: Responsável Técnico: Juan Goro Moriya Moriya Inscrição no CREA: /D
7. Cabral JEB, Belik J. Hipertensão pulmonar persistente neonatal: recentes avanços na fisiopatologia e tratamento. Rio de Janeiro: J Pediatr; 2013.

11 CAPÍTULO

Modo Ventilatório NAVA

Sabrina dos Santos Pinheiro

O que significa a sigla NAVA?

A sigla NAVA significa *neurally adjusted ventilatory assist* (assistência ventilatória ajustada neuralmente).

O que é o modo ventilatório NAVA?

A respiração é controlada pelo centro respiratório do cérebro, que define as características de cada movimento respiratório, o tempo e a amplitude. O mesmo envia um sinal através do nervo frênico, o qual excita as células musculares do diafragma, provocando a contração muscular que se desloca no sentido craniocaudal. Consequentemente, a pressão nas vias aéreas cai, provocando um influxo de ar nos pulmões.[1,2]

O modo NAVA é uma tecnologia que libera ciclos proporcionais de pressão em resposta à atividade elétrica do diafragma (AEDI), adaptando o suporte ventilatório à demanda real do paciente. Assim, o paciente por meio de seu *drive* neural regula a frequência de ciclos e o volume a ser liberado em cada um deles. O NAVA utiliza a atividade elétrica do diafragma para desencadear o ciclo respiratório, medido por meio de eletrodo esofágico específico corretamente posicionado. Como benefícios podemos citar: evitar hiper ou hipoventilação de suporte, preservar a atividade elétrica do diafragma, aumentar a sincronia com o ventilador, não sofrer influência de escapes de ar ao redor do tubo traqueal e, especialmente, incorporar a variabilidade natural da respiração.[2,3]

Quais as indicações para utilizarmos o modo ventilatório NAVA?

O modo NAVA é utilizado em pacientes que necessitam de monitorização da atividade muscular diafragmática e nas crianças com ventilação mecânica prolongada que consequentemente possuem fadiga muscular, permitindo uma sincronia entre o ventilador e a assistência respiratória natural do paciente.[2]

Quais materiais são necessários para instalar o modo NAVA no paciente?

- Respirador com modo NAVA disponível.
- Módulo AEDI.
- Cabo AEDI.
- Cateter AEDI (sonda NAVA).
- Fita para marcação do ponto NEX e fixação da sonda.
- Copo descartável.
- Água destilada.

Quais os tipos de cateteres EDI fabricados?

Os tipos de cateteres disponíveis são:

- Neonatais: 6 Fr/49 cm e 6 Fr/50 cm.
- Pediátricos: 8 Fr/100 cm e 8 Fr/125 cm.
- Adultos: 12 Fr e 16 Fr.

Como instalar o modo NAVA no ventilador?

A seguir um passo a passo:

- Inserir o módulo AEDI no respirador, utilizando uma das ranhuras livres na lateral do aparelho no compartimento de módulos. Pressionar até travar o módulo (Figura 11.1).

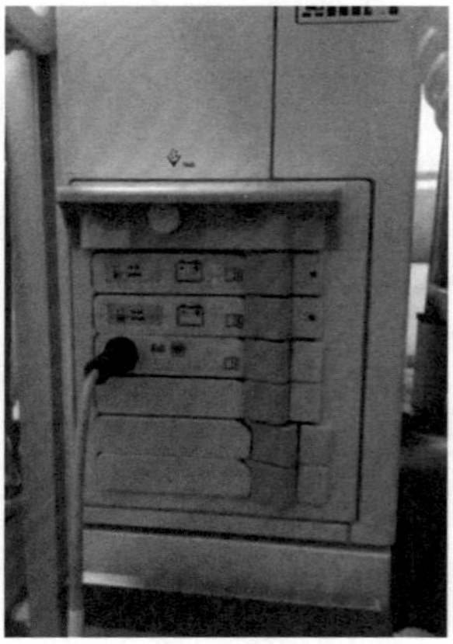

Figura 11.1. Módulo no ventilador.
Fonte: Acervo da autora.

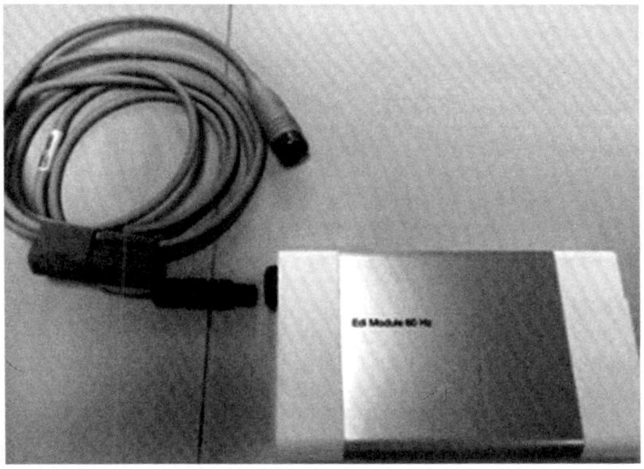

Figura 11.2. Cabo e módulo.
Fonte: Acervo da autora.

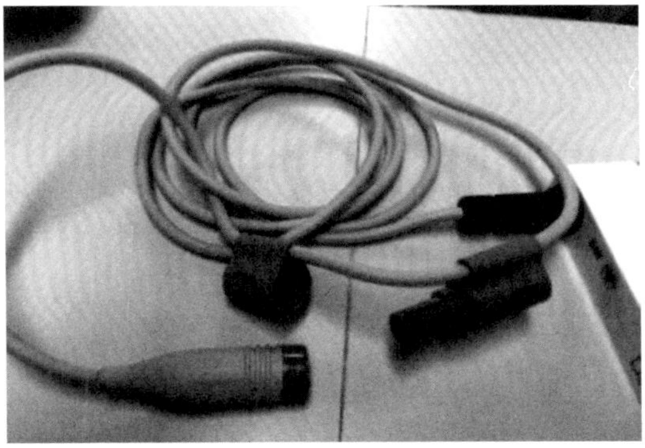

Figura 11.3. Cabo AEDI.
Fonte: Acervo da autora.

- Ligar o cabo AEDI ao módulo AEDI (Figura 11.2).
- Retirar a tampa da ficha teste e conectar a outra extremidade do cabo AEDI, o módulo EADI iniciará automaticamente o funcionamento (Figura 11.3).
- Aguardar a afirmação no visor do respirador: "Teste ao módulo AEDI com sucesso".
- Aperte OK no visor do respirador, retire a ficha-teste e reponha a tampa.

Está pronto para ser conectado no cateter AEDI e iniciar o modo ventilatório.

Como se faz a medida para a colocação do cateter via nasal?

É responsabilidade do enfermeiro realizar a medida e a passagem da sonda AEDI.[4] Devemos:

- Calcular o comprimento do cateter AEDI a inserir no paciente, utilizando a medida NEX (meça a distância da ponta do nariz (N) passando pelo lobo da orelha (E) até à apófise xifoide (X)).
- Anotar a medida NEX em centímetros, para inserção nasal, multiplicar o valor NEX por 0,9 e adicionar os centímetros adequados como indicado na Tabela 11.1.
- Com o comprimento total da sonda antes de proceder à passagem da mesma, é necessário lubrificar com água destilada e após fazer a inserção.

Tabela 11.1. Medida para passagem do cateter AEDI nasal

Tamanho do cateter AEDI	Comprimento final
16 Fr	(NEX × 0,9) + 18 =
12 Fr	(NEX × 0,9) + 15 =
8 Fr 125 cm	(NEX × 0,9) + 18 =
8 Fr 100 cm	(NEX × 0,9) + 8 =
6 Fr 50 cm	(NEX × 0,9) + 3,5 =
6 Fr 49 cm	(NEX × 0,9) + 2,5 =

Fonte: Adaptada de Manual.[4]

Como se faz a medida para a colocação do cateter via oral?

É responsabilidade do enfermeiro realizar a medida e a passagem da sonda AEDI.[4] Devemos:

- Calcular o comprimento do cateter AEDI a inserir no paciente, utilizando a medida NEX (meça a distância da ponta do nariz (N) passando pelo lobo da orelha (E) até à apófise xifoide (X)).
- Para a inserção oral, multiplique o valor NEX por 0,8 e adicione os centímetros indicados na Tabela 11.2.
- Com o comprimento total da sonda antes de proceder à passagem da mesma, é necessário lubrificar com água destilada e após fazer a inserção.

Tabela 11.2. Medida para passagem do cateter AEDI oral

Tamanho do cateter AEDI	Comprimento final
16 Fr	(NEX × 0,8) + 18 =
12 Fr	(NEX × 0,8) + 15 =
8 Fr 125 cm	(NEX × 0,8) + 18 =
8 Fr 100 cm	(NEX × 0,8) + 8 =
6 Fr 50 cm	(NEX × 0,8) + 3,5 =
6 Fr 49cm	(NEX × 0,8) + 2,5 =

Fonte: Adaptada de Manual.[4]

Quais os principais cuidados com o cateter AEDI?

Mesmo sendo um modo ventilatório em que os parâmetros são de responsabilidade médica, a atuação da enfermagem é fundamental para o sucesso da terapêutica. É de sua responsabilidade a montagem do ventilador e cabos, a medida e passagem do cateter AEDI, o posicionamento correto da sonda através da tela do ventilador e o treinamento permanente dos funcionários que irão assistir esses pacientes. Alguns cuidados devem ser reforçados constantemente, como: para passagem do cateter não utilizar óleos ou géis, retirar SNG ou SNE e utilizar o próprio cateter como sonda, reposicionar o cateter conforme altera o decúbito da criança.[2,4] Um cuidado de vital importância sobre o cateter AEDI é que caso o paciente necessite fazer exame de imagem com altos níveis de radiação, ele deve ser retirado durante o procedimento, pois os eletrodos de captação do sinal do diafragma são de metal.

Como ter a certeza que o cateter está bem posicionado?

Ao realizar a medida NEX da sonda e aplicar a regra da medida obtemos o número que deve ficar próximo à narina; após a passagem da sonda e conexão no módulo devemos posicionar o cateter AEDI conforme os sinais dos eletrodos (Tecla: Acesso neural – Posição AEDI). A posição correta dos eletrodos é indicada quando as ondas P e QRS estiverem em azul nas duas linhas centrais (Figura 11.4). Caso as ondas em azul estiverem na linha inferior e em uma das centrais, a sonda deve ser introduzida, e se aparecerem na linha superior e em uma das centrais, o cateter deve ser tracionado. Marcar o local até onde o cateter foi introduzido e realizar uma fixação segura.[4]

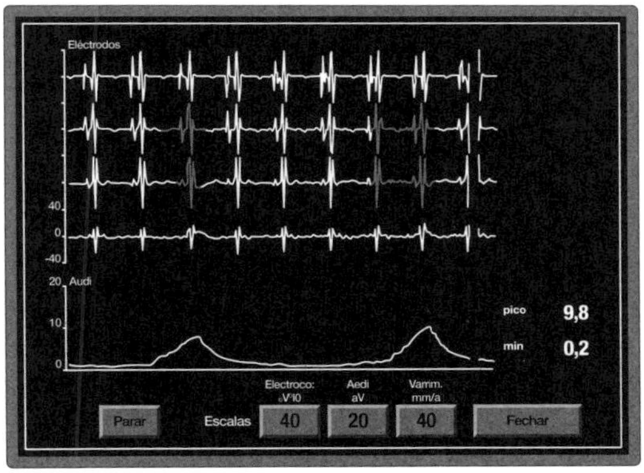

Figura 11.4. Posição correta do cateter.
Fonte: Acervo da autora.

Referências bibliográficas

1. Filho EM, Carvalho WB. Nava: utilização de um novo modo de ventilação pulmonar mecânica em pediatria. Rev Assoc Med Bras. 2010; 56(3):257-77.
2. Andrade LB, Ghedini RG, Dias AS, Piva JP. Assistência ventilatória ajustada neuralmente em pediatria: por que, quando e como? Rev Bras Ter Intensiva. 2017; 29(4):408-13.
3. Sakurai D, Kanzato R. Assistência ventilatória ajustada neuralmente. Rio de Janeiro: Pulmão. 2011; 20(3):29-33.
4. Manual Maquet Critical Care AB; 2010.

12 CAPÍTULO

Pneumonia Associada à Ventilação Mecânica

Gislaine Luciana da Silva ■ Sabrina dos Santos Pinheiro

Qual a definição de pneumonia associada à ventilação mecânica?

A pneumonia associada à ventilação mecânica (PAV) é uma infecção que ocorre no parênquima pulmonar, e atinge bronquíolos e alvéolos respiratórios prejudicando as trocas gasosas. Esta pode desenvolver-se em pacientes que fazem uso do ventilador mecânico em UTIP, sendo diagnosticada após 48 h de ventilação mecânica (VM) até a sua suspensão. A prevenção pode diminuir o índice de pacientes acometidos por essa infecção e, consequentemente, reduzir o uso de medicamentos como os antibióticos, a permanência desses pacientes no hospital e as taxas de mortalidade associadas a essa complicação infecciosa. Os profissionais da equipe de saúde podem contribuir para prevenção dessa infecção. Dessa forma, é necessário que esses profissionais tenham conhecimentos específicos relacionados aos cuidados de prevenção para que medidas eficazes sejam adotadas.[1-3]

Em suma, a PAV é definida como a pneumonia que se desenvolve após o início da ventilação mecânica.[4]

Quais os mecanismos envolvidos na etiologia?

Existem, no mínimo, três mecanismos relacionados ao aparecimento da PAV devido ao acesso de patógenos ao trato respiratório inferior: aspiração de secreções; colonização de trato aerodigestório e o uso de equipamento contaminado. Todos os pacientes em VM estão expostos ao desenvolvimento da PAV, entretanto nem todo o paciente desenvolve.[4]

Qual a classificação da PAV?

A PAV pode ser classificada como precoce quando ocorre até o quarto dia de intubação, ou tardia, quando ocorre após esse período.[5,6]

Quais as possíveis causas de PAV?

Consiste em uma ampla variedade de agentes patogênicos. Bactérias comuns são bacilos aeróbicos gram-negativos (*Escherichia coli*, *Klebsiella pneumoniae*, *Enterobacter* spp., *Pseudomonas aeruginosa*, *Acinetobacter* spp.) e cocos Gram-positivos (*Staphylococcus aureus*, incluindo *S. aureus* resistente à meticilina (MRSA), *Streptococcus* spp.). Os agentes como *Pseudomonas* spp., *Acinetobacter* spp. e *Staphylococcus* resistente à meticilina normalmente estão associados ao uso prévio de antibióticos, tempo prolongado de internação ou a quando outros fatores de risco estão associados.[7,8]

Quais os sinais e sintomas característicos da PAV?

A PAV classicamente se apresenta com sintomas como febre, secreções pulmonares purulentas, marcadores inflamatórios elevados, desconforto respiratório e piora nos parâmetros respiratórios (volume corrente reduzido, aumento no volume-minuto, e hipóxia). Certos grupos de pacientes são vulneráveis a organismos atípicos e cada paciente exige uma avaliação diagnóstica completa para identificar o provável patógeno antes de começar a administrar antibióticos.[5]

Quais seriam os principais fatores de risco para PAV?[4,8,9]

- Fatores que aumentam a colonização da orofaringe e/ou estômago por microrganismos: uso prévio de antibióticos; presença de doença pulmonar crônica; permanência em unidade de terapia intensiva; contaminação do circuito do ventilador.
- Condições que favorecem a aspiração do trato respiratório ou do refluxo do trato gastrointestinal: intubação orotraqueal; reintubações; traqueostomia; utilização de sonda nasoentérica; posição supina (decúbito abaixo de 30°); rebaixamento do nível de consciência; redução do reflexo de tosse; procedimentos cirúrgicos envolvendo a cabeça, pescoço, tórax e abdome superior; imobilização; duração da ventilação mecânica; uso de antiácidos ou antagonistas H_2.
- Fatores do hospedeiro: sexo masculino; idade superior a 60 anos; desnutrição; imunossupressão; paciente queimado.

A ventilação mecânica é o principal fator de risco para a PAV, a redução do tempo de VM tem influência direta na redução da incidência da PAV.

Em que se baseia o diagnóstico de PAV (Quadro 12.1)?[4,7]

- Diagnóstico clínico: quando há aparecimento de infiltrado pulmonar novo à radiografia do tórax, associado à presença de sinais clínicos e alterações laboratoriais

Quadro 12.1. Critérios diagnósticos para PAV segundo o Center of Disease Control (CDC)

Crianças menores de 1 ano • Raios X de tórax: dois ou mais exames seriados com pelo menos um dos seguintes achados: infiltrado novo ou persistente e progressivo, consolidação, cavitação, pneumatocele. • Piora nas trocas gasosas: queda na saturação de O_2 < 94%, aumento da necessidade de O_2 ou aumento nos parâmetros ventilatórios associados a pelo menos três dos seguintes achados: – Instabilidade térmica sem causa aparente. – Leucopenia ou leucocitose e desvio para a esquerda. – Início de secreção traqueal purulenta ou mudança no padrão da secreção traqueal ou aumento da necessidade das aspirações traqueais. – Apneia, taquipneia, batimento de asa nasal com retração torácica. – Sibilos, crepitantes ou roncos na asculta pulmonar. – Tosse. – Bradicardia ou taquicardia.
Crianças de 1 a 12 anos • Raios X de tórax: dois ou mais exames seriados com pelo menos um dos seguintes achados: infiltrado novo ou persistente e progressivo, consolidação, cavitação, pneumatocele. Pelo menos três dos seguintes achados: – Febre (> 38,4 °C) ou hipotermia (< 36,5 °C). – Leucopenia ou leucocitose. – Início de secreção traqueal purulenta ou mudança no padrão da secreção traqueal ou aumento da necessidade das aspirações traqueais. – Início ou piora da tosse ou apneia, dispneia, taquipneia. – Crepitantes ou roncos. – Piora nas trocas gasosas: queda na saturação de O_2 < 94%, aumento da necessidade de O_2 ou aumento nos parâmetros ventilatórios.
Crianças acima de 12 anos e adultos • Utilizam-se os mesmos critérios do grupo de 1 a 12 anos, mas entre os achados clinicolaboratoriais deve haver, obrigatoriamente, febre e/ou leucocitose ou leucopenia.

Fonte: Piva.[4]

definidos como febre ou hipotermia, leucocitose ou leucopenia, piora da ventilação e presença de secreção traqueal purulenta.

- Diagnóstico microbiológico, o qual pode ser definido por meio dos seguintes métodos: (a) hemocultura, cultura do aspirado traqueal ou do líquido pleural, através do lavado broncoalveolar; (b) exame histopatológico com evidência de infecção pulmonar; (c) antígeno urinário ou cultura para *Legionella* spp.; (d) outros positivos para patógenos respiratórios. O resultado da cultura possibilita o ajuste correto da antibioticoterapia, reduzindo o uso desnecessário de antibióticos e a resistência bacteriana.

Quais as consequências da PAV?

A pneumonia associada à ventilação mecânica prolonga o tempo de internação e aumenta custos. Estudos mostram que a PAV prolonga o tempo de ventilação mecânica de 7,6 para 11,5 dias, bem como o tempo de internação de 11,5 para 13,1 dias.[3,7]

Qual o tratamento mais adequado da PAV?

O tratamento precoce e adequado da PAV está associado a uma expressiva redução da mortalidade. Portanto, quando o diagnóstico de PAV é suspeitado, deve-se iniciar o tratamento empírico o mais rápido possível. Para o acerto do tratamento, deve-se conhecer o agente provavelmente envolvido, a resistência antimicrobiana, os esquemas de antibióticos previamente utilizados pelo paciente, as doenças associadas a germes predisponentes e duração da hospitalização. Não existe na prática clínica uma recomendação formal para antibioticoterapia empírica na PAV em crianças. O esquema inicial deve obrigatoriamente cobrir *S. aureus* e *P. aeroginosa*, os patógenos mais frequentes associados a infecção hospitalar. Quando houver a identificação do patógeno com seu perfil de sensibilidade, é recomendada a suspensão do tratamento empírico inicial. O tempo de uso do antibiótico é divergente, normalmente dura de 7 a 14 dias.[4,7]

Quais medidas adotadas ajudam a reduzir a incidência de PAV?

Para reduzir a PAV devemos utilizar de forma exaustiva, sistemática e constantemente auditada, o conjunto de boas práticas (*bundle*) para sua prevenção (Quadro 12.2).

Quadro 12.2. Boas práticas sugeridas nos principais *bundles* de PAV

- Realizar higienização rigorosa das mãos, independentemente do uso de luvas.
- Realizar higiene oral com gluconato de clorexidina 0,12% a cada 4 horas.
- Manter cabeceira elevada (30°-45°), se não houver contraindicação, principalmente quando receber nutrição por sonda.
- Preferir sondagem orogástrica ao invés de nasogástrica, pelo risco de sinusite. A via gástrica tem preferência por ser fisiológica.
- Pausar a dieta nos momentos em que baixar a cabeceira da cama.
- Realizar controle efetivo da pressão do *cuff* do tubo endotraqueal; manter entre 20 a 30 cmH_2O.
- Realizar aspiração das vias aéreas somente quando necessário, com ausculta pulmonar prévia, e evitar instilar solução fisiológica 0,9% ou de qualquer outra natureza. Ter todo cuidado para não fazer nenhuma contaminação nesse momento. Realizar a sucção de secreções da cavidade oral antes da aspiração do tubo traqueal.
- Preferir sistema fechado de aspiração para prevenção da PAV.
- Quando usar sistema fechado de aspiração, realizar avaliação diária acerca das condições do cateter e capacidade de aspiração, pois é isso que determinará a periodicidade da troca; existem serviços em que a troca é feita a cada 7 dias.
- Utilizar tubo de aspiração subglótica para prevenir PAV.
- Não realizar troca rotineira do circuito ventilatório. Trocar apenas em casos de falhas, sujidades ou quando o paciente receber alta. A rotina em muitos serviços é a troca a cada 30 dias.
- Manter o circuito do ventilador livre do acúmulo de água ou condensações; quando estas estiverem presentes, devem ser descartadas.
- Evitar sedações desnecessárias.
- Prever e antecipar o desmame ventilatório e a extubação precoce.
- Realizar precocemente a traqueostomia para prevenir a PAV.
- Realizar educação permanente/continuada da equipe sobre todos os cuidados que envolvem a prevenção da PAV e de outras infecções.

Fonte: Piva;[4] Chicayban;[10] Alecrim;[11] Perugini;[12] da Silva.[13]

Referências bibliográficas

1. Agarwal S, et al. Effectiveness of Staff Education on Prevention of Ventilator-Associated Pneumonia and Recent Trends of Antimicrobial Susceptibility of Organism Causing VAP in ICU.EAS J Anesthesiol Crit Care. 2019 jul-ago; 1(4):66-72. Disponível em: https://webcache.googleusercontent.com. Acessado em: nov 2019.

2. Melo MM. Pneumonia Associada à Ventilação Mecânica: Conhecimento dos Profissionais de Saúde Acerca da Prevenção e Medidas Educativas. J Res Fundam Care Online. 2019; 11(n. esp):377-82. Disponível em: http://seer.unirio.br/index.php/cuidadofundamental/article/view/6575. Acessado em: nov 2019.
3. Mota EC, et al. Incidência da pneumonia associada à ventilação mecânica em unidade de terapia intensiva. Ribeirão Petro: Medicina. 2017; 50(1):39-46. Disponível em: http://dx.doi.org/10.11606/issn.2176-7262.v50i1p39-46.
4. Piva JP, Garcia PCR. Medicina intensiva em pediatria. 2 ed. Rio de Janeiro: Revinter; 2015.
5. Miller F. Pneumonia associada à Ventilação Mecânica. ATOTW 382 — Pneumonia Associada à Ventilação Mecânica. 2018 jul; p. 1-6. Disponível em: https://www.wfsahq.org/resources/anaesthesia-tutorial-of-the-week. Acessado em: nov 2019.
6. Frota MF. Boas práticas para prevenção de pneumonia associada à ventilação mecânica no serviço de emergência. Rev Esc Enferm USP. 2019; 53:e0460. Disponível em: http://dx.doi.org/10.1590/S1980-220X2018010803460. Acessado em: nov 2019.
7. Leite RF, Silva BM. Perfil epidemiológico e análise clínica de pacientes com pneumonia associada à ventilação mecânica em um hospital de ensino. Rev Ciênc Saúde. 2018; 8(3). Disponível em: http://www.readcube.com/articles/10.21876%2Frcsfmit.v8i3.766. Acessado em: nov 2019.
8. Goel V, Gupta S, Goel T. Ventilator-associated pneumonia: a review of the clinically relevant challenges in diagnosis and prevention. British J Med Practitioners. 2016; 9(2):a910. Disponível em: https://www.bjmp.org/content/ventilator-associated-pneumonia-review-clinically-relevant-challenges-diagnosis-and-prevention. Acessado em: nov 2019.
9. Costa JB, et al. Os principais fatores de risco da PAV em UTI adulta. Revista Científica da Faculdade de Educação e Meio Ambiente. 2016 jan-jun; 7(1):16-26. Disponível em: http://www.faema.edu.br/revistas/index.php/RevistaFAEMA/article/download/361/407/. Acessado em: nov 2019.
10. Chicayban LM, et al. Bundles de prevenção de pneumonia associada à ventilação mecânica: a importância da multidisciplinaridade. Revista Perspectivas Online: Biológicas & Saúde. 2017 nov; 7(25):25-35. ISSN: 2236-8868. Disponível em: https://doi.org/10.25242/886872520171200. Acessado em: nov 2019.
11. Alecrim RX. Boas práticas na prevenção de pneumonia associada à ventilação mecânica. Acta Paul Enferm. 2019; 32(1):11-7. Disponível em: http://www.scielo.br/scielo.php?pid=S0103210020190001000113&script=sci_abstract&tlng=es. Acessado em: nov 2019.
12. Perugini, Impacto de um bundle nas taxas de pneumonia associada à ventilação mecânica (PAV) em uma unidade de terapia intensiva pediátrica em Londrina-PR. Disponível em: http://www.uel.br/revistas/uel/index.php/seminabio/article/view/19396. Acessado em: nov 2019.
13. da Silva SG, et al. Bundle de prevenção da pneumonia associada à ventilação mecânica: uma construção coletiva. Florianópolis: Texto Contexto Enferm. 2012 out-dez; 21(4):837-44.

13 CAPÍTULO

Atenção ao Sistema Renal

Clarissa Pitrez Abarno ■ Sabrina dos Santos Pinheiro

Quais são os componentes do sistema renal e urinário?

É composto por dois rins, dois ureteres, a bexiga e a uretra. Os rins estão situados no espaço retroperitoneal, ou seja, entre o peritônio e os músculos e ossos das costas, logo abaixo da 12ª costela. O rim direito encontra-se ligeiramente em posição mais inferior em relação ao esquerdo devido ao espaço ocupado pelo lobo direito do fígado. A glândula suprarrenal se encontra inserida logo acima, nos polos superiores de cada rim.[1-3]

Como é a anatomia dos rins?

Cada rim é envolvido por uma camada denominada cápsula renal. Ao redor dos rins existe uma camada de tecido conjuntivo chamada de fáscia renal que envolve um tecido adiposo, formando o espaço perirrenal. Esta camada tem como função evitar a disseminação de infecções renais, hemorragias e extravasamento de urina.[1,2]

Ao corte (Figura 13.1), os rins possuem duas porções distintas: o córtex e a medula. A região medular formada por estruturas cônicas ou piramidais, com aspecto estriado, tem sua base voltada para o córtex, e seu ápice para o hilo renal, conectando-se à pelve renal. Os néfrons, que serão detalhados mais à frente, se encontram nesta estrutura interna dos rins, tendo seus componentes localizados tanto na parte cortical como na medular.[1]

O hilo, mais especificamente, é a face medial do rim onde se inserem as artérias e veias renais, vasos linfáticos, plexos nervosos e o ureter. A porção inicial do ureter ou pelve renal, inserida ao hilo, ao se expandir para a parte interna do rim, divide-se em cálice maior e novamente em cálice menor. Os cálices menores se unem então à papila renal, que por

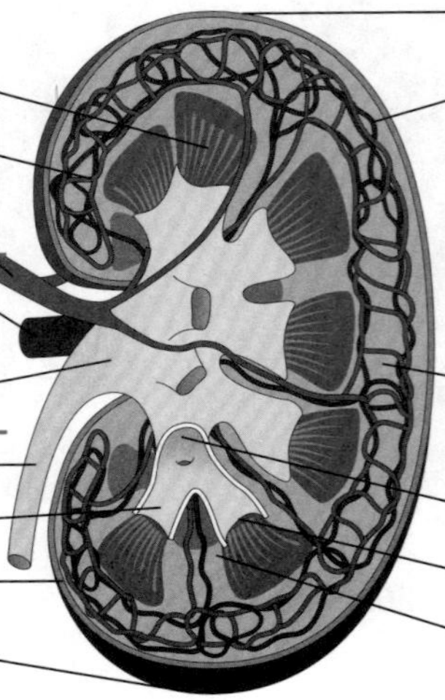

Figura 13.1. Corte do rim esquerdo.

sua vez está ligada aos ápices das pirâmides medulares, onde estão inseridos os ductos coletores maiores dos néfrons.[1,2]

Qual a função do sistema renal?

A função principal do sistema renal é a regulação homeostática da concentração de água e íons no sangue, comumente conhecida como equilíbrio hidreletrolítico e acidobásico. Os rins retiram do sangue a ureia e o ácido úrico, reabsorvem albumina, sódio, potássio e cálcio, e excretam substâncias e resíduos indesejáveis como, por exemplo, o fósforo e o hidrogênio, evitando que atinjam níveis tóxicos no metabolismo. Dessa forma, realizam o controle e manutenção do volume do líquido extracelular e a osmolaridade, mantendo as concentrações dos íons em níveis adequados, e regulam o pH por meio da absorção balanceada e excreção na urina.[2-4] Tem ainda um papel importante na secreção de hormônios para o controle da pressão arterial.[4]

Como o rim e suas estruturas são vascularizadas?

Cada rim recebe uma artéria renal principal originada da aorta descendente. Em alguns casos, existem artérias renais acessórias que se inserem e nutrem outras partes do órgão. A artéria renal principal se divide dentro do hilo em dois ramos segmentares, posterior e anterior, em relação à pelve, que posteriormente se ramificam em artérias lobares que correm entre as pirâmides medulares. Na sequência, esses vasos se dividem novamente em artérias arqueadas que seguem pela base das pirâmides, dando origem às artérias interlobulares e subsequentemente as arteríolas aferentes que nutrem os glomérulos. O glomérulo, por sua vez, que se encontra dentro da cápsula de Bowman, é uma rede de capilares que drenam pela arteríola eferente, responsável pela filtração do sangue para o lúmen dos túbulos do néfron. A partir das arteríolas eferentes se formam os capilares peritubulares, que circundam o restante do corpo do néfron, realizando a reabsorção e a secreção de líquidos até a eliminação ou excreção da urina para a bexiga.[1-3]

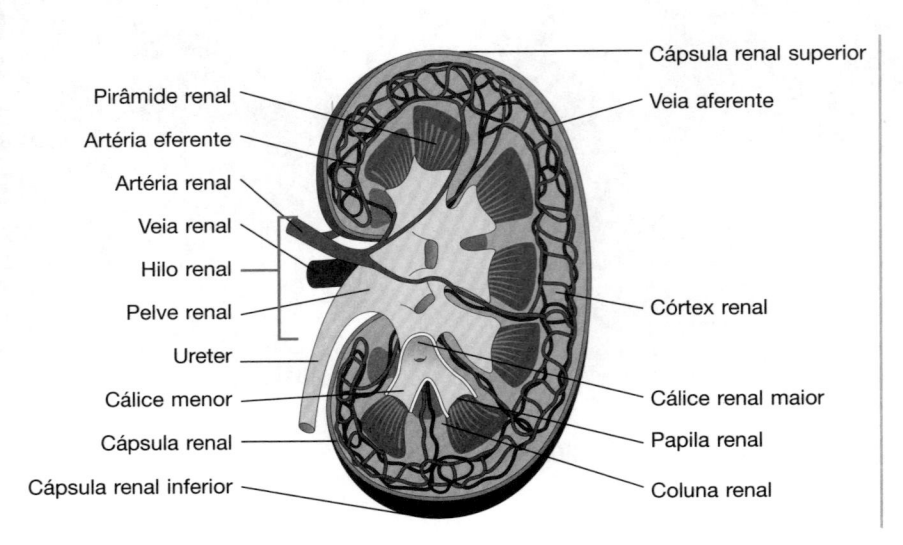

A circulação venosa anda praticamente em paralelo à arterial, drenando inicialmente, após o processo de reabsorção, pelas veias interlobulares, que se tornam veias arqueadas e em seguida veias interlobares. O volume de sangue então é drenado para veias segmentares que formam as veias renais, que se inserem na veia cava inferior.[1]

O que são os néfrons e qual a sua função?

São estruturas responsáveis pela função do rim e que são compostas pelos seguintes elementos: glomérulo (tufo de capilares especializados) que se encontra envolto pela cápsula de Bowman; túbulo proximal; alça de Henle; túbulo distal; e porção do ducto coletor[1] (Figura 13.2). Existem aproximadamente 1 milhão de néfrons em cada rim, podendo então a função renal ser explicada pela função do néfron.[2]

Três processos principais acontecem no néfron: filtração, reabsorção e secreção.

- Filtração: é o movimento do líquido do sangue que drena do tufo de capilares do glomérulo, nutrido pela arteríola aferente, para dentro dos túbulos renais a partir da junção desses capilares com o epitélio da cápsula de Bowman. Esse processo resulta em um volume ultrafiltrado de água e solutos, que flui através dessa cápsula para o sistema tubular do néfron.
- Reabsorção tubular: ocorre com 99% do líquido ultrafiltrado. A reabsorção de maior volume ocorre na porção proximal do túbulo. A parte mais distal se responsabiliza por uma seleção mais refinada, permitindo que os rins devolvam água, íons e outras moléculas, como a ureia e glicose, ao plasma, de forma mais seletiva e de acordo com as necessidades do organismo.
- Secreção tubular: é o transporte ativo de substâncias do meio extracelular dos capilares tubulares para o meio do lúmen do néfron, principalmente na parte mais distal.

O volume filtrado para o sistema tubular é aproximadamente 20% do volume de sangue que percorre o glomérulo. Desses 20%, em torno de 19% são reabsorvidos para os capilares, restando perto de 1% do volume total do sangue que passa pelo rim, a ser excretado para o ambiente externo como urina.

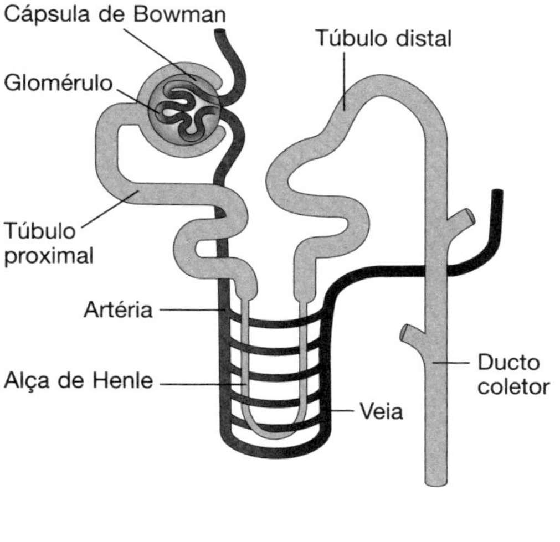

Figura 13.2. Néfron.

A excreção nada mais é que a urina produzida a partir dos processos acima, que chega à porção final do néfron, o ducto coletor. A urina então passa para os cálices menores, cálices maiores, chegando à pelve, ureter e caindo na bexiga. Esse líquido, após sair do néfron, não sofre mais nenhuma alteração na sua composição.[1-3]

O que é injúria renal aguda?

A injúria renal aguda (IRA) é uma síndrome clínica com perda aguda da função renal, podendo ocorrer em horas ou dias. Refere-se principalmente à diminuição do ritmo de filtração glomerular, evidenciado pelo aumento da ureia e creatinina séricas, e/ou volume urinário deficiente. Porém, ocorrem também distúrbios no controle do equilíbrio hidreletrolítico e acidobásico.[4,5] A incidência de IRA em todo o mundo, em crianças hospitalizadas por qualquer causa, foi estimada em um em cada três com uma mortalidade de 14%. Nas UTIP, as principais causas de lesão renal aguda são sepse, uso de substâncias nefrotóxicas e isquemia renal. Na criança gravemente enferma, a incidência de lesão renal aguda (LRA) varia de 20% a 30%, resultando em tempo de internação e de permanência em UTIP mais longo, maior necessidade de ventilação mecânica,[6] e aumento da taxa de morbimortalidade de 40% a 90%[7]. Além disso, crianças que sobrevivem a um episódio de LRA podem evoluir com doença renal crônica.[6]

A IRA é classificada em três categorias gerais:[2]

- Pré-renal: qualquer evento que cause hipoperfusão renal. Exemplo: hipovolemia, insuficiência cardiovascular e sepse.
- Intrarrenal: quando existe comprometimento do parênquima renal. Exemplo: glomerulonefrite aguda, pielonefrite, alterações nas artérias ou veias renais e síndrome hemolítico-urêmica.
- Pós-renal: causada por uma obstrução do fluxo da urina dos ductos coletores do rim até o orifício uretral. Exemplo: cálculos renais bilaterais, tumor retroperitoneal. Em crianças, a IRA pós-renal está mais relacionada a anomalias congênitas.

Qual o quadro clínico da IRA?

É necessário que o enfermeiro realize a anamnese focada no sistema renal e complemente com o exame físico da criança. Na anamnese é necessário estabelecer a causa subjacente (diminuição do volume extracelular, drogas, contrastes radiológicos, sepse), os fatores de risco (idade, disfunção renal prévia, comorbidades) e a gravidade da IRA. Achado como febre, mal-estar, *rash* cutâneo e sintomas musculares ou articulares são incomuns, mas podem estar associados a nefrites intersticiais, vasculites ou glomerulonefrites. Dor lombar ou suprapúbica, dificuldade de micção, cólica nefrética e hematúria podem sugerir IRA pós-renal. O exame físico é feito céfalo-caudal, buscando os possíveis sinais e sintomas da IRA. É sabido que o quadro clínico da IRA depende da causa e do grau de comprometimento da função renal, sendo frequentemente inespecíficos e mascarados pela doença de base. Encontrar sinais de hipovolemia e hipotensão arterial ou sinais de obstrução do trato urinário auxiliam o diagnóstico diferencial de IRA pré ou pós-renal. Deve-se procurar sinais associados com a etiologia e complicações da IRA. Pacientes com dispneia, ortopneia, edema, turgência jugular e estertoração pulmonar podem estar hipervolêmicos, enquanto aqueles com fraqueza muscular ou paralisia ascendente podem estar com hiperpotassemia.[5]

Abaixo temos as principais manifestações clínicas da IRA, segundo a Sociedade Brasileira de Nefrologia:

- Digestivas: inapetência, náuseas, vômitos incoercíveis, sangramento digestivo.
- Cardiorrespiratório: dispneia, edema, hipertensão arterial, insuficiência cardíaca, edema agudo de pulmão, arritmias, pericardite, pleurite.
- Neurológico: sonolência, tremores, agitação, torpor, convulsão, coma.
- Hematológico: sangramentos, anemia, distúrbios plaquetários.
- Imunológico: depressão imunológica, tendência a infecções.
- Nutricional: catabolismo aumentado, perda de massa muscular.
- Cutâneo: prurido.

Quais os sistemas de classificação da lesão renal aguda?

O diagnóstico de IRA é feito principalmente com a identificação do aumento da creatinina sérica e/ou diminuição da diurese.[8] Visando padronizar os critérios de definição e de classificação de IRA, a Acute Dialysis Quality Iniciative (ADQI) desenvolveu, em 2002, o RIFLE (risco de disfunção, injúria renal, falência da função renal, perda da função renal e estágio final da doença) para o paciente adulto. Em 2007, esses critérios foram validados para o paciente pediátrico, ficando conhecido como p-RIFLE. Nas primeiras três categorias, os critérios de p-RIFLE objetivam padronizar a definição de LRA (lesão renal aguda) através da estratificação dos pacientes de acordo com mudanças no valor da creatinina sérica e no débito urinário a partir dos níveis basais. Perda da função renal e doença renal terminal definem duas categorias clínicas baseadas no tempo de terapia substitutiva renal (TSR) necessário após o início do insulto.[7]

Estudos sobre as consequências da LRA em pacientes criticamente enfermos demonstraram que mesmo pequenos aumentos na creatinina sérica ocasionaram maior mortalidade, o que levou ao desenvolvimento da classificação AKIN (*acute kidney injury network*) para LRA. Esse novo modelo classificou a LRA em três estágios, de acordo com sua gravidade, sendo o estágio 1 definido como aumento de 0,3 mg/dL na creatinina sérica em relação ao valor basal, ou débito urinário (DU) inferior a 0,5 mL/kg/h por mais de 6 h.[6]

Em 2012, a classificação do KDIGO foi criada, visando unir as três classificações existentes até então para simplificar e universalizar seu uso, uma vez que pode ser usada para pacientes adultos e pediátricos. Essa definição, a mais atual disponível na literatura, também leva em conta duas características de fácil aferição: creatinina sérica (ou ClCr estimado para pacientes menores que 18 anos) e débito urinário. Embora seja a classificação mais atual e adequada para a faixa etária pediátrica, houve ainda a necessidade de adaptação para o período neonatal, fase em que a fisiologia renal tem particularidades. Assim, foi publicada em 2015 a classificação de KDIGO para LRA no período neonatal, na qual se considera como LRA estágio 2 a redução do débito urinário por um período menor, e o valor absoluto de creatinina sérica maior ou igual a 2,5 mg/dL é considerado estágio 3, uma vez que representa um ClCr menor que 10 mL/min/1,73 m^2 em neonatos.[6]

A Tabela 13.1 descreve as classificações para LRA citadas.

Tabela 13.1. Classificação de LRA

Classificação	Ano	Estágio	Creatinina	Débito urinário
RIFLE	2004	R	Aumento ≥ 1,5× ou redução TFG ≥ 25%	< 0,5 mL/kg/h por 6 h
		I	Aumento ≥ 2× ou redução TFG ≥ 50%	< 0,5 mL/kg/h por 12 h
		F	Aumento ≥ 3× ou creatinina ≥ 4 mg/dL	< 0,3 mL/kg/h por 24 h ou anúria por 12 h
		L	Falência persistente por > 4 semanas	
		E	Falência persistente por > 3 meses	
p-RIFLE	2007	R	Redução do CCE em 25%	< 0,5 mL/kg/h por 8 h
		I	Redução do CCE em 50%	< 0,5 mL/kg/h por 16 h
		F	Redução do CCE em 75% ou CCE < 35 mL/min/1,73 m²	< 0,3 mL/kg/h por 24 h ou anúria por 12 h
		L	Falência persistente por > 4 semanas	
		E	Falência persistente por > 3 semanas	
AKIN	2007	1	Aumento ≥ 0,3 mg/dL ou aumento para 150-200% do valor basal	< 0,5 mL/kg/h por 6 h
		2	Aumento para 200-300% do valor basal	< 0,5 mL/kg/h por 12 h
		3	Aumento para ≥ 300% do valor basal ou Cr ≥ 4 mg/dL com aumento agudo de 0,5 mg/dL	< 0,3 mL/kg/h por 24 h ou anúria por 12 h
KDIGO	2012	1	Aumento de 0,3 mg/dL (em 48 h) ou 150-200% (em 7 dias)	< 0,5 mL/kg/h por 6 h
		2	Aumento ≥ 200-300%	< 0,5 mL/kg/h por 12 h
		3	Aumento ≥ 300%, Cr ≥ 4 mg/dL ou diálise ou TFG estimada < 35 mL/min/1,73 m² para < 18 anos	< 0,3 mL/kg/h por 24 h ou anúria por 12 h
KDIGO neonatal	2015	0	Sem aumento ou aumento < 0,3 mg/dL	≥ 0,5 mg/kg/h
		1	Aumento ≥ 0,3 mg/dL em 48 h ou aumento ≥ 1,5-1,9× valor de referência em 7 dias	< 0,5 mg/kg/h por 6-12 h
		2	Aumento ≥ 2-2,9× valor de referência	< 0,5 mg/kg/h por ≥ 12 h
		3	Aumento ≥ 3× valor de referência ou Cr ≥ 2,5 mg/dL ou diálise	< 0,3 mg/dL por 24 h ou anúria por ≥ 12 h

CCE: clearance de creatinina estimado; TFG: taxa de filtração glomerular.
Fonte: Riella;[1] Cleto-Yamane;[6] Toporovski.[9]

O que é a creatinina e o *clearance* de creatinina?

Creatinina é um subproduto do metabolismo muscular normal excretado na urina, sendo um importante indicador da taxa de filtração glomerular (TFG). A quantidade de creatinina excretada está diretamente relacionada à massa muscular, e normalmente permanece em uma constante, exceto em casos de consumo excessivo muscular.

O *clearance* da creatinina é definido pela quantidade de sangue que remove a creatinina em 1 minuto, por isso é considerado um importante indicador de função renal (Tabela 13.2). Para análise, a coleta de urina deve ser de 24 h, cuidando e anotando sempre o horário de início e término da coleta.[2]

Tabela 13.2. Níveis normais de creatinina plasmática conforme a idade

Idade	Valor creatinina plasmática – média (mg/dL)	Desvio-padrão – média (± 2 DP)
2 a 26 semanas	0,39	0,23-0,55
26 semanas a 1 ano	0,32	0,18-0,46
2 anos	0,32	0,20-0,44
12 anos	0,50	0,41-0,78
Adulto masculino	0,97	0,72-1,22
Adulto feminino	0,77	0,53-1,01

Fonte: Adaptada de Toporoviski.[9]

Qual a classificação[5] da IRA conforme o volume de diurese?

- Anúrica total: 0-20 mL/dia.
- Anúrica: 20 a 100 mL/dia.
- Oligúrica: 101 a 400 mL/dia.
- Não oligúrica: 401 a 1.200 mL/dia.
- Poliúrica: 1.201 a 4.000 mL/dia.
- Hiperpoliúrica: > 4.000 mL/dia.

Como é feito o diagnóstico da IRA?

O diagnóstico é confirmado com a realização de coleta de exames laboratoriais, bem como por exames de imagem e biópsia renal. Na avaliação laboratorial primária o objetivo é acessar o equilíbrio hidreletrolítico, ou seja, eletrólitos séricos e glicemia, a homeostase acidobásica, a presença e grau de uremia e a análise hematológica para diagnosticar anemia, hemólise e trombocitopenia.[9]

Na coleta de urina é realizada uma avaliação microscópica do sedimento urinário sobre o número e a morfologia dos leucócitos e eritrócitos, além da avaliação da presença de cilindros, bactérias e/ou cristais e a coleta adequada de urocultura.

A urocultura é um exame que confirma e quantifica a presença de bactérias na urina. É realizada por meio da semeadura de uma gota da urina em placas apropriadas para o isolamento de bactérias Gram-positivas e Gram-negativas. As bactérias são contadas conforme a UFC/mL (unidades formadoras de colônia/mL). De acordo com esta técnica, considera-se que, na amostra, cada célula bacteriana fixada no meio de cultura dará origem a uma colônia bacteriana; é necessário um período de incubação a 37 °C para permitir a multiplicação celular bacteriana. Em uma segunda etapa do exame, as bactérias que cresceram na etapa de isolamento são incubadas em meios adequados para a determinação da sua identificação e suscetibilidade a antimicrobianos, o chamado antibiograma.[10]

Nos exames por imagem, a ultrassonografia é fundamental para investigar o trato urinário (formação anatômica, presença de obstruções, massas ou doenças císticas). Exames com Doppler mostram o fluxo sanguíneo renal; cintilografia renal fornece informações sobre a perfusão, função ou nível de obstrução do trato urinário; e tomografia e ressonância renal são úteis para avaliação quanto a presença de massas ou metástases renais.[9]

O que são diuréticos?

São medicamentos que aumentam o fluxo urinário, promovendo a remoção de líquidos pela maior produção de urina.[1,2]

Existem três classes principais de diuréticos:

- De alça (p. ex., furosemida; é a mais utilizada e de ação mais rápida e potente; provoca, além do aumento do volume urinário, perda de sódio, cloro e potássio, e aumenta a excreção de cálcio).
- Tiazidas (p. ex., hidroclorotiazida; inibe principalmente a reabsorção de sódio; causa perda de sódio cloro e potássio, e diminui da excreção de cálcio).
- Poupadores de potássio (p. ex., espironolactona; inibe a ação da aldosterona, reduzindo a reabsorção de sódio enquanto aumenta a reabsorção de potássio).

Outras substâncias diuréticas bastante utilizadas:[1,2]

- Manitol: diurético osmótico que age aumentando a filtração glomerular e o fluxo tubular, permitindo uma excreção urinária de 5% a 10% do sódio contido no filtrado glomerular. Causa maior eliminação de água que sódio e, portanto, seu uso pode acarretar em perda hídrica hipernatrêmica.
- Albumina humana concentrada: proteína de alto peso molecular que não ultrapassa a membrana capilar, ou seja, não extravasa para o meio extravascular, mobilizando assim a água do espaço extravascular para o vascular. Seu efeito diurético se dá pelo aumento da volemia e da filtração glomerular, da redução da reabsorção tubular de sódio e consequentemente o aumento da excreção de sódio.
- Aminofilina: usada ocasionalmente como diurético. É responsável pelo aumento do rendimento cardíaco e do fluxo sanguíneo renal, e redução da reabsorção de sódio e água.

Qual a indicação do uso de diuréticos em UTIP?

O uso de diuréticos na IRA é muito comum, na tentativa de aumentar o débito urinário em paciente oligúricos, trazendo benefícios nas primeiras 24 h, à medida que a sua ação protege os néfrons contra novas lesões celulares. No entanto, passados 3-4 dias de LRA já estabelecida, o uso de diuréticos não diminui o tempo de IRA, assim como a necessidade de TSR. O tratamento medicamentoso não deve atrasar o início da TSR, quando esta for indicada. O aumento do DU em paciente com LRA já estabelecia só reduz a reabsorção tubular nos néfrons ainda preservados, e não restabelece a função daqueles já danificados.[1]

Quais os diuréticos mais utilizados em uma UTIP?

Os principais diuréticos utilizados em UTIP são: furosemida, hidroclorotiazida e espironolactona (Tabela 13.3).

A furosemida tem uma resposta terapêutica que depende de uma perfusão renal adequada. É necessária uma concentração mínima da medicação no local de ação no túbulo renal, podendo estar prejudicada pela redução da perfusão renal, achado comum em pacientes críticos. O uso desse medicamento tem se mostrado efetivo na indução da diurese. Doses baixas (0,2 mg/kg/dose) evitam episódios de hipovolemia aguda. Em pacientes com instabilidade hemodinâmica é indicado o uso de infusão contínua (0,1 a 0,3 mg/kg/hora), evitando oscilações de volemia e possível piora hemodinâmica. Garante também uma concentração contínua da medicação no sítio de ação, evitando mecanismos compensatórios de reabsorção de sódio entre doses intermitentes.

O uso prolongado de diuréticos pode causar resistência ao uso dessas medicações, sendo necessário algumas vezes o uso de outras substâncias associadas.

Tabela 13.3. Principais diuréticos utilizados em pediatria[9,11-14]

Medicamento	Observações
Furosemida	• Diurético de alça • Apresentação: comprimidos (40 mg) e ampolas (10 mg/mL) • O efeito diurético da furosemida ocorre dentro de 15 minutos após a administração da dose intravenosa e dentro de 1 hora após a administração da dose oral • Principal ação é a inibição por bloqueio reversível da ligação de um cloreto no transportador Na/K/2 Cl, ocasionando aumento da diurese e da excreta de alguns eletrólitos como sódio e potássio • Dose de infusão contínua: 0,05-0,4 mg/kg/hora • Dose via oral: 2-6 mg/kg/dia a cada 6-12 h • Dose via endovenosa intermitente: 1-2 mg/kg/dose a cada 6-12 h • Incompatibilidades: dopamina, dobutamina, midazolam, morfina, vancomicina, gentamicina, cálcio, magnésio, fluconazol, tiopental, clorpromazina, hidrocortisona • A infusão rápida pode levar a ototoxicidade, e sua utilização contínua promove a espoliação de sódio, potássio e magnésio, podendo causar disritmias cardíacas
Hidroclorotiazida	• Diurético tiazídico • Apresentação: comprimidos (25 e 50 mg) • O início de ação ocorre 2 horas após sua administração, sendo de 1 a 2 ½ horas, após administração oral, o tempo de alcande da concentração máxima plasmática. A ação da hidroclorotiazida persiste por aproximadamente 6 a 12 horas • Espolia mais potássio que os diuréticos de alça • Dose via oral: 1-2 mg/kg/dose de 12/12 h para neonatos, e para > 6 meses 2 mg/kg/dia de 12/12 h
Espironolactona	• Diurético poupador de cálcio • Apresentação: comprimidos de 25, 50 e 100 mg • Dose via oral: 1-3,3 mg/kg/dia ou 60 mg/m²/dia a cada 6-24 h • O efeito colateral principal é a hipercalemia, com o risco de arritmia cardíaca • Contraindicações: insuficiência renal grave, anúria e hiperpotassemia

Fonte: Criado pelas autoras.

A hidroclorotiazida também tem se mostrado efetiva na indução de diurese, bloqueando a reabsorção de sódio em outras porções do túbulo renal, evitando assim reabsorção compensatória de sódio. Associações com espironolactona e aminofilina também têm tido sucesso.

Em pacientes com hipoalbuminemia, muito frequente em paciente com sepse, a transferência de líquido do terceiro espaço para o intravascular pode estar prejudicada. Por isso a administração de albumina seguida de furosemida tem mostrado melhora na indução da diurese nesses pacientes.[8]

Terapias substitutivas renais (TSR) na UTIP.

A TSR é o tratamento mais efetivo para LRA grave em pacientes criticamente enfermos. Estudo histórico de Cleto-Yamane, Gomes, Suassuna, Nogueira (2019) descreve que os primeiros relatos do uso de hemodiálise (HD) em humanos foram na década de 1940, com o uso do então denominado "rim artificial" em adultos. Em criança, o primeiro relato do uso de HD foi em 1957 após o uso em cinco crianças de 2 a 14 anos de idade. No entanto mostrou-se uma terapia pouco segura para lactentes e crianças menores. Nesse contexto o uso da diálise peritoneal (DP) em pacientes menores de 1 ano e/ou com menos de 15 kg foi importante.

Mas desde os primeiros relatos dessas terapias até os dias atuais, muitas técnicas foram desenvolvidas e melhoradas, assim como a disponibilidades dos métodos dialíticos. O perfil epidemiológico também sofreu muitas mudanças. Inicialmente predominavam as doenças renais primárias, como glomerulonefrite aguda e síndrome hemolítico-urêmica. Com o surgimento e crescimento da terapia intensiva a LRA tornou-se multifatorial, tendo como causas principais sepse, choque, nefrotoxicidade por substâncias, cirurgias de grande porte e problemas oncológicos. O avanço tecnológico também contribuiu para o uso dessa terapia em crianças menores.[6]

Em pacientes pediátricos internados em enfermarias ou UTIP, é de extrema importância estar atento e evitar uma possível progressão do dano renal e tecidual, por meio da identificação dos achados descritos anteriormente. Quando iniciada precocemente, a TSR pode evitar as manifestações tardias da IRA, possibilidade de óbito, ou doença renal crônica para aqueles que sobrevivem.[8] As indicações clássicas de TSR são sobrecarga hídrica, uremia, distúrbios eletrolíticos e metabólicos. Estudos têm sugerido que a TSR precoce e contínua em pacientes sépticos está associada a maiores índices de recuperação renal e menor mortalidade. O início tardio da TSR está associado a desfechos desfavoráveis.[8]

O que é diálise peritoneal?

A diálise peritoneal (DP) é a terapia utilizada para a remoção de líquidos e produtos do organismo quando os rins estão incapazes de realizar sua função. É realizada a infusão de uma solução contendo eletrólitos na cavidade peritoneal através de um cateter. O peritônio assume o papel de membrana semipermeável; quando ao entrar em contato com a solução infundida, realiza os processos de difusão e convecção. O excesso de água e substâncias tóxicas ao organismo são removidos do sangue, que por sua vez são excretados quando o dialisato é drenado pelo mesmo cateter que a solução dialisante é infundida.

A DP é realizada em três fases:[2,8]

- Infusão: quando a solução prescrita é infundida na cavidade peritoneal.
- Permanência: tempo em que a solução fica dentro da cavidade e em contato com o peritônio, realizando o processo de difusão.
- Drenagem: quando o ultrafiltrado é drenado da cavidade para uma bolsa coletora.

Quais as indicações e contraindicações da DP?

A DP tem tido importante papel em crianças com LRA que não possuem possibilidade de acesso vascular para HD, aquelas com risco de sangramento, ou em serviços que não disponibilizam um programa de HD.

- Vantagens:[2,8]
  - Não necessita de anticoagulação.
  - Facilidade no manejo.
  - Menor risco de instabilidade hemodinâmica.
  - Preservação da função renal residual.
  - Redução de custos.
  - São mais fisiológicas e menos inflamatórias que as HD, que têm exposição de sangue a membranas sintéticas.
- Desvantagens:[2,8]
  - Necessita de mais tempo para remover resíduos metabólicos e para restaurar o equilíbrio hidreletrolítico.
  - Tempo prolongado e repetido pode levar a peritonite.
  - Risco de hiperglicemia pelo uso de soluções à base de glicose.

A DP está contraindicada para aqueles pacientes com peritonite, cirurgias abdominais recentes ou extensas, ou naqueles que apresentam aderências abdominais, transplante hepático, defeitos diafragmáticos, derivação ventricular peritoneal, síndrome de *prune belly*, e uso concomitante de ventilação de alta frequência.

O que é o cateter de Tenckoff[2,5,8,15] (Figura 13.3)?

É o acesso peritoneal que tem como principal função facilitar o fluxo bidirecional da solução de diálise. Ele possui vários orifícios na sua extensão e extremidade distal, facilitando a infusão e drenagem do líquido.

Um cateter funcional é essencial para o sucesso da DP e redução do risco de infecções associadas. Um cateter ideal oferece um fluxo adequado (tanto durante a infusão como na drenagem), possibilitando a transferência de grandes volumes da solução no mínimo tempo, e sem vazamentos.

Atualmente é feito de poliuretano ou silicone. O mais utilizado em pediatria então é o cateter de Tenckoff com dois *cuffs* ou manguitos. Os *cuffs* ou manguitos são responsáveis por manter a fixação do cateter do tecido subcutâneo, ajudando na cicatrização, estabilização e na redução de complicações como infecção, servindo como barreira para entrada de microrganismos.

Atualmente existem três tamanhos: neonatal (recém-nascido com peso abaixo de 3 kg), pediátrico (crianças com peso entre 3 e 10 kg) e adultos (peso acima de 10 kg).

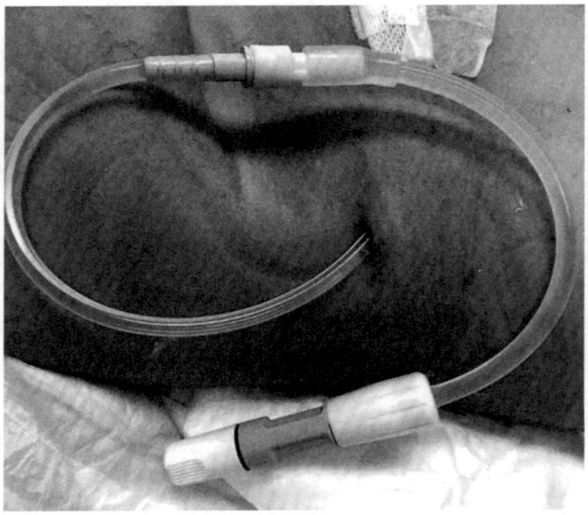

Figura 13.3. Paciente com cateter de Tenckoff.
Fonte: Acervo das autoras.

Quais os tipos de diálise peritoneal que existem?

- Sistemas de DP automatizados ou cicladoras: são máquinas (Figuras 13.4 e 13.5) que trabalham de forma automatizada e que possuem dispositivos de aquecimento da solução infundida. Funcionam com volumes maiores, normalmente acima de 150 mL; devido a isso muitas vezes encontram-se dificuldade em iniciar DP em cicladoras em paciente com cateter recente, assim como em crianças muito pequenas que necessitam de infusão de volumes menores do dialisante. Essa modalidade permite acoplar bolsas com grande volume de solução, evitando manipulação e trocas constantes. A cicladora é programada quanto ao volume de infusão (banhos com a solução), permanência e quantidade de ciclos. Quando o tempo de permanência se esgota, o paciente é automaticamente drenado e em seguida novo ciclo se inicia.[5]

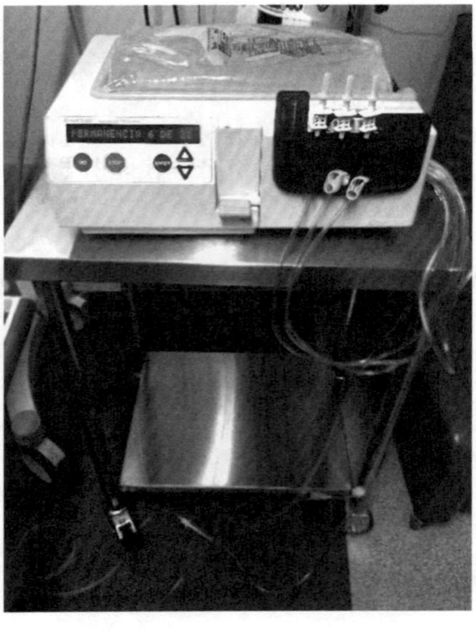

Figura 13.4. Máquina para diálise peritoneal.
Fonte: Acervo das autoras.

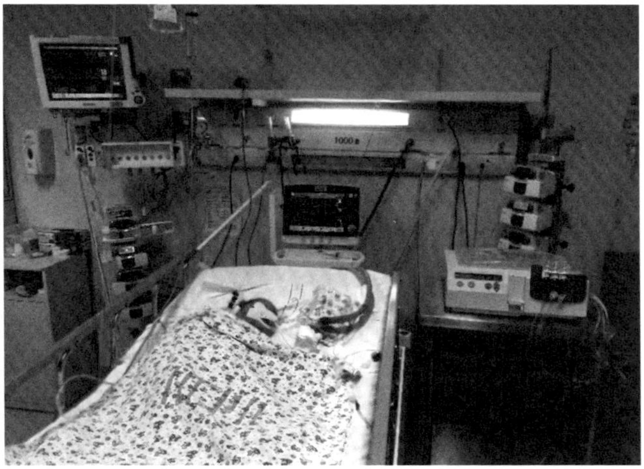

Figura 13.5. Paciente pediátrico em DPA em uma UTIP.
Fonte: Acervo das autoras.

Em pacientes pediátricos a máquina deve ser programada no modo de baixo volume, pois com essa programação o volume de infusão fica entre 60 e 1.000 mL.[16]

- Sistema de DP manual ou de buretas: sistema de infusão e drenagem interligado por equipos e dânulas (Figura 13.6) que se conectam ao paciente por um sistema de três vias (dânulas ou torneirinhas). A transferência da solução de uma bolsa para a cavidade peritoneal acontece por gravidade o mais rápido possível. Para isso, é importante que o cateter esteja bem posicionado e com bom fluxo. Ao término da infusão o equipo é clampeado/fechado, para que a solução permaneça dentro da cavidade conforme o tempo de permanência prescrito. Na sequência, as buretas ou bolsas de drenagem são abertas para que ocorra a drenagem do líquido dialisado

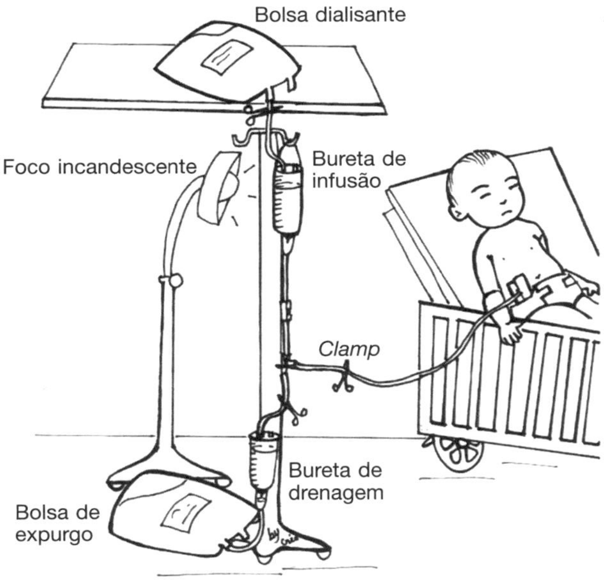

Figura 13.6. Desenho do sistema de buretas.
Fonte: Autoria de Cristina Bisch, cedida para o acervo das autoras.

também por gravidade. O ideal é que a drenagem não demore mais que 20 min. Esse ciclo é repetido conforme prescrito. O efluente é considerado um líquido então contaminado. Esse sistema pode ser controlado por meio de pesagem diferencial de bolsas em balanças, ou por buretas com medição precisa dos volumes.[5]

As soluções utilizadas devem ser estéreis e conter concentrações ideais de eletrólitos conforme a necessidade do paciente, e são pobres em ureia e creatinina e outras substâncias a serem removidas. As concentrações de glicose podem ser de 1,5%, 2,5% e 4,25%. As duas últimas normalmente são utilizadas para a remoção de maior quantidade de líquido e, consequentemente, melhor depuração do soluto. Normalmente se inicia com infusões de 10-20 mL/kg em pacientes agudos, podendo chegar até 30-40 mL/kg, principalmente em crônicos.[2,5,8]

Quais os cuidados de enfermagem na DP?[2,8,15]

- Estar atento à permeabilidade do cateter, observando o tempo de infusão e drenagem da solução, evitando uma possível obstrução do cateter pela presença de fibrinas, omento, coágulos ou até mesmo pelo mau posicionamento. Para isso, muitas vezes a prescrição médica de heparina na solução de diálise é necessária.
- Realizar o registro rigoroso do cumprimento da prescrição, volumes do ultrafiltrado, e principalmente na DP manual, dos volumes infundidos, tempo de permanência e volume drenado. Estar atento se o volume drenado a cada ciclo é maior que o infundido.
- Evitar que o paciente apresente constipação, o que dificulta o sucesso da terapia, assim como causa desconforto ao paciente.
- Observar se há extravasamento na inserção do cateter, o que pode ser causado pelo aumento da pressão intra-abdominal (PIA). Por isso se faz importante a verificação da PIA no início do tratamento dialítico. A PIA varia entre 0 a 12 mmHg. Valores acima podem causar extravasamento do líquido dialisado, com risco de infecção e insucesso da terapia.
- Trocar o curativo da inserção do cateter uma vez ao dia.
- Manter o cateter estável e bem posicionado, respeitando a direção da saída do cateter, evitando tracionamento.
- Atentar para sinais de peritonite: febre, dor abdominal, náusea, vômitos, distensão abdominal e efluente turvo.

Quais os materiais utilizados no sistema de DP automatizado ou cicladora?

- Prescrição médica e de enfermagem.
- Bolsa de solução de diálise.
- Equipo cassete.
- Equipo de drenagem.
- Álcool 70%.
- Compressas.
- Mesa de apoio.

Quais os principais cuidados de enfermagem no preparo e na manutenção da DP automatizada ou cicladora?[16]

- Conferir a programação da máquina cicladora.
- Preparo das soluções da diálise com técnica asséptica, conforme prescrição médica, atentando para o "6 certos" (paciente, medicamento, via, dose, hora e registro corretos).
- Desligar o ar condicionado e fechar a porta, evitando circulação de pessoas durante o preparo e instalação das soluções e sistema.
- Ligar a máquina e seguir instalação do cassete e bolsas conforme passo a passo da máquina, lembrando de colocar a ponta do equipo de drenagem em um ralo ou local de descarte da solução drenada.
- Quando a máquina indicar "conecte-se", ver linha do paciente, conectar a linha ao cateter do paciente, utilizando gazes embebidas em álcool 70%. No caso do Tenckoff, a tampa de iodo deve ser retirada, o sistema então conectado ao cateter e, após a conexão, faz-se a abertura do cateter (no Tenckoff a abertura é por um dispositivo em rosca chamado *twist*; em outros tipos de cateter de diálise peritoneal pode haver um *clamp*).

Quais os materiais utilizados no sistema de DP manual ou de buretas?

- Prescrição médica e de enfermagem.
- Bolsa de solução de dialisante.
- Sistema de dupla bureta estéril (existem sistemas prontos (Figura 13.7), mas quando este não está disponível na instituição, pode ser utilizada bureta de infusão de soluções conectada a uma dânula, que por sua vez deve ser conectada a um sistema coletor de urina por bureta – Figura 13.8).

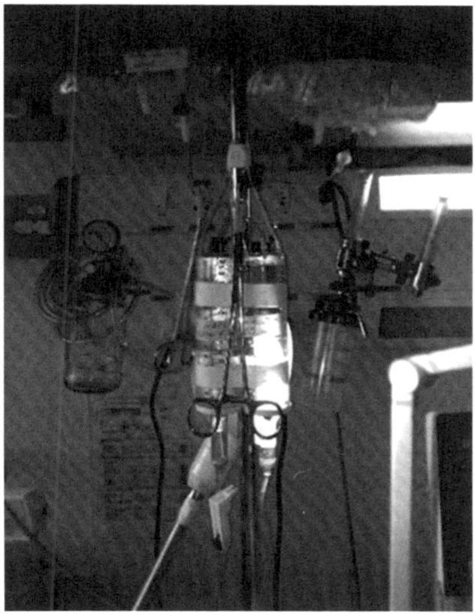

Figura 13.7. Sistema pronto com duas buretas.
Fonte: Acervo das autoras.

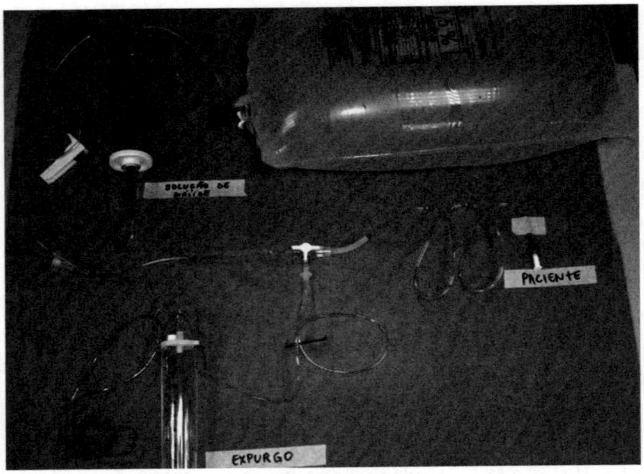

Figura 13.8. Sistema de buretas montado na UTIP.
Fonte: Acervo das autoras.

- Suporte de soro.
- Foco de luz incandescente.
- Gazes estéreis.
- Álcool 70%.
- Campo estéril.
- Luvas estéreis.

Quais os principais cuidados de enfermagem no preparo e na manutenção da DP manual ou de buretas?[17]

- Preparo das soluções da diálise com técnica asséptica, conforme prescrição médica, atentando para o “6 certos” (paciente, medicamento, via, dose, hora e registro corretos).
- Realizar com técnica asséptica o preparo e instalação dos sistemas de DP, assim como o manuseio do cateter.
- Desligar o ar condicionado e fechar a porta, evitando circulação de pessoas durante o preparo e instalação das soluções e sistema.
- Posicionar o suporte e o foco de luz próximos ao paciente, de modo que fique de fácil acesso. O foco servirá para aquecimento das soluções a serem infundidas no peritônio.
- Posicionar a bureta de infusão da solução em nível mais alto que o paciente, e a de drenagem abaixo do paciente, pois a DP por buretas ocorre por gravidade.
- Após conexão das bolsas ao sistema de buretas, com desinfecção dos dispositivos com gaze embebida em álcool 70%, deve ser preenchido todo o sistema da bureta de infusão de dialisante.
- A conexão do sistema ao cateter do paciente deve se em campo estéril, com luvas estéreis, utilizando gazes embebidas em álcool 70%. No caso do Tenckoff, a tampa de iodo deve ser retirada, o sistema então conectado ao cateter e, após a conexão, faz-se

a abertura do cateter (no Tenckoff a abertura é por um dispositivo em rosca chamado *twist*; em outros tipos de cateteres de diálise peritoneal pode haver um *clamp*).

- A diálise deve ser iniciada com a abertura do sistema de drenagem da cavidade peritoneal, e após com a infusão do primeiro banho.

Essa é uma terapia restrita à UTIP?

A DP automatizada ou em cicladora pode ser realizada em UTIs, unidade de internação, hospital-dia, unidade ambulatorial e no domicílio. A execução da DP manual ou por sistema de buretas deve ocorrer somente em ambiente de terapia intensiva, principalmente neonatal e pediátrica.[17]

O que é hemodiálise (HD)?[1,2,18]

É o método de TSR com circuito extracorpóreo, com fluxo através de acesso vascular, utilizado para retirar substâncias indesejadas presentes no sangue do paciente com IRA, através de um filtro capilar. Ela pode ser intermitente ou contínua. A HD intermitente está mais indicada para pacientes com estabilidade hemodinâmica. Ela proporciona uma depuração de solutos e ultrafiltração mais eficientes que a DP e procedimentos contínuos.

A terapia de HD contínua está indicada para aqueles pacientes instáveis hemodinamicamente, proporcionando uma retirada gradual do excesso de líquido e alteração gradual na composição dos solutos do plasma, semelhante à DP, sendo ainda mais precisa que esta última.

Por se tratar de material artificial, o circuito extracorpóreo tem características trombogênicas, podendo induzir a formação de coágulos em pouco tempo. Por isso a terapia de anticoagulação se faz necessária, exceto em casos com contraindicação. Mais comumente é usada a heparina, mas também se faz uso de citrato de cálcio.

As TSR contínuas possuem algumas modalidades:

- Ultrafiltração contínua lenta (SCUF): realiza a remoção de líquidos do paciente em estado de sobrecarga hídrica. O excesso de água sai do sangue do paciente através da membrana semipermeável do filtro, comandado pela bomba do efluente.
- Hemofiltração venovenosa contínua (CVVH): realiza a depuração de solutos por convecção, podendo também fazer remoção de líquidos quando necessário. A água do plasma com solutos é removida do sangue do paciente através da membrana semipermeável, ao mesmo tempo que uma infusão de solução de reposição vai para o interior do circuito de sangue. Essa solução de reposição devolve ao paciente aqueles eletrólitos e água que foram extraídos junto a todos os solutos indesejados, purificando o sangue e realizando um controle de volumes.
- Hemodiálise venovenosa contínua (CVVHD): realiza depuração de solutos por difusão, podendo remover líquidos. A solução de diálise passa na contracorrente do fluxo sanguíneo, provocando a difusão/transferência de solutos da solução de maior concentração (sangue) para a de menor (dialisante). A solução de reposição não é utilizada.
- Hemodiafiltração venovenosa contínua (CVVHDF): faz a remoção de solutos por ambos os processos, convecção e difusão, podendo também remover líquidos. É a modalidade mais utilizada na UTI, na qual a solução de diálise é bombeada ao mesmo tempo que a de reposição é infundida para controle hídrico.

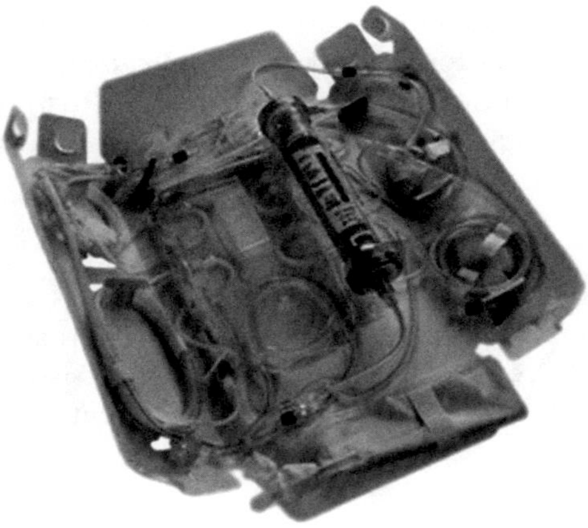

Figura 13.9. *Kit* para hemodiálise.
Fonte: Manual.[8]

Estas duas últimas modalidades de TSR contínua têm se mostrado muito eficientes na remoção de citocinas pró-inflamatórias, ajudando em casos de IRA secundária a sepse.

O sistema mais utilizado na realização da HD (Figura 13.9) possui três tipos de *sets/kits* para o circuito extracorpóreo. São eles:

- HF20: neonatos e crianças até 8 kg; *priming* (volume para preenchimento do circuito) de 60 mL.
- M60: crianças com peso entre 9 e 30 kg; *priming* de 93 mL.
- M100: acima de 30 kg; *priming* de 152 mL.

Apesar de ser uma terapia indicada para paciente com instabilidade hemodinâmica por necessitar de um *priming* menor que a HD intermitente, e um baixo fluxo sanguíneo, muitos pacientes apresentam no início da terapia instabilidade hemodinâmica, necessitando de infusão de substâncias vasoativas. Por isso a importância da monitorização contínua dos sinais vitais do paciente durante a instalação da terapia. Uma linha arterial para verificação da pressão arterial contínua favorece muito a manutenção da estabilidade do paciente.

Quais os acessos vasculares mais utilizados em UTIP?[2,8,19]

Os cateteres mais indicados neste ambiente e para HD são os de dupla via, inseridos em veias de grosso calibre, como jugular interna, subclávia e femoral. Podem ser tunelizados e não tunelizados, sendo estes últimos mais utilizados em UTIP. Exemplo são os cateteres de Schilley (Figura 13.10).

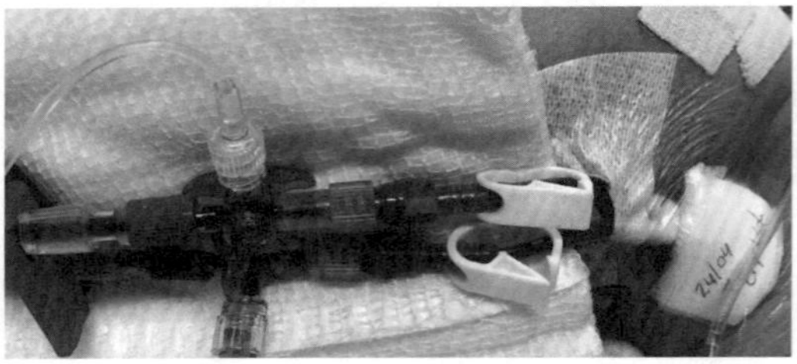

Figura 13.10. Cateter de Schilley.
Fonte: Acervo das autoras.

Quando não estão sendo utilizados, os cateteres devem ter ambas as vias preenchidas com solução de heparina concentrada (diluída na proporção 1:1), clampeados e fechados (tamponados). Devem ser preferencialmente utilizados para a terapia dialítica.

A troca do curativo deve ser realizada semanalmente quando a cobertura está com película, ou então a cada 48 h quando a cobertura possui gaze.

Quais os materiais utilizados para realização de HD contínua?

- Máquina de HD contínua (Figura 13.11).
- Prescrição médica das soluções e terapia.
- *Kit* de hemodiálise contínua conforme peso do paciente.
- Equipo simples para soro.
- Duas dânulas de alto fluxo.
- Duas bolsas de solução fisiológica 0,9% de 1.000 mL.
- Uma bolsa de solução fisiológica 0,9% de 500 mL.
- Frasco de heparina 5.000 UI/mL.
- Solução anticoagulante conforme prescrição (solução de heparina ou solução de nitrato de sódio).
- Solução de diálise preparada previamente com eletrólitos conforme prescrição.
- Solução com gluconato de cálcio.
- Folha ou sistema de registro para hemodiálise conforme padronizado na instituição.

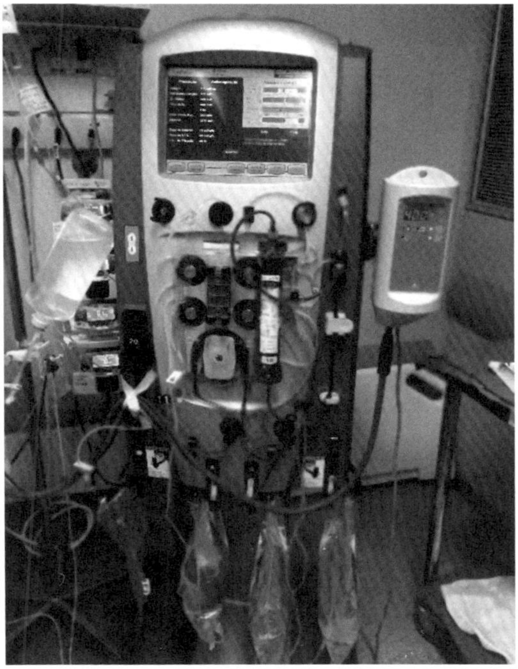

Figura 13.11. Máquina para HD.
Fonte: Acervo das autoras.

Quais os cuidados de enfermagem na instalação e manutenção da terapia de HD?[1,2,18]

- Conferir prescrição médica das soluções, checar acessos vasculares e fluxos da terapia prescritos.
- Checar condições dos equipamentos.
- Preparo das soluções com técnica asséptica, em local seguro e que o enfermeiro preferencialmente não seja interrompida.
- Preparo da solução de heparina quando a terapia indicar.
- Abertura do cateter de HD, aspirando a heparina do lúmen do cateter, e na sequência a conexão das vias da HD, assim que a máquina indicar. Conectar dânulas de alto fluxo nas vias do cateter.
- Instalação da máquina com realização do *priming* com ou sem heparina, conforme prescrição médica.
- Iniciar concomitantemente infusão de solução com gluconato de cálcio em via de cateter venoso, preferencialmente outro cateter. Se necessário instalar essa solução na via de retorno do cateter de hemodiálise.
- Manter a via de retorno para o paciente aquecida.
- Troca das bolsas: a máquina permite a troca das bolsas de soluções nos horários sinalizados por alarme, ou conforme a necessidade de troca do paciente, em que o enfermeiro seleciona a opção troca de bolsas.
- Fechamento de balanço: ao final de cada turno o enfermeiro verifica a UF das 6 h ou das 24 h, conforme protocolo de cada instituição ou necessidade do paciente, lembrando de modificar início e término do período desejado a ser fechado o balanço.
- Controle e registro em planilha/sistema das pressões sinalizadas do display da máquina, assim como da prescrição.
- Heparinização e fechamento das vias do cateter ao término da terapia.

Transplante renal (Tx renal).

Por que uma criança precisa realizar um transplante renal?

O transplante renal é o tratamento de escolha para a doença renal em estágio final.

As principais causas de doença renal final na população pediátrica são as glomerulonefrites crônicas, malformações urológicas (válvulas uretrais posteriores), displasias renais e a doença renal crônica de etiologia desconhecida; porém as mais frequentes são a septicemia, a lesão renal aguda, diarreia, malária e síndrome hemolítico-urêmica. Outros fatores como hipertensão arterial, obesidade e baixo peso ao nascer também são tidos como causa para o desenvolvimento da doença renal crônica.[20]

O paciente com dano renal permanente necessita de uma das terapias de substituição renal; é sabido que a realização de diálise peritoneal ou de hemodiálise impactam na vida da criança e na da sua família. Quando comparado à diálise, o transplante renal não somente oferece melhora na qualidade de vida, mas também melhor reabilitação social, menores custos quando se pensa em tratamento em longo prazo, maior expectativa de vida e melhor desenvolvimento neuropsicomotor; além de reduzir os riscos de infecção e internações prolongadas oriundas das terapias substitutivas. No que diz respeito à sobrevida, a vantagem do transplante sobre a diálise independe do tipo do procedimento de diálise.[20,21]

Qual a idade e/ou peso para realizar o transplante renal em uma criança?

Nos centros de transplantes pediátricos não há um consenso em relação ao peso e/ou idade mínimos para o transplante. Alguns centros realizam o procedimento em pacientes com idade entre 12 e 24 meses e/ou peso de 10 kg como limites inferiores. Em outros, limitam a idade a 6 meses ou o peso em 5-6 kg.[9,23]

O que é transplante renal preemptivo?

É aquele realizado antes da necessidade de se realizar diálise peritoneal ou hemodiálise, com o *clearance* de creatinina entre 5 e 10 mg/dL. Entre as vantagens deste tipo de transplante temos: melhor qualidade de vida, eliminação do tratamento dialítico e todas as suas complicações.[9]

Quais os fatores que influenciam a sobrevida do rim transplantado?[9]

- Idade do doador: se a faixa etária do doador for baixa, a sobrevida do enxerto é menor e a porcentagem de perda precoce do enxerto é maior.
- Idade do receptor: receptores de faixa etária baixa têm pior sobrevida do enxerto quando comparados a crianças maiores; em torno de 10 anos.
- Tempo de isquemia fria: quanto maior o tempo de isquemia fria, maior o risco de injúria do parênquima renal.
- Compatibilidade HLA: quanto maior o índice de incompatibilidade HLA, maior o risco de produção de anticorpos anti-HLA e consequente menor sobrevida do enxerto em longo prazo.

Como é feita a avaliação inicial para possível doador para Tx intervivos?[1,9,23]

A avaliação de um possível doador vivo para um transplante renal inicia-se com a realização dos seguintes exames, juntamente com a avaliação biopsicossocial:

- Tipagem sanguínea ABO.
- Tipagem HLA, classe I (A e B) e classe II (DR).
- Prova cruzada (realizada com linfócitos totais, linfócitos T + antiglobulina humana e com linfócitos B).
- Avaliação clínica (história e exame físico, avaliação da pressão arterial e avaliação psicológica (opcional).
- Avaliação renal inicial: urina I, urocultura, antibiograma, *clearance* de creatinina, proteinúria de 24 horas.
- Avaliação laboratorial e sorológica: hemograma completo, glicemia de jejum, ureia, creatinina, sódio, potássio, fósforo, ácido úrico, enzimas hepáticas, coagulograma, proteínas totais e frações, colesterol e triglicérides; sorologia para: doença de Chagas, toxoplasmose, sífilis, citomegalovírus, Epstein-Barr vírus (EBV), hepatite B, hepatite C e HIV.
- Avaliação cardiológica: eletrocardiograma, ecocardiograma e avaliação do cardiologista (opcional); cintilografia miocárdica (em doadores com idade > 50 anos ou com

história de tabagismo); MAPA (nos casos de hipertensão arterial de possível etiologia do "avental branco").
- Avaliação pulmonar: raios X de tórax e testes de função pulmonar (opcional).
- Exames de imagem: ultrassom de abdome, urografia excretora, arteriografia renal.

São critérios de exclusão de um doador vivo para transplante renal: *clearance* de creatinina rebaixado, proteinúria > 300 mg/dia, calculose renal, múltiplos cistos renais, três ou mais artérias renais, incompatibilidade ABO, prova cruzada positiva, hipertensão arterial sem controle, diabetes *mellitus*, doença cardiovascular, insuficiência pulmonar, sorologia positiva para HIV, HbsAg, vírus da hepatite C, outras infecções graves, câncer, vício em substâncias ilícitas. Os parentes de pacientes portadores de doença renal policística só serão considerados candidatos a doador se apresentarem ultrassom renal e tomografia renal normal e que a idade do doador seja > 30 anos. Em doadores parentes de pacientes diabéticos, sugere-se a realização de um teste de tolerância à glicose e hemoglobina glicosilada.[23]

Qual a avaliação inicial do receptor para realizar o Tx renal?[1]

- Avaliação biopsicossocial.
- Tipagem sanguínea.
- Tipagem HLA.
- Hemograma com plaquetas.
- Fatores de coagulação: TP e KTTP.
- Glicemia em jejum.
- Colesterol total e frações, triglicerídeos.
- TGO, TGP, GGT.
- Bilirrubinas, fosfatase alcalina.
- Cálcio iônico, fósforo.
- Albumina.
- Exame qualitativo de urina.
- Urocultura.
- Proteinúria de 24 h.
- Depuração da creatinina endógena.
- Testes sorológicos: anti-HIV, HTLV 1 e 2, HBsAg, anti-HBc (IgG e IgM), anti-HBS, citomegalovírus, HBV, VDRL, doença de Chagas, toxoplasmose.
- Exames de imagem: eletrocardiograma, raios X de tórax, ecografia abdominal.

Quais as infecções que precisam ser investigadas em um potencial doador?[1]

- HIV.
- Hepatite C.
- Hepatite B (HBsAg e anti-HBc).
- Citomegalovírus.
- Epstein-Barr.
- Sífilis.
- Doença de Chagas.
- Infecções virais, sepse, tuberculose e infecções de origem desconhecidas.

Quais os cuidados pré-operatórios para o Tx renal?

O enfermeiro intensivista tem um papel fundamental no pré-operatório, preparando o paciente e a família para o transplante, esclarecendo as dúvidas permitindo que a família traga seus medos e dificuldades. É necessária a realização do histórico de enfermagem para o planejamento dos cuidados pós-operatórios. A seguir descrevemos alguns cuidados de enfermagem antes do ato cirúrgico:[24]

- Preparo pré-operatório: jejum, coleta de exames de sangue, reservas no banco de sangue.
- Monitorar sinais vitais e controle de diurese.
- Checar acesso dialítico, como cateter de Tenckoff e cateter de Schilley, fazendo curativos e testando permeabilidade.
- Avaliar e medicar para dor quando necessário.
- Confirmar a realização do procedimento com equipe cirúrgica e bloco cirúrgico.
- Administrar medicamentos prescritos para serem feitos antes de realizar o procedimento.
- Registrar adequadamente as intervenções realizadas e medicamentos administrados na UTIP.
- Providenciar, quando solicitado, medicamentos para serem levados ao bloco cirúrgico para serem administrados durante a cirurgia.
- Contatar o enfermeiro do bloco cirúrgico e passar informações do paciente, combinando a transferência deste para o BC.
- Acompanhar o paciente até o BC e repassar as informações com a equipe cirúrgica.

Quais as intervenções de enfermagem no pós-operatório do Tx renal?

O pós-operatório do Tx renal exige cuidados específicos, priorizando monitorização do equilíbrio hidreletrolítico, a prevenção de infecções, sedoanalgesia, manutenção da função pulmonar e restauração da função renal. Nas primeiras 24 h busca-se a estabilidade hemodinâmica e a reposição parenteral de líquidos.

Cuidados de enfermagem à criança em PO de Tx renal:[9,24,25]

- Coletar informações com a equipe cirúrgica sobre o procedimento, focando nas intercorrências, medicamentos, tempo cirúrgico, anestesia e alterações hemodinâmicas no paciente com as intervenções durante o ato cirúrgico.
- Preparar e testar os equipamentos, materiais, *box* e cama necessários para receber o paciente no leito da UTIP.
- Realizar exame físico na chegada à UTIP, organizando drenos, sondas e linhas endovenosas; avaliando ferida operatória.
- Instalar monitorização cardíaca, saturômetro, linhas arterial e da PVC.
- Monitorar sinais vitais de hora em hora, comunicando alterações hemodinâmicas.
- Realizar controle de diurese de hora em hora (diurese esperada: 5 mL/kg/h).
- Manter sonda vesical de demora pérvia para controle rigoroso do volume de diurese, aspecto da urina, atentando também para presença de hemorragia e coágulos. Esse controle irá subsidiar o tratamento de hidratação e medicação.

- Coletar os exames de sangue na chegada do paciente à UTIP: gasometria arterial, eletrólitos, ureia, creatinina, hemograma, plaquetas, fatores de coagulação.
- Atentar para a reposição da diurese horária com SF 0,45% (1.000 mL de água destilada e 20 mL de NaCl 20%).

Observações: nas primeiras horas do pós-operatório repor 100% da perda de diurese; lavar a sonda vesical para evitar obstrução por coágulos ou muco; caso o paciente retorne da cirurgia anúrico, a reposição deve ser apenas das perdas insensíveis, podendo realizar expansão com volume e/ou iniciar furosemida na dose 0,5 a 1 mg/kg.

Por que realizar a reposição de líquidos e eletrólitos no pós-operatório?[9,26]

Após a realização do transplante o rim implantado é sensível a hipoperfusão, devido a isquemia fria e instabilidade de autorregulação renovascular. Nesse momento a regulação dos líquidos e a excreção de eletrólitos são deficientes e a reposição adequada dos líquidos e eletrólitos permite uma rápida recuperação da função renal.

O volume total da reposição horária administrado deve cobrir as perdas insensíveis, o débito urinário, perdas gastrointestinais e perdas por dispositivos invasivos.

Quais os principais medicamentos utilizados após o transplante renal?[9,26-28]

Prednisona/metilprednisona

Possuem efeito antiproliferativo, anti-inflamatório e imunossupressor. Tem por objetivo inibir a proliferação e a ativação das células T. As doses de corticoide variam conforme o objetivo de seu uso. Doses baixas são utilizadas como tratamento de manutenção e doses altas na terapia inicial para combater a rejeição aguda. Não existe um consenso de tempo de utilização do corticoide no pós-operatório; alguns autores preconizam o seu uso de 6 a 12 meses após o transplante.

- Dose inicial de prednisona VO: seu início deve ser no 3º PO; pacientes até 20 kg: 1 mg/kg; pacientes com 20 a 40 kg: 20 mg; pacientes com mais de 40 kg: 0,5 mg/kg.
- Dose inicial da metilprednisolona: é administrada por via endovenosa; a primeira dose deve ser feita na sala cirúrgica na dose de 300 mg/m^2; dose no 1º PO: 150 mg/m^2; dose no 2º PO: 75 mg/m^2.

Ciclosporina

É um metabólito do fungo *Tolypocadium inflatum* que em nível celular inibe a produção e a liberação de linfocinas (como a interleucina 2), interferindo na reposta imune do organismo.

Dose inicial: 8 a 10 mg/kg/dia.

Observações: as doses devem ser ajustadas pelos resultados das coletas de nível sérico (nível desejado no Tx renal com a coleta feita imediatamente antes da dose: 100-200 ng/mL); utilizar a via oral sempre que possível; infusão contínua endovenosa.

Tacrolimus

Também chamado de FK506; é um macrolídeo derivado do *Streptomyces tsukubaensis* que se liga à proteína FKBP-12, bloqueando a atividade da calcineurina, interferindo na transcrição da interleucina 2 e outras citocinas. Assim como a ciclosporina, o tacrolimus também interfere na resposta imunológica do organismo. Existem alguns estudos que comparam as duas substâncias e mostram o tacrolimus como superior à ciclosporina; por exemplo, com o uso do tacrolimus existe menor incidência de hipertensão e dislipidemia. Menos incidência de rejeição aguda, melhora da função renal e sobrevida do enxerto também são exemplos para a escolha do uso do tacrolimus.

O tacrolimus é aproximadamente 100 vezes mais potente que a ciclosporina. Sua biodisponibilidade oral é variável (5%-67%) sendo que a melhor absorção ocorre em condições de jejum. Alimentos ricos em gordura ou carboidratos diminuem significativamente a absorção do fármaco. Cerca de 99% liga-se a proteínas, principalmente albumina e ácido glicoproteína alfa-1, tendo uma meia-vida entre 31,9 e 48,1 horas. Menos de 1% é excretado inalterado na urina.

Dose: 0,3 mg/kg/dia.

Observações: fazer jejum uma hora antes e uma hora após a administração do tacrolimus; realizar ajuste das doses pelos resultados das coletas de nível sérico realizadas meia hora antes da próxima dose (nível sérico basal: 5 a 20 μg/mL).

Na forma endovenosa, a dosagem requerida pode ser diluída em SG 5% ou SF 0,9% para uma concentração de 0,004-0,02 mg/mL. Utilizar preferencialmente bolsas e equipos livres de PVC – policloreto de vinila. Deve ser administrada em infusão contínua em um período de até 24 horas do preparo; após este prazo a solução deverá ser descartada.

Micofenolato mofetil

É um derivado do ácido micofenólico, que é um inibidor potente da inosina monofosfato desidrogenase, com efeito acentuado nos linfócitos e consequentemente na resposta imunológica.

Dose VO: 600 mg/m^2 de 12/12 h.

Observações: normalmente é utilizado associado ao tacrolimus ou a ciclosporina; iniciado 72 h após o transplante.

Azatioprina

É um potente inibidor da resposta imune primária e na prevenção da rejeição aguda. É um agente antiproliferativo que impede a imunidade mediada por células B, inibe a síntese de anticorpos e reduz monócitos e granulócitos circulantes.

Dose VO: 1,5 a 2 mg/kg/dia.

Referências bibliográficas

1. Riella MC. Princípios de nefrologia e distúrbios hidroeletrolíticos. 5 ed. Rio de Janeiro: Guanabara Koogan; 2010.
2. Morton PG, et al. Cuidados críticos de enfermagem: uma abordagem holística. 8 ed. Rio de Janeiro: Guanabara Koogan; 2007.
3. Silverthorn DU. Fisiologia humana: uma abordagem integrada. 7 ed. Porto Alegre: Artmed; 2017.
4. Lopes de Souza M, et al. Incidência de insuficiência renal aguda e crônica como complicações de pacientes internados em uma unidade de terapia intensiva. ConScientia e Saúde. 2010; 9(3):456-61.
5. Cullis B, et al. Peritoneal dialysis for acute kidney injury. Peritoneal Dialysis International. 2014 jul-ago; 34(5):494-517.
6. Cleto-Yamane TL, et al. Epidemiologia da lesão renal aguda em pediatria. J Bras Nefrol. 2019; 41(2): 275-83.
7. Freire KMS, Bresolin NL, Farah ACF, Carvalho FLC, Góes JEC. Lesão renal aguda em crianças: incidência e fatores prognósticos em paciente gravemente enfermos. Rev Bras Ter Intensiva. 2010; 22(2):166-74.
8. Lopes MT, Toma E, Maia MM. Cuidados Intensivos Pediátricos. Rio de Janeiro: Atheneu; 2019.

9. Toporovski J, et al. Nefrologia pediátrica. 2 ed. Rio de Janeiro: Guanabara & Koogan; 2006.
10. Wikipédia. Uranálise. Disponível em: https://pt.wikipedia.org/wiki/Uran%C3%A1lise. Acessado em 5 out 2019.
11. Sinott LCL, Piva JP. Sobrecarga hídrica em crianças submetidas à ventilação mecânica. Rev Bras Ter Intensiva; 2017.
12. Oliveira RG. Blackbook – Enfermagem. Belo Horizonte: Blackbook Editora; 2016.
13. Junior AM, Reverberi CA. Urgência e emergência na hipertensão arterial. Campinas: Rev Cienc Med PUCCAMP. 1992 mai/ago; 1(2);54-7.
14. Carvalho PRA, et al. Medicamentos de A Z 2012/2013. Porto Alegre: Artmed; 2012.
15. Rivacoba MC, et al. Infecciones asociadas a diálisis peritoneal en el paciente pediátrico: diagnóstico y tratamento. Disponível em: https://scielo.conicyt.cl/pdf/rci/v35n2/0716-1018-rci-35-02-0123.pdf.
16. Manual do Paciente – Sistema DPA Homechoice/BAXTER; 2011.
17. Protocolo de cuidados na instalação de diálise peritoneal em buretas em paciente pediátrico e neonatal. Hospital de Clínicas de Porto Alegre; 2018.
18. Manual do utilizador para o sistema PRISMA/GAMBRO; 2006.
19. Guimarães GL, et al. Intervenções de enfermagem em paciente em hemodiálise por cateter venoso central. Recife: Rev Enferm UFPE. 2017 mar; 11(3):1127-35.
20. Araújo NSS, et al. Quality of life in children with kidney transplant: Systematic review. Rev Bras Enferm. 2018; 71(Suppl 6):2818-23. [Thematic Issue: Good practices in the care process as the centrality of the Nursing]. DOI: http://dx.doi.org/10.1590/0034-7167 2018-0464.
21. Antunes LA, et al. Transplante renal em crianças e adolescentes: Análise comparativa das complicações em um serviço de referência em um período de 10 anos. Minas Gerais: Rev Med. 2019; 29:e-2015.
22. Vitola SP. Transplante renal em crianças com peso inferior a 15 kg: acesso cirúrgico extra peritoneal- experiência em 62 transplantes. (tese de doutorado). UFRGS: Porto Alegre; 2011.
23. Noronha IL. Diretrizes em Transplante renal. Soc Bras Nefrol. Associação Brasileira de Transplante de Órgãos (ABTO). Disponível em: http://bjn.org.br/img/tx.htm.
24. Bartira AR, et al. Assistência de enfermagem ao paciente submetido ao transplante renal. Disponível em: http://www.abto.org.br/abtov03/Upload/file/Biblioteca_Teses/Textos/Assist%C3%83%C2%AAncia_de_Enfermagem_ao_pcte_Transpl_Renal.pdf.
25. Silva ES, et al. Revisão integrativa sobre o papel do enfermeiro no pós-transplante renal. Cogitare Enfermagem. 2014; 19(3):597-603.
26. Livro de Protocolos da UTI Pediátrica do Hospital da Criança Santo Antônio, Irmandade Santa Casa de Misericórdia de Porto Alegre. Hospital da Criança Santo Antônio. Porto Alegre: ISCMPA; 2018.
27. Nogueira PCK, Machado PGP. Revisão/Atualização em nefrologia pediátrica: imunossupressão após transplante renal em crianças. J Bras Nefrol. 1998; 20(2):186-90.
28. Piva JP, Garcia PCR. Medicina Intensiva em Pediatria. 2 ed. Rio de Janeiro: Revinter; 2015.

14 CAPÍTULO

Atenção ao Sistema Urinário

Elenir Maria Bergonci

Como é composto o sistema urinário: quais as funções de cada órgão?

O sistema urinário é formado por: dois rins, dois ureteres, a bexiga e a uretra.

Os rins se situam na parede abdominal posterior, fora da cavidade peritoneal. São revestidos por uma cápsula fibrosa resistente, que protege as estruturas internas, que são mais delicadas. Possuem uma borda lateral convexa e uma borda medial côncava, na qual se situa o hilo renal, por onde passam a artéria e veia renais, vasos linfáticos, estruturas nervosas e o ureter.[1]

Os rins desempenham muitas funções homeostáticas importantes como: excreção de produtos indesejáveis do metabolismo e de substâncias químicas estranhas; regulação do equilíbrio hidreletrolítico; regulação da osmolaridade dos líquidos corporais e da concentração de eletrólitos; regulação da pressão arterial, do equilíbrio ácido-base e da produção de hormônios; secreção, metabolismo e excreção de hormônios; glicogênese.[1]

Os ureteres são estruturas tubulares que saem do hilo renal e penetram na parede posterior da bexiga, através do músculo detrusor, na região chamada de trígono vesical. As paredes do ureter são formadas por elementos contráteis que lançam e conduzem a urina até a bexiga.[1]

A bexiga urinária é uma câmara de músculo liso, localizado na cavidade pélvica. O músculo liso vesical é chamado de músculo detrusor. A bexiga é composta por duas partes: o corpo onde a urina é armazenada e o colo que se conecta com a uretra. Na parede posterior existe pequena área triangular, chamada trígono vesical, por onde os dois ureteres entram na bexiga e na porção inferior o colo vesical se abre na uretra posterior. Ela se enche progressivamente até que a tensão na sua parede atinja nível limiar e ocorre a contração do músculo detrusor. Esta tensão desencadeia o reflexo da micção, provocando um desejo consciente de urinar.[1]

A uretra é uma estrutura tubular que inicia no trígono vesical e é exteriorizada. A uretra posterior é composta por músculo detrusor, entrelaçado com grande quantidade de tecido elástico. O músculo nessa área é chamado de esfíncter interno. Seu tônus mantém o colo vesical e a uretra posterior vazios, evitando o esvaziamento da bexiga até que a pressão se eleve acima do limiar crítico. O esfíncter externo da uretra está sob controle voluntário do sistema nervoso e pode ser usado para evitar conscientemente a micção.[1]

O que é urina?

A urina é um produto residual líquido filtrado do sangue pelos rins, que é armazenado na bexiga e expelido pelo corpo através da uretra durante a micção. É composta por 95% de água e 5% são produtos residuais orgânicos, como a ureia, a creatinina e o ácido úrico; e inorgânicos como cloreto, sódio e potássio. Vitaminas, hormônios e medicamentos são outras substâncias encontradas na urina, assim como células, cilindros, cristais, muco e bactérias.[2]

Quais são as características físicas e as alterações da urina?

Por meio da análise das características físicas da urina, como cor, aspecto e gravidade específica, podemos obter informações relativas a distúrbios como hemorragia glomerular, hepatopatias, erros inatos do metabolismo e infecções do trato urinário. Também é importante registrar o odor da urina.[2]

Cor da urina

A urina normal varia da cor amarelo cítrico até o amarelo mais claro ou mais escuro, dependendo da sua concentração. A cor amarela da urina é causada pela presença de um pigmento chamado urocromo que é um produto do metabolismo endógeno, que o nosso organismo produz em uma taxa constante em condições normais. As cores anormais da urina são numerosas, assim como suas causas, mas algumas cores são mais frequentes e têm maior significado clínico que outras.[2]

- Urina amarelo-escura/âmbar-escura: é resultado de concentrações elevadas de bilirrubinas causadas pelas disfunções hepáticas.
- Cor amarelo-alaranjada: é causada pelo uso de compostos fenazopiridina ou azogantrisin, usados nas infecções do trato urinário.
- Do róseo ao marrom: é indicativo de presença de sangue. A cor varia dependendo da quantidade de sangue. Cor marrom pode indicar hemorragia, sangramento renal ou nos ureteres.
- Urina vermelho-viva: pode indicar sangramento na bexiga ou uretra ou medicamentos como rifampicina, fenolftaleína, fenindiona e fenotiazinas.
- Urina castanha/preta: quando é negativo para sangue, é indicativo da presença de melanina, que é produzida em excesso quando o melanoma maligno está presente. Alguns medicamentos produzem urina marrom/preta como a levodopa, metildopa, derivados de fenol e metronidazol.
- Urina azul: medicamentos como metocarbamol, azul de metileno e amitriptilina.
- Urina verde: causada por infecções urinárias por pseudomonas.[2,3]

Aspecto da urina

O aspecto da urina é determinado por meio da sua aparência, podendo ser límpido, opalescente, ligeiramente turvo, turvo e leitoso. A urina normal é transparente e clara. As causas patológicas da turvação da urina estão relacionadas à presença de eritrócitos, leucócitos, bactérias, fungos, células epiteliais não escamosas, cristais anormais, linfa, lipídeos.[2]

Gravidade específica

A gravidade específica é uma medida da densidade das substâncias químicas que estão dissolvidas na urina. Essa densidade é influenciada pelo número de partículas presentes e pelo tamanho dessas partículas.

Por meio da medição da densidade urinária pode-se avaliar: a capacidade dos rins de reabsorver as substâncias químicas essenciais e água do filtrado glomerular, a desidratação e as anormalidades no hormônio antidiurético. A densidade urinária é verificada por meio de: urodensímetro, refratômetro e tira reagente.[2]

- Urodensímetro: consiste em um peso flutuante, que é lançado com um movimento giratório dentro de um recipiente de vidro grande o suficiente para que este possa flutuar, sem tocar nos lados e no fundo do frasco. É necessário um volume de 10 a 15 mL de amostra. A leitura da escala é feita em seguida, na parte inferior ao nível da urina.
- Refratômetro: determina a concentração de partículas dissolvidas em uma amostra de urina, pela medição do índice refratométrico. Uma gota de urina é colocada sobre o prisma e o instrumento é focalizado em uma boa fonte de luz e a leitura é feita diretamente na escala de gravidade específica.

Odor da urina

A urina normal, recentemente expelida, tem odor ligeiramente aromático, e à medida que o tempo passa ocorre a degradação da ureia e o odor de amoníaco se intensifica. Urina com um odor fétido é indicativo de infecção urinária, devido à decomposição bacteriana. Na cetoacidose diabética, produz-se um odor doce frutado. A doença da urina do xarope do bordo resulta em urina com odor de xarope do bordo, que é causado pelo acúmulo de cetoácidos na urina. Na fenilcetonúria, o odor é de ninho ou urina de rato, enquanto na tirosinemia, o odor é rançoso.[2]

Quais são os tipos de amostra de urina mais utilizados em pediatria?

- Coleta por saco coletor: neste tipo de coleta o exame de cultura pode apresentar resultado falso-positivo em 85% dos casos e deve ser considerado apenas quando for negativo, para afastar a hipótese de infecção urinária.
- Coleta por jato médio em crianças com controle esficteriano estabelecido. É importante a higienização da área genital, pois o objetivo é uma amostra descontaminada.
- Coleta da urina por uma sonda uretral rígida que é retirada após o procedimento.
- Amostra da sonda vesical de demora; fechar a pinça corta-fluxo por 30 minutos. Após a antissepsia com álcool 70% e gaze, a válvula do sistema de drenagem é puncionada em ângulo de 90° e a urina é aspirada em uma seringa.

- Amostra de 24 horas para testes químicos qualitativos em que a urina é coletada da bolsa coletora de diurese e armazenada em frascos e acondicionada em geladeira.
- Punção suprapúbica (PSP) é a introdução de uma agulha com seringa na bexiga através do abdome e com aspiração de urina. Como a bexiga é estéril, a PSP fornece uma amostra de urina para cultura bacteriana livre de contaminação externa. É considerada o padrão-ouro para diagnóstico de infecção urinária. Utilizada em crianças com até 2 anos de idade.[4]

Todo tipo de coleta exige precaução padrão para a proteção de contato com líquidos corporais.

Como avaliar o resultado de uma urocultura?[4]

Tipo de técnica de coleta	Infecção urinária
Jato médio ou saco coletor	> 100.000 UFC/mL
Cateterismo vesical asséptico	> 50.000 UFC/mL
Punção suprapúbica	Qualquer número

Qual a importância da integridade da amostra de urina?

Após a coleta de urina as amostras deverão ser entregues imediatamente ao laboratório, pois importantes alterações ocorrem em amostras que permanecem em temperatura ambiente por mais de duas horas. Na impossibilidade de encaminhar a amostra ao laboratório, esta deve ser resfriada entre 2 e 8 °C, o que diminui a multiplicação de bactérias e o metabolismo. A refrigeração impede o crescimento bacteriano por 24 h.[2]

Quando houver solicitação de mais de um tipo de exame, colocar a amostra em frascos separados. Importante seguir as normas internacionais de segurança do paciente, com identificação correta na etiqueta.

O que são tiras reagentes? Quais os parâmetros que a enfermagem pode analisar?

Tiras reagentes são uma forma rápida e simples de realização de análises químicas da urina à beira do leito. Consistem em pequenas almofadas absorventes impregnadas com substâncias químicas aderidas a uma tira de plástico. Ocorre uma reação química quando a almofada absorvente entra em contato com a urina. Essas reações são interpretadas pela comparação da cor produzida na almofada com uma tabela fornecida pelo fabricante. O resultado é mostrado como: negativo, traços 1+, 2+, 3+ e 4+.[2]

Os dados mais significativos para o controle e acompanhamento das disfunções renais que podem ser verificados nas tiras reagentes são:

1. Leucócitos: aumento de leucócitos indica processo inflamatório do trato urinário.

2. Sangue: indica a presença de hemácias, hemoglobina ou mioglobina.
3. Nitritos: é um dado valioso para detectar infecção inicial na bexiga, nas pielonefrites, na avaliação da antibioticoterapia e acompanhamento do alto risco de ITU.
4. PH urinário: é um auxílio para determinar a existência de doenças sistêmicas acidobásicas de origem metabólica ou respiratória. O pH urinário normal é ácido, entre 5 a 6,5. Um pH alcalino maior que 7,5 sugere a presença de uma ITU.[11]
5. Densidade urinária é importante para avaliar o estado de hidratação e desidratação, função da filtração tubular renal e na diabetes *insipidus*.
6. Proteínas: proteinúria é associada com doença renal.

Quais os cuidados para a verificação nas tiras reagentes?

- Coletar a urina em recipiente apropriado, mergulhando a tira reagente na urina.
- Retirar o excesso de urina, raspando a borda da tira no recipiente.
- Para evitar a mistura dos produtos químicos das almofadas adjacentes, levando a distorções de cores, é recomendado encostar a borda da fita em um papel absorvente descartável.
- Aguarde o tempo de leitura para a reação ocorrer entre 30 e 120 segundos.
- Manter a tira em posição horizontal, e comparar as cores das almofadas com a tabela fornecida pelo fabricante, evitando tocar na tabela.
- Tiras reagentes e tabelas de cores de diferentes fabricantes não são intercambiáveis.
- Manter o frasco bem fechado, em ambiente seco, temperatura ambiente e as tiras só devem ser retiradas antes do uso, observando data de validade.[2]

Quanto uma criança produz de urina em 24 h?

O volume urinário depende da quantidade de água que os rins excretam, entretanto há vários fatores que influenciam diretamente nesse processo, como a hidratação do organismo, a perda não renal do líquido, variações na secreção do hormônio antidiurético, a necessidade de excretar quantidades aumentadas de sólidos dissolvidos como a glicose e os sais.

Em crianças, o volume urinário é calculado por meio da relação do peso por hora, pois a instabilidade hemodinâmica requer atenção contínua e horária no débito urinário.[4] Em situação estável, uma criança excreta 1,5 a 4 mL de urina por quilo por hora.

Média: 2,4 mL/kg/h.

Quais as anomalias congênitas mais frequentes no sistema urinário?

As malformações do sistema urinário são classificadas em macroscópicas e microscópicas e estão entre os defeitos congênitos mais comuns no nascimento.

As macroscópicas são as que são identificadas ao nascimento como extrofia de bexiga, epispádias, hipospádias e as que necessitam de exames diagnósticos para identificação do defeito como: agenesia renal, rim lobulado, fusão renal ou rim em ferradura, ureter duplicado, ureter retrocaval, orifício ectópico do ureter, estenose do ureter, ureterocele, divertículo vesical congênito, válvulas da uretra posterior nos meninos, entre outras.[5]

As microscópicas são anomalias que afetam os diversos segmentos dos néfrons e ou túbulos coletores intrarrenais: síndrome nefrótica, glomerulonefrite aguda, síndrome hemolítico-urêmica, tumor de Wilms, insuficiência renal aguda e crônica.

O que é refluxo vesicoureteral?

O tônus normal do músculo detrusor comprime a parte do ureter inserida na parede vesical, evitando o refluxo de urina da bexiga quando ocorre aumento da pressão intravesical durante a micção ou compressão vesical.[1]

O refluxo vesicoureteral é quando ocorre o fluxo retrógrado de urina da bexiga em direção aos ureteres e rins.[6] Esse refluxo pode levar à dilatação dos ureteres e elevar a pressão nos cálices renais ocasionando danos a essas regiões.[1] A urina flui então de volta para a bexiga, onde age como um reservatório para o crescimento bacteriano ocasionando infecções urinárias de repetição.

O que é bexiga neurogênica?

Bexiga neurogênica é a denominação utilizada para as alterações da função vesical desencadeadas por patologias neurológicas, que ocorrem devido a lesões do sistema nervoso ou patologias pélvicas com comprometimento neurológico, como tumores e malformações anorretais.[7]

Em pacientes pediátricos incluem-se crianças com disfunções causadas por patologias neurológicas congênitas, como: meningomielocele; espinha bífida oculta; agenesia sacral; malformações anorretais; paralisia cerebral; trauma medular e tumores do sistema nervoso central.[7]

É importante definir o comportamento vésico-esficteriano por meio do estudo urodinâmico, para avaliar todos os aspectos da disfunção miccional, para definir o tratamento e determinar o prognóstico.[6]

Nos primeiros anos de vida deve-se impedir episódios de infecção urinária, deterioração da função vesical ou do trato urinário superior, como refluxo vesicoureteral e hidronefrose que podem levar ao comprometimento da função renal.

As intervenções variam desde cateterismo vesical intermitente, tratamento farmacológico até procedimentos mais invasivos como derivação urinária externa. A partir da idade escolar, a preocupação com o controle da continência urinária se intensifica, podendo ser indicados procedimentos como ampliação vesical para melhorar a capacidade e a complacência vesical.[6,7]

O que é infecção do trato urinário (ITU)?

A infecção do trato urinário é caracterizada pela invasão de microrganismos em qualquer tecido do sistema urinário. A ITU constitui uma das infecções mais frequentes em pediatria. As regiões perineal e uretral dos neonatos e lactentes estão normalmente colonizadas por *Escherichia coli*, *Enterobacteriaceae* e *Enterococus* sp., e no prepúcio dos meninos há várias espécies de *Proteus*.[10] As bactérias penetram facilmente pelo meato uretral e deslocam-se pelo revestimento interno da mucosa até a bexiga. A uretra curta nas meninas, em torno de 2 cm, propicia a invasão das bactérias, contribuindo para a incidência aumentada de bacteriúria.[4,8]

A infecção do trato urinário é a mais frequente infecção relacionada à assistência à saúde. Cerva de 80% das infecções do trato urinário hospitalar são atribuídas ao cateter urinário e a cada dia que a sonda vesical permanece na bexiga há um aumento de 5% nas bactérias da urina. Após uma semana de permanência da sonda o risco de infecção é de 25%.[9]

A infecção urinária varia desde assintomática até grave, evoluindo para sepses e choque com manifestações inflamatórias das vias urinárias baixas, como cistite e uretrite, ou alta como a pielonefrite.[4]

Quais os principais fatores de risco[4] de infecção urinária hospitalar?

- Cateter vesical de demora e sua duração.
- Cateter intraureteral de demora (duplo J).
- Disfunção vesical, bexiga neurogênica.
- Uso de antibioticoterapia de amplo espectro.
- Sonda vesical sem sistema fechado de coleta.
- Instrumentação de vias urinárias.

Quais são os patógenos mais frequentes causadores de ITU associados ao uso da sonda vesical de demora?

Os microrganismos entram na via urinária cateterizada por via extra ou intraluminal. Por via extraluminal são introduzidos na bexiga durante a passagem da sonda vesical ou penetram pela uretra por ação da capilaridade da mucosa uretral e colonizam a superfície externa da sonda vesical. Já pela via intraluminal, os microrganismos ascendem pela luz da sonda vesical devido à abertura e a contaminação do sistema fechado ou refluxo da urina da bolsa coletora.[9]

Os patógenos mais frequentes são *Escherichia coli*, *Candida* sp., *Enterococcus* sp., *Pseudomonas aeruginosa*, *Klebsiella pneumoniae* e *Enterobacter* sp.[9]

Como o enfermeiro identifica a retenção urinária?

Retenção urinária é o acúmulo de urina devido à incapacidade da bexiga de se esvaziar adequadamente. A urina acumulada na bexiga vai distendendo suas paredes e causando sensação de pressão, desconforto, dor sobre a sínfise púbica, bem como agitação, sudorese e mal-estar.[10] Normalmente, ocorre após a retirada de uma sonda vesical de demora, efeitos colaterais de sedativos e analgésicos ou por dor, medo e ansiedade da criança em iniciar a micção.

Ao avaliar o abdome da criança logo se identifica a distensão da bexiga, sensação dolorosa em toda a área abdominal e ausência de micção por longo período. Realizar uma ultrassonografia da bexiga, para avaliar o volume de urina e definir a conduta.

É responsabilidade do enfermeiro procurar preservar a criança, sugerindo alternativas não invasivas ao uso do cateterismo, como calor local e higiene perineal com água morna. Sempre que possível procurar sentar as meninas e colocar os meninos em pé para urinarem. A privacidade e o tempo adequado para urinar são importantes para as crianças que possuem o controle do esfíncter. Como última alternativa está indicado o cateterismo vesical de alívio, em que a sonda é removida ao término do procedimento.

Quais são as indicações para a sondagem vesical de demora?

Os cateteres vesicais de demora são usados, em intensivismo pediátrico, principalmente para o controle do débito urinário. As principais indicações[11,12] são:

- Necessidade de monitorização rigorosa do volume urinário em crianças críticas e instáveis hemodinamicamente.
- Crianças sem possibilidade de micção espontânea quando em uso de medicamentos como analgésicos e sedativos.
- Pós-operatórios de cirurgias de grande porte, incluindo as que envolvam o trato urogenital.
- Manejo da retenção urinária aguda ou obstrução do trato urinário.
- Tratamentos de lesão por pressão grau IV, lesões perineais ou lesões de pele por consequência de doenças sistêmicas.

O que o enfermeiro deve considerar ao inserir uma sonda vesical?

Sempre que houver a necessidade de sondagem vesical devemos ter alguns cuidados que fazem a diferença na aceitação e no sucesso do procedimento:

- Conversar com os pais da criança mostrando a necessidade e a finalidade do procedimento e esclarecendo as dúvidas.
- Preparar a criança para colaborar com o procedimento, diminuindo seus temores e ansiedade.
- Manter os pais junto à criança durante o procedimento, sempre que possível.
- Garantir a privacidade dessa criança, expondo-a o mínimo possível. Fechar a porta ou a cortina do *box*, se necessário proteger com biombo e manter a criança com a maior quantidade de roupa possível.
- Para crianças agitadas ou traumatizadas, muitas vezes, há necessidade de administração de uma sedação leve, que deverá ser previamente combinada com a equipe médica.
- Organizar todo o material para que o procedimento ocorra da forma mais tranquila possível.
- Em muitas ocasiões não é possível conversar com a família antes do procedimento; fazê-lo assim que possível.

Qual o tamanho adequado da sonda vesical?

A seleção da sonda vai depender do tamanho da criança, e principalmente do tamanho do orifício uretral. A sonda não deve passar justa demais pelo risco de danos no canal uretral.

- Para um neonato ou prematuro, sonda de tamanho nº 4 a 6.
- Para um lactente maior ou uma criança pequena de 1 a 3 meses, sonda nº 6 ou 8.
- Para crianças acima de 4 anos, sonda de tamanho 8 a 12.
- Para adolescentes, sonda nº 14 ou 16.

Ao preparar o material para o cateterismo, separar dois números de sonda, pois ao realizar a higienização uretral pode-se definir o tamanho da sonda de acordo com a apresentação do canal uretral.

Quais são os cuidados que o enfermeiro deve ter ao introduzir uma sonda vesical de demora?

O trato urinário é estéril.
Todo procedimento invasivo do trato urinário exige técnica asséptica.

- Realizar higiene uretral e perineal com água morna e sabão antisséptico: nas meninas executar movimentos no sentido anteroposterior e nos meninos retrair o prepúcio, higienizar a glande em direção à bolsa escrotal.
- Certificar-se que todo o material seja estéril.
- Testar o balonete da sonda, inflando e desinflando com água destilada, para assegurar que esteja funcionando adequadamente, e evitar testar o balão de sonda siliconada pois o mesmo não retorna totalmente depois do teste.[11]
- Realizar antissepsia do meato urinário, por no mínimo 3× com gaze e iodopovidona, usando uma gaze cada vez.
- Lubrificar a ponta da sonda com xilocaína geleia e introduzir suavemente na uretra até que a urina drene. Se a sonda não entrar com facilidade no meato uretral, utilizar outra sonda de menor calibre.

A inserção da sonda tem que ser realizada com cuidado extremo para evitar lesão do trato urinário e infecções.

- Inflar o balonete com água destilada conforme o volume registrado na própria sonda.
- Jamais inflar o balonete sem certificar-se que há fluxo urinário, o que garante que o cateter se encontra na bexiga.
- Pendurar a bolsa coletora abaixo do nível da bexiga para evitar refluxo urinário para dentro da mesma e facilitar a drenagem por gravidade.
- Garantir fixação adequada do cateter para evitar movimentação e lesão uretral. Nos meninos, fixar no abdome, com o pênis voltado para o peito ou na face anterior da coxa e nas meninas fixar a sonda na porção anterior da coxa.
- Nos meninos, após a introdução da sonda reposicionar o prepúcio para evitar comprometimento circulatório com edema e dor.
- Em algumas ocasiões, a sondagem vesical pode ser difícil em meninas pequenas, quando o meato uretral tem inserção comum com a porção distal da vagina. Nestes casos, introduzir a sonda junto à borda anterior da vagina com entrada da sonda no meato uretral.[6] O procedimento é facilitado quando se eleva levemente o quadril da criança.

- Durante o procedimento de sondagem vesical, observar o meato urinário, que normalmente é rosado, e toda a área genital da criança. Atentar para presença de secreções, inflamações, lesões, lacerações e sinais de abuso. Mostrar aos pais as anormalidades, se houverem, e após registrar no prontuário.

Quais são os cuidados de enfermagem diários com a sonda vesical de demora?

- Os objetivos dos cuidados de enfermagem diários são: a prevenção de infecções, a manutenção do fluxo urinário e o conforto da criança.
- A iluminação deve ser adequada para a verificação com clareza da sonda e do períneo da criança; examinar o orifício uretral quanto a edema, irritações ou lesões.
- Examinar a sonda verificando o fluxo da drenagem urinária; atentar para presença de sangue, sedimentos, turbidez.
- O sistema de drenagem deve ser mantido continuamente fechado e a bolsa coletora abaixo do nível da criança.
- Higienizar o meato urinário 3× ao dia com água morna e sabão antisséptico, reduzindo o número de microrganismos em torno da uretra.
- Observar a pele no local da fixação, quanto a reações na pele, hiperemia ou alergia.
- Ao fixar a sonda, deixar folga suficiente para evitar tensão na sonda e consequente lesão na uretra e bexiga.
- Periodicamente verificar a sonda e o sistema de drenagem, para detecção de obstruções ou dobras que possam impedir o fluxo urinário.
- Cada criança precisa ter um recipiente próprio para a medicação da urina, para evitar contaminação cruzada; evitar que a tampa da drenagem encoste no cálice.
- Não existe recomendação de troca de cateter vesical a intervalos definidos para reduzir o risco de infecção.[12]

Quais as medidas de prevenção de infecções relacionadas à assistência à saúde (IRAS) em pacientes em uso de cateter vesical?

- A ANVISA[13] define as estratégias para prevenção de infecção do trato urinário associada à sonda vesical de demora que são:
- Evitar inserção de sonda vesical de demora: atentar para indicação criteriosa de sonda vesical de demora.
- Remoção oportuna do cateter vesical: diariamente reavaliar a necessidade da permanência da SVD, considerando o risco-benefício.
- Lembrar-se das alternativas à cateterização: cateterismo intermitente e coletor masculino externo.
- Técnica asséptica para inserção do cateter urinário.
- Assegurar equipe treinada e recursos que garantam a vigilância do uso do cateter e de suas complicações.
- Desenvolver protocolos de manejo de retenção urinária no pós-operatório, incluindo cateterização intermitente e ultrassonografia.

Quando é indicado o cateterismo vesical intermitente?

Cateterismo intermitente permite esvaziamento rítmico da bexiga sob baixa pressão, possibilitando o esvaziamento vesical completo, evitando urina residual e reduzindo a probabilidade de alcançar volume-limite para deflagrar contrações vesicais reflexas, evitando a exposição da bexiga e do trato urinário superior a pressões elevadas.[7] Reduz muito o risco de infecção urinária e lesão renal progressiva, facilita a mobilidade do paciente e evita a atrofia da bexiga. É realizado continuamente com intervalo de 4 a 6 horas em pacientes portadores de bexiga neurogênica, com técnica asséptica no hospital e em casa com técnica limpa.[11]

De quem é a responsabilidade de indicar e executar a sondagem vesical?

Após avaliação criteriosa da criança e da necessidade da inserção desse cateter, a indicação da sondagem vesical pode ser feita pelo médico tanto quanto pelo enfermeiro.

O procedimento da inserção do cateter vesical é do enfermeiro, conforme COFEN 405/2013, que pode delegar aos técnicos apenas os cuidados de enfermagem de manutenção e monitorização da sonda.

A maioria dos COREN e o COFEN consideram que o procedimento exige prescrição médica, mas uma resolução do COREN São Paulo 035/2014 concluiu que dentro do processo de enfermagem "a avaliação da necessidade e a prescrição do cateterismo vesical de demora, alívio ou intermitente é atribuição do enfermeiro".[11]

No dia a dia do intensivismo pediátrico, esta indicação é compartilhada entre o médico e o enfermeiro.

Quais são os procedimentos cirúrgicos mais frequentes no sistema urinário?

- Nefrectomia: consiste na retirada total do rim normalmente por massa tumoral.
- Nefrostomia: é a colocação de um cateter diretamente na pélvis renal para pacientes que necessitam de drenagem urinária diretamente de um ou ambos os rins. A maioria das nefrostomias são suturadas ao rim; deve-se ter o cuidado para não tracionar o cateter provocando danos aos tecidos e infecção.[14]
- Vesicostomia: é uma técnica considerada simples e eficaz como derivação urinária temporária em crianças com hidronefrose e redução da função renal. A vesicostomia proporciona boa drenagem do trato urinário superior, controla a infecção urinária e melhora a função renal. As anomalias que se beneficiam com essa técnica são: válvula de uretra posterior, refluxo vesicoureteral e válvula de uretra anterior.[15] No pós-operatório imediato da vesicostomia é importante observar o volume urinário, pois em crianças com hipertofia do detrusor podem evoluir para anúria e necessitam de cateterismo ureteral bilateral.
- Biópsia renal: é um instrumento diagnóstico invasivo, porém definitivo, que fornece indícios histológicos para definir o diagnóstico, a terapia e o prognóstico. A principal complicação é o sangramento, que pode ocorrer no plano retroperitoneal e no trato urinário.[14]

O que é importante observar em uma criança com distúrbio renal?

Uma importante responsabilidade da enfermagem com as crianças com distúrbios urinários e aquelas que podem desenvolver complicações renais como crianças em choque, pós-operatórios de grandes cirurgias é o registro rigoroso do equilíbrio hídrico e a verificação da pressão arterial.[3]

O registro do equilíbrio hídrico é um cuidado básico da enfermagem; a medida e a anotação sistemática dos ganhos e perdas dos líquidos, registrada em tempo real, disponibiliza os dados para avaliação e determinação de condutas necessárias em crianças graves. O enfermeiro de cuidados críticos deve estar continuamente alerta para detectar alterações no estado volumétrico do paciente, na hidratação e nas alterações do equilíbrio hidreletrolítico. Pacientes congestos devem ser continuamente monitorados em relação a maior retenção hídrica e agravamento da congestão e edema pulmonar.

A pressão arterial precisa ser monitorada com maior frequência porque é um dos parâmetros mais importantes das condições hemodinâmicas do paciente crítico. O técnico de enfermagem deve ser informado sobre os níveis-limite para cada paciente, e o alarme do monitor deve estar ajustado. Muitas vezes é necessária a monitorização invasiva da pressão arterial, conectada ao monitor multiparâmetro. Os sinais vitais são monitorados para identificar sinais de complicações, como choque ou processo infeccioso.

Outros aspectos importantes de monitorização da criança com distúrbios do sistema urinário são: a verificação do peso diário e da circunferência abdominal, a avaliação do edema, se houver, se está aumentando ou diminuindo, a coloração e a textura da pele; que fazem parte da avaliação contínua da enfermagem.

Quando a criança dispor de um ou mais cateteres no sistema urinário, as sondas e drenos devem ser nomeados ou enumerados e a drenagem registrada respectivamente em colunas separadas, e o aspecto das drenagens precisa ser relatado.

É importante o enfermeiro estar informado sobre o que é esperado e o que é anormal em relação aos procedimentos urinários. Ao receber o paciente, procurar informar-se com as diferentes equipes sobre as principais orientações em relação ao cuidado com o paciente.

No pós-operatório é fundamental a avaliação da dor por meio da aplicação das escalas de dor, conforme faixa etária da criança. Garantir à criança a analgesia necessária reavaliando a criança após a administração de analgésicos.

Referências bibliográficas

1. Guyton AC, Hall EJ. Tratado de Fisiologia Médica. 13 ed. Rio de Janeiro: Elsevier; 2017.
2. Strasinger SK, Di Lorenzo MS. Urinálise e Fluidos Corporais. 5 ed. São Paulo: Livraria Médica Paulista; 2009.
3. Hockenberry MJ, Wilson D. Wong Fundamentos de Enfermagem. 9 ed. Rio de Janeiro: Elsevier; 2014.
4. Oliveira RG. Blackbook Pediatria. 4 ed. Belo Horizonte: Blackbook Editora; 2011.
5. Santos DC, Porsch DB, Rossato LB, Milani V, Mattos CB, Barros EJG, et al. Principais Malformações Congênitas Macroscópicas do Trato Urinário Superior. Artigo de Revisão. Revista HCPA; 2006; 26(3):40-45.
6. Calado A, Rondon AV, Netto JMB, Bresolin NL, Martins R, Júnior UB. Manual de Uropediatria Guia Para Pediatras. Sociedade Brasileira de Urologia; 2018-2019.
7. Júnior NA, Filho MZ, Reis RB. Urologia Fundamental. São Paulo: Planmark; 2010.
8. Bresolin NL, Silvestre LC. Infecção do Trato Urinário. Sociedade Brasileira de Pediatria. 2016; n. 1.
9. Parreira FC, Perdiz LB. Prevenção e Controle de Infecções Relacionadas à Assistência à Saúde 156 Perguntas e Respostas. São Paulo: Sarvier; 2012.

10. Morton PG, Fontaine DK. Cuidados Críticos de Enfermagem Uma Abordagem Holística. 9 ed. São Paulo: Guanabara Koogari; 2017.
11. Oliveira RG. Blackbook Enfermagem. Belo Horizonte: Blackbook Editora; 2016.
12. Piva JP, Garcia PCR. Medicina Intensiva em Pediatria. 2 ed. Rio de Janeiro: Revinter; 2014.
13. Agência Nacional de Vigilância Sanitária (BR). Infecções do Trato Urinário e Outras Infecções do Sistema Urinário. Medidas de Prevenção de Infecções Relacionadas à Assistência à Saúde. Brasília: 2016.
14. Potter PA, Perry AG. Fundamentos de Enfermagem. 8 ed. Rio de Janeiro: Elsevier; 2013.
15. Júnior ST, Franciscani I, Beduschi MC, Franco PB, Martins ACP. Vesicostomia Cutânea em Crianças. Rio de Janeiro: J Pediatr. 1997; 73(4):265-8.

15 CAPÍTULO

Sistema Hematológico na Unidade de Terapia Intensiva Pediátrica (UTIP)

Michele Nogueira do Amaral ■ Maria Cristina Flurin Ludwig

Do que é composto o sistema hematológico?

A formação das células sanguíneas (hematopoese) origina-se de células-tronco pluripotentes da medula óssea. Após isso, essas células sofrem diferenciação e formam eritrócitos, granulócitos (neutrófilos, eosinófilos e basófilos), monócitos, plaquetas e linfócitos. Também podem ser classificadas em séries branca e vermelha.[1]

Série vermelha

As hemácias são os componentes mais abundantes do sangue. São responsáveis pelo transporte de oxigênio aos tecidos. Têm forma circular, uniforme e bicôncava; a diferenciação dessa morfologia é muito importante para os diagnósticos de anemia. Os reticulócitos são os precursores medulares dos glóbulos vermelhos. Habitualmente, os reticulócitos se encontram aumentados em algumas situações clínicas como: anemias hemolíticas, após perda de sangue e tratamento para anemia.[2]

Série branca

É o grupo mais heterogêneo entre os componentes do sangue, tanto na morfologia quanto em sua fisiologia. As células da série branca constituem o sistema imunológico, em que cada subtipo possui funções bastante distintas entre si.[2]

Os neutrófilos têm a função de quimiotaxia e fagocitose e representam a primeira linha de defesa das infecções bacterianas.[2]

Os eosinófilos são responsáveis pelos processos inflamatórios relacionados a alergia, na defesa contra os parasitas e em alguns distúrbios cutâneos alérgicos e neoplásicos.

Os basófilos são responsáveis pela produção de mediadores inflamatórios, entre eles a histamina, além de possuírem receptores de IgE na sua membrana.[2]

Os monócitos são responsáveis pela fagocitose de células mortas e corpos estranhos, além de regulação da função de outras células, reações inflamatórias, destruição de microrganismos e células tumorais, bem como processamento e apresentação de antígenos.

As plaquetas são originadas na medula óssea por fragmentação do citoplasma dos megacariócitos; sua função é a formação do tampão mecânico durante a resposta hemostática normal a lesão vascular.[2]

Os linfócitos são subdivididos em: linfócitos T (correspondem à maioria dos linfócitos circulantes e têm função na resposta imunológica mediada por células), linfócitos B (são responsáveis pela resposta humoral) e células NK (são a minoria deste subgrupo e são responsáveis por destruir células-alvo agindo sobre células tumorais e células infectadas por vírus).[2]

Quais são as principais doenças que afetam o sistema hematológico?

O sistema hematológico em toda sua diversidade pode apresentar inúmeros distúrbios ou doenças. A seguir destacam-se os mais frequentes na pediatria e que podem necessitar de cuidados em terapia intensiva.

Anemia

É a condição hematológica mais comum. Refere-se a uma redução na capacidade de transporte do oxigênio no sangue, geralmente em decorrência de uma redução da massa total de eritrócitos circulantes abaixo dos limites normais. Essa redução reflete-se por valores do hematócrito e das concentrações de hemoglobina abaixo do normal. As anemias podem ser classificadas com base na fisiologia e na morfologia, sendo a combinação das duas a abordagem diferencial. Há muitos tipos diferentes de anemia, porém todos podem ser classificados em três amplas categorias etiológicas.[1] São elas:

- Perda de eritrócitos: ocorre com o sangramento, potencialmente a partir de qualquer fonte importante, como o trato gastrointestinal, útero, nariz ou uma ferida.
- Produção diminuída de eritrócitos: pode ser causada por uma deficiência de nutrientes essenciais como ácido fólico, vitamina B12 e ferro, que são necessários para a eritropoiese (p. ex., anemia ferropriva, anemia megaloblástica).
- Destruição aumentada de eritrócitos: caracteriza-se pelo aumento da destruição dos eritrócitos e intensa atividade de medula óssea de eritrócitos anormais (p. ex., anemias hemolíticas, talassemias e anemia falciforme).[2]

Aplasia de medula

É uma doença rara, caracterizada por pancitopenia moderada a grave no sangue periférico e hipocelularidade acentuada na medula óssea, sendo a mais frequente das síndromes de falência medular. Entretanto, seu diagnóstico, por não ser fácil, deve ser de exclusão, tendo em vista que várias outras causas de pancitopenia podem apresentar quadro clínico semelhante ao de aplasia. É uma doença desencadeada por causas congênitas ou adquiridas. Uso de medicamentos, infecções ativas, neoplasias hematológicas, invasão medular por neoplasias não hematológicas, doenças sistêmicas (como as colagenoses) e exposição à radiação e a agentes químicos encontram-se entre as causas adquiridas.[3]

Púrpura trombocitopênica

É a doença plaquetária mais comum em crianças. Caracteriza-se por sangramento cutâneo abrupto com petéquias e equimoses, e pode estar acompanhado de sangramento mucoso, com epistaxe, gengivorragia, hematúria, sangramento digestivo e até de SNC. Em cerca de 75% dos pacientes, o episódio ocorre após vacinação ou infecção, como varicela ou mononucleose infecciosa. A maioria dos casos deve-se a ligação de imunocomplexos inespecíficos às plaquetas. Felizmente a morbidade e a mortalidade dessa doença são muito baixas. Em casos de emergência ou risco de vida, o tratamento é feito com transfusão de plaquetas, uso de corticoides por meio de pulsoterapia e uso de imunoglobulina.[2-4]

Leucemia

É uma proliferação neoplásica de determinado tipo de célula (granulócitos, monócitos, linfócitos ou megacariócitos). O defeito origina-se na célula-tronco hematopoética, na célula-tronco mieloide ou linfoide. O aspecto comum das leucemias é uma proliferação desregulada dos leucócitos na medula óssea. Nas formas agudas (ou estágios tardios das formas crônicas), a proliferação de células leucêmicas deixa pouco espaço para a produção de células normais.[1] Com as formas agudas, pode haver infiltração de outros órgãos, como as meninges, linfonodos, gengivas e pele. As leucemias são comumente classificadas de acordo com a linhagem da célula-tronco envolvida, seja linfoide ou mieloide. Elas também são classificadas como agudas ou crônicas, com base no tempo que os sintomas demoram em evoluir e na fase de desenvolvimento celular em que elas param. Na leucemia aguda, o início dos sintomas é abrupto, ocorrendo, com frequência, dentro de algumas semanas. O desenvolvimento do leucócito é estancado na fase de blasto, de modo que a maioria dos leucócitos são indiferenciados ou são blastos. A leucemia aguda progride muito rapidamente, e a morte acontece dentro de semanas a meses sem o tratamento agressivo. Na avaliação clínica, história de palidez, astenia, manifestações hemorrágicas e febre; a perda de peso é rara; também podem ocorrer dores em membros, ósseas ou artralgias. Ao exame, linfadenopatias e hepatoesplenomegalias são frequentes. Na leucemia crônica, os sintomas evoluem durante um período de meses a anos, e a maioria dos leucócitos produzidos são maduros. A leucemia crônica progride mais lentamente; a trajetória da doença pode estender-se por anos.[4]

Linfomas

São um grupo de doenças causadas por linfócitos malignos que se acumulam nos linfonodos e produzem quadro clínico característico de linfonodopatias (assimétricas, indolores, mais comuns no pescoço). Às vezes podem invadir o sangue ou infiltrar órgão fora do tecido linfoide. Os linfomas são subdivididos em linfoma de Hodgkin e linfomas não Hodgkin. Os linfomas não Hodgkin são o grupo mais amplo, sendo 85% de linhagem B e 15% de células T ou NK.[1]

Quais os procedimentos mais realizados em UTIP?

Punção lombar

A punção lombar (PL) consiste na coleta do líquido cefalorraquidiano (líquor) na medula espinhal, por meio da utilização de uma agulha, para exame citológico. Sua principal utilização é no diagnóstico de infecções meníngeas, bem como de outras condições neurológicas. Na execução, primeiro o paciente normalmente é colocado de lado com pescoço dobrado em uma flexão completa e os joelhos encostados no tórax, em forma fetal. A área é preparada com técnica asséptica. Uma vez que o local apropriado é apalpado, o anestésico é injetado ou sedação é realizada. A agulha é inserida entre as vértebras lombares L3/L4 ou L4/L5. O mandril da agulha então é retirado e são recolhidas gotas de líquor. O procedimento é terminado retirando a agulha enquanto é feita pressão no local do furo. Pode ocorrer cefaleia temporária, ou até infecção e hemorragia quando a punção não for bem realizada.[5]

Quimioterapia intratecal (IT)

Esse tratamento é administrado por punção lombar. A quimioterapia injetada no líquido cefalorraquidiano é utilizada para destruir as células malignas que podem ter se espalhado para o cérebro e medula espinhal. No início do tratamento, a administração é mais frequente, sendo espaçada posteriormente. Um possível efeito colateral da quimioterapia intratecal são convulsões durante o tratamento.[6]

Biópsia de medula óssea (BMO)

A biópsia de fragmento da medula óssea revela quão cheia a medula óssea está de células e onde as células estão localizadas dentro da medula óssea. O local da biópsia depende da idade da experiência do executor. O doente é colocado em decúbito ventral ou lateral direito ou esquerdo. Após a desinfecção da pele é realizada anestesia no local na punção com solução de procaína ou lidocaína a 1% dos tecidos até ao periósteo. A agulha é inserida através de pequena incisão de 3 mm e orientada para a espinha da crista ilíaca anterossuperior. A penetração do periósteo e do osso é realizada com movimentos de rotação para a direita e para a esquerda. A entrada na medula é percebida pela redução da resistência oferecida pelo tecido ósseo. Retira-se o mandril e continua-se o movimento de penetração por mais 3 cm aproximadamente. O fragmento que se encontra dentro da agulha é separado do tecido restante com movimentos da agulha, em funil. Finalmente, retira-se a agulha com os mesmos movimentos de rotação utilizados para a penetração. O fragmento é retirado da agulha e colocado em uma solução de fixação. A amostra de medula óssea deve ser examinada para se determinar porque as células sanguíneas estão anormais ou porque há um número pequeno ou grande de um tipo específico de células sanguíneas.[5]

Aspirado de medula óssea (AMO)

Esse exame revela quais células, normais e anormais, estão presentes na medula óssea. Nas amostras de medula óssea é possível avaliar os tipos, a quantidade e a maturidade das células, além de exames específicos, como análise cromossômica, presença de cultura de bactérias, fungos ou vírus e a análise de proteínas da superfície celular (citometria de fluxo). A extração de uma amostra de medula óssea começa com a limpeza, esterilização e anestesia da pele sobre o osso. O procedimento costuma causar dor leve seguida de pequeno desconforto. O procedimento demora alguns minutos e não causa danos duradouros ao osso.[5] Os locais mais comuns para a punção da BMO e da AMO são: crista ilíaca, manúbrio ou esterno e na tíbia (mais utilizado em bebês).

O que é o transplante de medula óssea?

Transplante de medula óssea (TMO) é um procedimento que envolve a substituição dos sistemas hematopoético e imunológico de um paciente por células-tronco do mesmo paciente (autólogo) ou de outra pessoa (alogênico).[1] Essa modalidade de tratamento é utilizada em doenças como leucemias, linfomas, mielomas e alguns tumores sólidos. As células do doador podem ser coletadas da medula óssea, do sangue periférico ou do cordão umbilical. Antes da infusão de células-tronco, os pacientes recebem altas doses de quimioterapia, algumas vezes combinada com irradiação de corpo inteiro, procedimento este chamado de condicionamento, o qual se destina à erradicação do sistema hematopoético e imunológico do receptor, além de células malignas, se for o caso. Depois da última dose de quimioterapia, devem decorrer pelo menos 36 horas para que os fármacos sejam eliminados do organismo antes da infusão de células-tronco do doador. A terapia de condicionamento é muitas vezes complicada por mucosites e alguns pacientes necessitam do uso de nutrição parenteral. Após um período de uma a três semanas de pancitopenia intensa, os primeiros sinais de enxerto bem-sucedido começam a ocorrer, porém é neste período que muitos pacientes pediátricos necessitam de cuidados em terapia intensiva.[1-7]

Quais hemoderivados podem ser infundidos em UTIP?

A hemoterapia em crianças e adolescentes tem uma abrangência maior que simplesmente um suporte transfusional. O suporte avançado de vida tem sido desafiador e exige profundo conhecimento da fisiologia para que o atendimento hemoterápico seja apropriado a cada etapa de vida e a cada indivíduo. As crianças são o grupo de pacientes de maior expectativa de vida e sobre elas recaem os riscos de efeitos adversos pós-transfusionais. É justamente nessa faixa etária que as decisões transfusionais devem ser o mais criteriosas e racionais possível.[2] Sendo assim, seguem os hemoderivados e seus critérios transfusionais:

Concentrado de hemácias (CH)

É adquirido pela centrifugação do sangue total (ST). Uma bolsa de ST é submetida à centrifugação, remoção da maior parte do plasma e como consequência obtém-se 220 a 280 mL de concentrado de hemácias. Pode ser estocado adequadamente de 35 a 42 dias. O armazenamento deve ser de 2 °C a 6 °C. Seu volume varia entre 220 e 280 mL. A indicação para que seja realizada a transfusão de concentrado de hemácias deve ser criteriosa e individual, de acordo com o fator determinante: estado hemodinâmico do paciente, anemia aguda, classificação de Baskett. A transfusão de CH deve ser realizada para tratar, ou prevenir, iminente e inadequada liberação de oxigênio aos tecidos, ou seja, em casos de anemia; porém nem todo estado de anemia exige a transfusão de hemácias. Em situações de anemia, o organismo lança mão de mecanismos compensatórios, tais como a elevação do débito cardíaco e a diminuição da afinidade da hemoglobina pelo oxigênio, o que muitas vezes consegue reduzir o nível de hipóxia tecidual. Em algumas ocasiões a transfusão não é indicada, como no caso de anemia por perda sanguínea crônica, anemia por insuficiência renal crônica, anemia hemolítica constitucional, doença falciforme, talassemias etc.[2]

O tempo de infusão de cada unidade de CH deve ser de 60 a 120 minutos em pacientes adultos. Em pacientes pediátricos, não exceder a velocidade de infusão de 20-30 mL/kg/hora. A avaliação da resposta terapêutica à transfusão de CH deve ser feita por meio de nova dosagem de hemoglobina ou hematócrito 1-2 horas após a transfusão, considerando também a resposta clínica.[2]

Concentrado de plaquetas (CP)

As plaquetas operam na fase primária da coagulação e são conseguidas pela centrifugação do plasma. Precisam ser estocadas à temperatura de 22 °C, em agitação contínua.

A indicação para a utilização de concentrado de plaquetas depende de avaliação e protocolos médicos, entretanto é possível ressaltar que as indicações de transfusão de CP estão associadas às plaquetopenias desencadeadas por falência medular. Raramente é indicada a reposição em plaquetopenias por destruição periférica ou alterações congênitas de função plaquetária. A dose indicada é estabelecida por meio do critério de uma unidade de CP para cada 7 a 10 kg de peso do paciente. O tempo de infusão da dose de CP deve ser de aproximadamente 30 minutos em pacientes adultos ou pediátricos, não excedendo a velocidade de infusão de 20-30 mL/kg/hora. A avaliação da resposta terapêutica à transfusão de CP deve ser feita por meio de nova contagem das plaquetas 1 hora após a transfusão, porém a resposta clínica também deve ser considerada.[8]

Crioprecipitado

É a parte insolúvel do plasma, obtido por meio do procedimento de congelamento rápido, descongelamento e centrifugação do plasma. É rico em fator VIII, fibrinogênio, fator XIII e fibronectina. O crioprecipitado, antes de ser infundido, deve ser descongelado em uma temperatura de 30 °C a 35 °C no prazo máximo de 15 minutos, podendo ser feito por meio de banho-maria. A transfusão após o descongelamento deve ser imediata, mas poderá também ficar estocado por até 6 horas em temperatura ambiente e entre 20 °C e 24 °C, ou por até 4 horas quando o sistema for aberto. Uma das formas para se calcular a dosagem a ser administrada de crioprecipitado é 1 a 1,5 bolsa de criopreciptado para cada 10 kg de peso do paciente, sendo a intenção de se atingir níveis de fibrinogênio de 100 mg/dL com reavaliação a cada 3 ou 4 dias.[1,2]

Plasma fresco congelado (PFC)

É obtido depois do fracionamento do sangue total – congelar até 8 horas depois da coleta. Deve ser guardado a uma temperatura de, no mínimo, –20 °C, tendo validade de 12 meses. O plasma fresco congelado possui albumina, globulina, fibrinogênio e fatores de coagulação sanguínea. Uma vez que é descongelado, precisa ser usado em até 4 horas. O componente deve ser usado, portanto, no tratamento de pacientes com distúrbio da coagulação, particularmente naqueles em que há deficiência de múltiplos fatores e apenas quando não estiverem disponíveis produtos com concentrados estáveis de fatores de coagulação e menor risco de contaminação viral. A dose-volume a ser transfundida em um paciente vai depender do peso e das condições hemodinâmicas do paciente. É importante ressaltar que o uso de 10-20 mL de plasma por kg aumenta de 20% a 30% os níveis dos fatores de coagulação do paciente. Após ser descongelado deve ser utilizado o mais rápido possível, no máximo 6 horas após o congelamento em temperatura ambiente ou 24 horas após refrigeração. O tempo máximo de infusão deve ser de 1 hora.[8]

Em qualquer transfusão de hemocomponentes todos os cuidados relacionados devem ser seguidos criteriosamente. As medidas de segurança do paciente são imprescindíveis na instalação e teste de compatibilidade sanguínea. Além disso, é importante observar atentamente o aspecto das bolsas antes de iniciar a transfusão, pois vazamentos e alterações de cor são alertas para não administração.

O que é aférese?

Aférese é um procedimento no qual um componente sanguíneo é separado e removido do organismo por meio da utilização de um equipamento automatizado. Essa terapia é realizada com a finalidade de remover uma substância anormal, ou presente em excesso na circulação, no tratamento de uma determinada doença. A aférese, geralmente, é uma terapêutica adjuvante ou complementar, não sendo utilizada isoladamente na maioria das doenças. Plasmaférese retira anticorpos, toxinas ou imunocomplexos presentes no plasma; leucaférese remove o excesso de glóbulos brancos, sendo subdividida em remoção de linfócitos (linfocitaférese), granulócitos (granulocitaférese) ou de célula progenitora hematopoética (CPH – *stem cells*); trombocitaférese remove plaquetas; e eritrocitaférese, hemácias.[9]

Como é realizada a aférese?

A plasmaférese é um método que tem muitas semelhanças com a hemodiálise, sendo realizado, inclusive, com uma máquina muito parecida. Enquanto na hemodiálise o filtro remove as toxinas acumuladas pela insuficiência renal, o filtro da plasmaférese é capaz de remover o plasma do sangue, levando consigo as substâncias indesejáveis que estão causando doenças. Para que o paciente não entre em choque circulatório por falta de plasma, pois a plasmaférese remove as proteínas e anticorpos danosos, mas também filtra outras substâncias como a água, o mesmo volume que é eliminado na plasmaférese precisa ser reposto com bolsas de plasma fresco ou albumina. Assim como na hemodiálise, na plasmaférese é preciso um acesso venoso para que possamos levar o sangue até a máquina e depois trazê-lo de volta ao paciente. As sessões de plasmaférese duram, em média, 2 horas e podem ser realizadas diariamente ou em dias alternados, dependendo da doença em questão. O tempo total de tratamento também depende da substância plasmática que se pretende filtrar e da resposta clínica do paciente. Como qualquer procedimento invasivo, a plasmaférese apresenta risco de complicações, que serão descritos a seguir:[9]

- A punção de um vaso profundo para implantação do cateter necessário para a realização da plasmaférese pode causar a formação de hematomas ou infecção do local.[9]
- Como é no plasma que se encontram os fatores responsáveis pela coagulação do sangue, quando a reposição do volume retirado é feita apenas com albumina, e não com plasma fresco, o paciente passa a apresentar um maior risco de sangramentos. Quando a reposição é feita com bolsas de plasma fresco, há um menor risco de sangramentos, porém pode apresentar complicações semelhantes àquelas que ocorrem nas transfusões de sangue.[9]
- Os derivados de sangue utilizados para transfusão possuem citrato, que é uma substância que previne a coagulação do sangue dentro da bolsa. Se o paciente recebe grandes quantidades de citrato, parte dele liga-se ao cálcio circulante no sangue, impedindo que este exerça suas funções normais no organismo. A queda da concentração de cálcio no sangue pode causar sintomas como câimbras, desorientação, dormências nos membros, entre outras.[9]

Quais as principais reações transfusionais?

As reações transfusionais podem ser classificadas em precoces ou tardias. São inúmeras as possibilidades de reações precoces, como: reações hemolíticas imediata ou retardada, reação causada por sangue infectado, reações alérgicas a sangue infectado, reações alérgicas a leucócitos, plaquetas ou proteínas, reações pirogênicas, entre outras. Dentre as reações tardias podemos citar: transmissão de infecção, sobrecarga de ferro em politransfundidos, sensibilização imunológica e doença transfusional do enxerto *versus* hospedeiro.[1]

- Reação transfusional hemolítica: pode ser imediata ou tardia. As imediatas podem ter risco de morte e são associadas à hemólise intravascular maciça, resultado da ação de anticorpos IgM e IgG, geralmente com especificidade ABO.[1]
- Reação febril por causa de anticorpos antileucocitários: essa reação se dá pelos anticorpos contra antígenos leucocitários humanos (HLA) que são resultado de sensibilização por gravidez ou transfusões prévias. Os sinais e sintomas incluem calafrios, febre e em casos mais graves infiltrados pulmonares. Concentrados de hemácias filtrados podem minimizar essas reações.[1]
- Reação alérgica não hemolítica febril e afebril: causada por hipersensibilidade a proteínas do plasma do doador. Em casos graves pode levar a choque anafilático. Os sinais e sintomas são urticária e febre, podendo chegar a dispneia, edema facial e calafrios. Para tratamento se utilizam anti-histamínicos, corticoides e até adrenalina.
- Outros tipos de reações transfusionais: transmissão viral (muito rara atualmente), transmissão de sangue contaminado com bactérias (rara), doença de enxerto *versus* hospedeiro que ocorre quando são transfundidos linfócitos viáveis em pacientes imunossuprimidos, síndrome de hiper-hemólise que ocorre quando pacientes com anemia falciforme hemolisam o sangue recebido, dano pulmonar agudo que se dá dentro das 6 primeiras horas da infusão como infiltrados pulmonares.[1]

O que fazer diante de uma reação transfusional?

A atuação da equipe de enfermagem nas reações transfusionais é essencial aos cuidados intensivos pois é responsável pelo recebimento e dupla checagem do hemocomponente a ser infundindo, nome e prontuário do paciente e o mínimo de conferência a ser realizada. Diante de uma reação transfusional a bolsa de sangue deve ser interrompida e a situação deve ser comunicada à equipe médica e ao banco de sangue. O tipo de reação deve ser descrito e encaminhado ao banco de sangue juntamente com a bolsa do hemocomponente. A conduta a ser tomada imediatamente é: verificar se a unidade certa foi transfundida no paciente certo, manter acesso venoso e assegurar débito urinário adequado, verificar sinais vitais, manter ventilação adequada e coletar amostra de urina e sangue para exames.[1]

Referências bibliográficas

1. Hoffbrand AV, Moss PAH. Fundamentos em Hematologia. 6 ed. Porto Alegre: Artmed; 2013.
2. Carneiro JDA. Hematologia Pediátrica. 2 ed. São Paulo: Manole; 2013.
3. Shadduck R. Aplastic Anemia. Williams Hematology. 7 ed. 2007; 375-90.
4. Filho OV, Maluf Jr PT, Cristofani LM, Almeida AMT, Teixeira RAP. Doenças neoplásicas da Criança e do Adolescente. São Paulo: Manole; 2013.
5. Bonassa EMA, Gato MIR. Terapêutica Oncológica para Enfermeiros e Farmacêuticos. 4 ed. São Paulo: Atheneu; 2012.
6. Instituto Oncoguia [homepage na internet]. Tratamento da leucemia linfóide aguda em crianças. Disponível em: http://www.oncoguia.org.br/conteudo/tratamento-da-leucemia-linfoide-aguda-lla-em-criancas/3914/603/. Acesso em 12 de ago 2019.
7. Machado LN, Camandoni VO, Leal KPH, Moscatello ELM. Transplante de Medula Óssea: abordagem multidisciplinar. São Paulo: Lemar; 2009.
8. Agência Nacional de Vigilância Sanitária (Brasil). Instrução Normativa IN – Diretrizes complementares à fabricação de medicamentos. Consulta Pública n° 653, de 21 de maio de 2019.
9. Portal MD Saúde [homepage na internet]. Plasmaferese – O que é, indicações e complicações. Disponível em: https://www.mdsaude.com/doencas-autoimunes/plasmaferese/. Acesso em 15 ago 2019.

16 CAPÍTULO

Cuidados com Instalação e Infusão de Quimioterapia na UTIP

Michele Nogueira do Amaral ■ Maria Cristina Flurin Ludwig

O que é quimioterapia?

As quimioterapias são medicamentos utilizados para destruir as células doentes que compõem um tumor. Esses medicamentos são levados pelo sangue a todas as partes do corpo, destruindo as células doentes que estão formando o tumor e impedindo, também, que elas se espalhem pelo corpo (metástases).[1]

Quais as indicações para tratamento com quimioterápico?

A quimioterapia pode ser usada em diversas situações que variam conforme o esquema e cada estratégia de tratamento. Os principais objetivos da quimioterapia são:[1-2]

- Curativo: visa erradicar completamente o tumor.
- Controle da doença: nesses casos a quimioterapia é utilizada para diminuir e/ou impedir que o tumor cresça ou se espalhe, com o objetivo de melhorar a qualidade de vida e aumentar a sobrevida do paciente; em muitos casos o câncer não desaparece, mas é controlado como uma doença crônica.
- Paliativa: utilizada para a melhora dos sintomas causados pelo câncer. Em casos de tumores avançados, o objetivo é melhorar a qualidade de vida e aumentar a sobrevida do paciente.

É comum o uso de quimioterápico em UTIP?

Não é comum o uso de quimioterapia em pacientes criticamente enfermos. O frequente é a necessidade de UTIP para pacientes pós-uso de QT que são acometidos pelas toxicidades decorrentes do uso dessas medicações (neutropenia, choque séptico, hemorragias etc.). Eventualmente, em alguns pacientes o uso de QT em UTI se faz necessário, principalmente naqueles com diagnóstico recente que necessitam de observação 24 horas para início do quimioterápico.

Quais as vias para administração de quimioterapia?

As quimioterapias podem ser administradas por via oral, via endovenosa, via intramuscular, via subcutânea, via intra-arterial ou ainda intratecal. O tratamento é administrado por enfermeiros especializados, podendo ser feito das seguintes maneiras:[3]

- Via oral (VO): o paciente ingere pela boca o medicamento na forma de comprimidos, cápsulas e líquidos. Pode ser feito em casa.
- Intravenosa (EV): a medicação é aplicada diretamente na veia ou por meio de cateter (um tubo fino colocado na veia), na forma de injeções ou dentro do soro.
- Intramuscular (IM): a medicação é aplicada por meio de injeções no músculo.
- Subcutânea (SC): a medicação é aplicada por injeções, por baixo da pele.
- Intratecal (IT): a medicação é aplicada por punção lombar diretamente na coluna, junto ao líquor; o procedimento é realizado pelo médico.

Quais são os principais quimioterápicos utilizados em pediatria e seus principais cuidados?

Os principais quimioterápicos utilizados em pediatria e seus principais cuidados são:[3]

- Asparaginase: indicado para tratamento de LLA. Administração EV ou IM. Cuidados: checar materiais de emergência, oxigênio e substâncias pelo risco de reação anafilática (erupções cutâneas, dispneia, anafilaxia aguda, broncoespasmo, espasmo da laringe) e, caso isso ocorra, parar imediatamente a infusão e manter posição supina; aplicação IM não deve ultrapassar 2 mL, realizando rodízio nos locais; demais efeitos colaterais: diminuição do fibrinogênio, sonolência e letargia, náuseas e vômitos, febre, hepatotoxicidade (elevação do TGO, TGP, bilirrubinas, diminuição da albumina).
- Bussulfano: usado para regimes de condicionamento para transplante de medula óssea (TMO), sua administração pode ser feita VO ou EV. Cuidados: os comprimidos não podem ser partidos nem macerados; é necessário jejum de 2 h antes e 1 h após a administração; estimular a ingestão hídrica; causa mielossupressão grave, com recuperação medular lenta (até 60 dias); pode causar crise convulsiva; potencial emético muito baixo.
- Carboplatina: indicado para tratamento de carcinoma de ovário, tumores de testículo, neuroblastoma e leucemia recidivada ou refratária. Administração EV. Cuidados: ultrapassa barreira hematoencefálica; potencial emético grave.
- Cisplatina: indicada para tratamento de linfomas, osteossarcomas, tumores cerebrais e tumor de adrenal. Administração principalmente EV, podendo ser administrada por via intra-arterial. Cuidados: incompatível com soro glicosado 5%; deve ser administrada hiperidratação venosa pré e pós-infusão; é necessário uso de manitol pré-infusão; controle de diurese antes e após a administração da substância (o débito urinário deve manter-se elevado nas primeiras 24 h); monitorar a ingestão hídrica (prevenir a insuficiência renal); pode causar neuropatia periférica (parestesias,

formigamentos, tremores, alteração de sensibilidade), nefrotoxicidade; potencial emético muito grave.

- Citarabina: indicada para tratamento de leucemias agudas (linfoides ou mieloides), linfoma não Hodgkin, síndrome mielodisplásica. Administração EV, IT, IM ou SC. Cuidados: aplicação de colírio de corticosteroide (dexametasona) conforme protocolo pelo risco de conjuntivite, hiperemia conjuntival e fotossensibilidade; causa mielodepressão; potencial emético muito grave.
- Ciclofosfamida: indicada no tratamento de linfomas, neuroblatomas, tumor de Wilms, leucemias, retinoblastoma e condicionamento para transplante de medula óssea. Pode ser administrada VO ou EV. Ultrapassa a barreira hematoencefálica. Cuidados: realizar hiperidratação antes e após a administração, controlar hematúria, estimular a ingestão hídrica (previne cistite hemorrágica) e considerar uroprotetor (mesna) conforme o protocolo da quimioterapia; diminuir a velocidade de infusão se o paciente referir calor, mal-estar, lacrimejamento, espirro ou coriza; estimular o paciente a esvaziar a bexiga de 2/2 h, potencial emético muito grave.
- Tioguanina: indicada para tratamento de LMA, LLA, LMC e linfomas. Administração VO ou EV. Cuidados: ingerir o comprimido de estômago vazio e aguardar 2 a 4 h para se alimentar; potencial emético muito baixo.
- Doxorrubicina: indicada para tratamento de tumores de ovário, sarcomas ósseos, linfomas, neuroblastoma, tumor de Wilms, LLA e LMA. Administração EV e IT. Cuidados: quimioterápico vesicante, utilizar preferencialmente em cateter central; orientar paciente quanto à possibilidade de apresentar urina avermelhada durante 1 a 2 dias após a infusão; pode causar hiperpigmentação do leito ungueal e das dobras cutâneas, e pode causar cardiotoxicidade (aplicar cardioprotetor dependendo da dose); potencial emético moderado.
- Daunorrubicina: indicada para tratamento de leucemias agudas, linfomas, neuroblastomas, rabdomiossarcoma, sarcoma de Ewing, tumor de Wilms e LMC. Admistração EV. Cuidados: quimioterápico vesicante, utilizar preferencialmente em cateter central; orientar paciente quanto à possibilidade de apresentar urina avermelhada durante 1 a 2 dias após a infusão; pode causar hiperpigmentação do leito ungueal e das dobras cutâneas, e pode causar cardiotoxicidade (aplicar cardioprotetor dependendo da dose); potencial emético moderado/grave.
- Topotecano: indicado para tratamento de sarcoma de Ewing. Administração EV. Cuidados: controlar hematúria e função renal; potencial emético baixo (10% a 30%).
- Melfalano: indicado para tratamento de sarcoma de Ewing, linfoma não Hodgkin, tumores de ovário e testículos, rabdomiossarcoma, leucemias mieloides crônicas e condicionamento para transplante de medula óssea. Administração VO ou EV. Cuidados: na infusão EV aplicar imediatamente após o preparo, pois tem estabilidade de 1 h após o mesmo; na VO ingerir 2 a 4 h após as refeições e ficar pelo menos 2 h sem ingerir alimentos após a administração; estimular a ingesta hídrica; pode causar crises convulsivas; potencial emético muito grave.
- Etoposido: indicado para tratamento de tumor de testículo e ovário, linfomas, LLA, tumor de Ewing, neuroblastomas, tumor de SNC, tumor de células germinativas. Administração EV e VO. Cuidados: na infusão EV não administrar em menos de 30 minutos pelo risco de hipotensão; altas doses devem ser administradas em tempo prolongado; atenção para sinais e sintomas de reação alérgica; verificar pressão

arterial e temperatura antes da infusão; periodicamente, pode causar *rush* cutâneo e dor; potencial emético grave.

- Fludarabina: indicada para tratamento de leucemia linfocítica crônica, linfoma não Hodgkin e linfoma Hodgkin. Administração VO ou EV. Cuidados: os comprimidos podem ser administrados com ou sem jejum, com água, e devem ser ingeridos inteiros; a mielodepressão é dose-limitante; potencial emético muito baixo.
- Metrotexato (MTX): indicado para tratamento de LLA, linfomas, osteossarcomas, rabdomiossarcoma e tumores de sistema nervoso central. Administração VO, EV e IT. Cuidados: em alta dosagem é necessária a alcalinização da urina antes e após, com bicarbonato de sódio; é necessário o uso de ácido folínico após (diminui toxicidade); deve-se medir pH urinário ≥ a 7 em pelo menos duas micções seguidas; hiperidratação EV em média 12 h antes (ou até alcalinizar), durante e após a administração; monitorização da função renal (coletar ureia, creatinina, nível sérico, outros); pode ocorrer urina de coloração amarelada intensa nas primeiras 24 h após a administração da substância, melena, enterite, cólica abdominal e outros; potencial emético grave.
- Idarrubicina: indicado para o tratamento de leucemias recidivados ou resistentes. Administração EV. Cuidados: quimioterápico vesicante, administração em *push*, não interromper o fluxo e soro enquanto administra a substância; uso não é recomendado a pacientes que receberam TBI ou TMO; estar alerta aos sinais e sintomas de toxicidade cardiogênica (insuficiência cardíaca, arritmia, angina e taquicardia); pode ocorrer urina de cor avermelhada 1 a 2 dias após a aplicação, febre e calafrios; potencial emético moderado.
- Mitoxantrona: indicado para tratamento de LMA, tumor de ovário, linfomas e leucemias recidivadas. Administração EV. Cuidados: quimioterápico de cor azul; cardiotóxica (parar a infusão se o paciente apresentar sintomas de IC, arritmias, angina, taquicardia); pode ocorrer urina de cor verde-azulada até 48 h após a administração da substância; potencial emético moderado.
- Mercaptopurina: indicada para tratamento de LLA, LMA, LMC e linfoma não Hodgkin. Administração VO. Cuidados: ingerir 2 a 4 h após as refeições e ficar pelo menos 2 h sem ingerir alimentos após a administração; estimular a ingestão hídrica; administrar antieméticos e antiácidos; pode causar estomatites, dor abdominal, gastrite, diarreia, vômitos; potencial emético baixo.
- Vimblastina: indicado para tratamento de linfomas, LMC, neuroblastoma, tumores de ovário. Administração EV. Cuidados: quimioterápico vesicante; administração em *push*; pode causar toxicidade pulmonar e cardíaca, síndrome de Raynaud, neurotoxicidade, mucosite e outros sintomas gastrointestinais; potencial emético muito baixo.
- Ifosfamida: indicada para tratamento de tumores de testículo, osteossarcoma, sarcoma de Ewing, linfomas e leucemias. Administrada EV. Cuidados: hiperidratação endovenosa, alcalinização da urina (bicarbonato de sódio EV), aplicação de mesna (uroprotetor); estimular a ingestão hídrica e o esvaziamento da bexiga a cada 2 h (prevenção da cistite hemorrágica, disúria, urgência urinária); potencial emético moderado.
- Vincristina: indicado para tratamento de LLA, linfomas, rabdomiossarcoma, neuroblastoma, sarcoma de Ewing, tumor de Wilms, osteossarcoma e tumor de ovário. Administração EV. Cuidados: quimioterapia vesicante; administração em *push*, testar fluxo e refluxo; potencial emético muito baixo.

- Tiotepa: indicado para tratamento de linfomas, leucemias e condicionamento para transplante de medula óssea. Administração EV, IM, SC, IT ou intra-arterial. Cuidados: atravessa barreira hematoencefálica, hiperpigmentação, eritema e descamação na pele em pacientes que recebem altas doses.

Quais equipamentos de proteção individual (EPI) são utilizados para a instalação de quimioterapia?

As normas internacionais de segurança estabelecem o uso de:[1]

- Luvas de látex ou polipropileno, descartáveis e sem talco.
- Aventais descartáveis, com mangas longas, fechados na parte frontal, punhos com elásticos e com baixa permeabilidade.
- Máscaras com proteção de carvão ativado, que age como filtro químico.
- Óculos de proteção, que impeça a contaminação frontal e lateral de partículas, sem reduzir o campo visual.

O que devo conferir antes de instalar um quimioterápico?

A administração do quimioterápico é uma atribuição exclusiva do enfermeiro.[4] Ao receber o quimioterápico já preparado, devem ser conferidos todos os itens de identificação: leito, nome do paciente, quimioterápico, dose, via de administração, estabilidade e tempo de infusão. Atentar para o intervalo de administração do quimioterápico e verificar o preparo do paciente, como: hidratação, alcalinização, antieméticos, uso de colírio ou pré-medicação, e ainda a necessidade de medicamentos de urgência (em caso de possíveis reações).[5]

Como instalar o quimioterápico?

Para instalação de um quimioterápico é necessário uso de EPIS, obrigatoriamente (Figura 16.1).[6]

No caso de infusões endovenosas recomenda-se a desinfecção das vias com álcool 70% (conforme preconizado pela instituição). Na pediatria o uso de quimioterápicos deve ser preferencialmente em acesso venoso central, evitando extravasamentos, já que muitos quimioterápicos são vesicantes ou irritantes. As vias devem ser testadas antes da administração quanto ao refluxo de sangue. É importante verificar se as conexões das vias estão bem fixadas para evitar desconexões acidentais.[5]

Para administração em bólus a seringa deve ser conectada diretamente ou o mais próximo possível do cateter. Essa administração não deve ultrapassar 15 minutos e o refluxo deve ser testado a cada 2 mL. É importante atentar para as queixas do paciente e observar a inserção do dispositivo para evitar possíveis complicações.[5]

Para administração contínua e precisa é importante o uso de bomba de infusão. Deve-se testar o refluxo com uma certa frequência e observar o acesso venoso com cautela, pois podem ocorrer extravasamentos sem que a bomba de infusão sinalize essa ocorrência.[5]

Após a infusão do quimioterápico, os acessos venosos devem ser lavados com solução salina e se possível mantidos com infusão contínua de soro.[5]

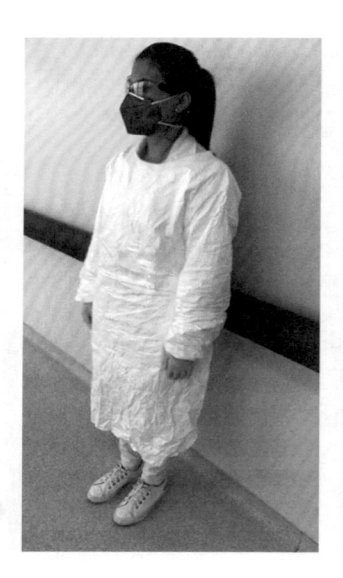

Figura 16.1. EPIs recomendados para a instalação de quimioterápicos.
Fonte: Acervo das autoras.

Quando devo parar a infusão de quimioterapia?

A quimioterapia deve ser pausada se o paciente apresentar sinais de choque ou reação: cianose, tremores, tosse, eritemas, prurido, edema, dores fortes ou *rash* cutâneo. Comunicar imediatamente a equipe assistente.

Em caso de extravasamento o que fazer?

Toda unidade que aplicar quimioterapia deve possuir *kit* derramamento (Figura 16.2), contendo, no mínimo:[7]

- Luvas de procedimento.
- Avental descartável.
- Compressa absorvente.
- Máscara.

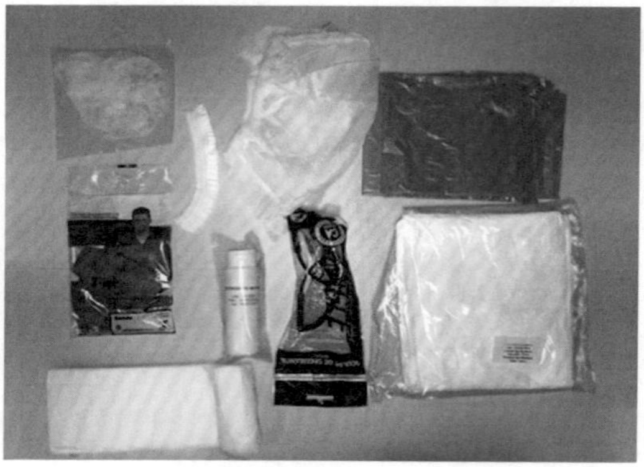

Figura 16.2. *Kit* derramamento.
Fonte: Acervo das autoras.

- Óculos.
- Sabão neutro.
- Formulário para registro de acidentes.

Na ocorrência do derramamento para o ambiente, o profissional de enfermagem deve ser o responsável pela descontaminação inicial e deve estar adequadamente paramentado antes de iniciar o procedimento. Após a identificação e a restrição de acesso ao local do derramamento, este deve ser limitado com compressas absorventes e a área limpa com água e sabão neutro.[7]

No caso de o derramamento ocorrer com o profissional, o vestuário deve ser imediatamente removido, e as áreas da pele lavadas com água e sabão neutro. Se a contaminação comprometer os olhos e as mucosas, deve-se lavá-los com água ou solução isotônica em abundância, providenciar atendimento médico e notificar o acidente de trabalho.[7]

Como deve ser transportado o quimioterápico?

O transporte do medicamento citotóxico deve ser feito em recipientes isotérmicos exclusivos, protegidos de luz solar. O recipiente deve conter um *kit* de extravasamento caso ocorra algum acidente de derramamento durante o transporte.[7]

O que devo monitorar após uso de quimioterapia?

Após o uso de antineoplásicos algumas toxicidades devem ser monitoradas.

Na toxicidade hematológica deve-se observar a presença de sangramentos decorrentes da baixa contagem de plaquetas. Epistaxe, sangramentos na cavidade oral, evacuação, urina, menstruação e expectoração podem agravar quadros de anemia. Procedimentos invasivos como punções, passagens de cateteres, sondagens e enemas só deverão ser realizados se forem imprescindíveis e após transfusão de plaquetas. A lavagem de mãos deve ser rigorosa para manipular o paciente e principalmente os cateteres e conexões, devido ao quadro de leucopenia.[5]

A toxicidade gastrointestinal é bastante frequente já que a quimioterapia age também nas células da mucosa gastrointestinal, causando náuseas, vômitos e diarreia. O uso de antieméticos deve ser mantido durante pelo menos 48 horas após infusão do quimioterápico. Caso haja mais de uma medicação, alternar os horários para obter uma cobertura mais eficaz. Realizar equilíbrio hídrico rigorosamente controlando as perdas (vômitos e diarreia) e promover hidratação venosa adequada. Observar a região anal para sangramentos, fissuras, fístulas ou assaduras, visto que as excretas possuem resíduos quimioterápicos. A avaliação da cavidade oral deve ser realizada observando a mucosa, língua, gengiva e orofaringe quanto à coloração, sangramento, integridade, edema e sinais de infecção. Em caso de sialorreia abundante, evitar o uso excessivo de aspiração de vias aéreas, cavidade oral ou em tubo orotraqueal para evitar lesões e possíveis sangramentos.[3]

A hepatotoxicidade deve ter atenção especial para o ganho de peso, aumento da circunferência abdominal, icterícia, alteração da coloração de fezes e urina, ascite, hepatomegalia e dor abdominal.[5]

A cardiotoxicidade e toxicidade pulmonar devem ser avaliadas por meio da ausculta cardíaca e pulmonar atentando para taquicardia e dispneia, estertores pulmonares e sibilos, estase jugular, cianose e diminuição da amplitude dos pulsos.[5]

Na neurotoxicidade, atenção especial para as parestesias, confusão mental, sonolência, letargia, plegias, agitação e distúrbios visuais.[3]

Na toxicidade renal e vesical atentar para alterações quanto ao débito urinário, frequência das micções, coloração da urina, disúria, hematúria, dor em região suprapúbica ou lombar, edema, ganho de peso e estase jugular.[5]

Caso ocorra extravasamento durante a infusão EV no paciente, o que fazer?

O extravasamento no paciente pode provocar efeitos locais como: hiperemia, edema, urticária, dor, lesões bolhosas e pode chegar a necrose tecidual. Caso ocorra o extravasamento:[7]

- Interromper a infusão imediatamente.
- Aspirar o máximo possível da substância do espaço extravascular.
- Aplicar antídoto recomendado pela literatura ou conforme protocolo da instituição, se houver (p. ex., bicarbonato de sódio 8,4% que aumenta o pH local e neutraliza substâncias como daunorrubicina e doxorrubicina).
- Remover o dispositivo (agulha de Huber ou acesso periférico).
- Não comprimir o local para não aumentar a área de extravasamento.
- Elevar o membro para o nível acima do tórax para diminuir o edema local.
- Aplicar compressas frias no local nas primeiras 48 a 72 horas (quatro vezes ao dia) para provocar vasoconstrição e reduzir a lesão tecidual.
- No caso de vincristina, vimblastina e etoposido devem ser aplicadas compressas quentes que aumentam o fluxo sanguíneo e diminuem a absorção das substâncias.

Qual a maneira correta de descartar os resíduos de quimioterápicos?

Os resíduos devem ser acondicionados em recipiente padronizado, fechado e de consistência rígida, que impeça perfuração ou vazamento.[7]

No caso de materiais perfurocortantes, estes devem ser descartados separadamente em local adequado para eliminação de material perfurocortante (Figura 16.3).

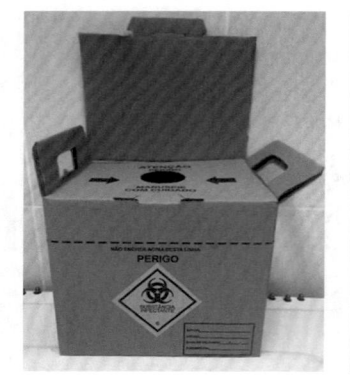

Figura 16.3. Descarte de material perfurocortante.
Fonte: Acervo das autoras.

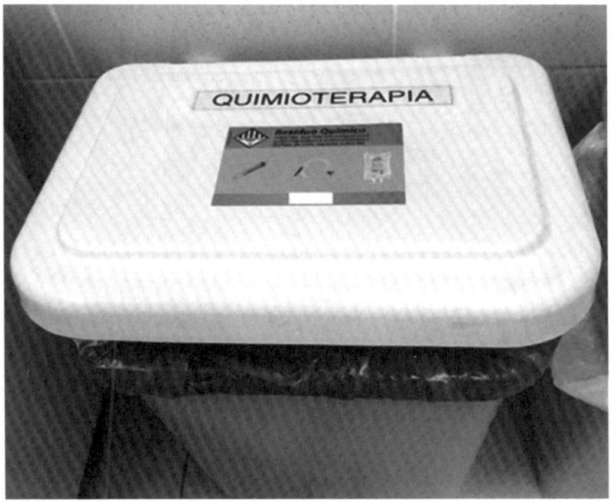

Figura 16.4. Recipiente rígido e impermeável para descarte de resíduo químico, com simbologia adequada.
Fonte: Acervo das autoras.

Frascos de antineoplásicos vazios ou com resíduos de medicações, frascos de soros vazios, equipos, algodão e gaze contaminados com quimioterápico devem ser desprezados em um recipiente rígido e impermeável, identificado corretamente com a simbologia padronizada relativa ao resíduo químico (Figura 16.4).[7]

Referências bibliográficas

1. Instituto Nacional de Câncer. Tumores infantis. Rio de Janeiro: INCA; 2016.
2. Instituto Oncoguia. [homepage na internet]. Uso da quimioterapia no tratamento do câncer. Disponível em: http://www.oncoguia.org.br/conteudo/uso-da-quimioterapia-no-tratamento-do-cancer/3702/593. Acessado em: 30 ago 2019.
3. Bonassa EMA, Gato MIR. Terapêutica Oncológica para Enfermeiros e Farmacêuticos. 4 ed. São Paulo: Atheneu; 2012.
4. Resolução COFEn-210/1998. Dispõe sobre a atuação dos profissionais de Enfermagem que trabalham com quimioterápicos antineoplásicos. Disponível em: http://www.cofen.gov.br/resoluo-cofen-2101998_4257.html.
5. Guimarães JRQ. Manual de Oncologia. 3 ed. São Paulo: BBS Editora; 2008.
6. Brasil. Ministério da Saúde. Agência Nacional de Vigilância Sanitária. RDC nº 45, de 12 de março de 2003. Aprova o Regulamento Técnico de Boas Práticas de Utilização das Soluções Parenterais (SP) em Serviços de Saúde e seus anexos. Diário Oficial da União da República Federativa do Brasil, Brasília, 13 mar. 2003.
7. Borges GG, Silvino ZR. Manual de boas práticas: exposição ao risco químico na central de quimioterapia: conceitos e deveres. Instituto Nacional de Câncer José Alencar Gomes da Silva; Rio de Janeiro: Inca; 2015.

17 CAPÍTULO

Distúrbios Gastrointestinais

Fernanda Machado Nunes

Sangramento digestivo

Como pode ser classificado?

O sangramento digestivo no paciente crítico pode ser alto (esôfago, estômago e duodeno) ou baixo, quando se localiza sobre o ângulo de Treitz (localizado na junção entre a porção terminal do duodeno e começo do jejuno).[1,2]

Quais as principais manifestações clínicas?

- Hematêmese: vômito em sangue vivo.
- Vômito em borra de café: vômito de aspecto enegrecido, indicativo de efeito de suco gástrico sobre o sangue.
- Melena: fezes enegrecidas, com odor fétido característico, proveniente de sangramento acima da válvula ileocecal (Figura 17.1).
- Hematoquezia: presença de sangue vivo nas fezes, resultado de sangramento proveniente do cólon ou sangramentos digestivos altos maciços.[1]

Como diagnosticar?

- História clínica completa e detalhada, atentando para a localização do sítio hemorrágico, a coloração e a gravidade do sangramento, a presença ou ausência de dor e diarreia.
- Exame clínico detalhado.
- Realização de exame endoscópico.[4]

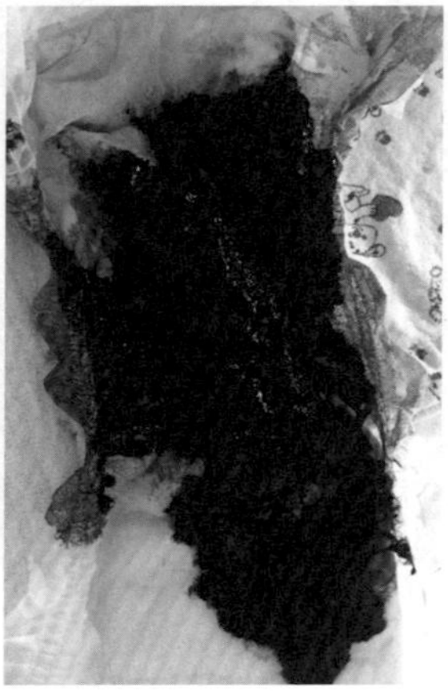

Figura 17.1. Melena.
Fonte: Acervo da autora.

Quais as principais causas?

- Sangramento alto: úlceras gástricas e duodenais, varizes esofágicas, malformações arteriovenosas, síndrome de Mallory-Weiss, tumores e lesões agudas de mucosas.
- Sangramento baixo: divertículos, neoplasias e doença inflamatória intestinal.[2]

Quais alterações hemodinâmicas devem ser avaliadas?

- Taquicardia.
- Presença e qualidade de pulsos periféricos.
- Perfusão.
- Pressão arterial.
- Nível de consciência.[1]

Quais exames laboratoriais devem ser analisados?

Devem incluir, no mínimo, hemograma completo, TP e TTPA. Em casos específicos deve-se incluir perfil hepático, proteína C reativa, ureia/creatinina e coprocultura/teste para toxina de *Clostridium difficile*.[6]

Quais exames radiológicos podem ser realizados?

- Raios X de abdome: pode apontar para perfurações no trato digestivo.
- Ultrassonografia (US) com Doppler abdominal: pode indicar a presença de hipertensão portal e malformações arteriovenosas.
- Angiotomografia computadorizada e angiorressonância magnética: podem auxiliar na determinação de presença de anomalias vasculares.
- Cintilografia: úteis no diagnóstico de divertículo de Meckel.[1]

Quando os exames endoscópicos devem ser realizados?

O tempo ideal para a realização de endoscopia é dentro de 12 a 24 horas do início do quadro,[1] após estabilização hemodinâmica e respiratória.[4]

Em pacientes com perdas maciças, que continuam com sangramento ativo e instabilidade hemodinâmica, mesmo após reposição de perdas devem ser submetidos a avaliação endoscópica imediatamente, concomitante com os procedimentos de ressuscitação e estabilização hemodinâmica.[4]

Quais as vantagens da realização de exames endoscópicos?

Além da possibilidade de determinar o local de sangramento, os métodos endoscópicos podem permitir intervenções como escleroterapia, clipagens, ligaduras elásticas e cauterizações.[1]

Qual o papel do endoscopista?

Investigar a existência de hemorragia, buscar sua causa e tentar contê-la, além de predizer quais serão as possibilidades de recidiva ou riscos de sangramento iminente.[3]

Qual a alternativa para estancar o sangramento além das técnicas utilizadas na endoscopia?

Utilizar a radiologia intervencionista, por meio da angiografia e embolização.[1]

Qual o manejo geral desse paciente?

- Avaliar as condições hemodinâmicas do paciente.[4]
- Avaliar a permeabilidade da via aérea: atentar para o risco de aspiração de sangue em pacientes com hematêmese importante e com rebaixamento de sensório.[1,4]
- Obtenção rápida de acesso venoso para ressuscitação hemodinâmica e expansão volêmica.[1]
- Ventilação adequada.[4]
- Suspensão da dieta.[5]

O uso da sonda nasogástrica (SNG) é indicado?

É controverso e sem respaldo claro na literatura, porém pode auxiliar na determinação da presença de sangramento ativo e na continuidade da hemorragia gástrica.[1]

Quais as vantagens na utilização da passagem de SNG?

Além de monitorizar as perdas, a drenagem por meio de SNG promove a limpeza do conteúdo gástrico, facilitando o trabalho do endoscopista e diminuindo o risco de aspiração do conteúdo gástrico.[1]

Quais os cuidados necessários para a passagem de SNG?

É necessário cautela no momento da passagem de SNG, pois podem induzir traumas e isquemia de mucosa.[3]

É recomendada a lavagem gástrica?

A lavagem gástrica com solução gelada não é recomendada, pois não reduz o sangramento e pode levar a hipotermia iatrogênica, especialmente em lactentes.[1]

Quais hemoderivados devem ser administrados?

- Concentrado de hemácias: recomenda-se transfusão para um alvo de Hb acima de 7 a 8 g/dL.
- Plaquetas devem estar acima de 50.000/μL.
- Plasma fresco congelado e crioprecipitado podem ser indicados.[1]

Quais medicamentos devem ser utilizados?

- Inibidores da bomba de prótons: omeprazol, esomeprazol, pantoprazol.
- Inibidores dos receptores H_2: ranitidina.[1]

Quais as intervenções de enfermagem?

As intervenções serão dirigidas para a prevenção do choque hipovolêmico, assistência para os procedimentos diagnósticos endoscópicos, administração e manejo de líquidos, sangue e derivados; realização de exames complementares; colocação de sondas nasogástricas e lavagem gástrica (se indicado).[2]

Hemorragia digestiva alta (HDA)

O que é?

É definida como a perda de sangue com origem no trato gastrointestinal (TGI) proximal ao ligamento de Treitz[3] (Figura 17.2).

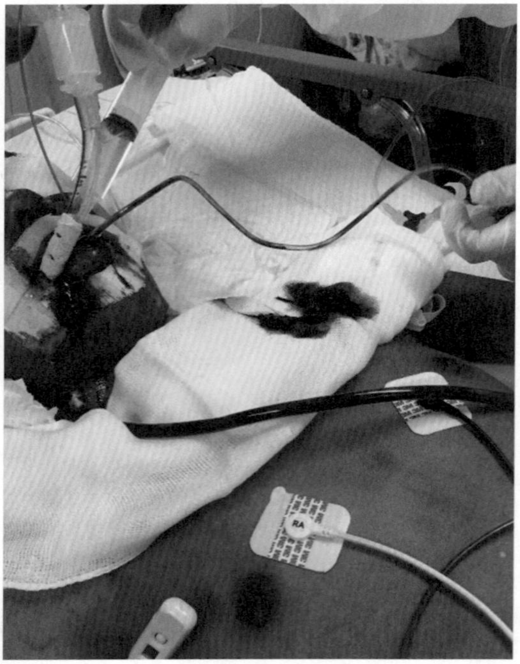

Figura 17.2. Sangramento digestivo alto.
Fonte: Acervo da autora.

Como é dividida?

Didaticamente é dividida em varicosa e não varicosa, sendo a hemorragia varicosa a principal causa de sangramento do TGI em crianças portadoras da hipertensão portal com mais de 2 anos de idade.[3]

Na hipertensão portal, o sangramento digestivo é comum?

A vasodilatação esplâncnica ocasiona a formação de colaterais portossistêmicos nas circulações esofágica, gástrica e colônica, explicando a manifestação de hemorragia digestiva proveniente de varizes esofágicas e do plexo hemorroidário.[1]

Quais as recomendações na HDA varicosa?

- Início do tratamento farmacológico específico.
- Administração de antibioticoprofilaxia.
- Realização de endoscopia após estabilização do paciente, se possível dentro de 12 a 24 horas da internação.
- Tamponamento com balão quando houver falha no tratamento inicial.
- Terapia antissecretora para tratamento de ulcerações ou escaras após esclerose ou ligadura de varizes.[3]

Quais medicamentos são indicados em sangramentos decorrentes de hipertensão portal?

- Vasopressina.[1]
- Octreotida: atua na redução da pressão portal por meio de vasoconstrição esplâncnica.[1,5]
- Somatostatina.[1]

Existem outras indicações em caso de hipertensão portal?

Existe um grande risco de infecção secundária à translocação bacteriana, sendo indicado o uso de antibióticos de amplo espectro (como ceftriaxona e cefotaxima).[1]

Hemorragia digestiva baixa (HDB)

O que é?

Refere-se ao sangramento proveniente de qualquer segmento localizado distalmente ao ligamento de Treitz.[3]

Qual a principal indicação de colonoscopia?

O sangramento retal é a mais frequente indicação de colonoscopia na infância.[3]

É indicada em caráter de urgência?

Apenas quando o episódio de hemorragia for volumoso e com instabilidade hemodinâmica associada.[5]

Qual o preparo adequado para a realização de colonoscopia?

Utiliza-se a combinação de dieta líquido-pastosa, laxativos e soluções eletrolíticas por via oral.[3]

Quando realizar colonoscopia?

As indicações de colonoscopia na infância se resumem a investigação das colites, esclarecer as causas dos sangramentos e buscas por neoplasias.[3]

Úlcera por estresse em UTIP

O que é?

É um distúrbio de hipoperfusão da mucosa gástrica.[1]

Qual a principal localização?

As úlceras por estresse são comuns em pacientes críticos, sendo mais frequentes na primeira porção do duodeno.[2]

Como acontece?

No paciente criticamente doente, há redução do fluxo de sangue à mucosa gástrica, por hipotensão, por fármacos vasopressores, redução do fluxo esplâncnico pela pressão expiratória positiva e hipoxemia.[1]

Pode estar associado ao uso de anti-inflamatórios não esteroides (AINE).[2]

Como prevenir?

Por meio da ressuscitação adequada com líquidos, que garante boa perfusão intestinal, e da manutenção de alimentação enteral.[2]

Quais os fatores de risco?

- Coagulopatias.
- Instabilidade hemodinâmica.
- Insuficiência respiratória.
- PRISM > 10.[1]

Quando está indicado tratamento profilático?

A profilaxia farmacológica está indicada na presença de dois ou mais fatores de risco para úlcera de estresse.[1]

Qual o tratamento profilático?

É recomendável o uso de antagonistas dos receptores H_2 da histamina e inibidores da bomba de prótons.[2]

O uso de inibidores da bomba de prótons só está liberado para crianças acima de 1 ano de idade pelo Food and Drug Administration (FDA).[1]

Qual a via de administração?

A recomendação é do uso enteral para todo paciente que tenha um TGI com funcionamento adequado e não tenha contraindicação para uso de medicação por via enteral.[1]

Colestase neonatal

O que é?

É uma redução da formação ou do fluxo biliar, secundária a anormalidades estruturais ou funcionais do fígado e/ou vias biliares.[7]

Como pode ser dividida?

Colestase intra-hepática e colestase extra-hepática.[8]

Quais as diferenças entre os dois tipos?

- Colestase intra-hepática: compreende um grande número de hepatopatias infecciosa, tóxica, genética ou metabólica, geralmente chamadas de hepatite neonatal.
- Colestase extra-hepática: a atresia de vias biliares é sua causa mais comum.[8]

Quando suspeitar?

Em todo recém-nascido com icterícia persistente após o 14º dia de vida deve-se coletar dosagem de bilirrubina.[8]

Como diagnosticar?

Confirmada a colestase pela presença de bilirrubina direta acima de 2 mg/dL ou mais de 20% da bilirrubina total, realiza-se ultrassonografia e biópsia hepática associada a dados clínicos, aspecto das fezes e exames laboratoriais para diagnosticar atresia de vias biliares.[8]

Colestase extra-hepática

Quais as características?

- Colestase completa e persistente (fezes acólicas) nos primeiros 3 meses de vida.
- Falta de permeabilidade da árvore biliar extra-hepática comprovada por colangiografia intraoperatória, percutânea ou endoscópica.
- Hepatomegalia firme e dura; características típicas ao exame histológico de tecido hepático obtido por biópsia.[6]

Quais as causas?

As principais causas incluem atresia biliar e cisto de colédoco.[6]

Qual o tratamento?

Suplementação de vitamina K, suporte nutricional adequado e uso de antibioticoterapia em caso de sepse (oxacilina e gentamicina).[8]

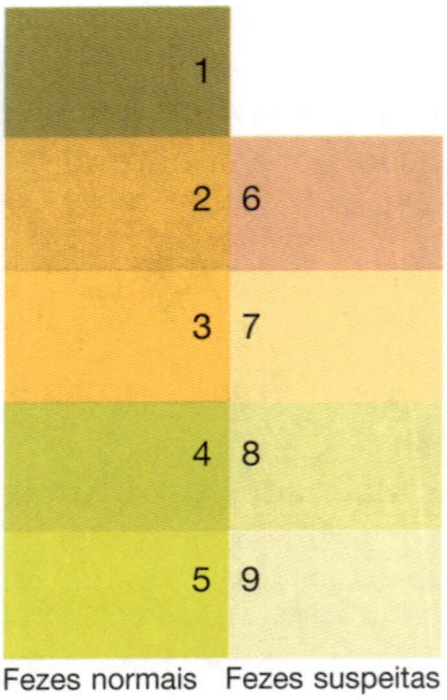

Figura 17.3. Escala cromática de fezes.
Fonte: Acervo da autora. Imagem cedida pelo Serviço de Gastroenterologia e Hepatologia Pediátrica do Hospital de Clínicas de Porto Alegre.

Como descrever corretamente a coloração das fezes?

Na prática clínica para descrever a coloração das fezes é utilizada a escala colorimétrica de fezes, que é uma escala cromática das cores das fezes que tem por objetivo estabelecer as cores de fezes normais e as suspeitas em relação à presença de colestase neonatal[12] (Figura 17.3). O uso deste instrumento facilita para a equipe de enfermagem a descrição da cor das fezes, pois o mesmo paciente é cuidado por vários profissionais e cada um pode informar uma cor das fezes diferente, ou seja, a escala permite uniformizar e objetivar este dado.

Atresia biliar

O que é?

É a obliteração fibroinflamatória progressiva do lúmen, de parte ou de toda árvore biliar extra-hepática, com apresentação nos três primeiros meses de vida.[6]

Quais os sinais e sintomas?

- Precoces:
  - Icterícia no período neonatal ou até as 3 semanas de vida.
  - Colúria.
  - Fezes claras ou acólicas.
  - Hepatomegalia, fígado pode ter consistência dura ou firme.
  - Baixo ganho de peso.
- Médio prazo (até 1 ano):
  - Sintomas de hipertensão portal (esplenomegalia, ascite, sangramento de varizes esofágicas).
- Tardios:
  - Prurido.
  - Baqueteamento digital.
  - Atraso no desenvolvimento.
  - Fraturas ósseas.
  - Complicações hemorrágicas.[6]

Qual o tratamento?

A cirurgia de Kasai (portoenteroanastomose hepática) é o procedimento padrão.[6-8]

Quando deve ser realizada?

Deve ser realizada em centros especializados o mais precocemente possível (antes dos 45 dias de vida).

Não deve ser realizada em lactentes com mais de 4 meses de idade, porque a probabilidade de drenagem biliar nessa idade é muito baixa.[6]

Quais os resultados obtidos após a cirurgia de Kasai?

- Bom: fezes ficam coradas e as bilirrubinas caem abaixo de 1 mg/dL.
- Parcial: ocorre redução dos níveis de bilirrubina, mas estes persistem acima de 3 mg/dL.
- Ruim: os níveis de bilirrubinas continuam aumentando progressivamente.[8]

Qual o prognóstico?

Na ausência de correção cirúrgica ou transplante, cirrose biliar, insuficiência hepática e óbito ocorrem uniformemente entre 18 e 24 meses de idade.[6]

Em caso de realização da cirurgia de Kasai:

- Boa evolução: 25% evoluem anictéricos, função hepática estável, crescimento normal e boa sobrevida em longo prazo, sem transplante.
- Resposta parcial: um terço dos pacientes apresenta fluxo biliar moderado e mantém icterícia leve, mas a doença hepática evolui para cirrose e se agrava ao longo dos anos, sendo necessário THI entre 5-10 anos.
- Evolução ruim: ocorre em 15-30%, e o paciente evolui rapidamente para cirrose e disfunção hepática terminal ainda no primeiro ano de vida.[8]

Pancreatite

O que é?

É definida como a presença histológica de inflamação do parênquima pancreático.[9]

Qual a fisiopatologia?

Começa com lesão das células do ácido e liberação de proteases e outras enzimas que destroem as células e tecidos, ocasionando edema e inflamação. São liberados mediadores inflamatórios ocasionando síndrome da resposta inflamatória sistêmica e necrose pancreática.[9]

Quais os achados clínicos?

Edema intersticial, infiltração por células inflamatórias e graus variáveis de apoptose celular, necrose e hemorragia.

Esses processos podem gerar graus variáveis de disfunção pancreática endócrina, exócrina ou de ambas as funções.[9]

Quais são as principais causas?

- Doenças biliares.

- Pancreatite medicamentosa (relatos recentes incluem ácido valproico e L-asparaginage).
- Pancreatite idiopática (evidências apontam que estão relacionadas a mutações genéticas diversas – como fibrose cística).
- Doenças sistêmicas (secundária a infecções como rotavírus e o vírus da varicela).
- Trauma.[9]

Como diagnosticar?

Por meio do quadro clínico, exames laboratoriais e de imagem.[9]

Qual o quadro clínico?

Dor abdominal alta e médio-abdominal persistente (horas e dias), de início agudo, que ocasionalmente se irradia para as costas, com frequência associada a vômitos.[6]

Quais os sinais e sintomas?

- O abdome se apresenta doloroso à palpação, mas sem rigidez, com diminuição do ruído hidroaéreo intestinal, sugerindo irritação peritoneal.
- Náuseas e vômitos.
- Icterícia.
- Febre.
- Distensão abdominal e íleo adinâmico.
- Pode haver ascite.
- Pode haver derrame pleural à esquerda.[6,9]

Quais os achados laboratoriais?

Aumento da amilase ou lipase no soro (três vezes acima do normal).

Leucocitose, hiperglicemia (glicose sorológica > 300 mg/dL), hipocalcemia, queda do hematócrito, aumento da ureia, hipoxemia e acidose podem ocorrer em casos graves, implicando em mau prognóstico.[6]

Quais os exames de imagem que devem ser realizados?

A ultrassonografia (US) de abdome pode ser realizada, porém a tomografia de abdome tem maior sensibilidade para o diagnóstico principalmente nos estágios iniciais, além de melhor avaliar a extensão da necrose pancreática, a inflação da gordura peripancreática e o espessamento da parede dos segmentos iniciais do intestino delgado.[9]

Qual o tratamento?

- Hidratação: a reposição hídrica minimiza a lesão orgânica por isquemia e reperfusão, restaurando assim o volume intravascular e melhorando o fornecimento de oxigênio. Recomenda-se rápida hidratação com soro fisiológico.[9]
- Manutenção do equilíbrio eletrolítico e acidobásico.[2]
- Controle da dor por meio do uso de opioides e controle da ansiedade.[2,6]
- Nutrição: a introdução precoce da nutrição enteral previne a atrofia de mucosas, mantém a integridade da mucosa intestinal e do tecido linfoide associado.

Recomenda-se a introdução precoce de dieta enteral, no máximo 48 horas após o diagnóstico, reservando a nutrição parenteral apenas em pacientes com intolerância à dieta enteral, manifestada por vômitos, distensão abdominal e resíduos volumosos pelas sondas nasogástricas ou nasoenteral.[9] Em caso de vômitos significativos, a descompressão gástrica pode ser útil.[6]

Quais as complicações?

- Imediatas: choque hipovolêmico e séptico.
- Tardias: necrose pancreática e formação de pseudocistos.[9]

Pode desencadear SIRS, dificuldade respiratória, coagulopatia e novos episódios de diabetes, com alteração de alguns eletrólitos, como magnésio e cálcio.[2]

Qual o prognóstico?

O prognóstico é bom com tratamento conservador.[6]

Quais são as intervenções de enfermagem?

Intervenções da equipe de enfermagem estarão focadas no manejo da nutrição, de líquidos e eletrólitos, no controle da dor, na diminuição da ansiedade e na administração da medicação.[2]

Ascite

O que é?

Acúmulo patológico de fluido proteináceo na cavidade peritoneal.[10]

Quais são as causas?

A causa mais comum de ascite em crianças é a cirrose hepática com hipertensão (Figura 17.4) porta ou doença renal.[10]

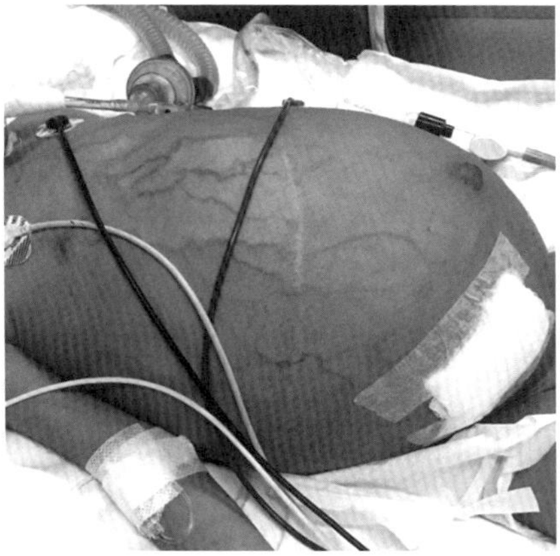

Figura 17.4. Abdome ascítico.
Fonte: Acervo da autora.

Como ocorre?

Pode ser insidiosa ou súbita, neste caso associado a um evento agudo ao fígado já cirrótico, como hemorragia digestiva ou infecção.[10]

Quando suspeitar?

A primeira indicação de ascite pode ser o ganho inapropriado de peso e aumento na circunferência abdominal.[10]

Como diagnosticar?

A US abdominal é um método muito sensível para o diagnóstico de ascite, inclusive para a detecção de pequenas coleções (até 100 mL).[10]

Quais as manifestações clínicas?

À medida que se eleva o volume da ascite, podem ser observadas distensão abdominal proeminente, com desconforto; edema escrotal ou vulvar; protusão de cicatriz umbilical ou hérnias incisionais, e dispneia secundária à restrição respiratória, com ou sem derrame pleural.[10]

Qual a classificação?

- Ascite grau I (leve): detectada apenas por US.
- Ascite grau II (moderada): distensão abdominal moderada e simétrica do abdome.
- Ascite grau III (tensa): distensão abdominal volumosa e tensa.[10]

Qual o tratamento?

O tratamento da ascite visa primariamente o conforto do paciente.[10]
A furosemida e a espironolactona são os diuréticos mais indicados no manejo da ascite.[10]

Peritonite bacteriana

O que é?

É uma infecção comum nos pacientes com cirrose e ascite e muitas vezes é fatal.[10]

Qual a apresentação clínica?

Os sintomas da peritonite incluem dor abdominal, febre, náuseas, vômitos, acidose e choque. O abdome apresenta sensibilidade à palpação, rigidez e distensão, com sinais de defesa. Os ruídos hidroaéreos podem estar ausentes.[6]

Quais os fatores de risco?

Ascite, hipoalbuminemia, hemorragia digestiva, admissão em centro de terapia intensiva pediátrico e exame endoscópico realizado recentemente.[10]

Como diagnosticar?

Por meio da contagem de polimorfonucleares (PMN) acima de $250/mm^3$.[10]

Quais são as principais bactérias?

As principais bactérias são: *Escherichia coli*, *Klebsiela pneumoniae*, *Enterococcus faecalis* e *Streptococcus pneumoniae*.[10]

Qual o tratamento?

A antibioticoterapia e o tratamento de suporte de desidratação, choque e acidose são indicados.[6]

A antibioticoterapia empírica deve ser iniciada imediatamente em todo paciente cirrótico com PMN > 250/mm^3 no líquido ascítico e deve cobrir os germes mais prevalentes.[10] Existe a recomendação de se repetir a paracentese dentro de 48 horas após o início do tratamento antimicrobiano para identificar precocemente situações de falha terapêutica.[10]

Existe tratamento profilático?

Recomenda-se o uso contínuo de sulfametoxazol-trimetropina até a resolução da ascite, transplante ou óbito.[10]

Como o *Streptococcus pneumoniae* é um agente etiológico frequente em crianças, a vacina antipneumocócica pode constituir uma estratégia profilática interessante.[10]

Paracentese

O que é?

A paracentese é uma maneira eficiente de confirmar o diagnóstico e documentar a infecção.[10]

Há contraindicações na realização do exame?

Alterações no coagulograma ou plaquetopenia não contraindicam o procedimento, bem como não é necessária sua correção pré-paracentese.[10]

Quais análises deverão ser feitas do material realizado?

O material coletado deve ser enviado para citologia, bioquímica e microbiologia. Para cultura, 10 mL de líquido devem ser inoculados em balão de hemocultura imediatamente após a punção, para aumentar a sensibilidade.[10]

Quais as complicações do procedimento?

A paracentese de alívio é um procedimento seguro, com baixos índices de complicações.[10]

É necessário realizar reposição com albumina após o procedimento?

Em lactentes e crianças, se forem retirados 100 mL/kg ou mais de líquido ascítico ou se retirar 5 L ou mais em adolescentes, está indicada a reposição de albumina na dose de 6-8 g para cada litro retirado. Essa reposição deve ser feita com metade administrada na primeira hora após o procedimento e o restante cerca de 6 horas após o procedimento.[10]

Mensuração da pressão intra-abdominal (PIA)

O que é?

É a pressão uniforme e oculta no interior da cavidade abdominal, oriunda da interação entre a parede abdominal e as vísceras em seu interior, oscilando de acordo com a fase respiratória e a resistência da parede abdominal.[11]

Qual o valor normal?

Entre 0 e 5 mmHg, podendo ser influenciado pelo peso corporal, posicionamento do corpo, movimentos respiratórios e atividade da musculatura abdominal. Para os pacientes críticos, valores entre 5 e 7 mmHg podem ser considerados normais.[2,11]

Qual a importância da mensuração da PIA?

O aumento da pressão intra-abdominal sugere a necessidade de intervenção precoce, na tentativa de prevenir complicações e o desenvolvimento da síndrome compartimental abdominal (SCA).[2]

Com que frequência deve ser mensurada?

A PIA deve ser verificada a cada 4 a 6 horas e de hora em hora naqueles com disfunções orgânicas gaves.[11]

Como é definida a hipertensão intra-abdominal (HIA)?

É definida como a sustentação ou repetidas elevações patológicas da PIA > 12 mmHg.[2,11]

Como é definida a SCA?

É definida como a sustentação da PIA > 20 mmHg associada a nova disfunção ou falência orgânica.[2,11]

Quais as manifestações clínicas da SCA?

Apesentam abdome distendido e tenso, hipotensão, altas pressões nas vias aéreas, hipercapnia e oligúria.[11]

Quais patologias estão associadas à HIA?

Politraumatizados, pós-cirúrgicos de procedimentos abdominais, ressuscitados volemicamente, com disfunção renal, hepática e pulmonar, além dos que apresentam acidose e hipotermia.[2]

Quais as formas de verificação da PIA?

- Medida direta da pressão intraperitoneal por meio de cirurgia laparoscópica e colocação de cateter na cavidade peritoneal.
- Cateter percutâneo inserido no interior da veia cava inferior.
- Medida da pressão no interior de órgãos abdominais, como a via vesical.[2]

Como mensurar a PIA através da via vesical?

Através da inserção de um cateter intravesical, preferencialmente de três vias e conectado a um transdutor de pressão, sendo posicionado com o zero na linha axilar média; permite a mensuração da PIA após a instilação de 25 mL de solução salina no interior da bexiga.[2]

Qual o material necessário para a mensuração da PIA através da via vesical?

- Sonda vesical de demora.
- Suporte de soro e de transdutor.
- Régua com nivelador.
- Fita adesiva.
- Equipo simples.
- Fita graduada.
- Soro fisiológico 0,9%, 250 mL.
- Extensor.
- Torneira de três vias.
- Transdutor de pressão (*domus*).
- Monitor de pressão invasiva.[2]

Como montar o sistema?

- Lavar as mãos e preparar o material necessário.
- Explicar o procedimento ao paciente, mantendo-o em decúbito dorsal.
- Posicionar o suporte de soro próximo ao leito do paciente; encaixar o suporte do transdutor ao suporte de soro e adaptar o transdutor de pressão.
- Definir o ponto zero (linha da sínfise púbica) e posicionar o transdutor de pressão.
- Conectar o cabo ao monitor de pressão invasiva.
- Instalar o equipo de soro e conectar na via inferior do transdutor de pressão.
- Instalar a torneira de três vias na parte superior do transdutor de pressão e em uma das vias conectar o extensor preenchendo o circuito com soro fisiológico.
- Conectar outro extensor à terceira via da sonda vesical de demora.
- Clampear o sistema de drenagem da bolsa coletora de sistema fechado.
- Zerar o sistema de pressão (abrir a torneira de três vias para o ambiente e fechar para o paciente).
- Infundir 25 mL de solução fisiológica pela terceira via da SVD e fechar o soro após a infusão.
- Liberar a dânula para a SVD e para o transdutor de pressão, acompanhando a formação da onda no monitor.
- Observar o valor apresentado no monitor ao final da expiração.
- Clampear a terceira via da SVD e abrir o sistema de drenagem.
- Esvaziar o coletor de urina e registrar o volume desprezado, considerando o volume infundido.[2,11]

Referências bibliográficas

1. Luglio M, Baldanzi G. Sangramento gastrintestinal. In: Associação de Medicina Intensiva Brasileira, Sociedade Brasileira de Pediatria; Piva JP, Carvalho WB (orgs.). POTIPED Programa de Atualização em Terapia Intensiva Pediátrica: Ciclo 9. Porto Alegre: Artmed Panamericana; 2017. p. 11-44. (Sistema de Educação Continuada a Distância, v.2).
2. Viana RAPP; Torre M. Enfermagem em Terapia Intensiva: práticas integrativas. Barueri, SP: Manole; 2017. 878-886.399-409.
3. Hirschheimer MR, Brunow WC, Matsumoto T. Terapia Intensiva Pediátrica e Neonatal. 4 ed. Rio de Janeiro: Atheneu; 2018. p. 1946-9.
4. Carvalho E, Nita M, Paiva LMA, Silva AAR. Hemorragia Digestiva. J Pediatr. 2000; 76(Supl. 2): S135-S146.
5. Pimenta JR, et al. Abordagem da hemorragia digestiva em crianças e adolescentes. Rev Med Minas Gerais. 2016; 26(Supl. 6):S27-S37.
6. Hay Jr WW, Levin MJ, Deterding R, Abzug MJ. CURRENT pediatria: diagnóstico e tratamento. 22 ed. Porto Alegre: AMGH. 2016; 1151-1154. 1187-1189. 1234-1236, 1140-1145.
7. la Torre FP, Passarelli MLB, Cesar RG, Pecchini R. Emergências em pediatria: protocolos da Santa Casa. 2 ed. Barueri, SP: Manole; 2013. p. 317-24.
8. Oliveira RG. Blackbook – Pediatria. 4 ed. Belo Horizonte: Black Book Editora; 2011.
9. Mekitarian Filho E, Carvalho WB. Pancreatite aguda em crianças. In: Associação de Medicina Intensiva Brasileira, Sociedade Brasileira de Pediatria; Piva JP, Carvalho WB (orgs.). POTIPED Programa de Atualização em Terapia Intensiva Pediátrica: Ciclo 7. Porto Alegre: Artmed Panamericana; 2016. p. 83-108. (Sistema de Educação Continuada a Distância, v.4).
10. Queiroz TCN, et al. Diagnóstico e manejo da ascite secundária à cirrose em pediatria. Rev Med Minas Gerais. 2016; 26(Supl. 6):S52-S59.
11. Milanesi R, Caregnato RCA. Pressão intra-abdominal: revisão integrativa. São Paulo: Einstein. 2016 jul/set; 14(3). Epub Mar 08, 2016.
12. de Carvalho E, et al. Colestase neonatal. Disponível em: http://aneste.org/colestase-neonatal.html?page=2.

18 CAPÍTULO

Hepatites Virais

Eliane da Silva Moraes

O que são hepatites virais?

As hepatites virais são doenças provocadas por diferentes agentes etiológicos, com tropismo primário pelo fígado, que apresentam características epidemiológicas, clínicas e laboratoriais distintas.

Os agentes etiológicos que causam hepatites virais mais relevantes do ponto de vista clínico e epidemiológico são designados por letras do alfabeto (vírus A, vírus B, vírus C, vírus D e vírus E). Esses vírus têm em comum a predileção para infectar os hepatócitos. Entretanto, divergem quanto às formas de transmissão e consequências clínicas advindas da infecção. São designados rotineiramente pelas seguintes siglas: vírus da hepatite A (HAV), vírus da hepatite B (HBV), vírus da hepatite C (HCV), vírus da hepatite D (HDV) e vírus da hepatite E (HEV).[1]

Quais os modos de transmissão das hepatites virais?

Quanto às formas de transmissão, as hepatites virais podem ser classificadas em dois grupos. O grupo de transmissão fecal-oral (HAV e HEV) tem seu mecanismo de transmissão ligado a condições de saneamento básico, higiene pessoal, qualidade da água e dos alimentos. A transmissão percutânea (inoculação acidental) ou parenteral (transfusão) dos vírus A e E é muito rara, devido ao curto período de viremia dos mesmos. O segundo grupo (HBV, HCV e HDV) possui diversos mecanismos de transmissão, como o parenteral, sexual, compartilhamento de objetos contaminados. Hoje, após a triagem obrigatória nos bancos de sangue (desde 1978 para a hepatite B e 1993 para a hepatite C), a transmissão via transfusão de sangue e hemoderivados é relativamente rara. A transmissão por via sexual é mais comum para o HBV que para o HCV. Os vírus das hepatites B, C e D possuem também a via de transmissão vertical (da mãe para o bebê). Geralmente, a transmissão ocorre no momento do parto, sendo a via transplacentária incomum. A transmissão vertical do HBV ocorre em 70% a 90% dos casos de mães com replicação viral (HBeAg-positivas); e nos casos de mães sem replicação viral (HBeAg-negativas) a probabilidade varia entre 30% a 50%, o que não altera a conduta a ser adotada para a criança (vacinação e imunoglobulina nas primeiras 12 horas de vida). Na hepatite C, a transmissão vertical é bem menos frequente, podendo ocorrer em aproximadamente 6% dos casos. Entretanto, se a mãe for coinfectada com o HIV, esse percentual sobe para até 17%. A transmissão vertical não tem importância para os vírus A e E.[2]

A suscetibilidade é universal. A infecção confere imunidade permanente e específica para cada tipo de vírus. A imunidade conferida pelas vacinas contra a hepatite A e hepatite B é duradoura e específica. Os filhos de mães imunes podem apresentar imunidade passiva e transitória durante os primeiros nove meses de vida.

Como prevenir a hepatite A?

A vacina está disponível no SUS, sendo oferecida no Calendário Nacional de Vacinação para crianças de 15 meses a 5 anos incompletos (4 anos, 11 meses e 29 dias), e também no Centros de Imunobiológicos Especiais (CRIE), para pessoas de qualquer idade que tenham: hepatopatias crônicas de qualquer etiologia incluindo os tipos B e C; coagulopatias; pessoas vivendo com HIV; portadores de quaisquer doenças imunossupressoras; doenças de depósito; fibrose cística; trissomias; candidatos a transplante de órgãos; doadores de órgãos, cadastrados em programas de transplantes; pessoas com hemoglobinopatias.[3]

Como prevenir a hepatite B?

Em crianças, é dada em quatro doses: ao nascer, 2, 4 e 6 meses. Para os adultos que não se vacinaram na infância, são três doses a depender da situação vacina. É importante que todos que ainda não se vacinaram tomem as três doses da vacina. Pessoas que tenham algum tipo de imunodepressão ou que tenham o vírus HIV precisam de um esquema especial com dose em dobro, dada nos CRIE.[3]

Como prevenir a hepatite C?

Ainda não existe uma vacina contra a hepatite C. A prevenção pode ser feita evitando o contato com sangue contaminado, sexo desprotegido e compartilhamento de objetos cortantes. O tratamento é medicamentoso, há cura em mais de 95% dos casos.[3]

Conceito de hepatite fulminante.

Esse termo é utilizado para designar a insuficiência hepática no curso de uma hepatite aguda. É caracterizada por comprometimento agudo da função hepatocelular, manifestado por diminuição dos fatores de coagulação e presença de encefalopatia hepática no período de até 8 semanas após o início da icterícia. A mortalidade é elevada (40% e 80% dos casos).

Como é o tratamento da hepatite aguda?

Não existe tratamento específico para as formas agudas. Se necessário, apenas tratamento sintomático para náuseas, vômitos e prurido. Como norma geral, recomenda-se repouso relativo até a normalização das aminotransferases. Dieta pobre em gorduras e rica em carboidratos é de uso popular, porém seu maior benefício é ser mais agradável ao paladar ao paciente anorético.

Casos de hepatites virais devem ser notificados?

É doença incluída na lista de notificação compulsória e, portanto, todos os casos suspeitos de hepatites virais devem ser notificados na ficha do SINAN e encaminhados ao nível hierarquicamente superior ou ao órgão responsável pela vigilância epidemiológica municipal, regional, estadual ou federal. As principais fontes notificadoras são a comunidade, serviços de assistência médica, hemocentros e bancos de sangue, clínicas de hemodiálise, laboratórios, escolas, creches e outras instituições. Além disso, casos podem ser capturados no SIM, SIA/SIH e nos sistemas de informação das vigilâncias sanitária e ambiental.[1]

Quais os cuidados de enfermagem à criança portadora de hepatite viral?

Em geral, nas hepatites virais, o paciente é tratado em casa, a menos que os sintomas sejam graves. A avaliação de enfermagem pode envolver o paciente e a família no enfrentamento da incapacidade temporária e fadiga, que são comuns na hepatite, e deve haver a instrução dos clientes procurarem cuidados de saúde adicionais se os sintomas persistirem ou se agravarem. O paciente e a família também precisam de orientações específicas sobre a dieta, repouso, exames sanguíneos de acompanhamento, bem como sobre as medidas sanitárias e de higiene (principalmente a lavagem das mãos) para evitar a disseminação da doença para outros membros da família. O ensino específico sobre a redução do risco de contrair a hepatite A inclui a boa higiene pessoal, a atenção à lavagem cuidadosa das mãos (depois de evacuações e antes de se alimentar) e as condições sanitárias do ambiente (suprimento alimentar e de água seguros, bem como o descarte efetivo do esgoto).[4,5]

Na hepatite B, a convalescença pode ser prolongada, com a recuperação sintomática completa exigindo, por vezes, 3 a 4 meses ou mais. Durante esse estágio, a retomada gradual da atividade física é encorajada depois que a icterícia tiver resolvido.

Referências bibliográficas

1. Ministério da Saúde. Hepatite: causas, sintomas, diagnóstico, prevenção e tratamento. Disponível em: https://saude.gov.br/saude-de-a-z/hepatite.
2. Ministério da Saúde. Hepatites Virais: O Brasil está atento. Disponível em: http://bvsms.saude.gov.br/bvs/publicacoes/hepatites_virais_br_esta_atento.pdf.
3. Insuficiência hepática aguda é abordada em novo documento científico produzido pelo DC da hepatologia da SBP; 12/2018.
4. Silva AP. Hepatites virais e assistência de enfermagem na prevenção de infecções relacionadas a assistência à saúde. Famesp; 2015.
5. Siridakys M. Cuidados intensivos ao paciente com quadro de insuficiência hepática grave. Nurs Crit Care; 2011.

19 CAPÍTULO

Falência Hepática Aguda

Eliane da Silva Moraes

O que é falência hepática aguda?

A falência hepática aguda (FHA) é uma síndrome clínica grave de rápida evolução, que frequentemente leva ao transplante hepático de urgência. É considerada uma condição devastadora, uma vez que crianças e adolescentes previamente hígidos desenvolvem disfunção hepática e tornam-se criticamente enfermos em poucos dias, evoluindo para falência de múltiplos órgãos e óbito. Há muitas causas possíveis para o desenvolvimento do quadro, sendo as doenças metabólicas as etiologias mais comuns em recém-nascidos e lactentes.

Em crianças maiores, os vírus (principalmente da hepatite A), toxicidade medicamentosa e hepatite autoimune passam a ser as causas mais frequentemente encontradas. Em 50% dos casos não se identifica um motivo e a FHA é classificada como de etiologia indeterminada.[1]

FHA é um quadro clínico que envolve múltiplos órgãos e sistemas e, em crianças, pode ocorrer mesmo na ausência de encefalopatia e revelar hepatopatia crônica assintomática.[1,2] Em crianças observa-se a coagulopatia incorrigível como um achado consistente e confiável da FHA mesmo na ausência de alterações do estado mental. Com base nisso, o critério para o diagnóstico atualmente mais utilizado em crianças foi desenvolvido pelo Pediatric Acute Liver Failure Study Group e inclui evidências bioquímicas de falência hepática aguda (como aumento de transaminases e bilirrubinas) associada à coagulopatia de origem hepática (RNI > 1,5 ou TP >15 segundos em relação ao controle) sem resposta à administração parenteral de vitamina K, em paciente com encefalopatia hepática e sem história ou sinais que sugiram hepatopatia crônica prévia. O tempo entre o início do quadro clínico e o desenvolvimento da encefalopatia deve ser de menos de 8 semanas. Em pacientes com RNI ≥ 2 ou TP > 20 segundos em relação ao controle, sem resposta à administração parenteral de vitamina K, faz-se o diagnóstico independentemente de sinais de encefalopatia hepática.[2]

Quais os sinais e sintomas da FHA?

A FHA geralmente manifesta-se em uma criança ou adolescente previamente hígido, iniciando com sintomas inespecíficos de duração variada, como desconforto abdominal, fraqueza e anorexia com ou sem febre. Esse pródromo pode apresentar períodos de remissão intercalados com nova piora e persistir por dias ou semanas antes da busca por assistência médica. Com a evolução do quadro surgem outros sintomas como icterícia, vômitos, hipoglicemia e convulsões, tornando a síndrome clínica evidente.[3] A encefalopatia, quadro neuropsiquiátrico associado à disfunção hepática, está presente em 53% dos casos à admissão e surge em outros 15% nos primeiros 7 dias de internação hospitalar.

Etiologias específicas podem ser classificadas como infecciosas, imunológicas, metabólicas, malignas, vasculares ou relacionadas a substâncias/toxinas. O diagnóstico etiológico é importante, uma vez que algumas doenças de base possuem tratamentos específicos.[3]

A investigação adequada a partir da história clínica e exame físico é fundamental, sendo importante questionar a respeito do momento de início dos sintomas, contato com portadores de hepatites virais, história transfusional, história de depressão, tentativas de autoextermínio e outros comportamentos de risco. Listar todos os medicamentos presentes no domicílio, incluindo medicina alternativa, ervas, plantas e cogumelos e checar a possibilidade de ingestão acidental ou intencional. Interrogar sobre uso de álcool ou substâncias ilícitas (p. ex., ecstasy, cocaína, solventes), história familiar de doença de Wilson, hepatites virais, doenças autoimunes e morte sem causa definida na família. Em recém-nascidos deve-se investigar história materna de infecções na gestação incluindo herpes simples, história perinatal de sepse e consanguinidade dos pais. Avaliar atraso no desenvolvimento e história de convulsões ou sangramentos.

No exame físico é importante avaliar o crescimento, desenvolvimento e estado nutricional. Checar evidências de coagulopatia, icterícia, hepatomegalia, edema e classificar a encefalopatia. Hálito hepático é raro. Achados como ascite, esplenomegalia, prurido, baqueteamento digital, eritema palmar, xantomas, circulação colateral e déficit no crescimento sugerem descompensação de doença crônica prévia ou quadro subclínico com apresentação aguda.

Outras etiologias descritas são as infecções por vírus Epstein-Barr, citomegalovírus, hepatite B, hepatites não A e não B, intoxicações por outras substâncias sabidamente hepatotóxicas ou reações idiossincráticas, mitocondriopatias, defeitos da síntese de ácidos biliares, doenças do ciclo da ureia, intolerância hereditária à frutose, síndrome hemofagocítica, deficiência de alfa-1 antitripsina, síndrome de Budd-Chiari, cardiopatia congênita, asfixia grave, entre outras.

Qual o tratamento para FHA?

O tratamento deve ser realizado em centros com acesso ao transplante hepático, pois este pode ser a única alternativa para o paciente. A princípio, o tratamento é de suporte, a criança deve ir obrigatoriamente para a unidade de terapia intensiva enquanto se aguarda a regeneração hepática dos pacientes com bom prognóstico ou o transplante hepático naqueles com o prognóstico reservado.[4]

Quais são os graus do estadiamento[1] da encefalopatia hepática em crianças?

- Grau I:
  - Choro inconsolável, déficit de atenção; segundo os pais a criança não está normal.
  - Os reflexos podem estar normais ou apresentar hiperreflexia.
  - Avaliação dos sinais neurológicos é muito difícil, bem como do EEG.
- Grau II:
  - Choro inconsolável, déficit de atenção; segundo os pais a criança não está normal.
  - Hiperreflexia.
  - Avaliação de sinais neurológicos e EEG muito difícil de avaliação.
- Grau III:
  - Sonolência, estupor, combatividade.
  - Hiperreflexia, Babinski +.
  - Sinais neurológicos e EEG muito difícil de avaliação.
- Grau IV:
  - Comatosa, pode ou não ter resposta a estímulos dolorosos.
  - Reflexos ausentes.
  - Sinais neurológicos de descerebração ou decorticação.
  - EEG anormal.

Quais são os cuidados de enfermagem[4] para portadores de FHA?

- Avaliar e anotar características da pele.
- Avaliar o comprometimento do nível de sensório.
- Preparar material para intubação orotraqueal.
- Manter leito a 45°.
- Administrar medicamentos prescritos.
- Realizar a passagem de SNG e medir e anotar características do volume drenado.
- Realizar passagem de SVD e monitorar fluxo urinário.
- Preparar material para passagem de cateter venoso central.
- Ficar atento para sinais de edema cerebral.
- Medir circunferência abdominal pelo menos 1×/dia.
- Manter jejum VO absoluto.
- Evitar higiene oral com escovação dentária se paciente apresentar plaquetopenia.
- Evitar múltiplas punções venosas periféricas.
- Monitorar criteriosamente os níveis de glicemia capilar.
- Ficar atento a sinais de acidose metabólica.

Referências bibliográficas

1. Alberto LD, et al. Falência hepática aguda em crianças e adolescentes. Revista Med Minas Gerais. 2015; 25(Supl. 6):5444-561.

2. Siridakys M. Cuidados intensivos ao paciente com quadro de insuficiência hepática grave. Disponível em: https://enfermeiros-intensivistas.webnode.pt/products/cuidados-intensivos-de-enfermagem-ao-paciente-portador-de-icc.
3. Gonçalves YN, Gomes AMA. A experiência do transplante hepático para crianças e adolescentes: a frágil vida forte; 2013 jul-set. Disponível em: http://www4.fsanet.com.br/revista/index.php/fsa/article/view/188/113.
4. Silva TS. Complicações no pós-operatório imediato de transplante hepático: evidências para assistência de enfermagem intensiva. Disponível em: https://monografias.brasilescola.uol.com.br/enfermagem/complicacoes-no-pos-operatorio-imediato-transplante-hepatico.htm.

20 CAPÍTULO

Transplante Hepático Infantil

Eliane da Silva Moraes

Quais as indicações do transplante hepático infantil (THI)?

Constitui-se o único tratamento efetivo para muitos pacientes com doença hepática terminal:[1]

- Doença hepática colestática:
  - Atresia de vias biliares extra-hepática.
  - Doença de Alagille.
  - Colangite esclerosante.
- Insuficiência hepática fulminante:
  - Vírus.
  - Substâncias ilícitas.
- Doenças metabólicas:
  - Deficiência de alfa-1-antitripsina.
  - Tirosinemia.
  - Doença de Wilson.
  - Doenças do ciclo da ureia.
- Glicogenoses tipo I e II:
  - Cirrose.
  - Hepatite autoimune.
  - Hepatites B e C crônicas.
  - Hepatite neonatal.
  - Cirrose criptogênica.

- Neoplasias:
  - Hepatoblastoma.
  - Carcinoma hepatocelular.
  - Sarcoma.
- Outras:
  - Síndrome de Budd-Chiari.
  - Fibrose cística.
  - Doença de Caroli.

Como é a classificação dos pacientes em fila de transplantes?

A partir de 2006, segundo a Portaria 1.160 de 29 de maio de 2006 do Ministério da Saúde, a classificação passou a ser feita com base no escore de gravidade de doença MELD (*model for end-stage liver disease*), para pacientes acima de 12 anos, e PELD (*pediatric end-stage liver disease*) para pacientes até 12 anos de idade.

Variáveis do MELD: creatinina, bilirrubina, INR.

Variáveis do PELD: bilirrubina, INR, albumina – multiplicados por 3 para harmonização com MELD.[2]

Como se dá o aceite de órgão para o THI?

A aceitação do potencial doador inclui compatibilidade ABO, testes de função hepática normais e estabilidade hemodinâmica. Lembrar sempre que como a fila é regional e única, a maioria dos doadores para crianças é adulta; nestes casos é necessária a redução do fígado, implantando-se na criança apenas o lobo esquerdo.

Nos transplantes intervivos, utiliza-se apenas o segmento lateral esquerdo.[4]

Quais são as fases intraoperatórias?

A hepatectomia do receptor costuma ser muito difícil, devido à hipertensão portal, à existência de portoenterostomia prévia e às aderências intestinais.

Há o clampeamento da veia cava inferior na região supra e infra-hepática, e das estruturas do hilo. Quando o fígado inteiro ou o lobo esquerdo são utilizados, a cava retro-hepática do doador é transplantada junto. Inicia-se pela anastomose da veia cava supra-hepática, depois da infra-hepática. Nos transplantes do segmento lateral esquerdo, anastomosa-se a veia supra-hepática esquerda na veia cava inferior do receptor. Na sequência, anastomosa-se a veia porta, a artéria hepática e, por fim, faz-se a reconstrução biliodigestiva, em Y de Roux.

Nas crianças cirróticas com circulação colateral já estabelecida, o clampeamento total da veia cava inferior acarreta queda da PA, em geral, facilmente manuseável com administração de volume. No entanto, as crianças com insuficiência hepática aguda não apresentam tal circulação colateral, o que pode causar maior repercussão hemodinâmica com o bloqueio da cava. Dessa forma, uma alternativa para esses casos é realizar apenas um clampeamento parcial da cava, na região do óstio das veias supra-hepáticas com anastomose terminolateral (técnica *piggyback*).[2]

Como se faz o planejamento da assistência de enfermagem ao THI?

Na UTIP, o planejamento da assistência de enfermagem ao paciente transplantado objetiva avaliar, detectar, antecipar e intervir nas potenciais complicações que se seguem ao transplante: complicações técnicas resultantes de um procedimento cirúrgico complexo e extenso, e aquelas decorrentes da resposta imunológica do hospedeiro ao enxerto e do regime de imunossupressão.[4]

Como é o preparo do leito para o pós-operatório imediato do THI?

A unidade deve ser preparada com antecedência para a chegada do paciente. É priorizado o *box* individual, tratando-se de paciente que vai ser submetido a imunossupressão. É necessário para a montagem do *box*:[5]

- Leito com grades laterais ajustáveis a diferentes posições.
- Monitor multiparâmetro.
- Ventilador mecânico – montado e testado previamente.
- Bombas de infusão.
- Cobertores térmicos.
- Monitores de pressão: PAM, PVC.
- Oxímetro de pulso.
- Sistema de vácuo, oxigênio e ar comprimido.
- Glicosímetro, urodensímetro.
- Tomadas elétricas e extensões.
- Equipamentos de proteção individual (EPI).
- Relógio de parede.
- Material de consumo (seringas, agulhas, soros, gases estéreis, claves etc.).
- Material para coleta de amostras laboratoriais.

Como se dá a troca de informações para admissão do paciente na UTIP?

É de fundamental importância na assistência de enfermagem intensiva. A recepção do paciente na UTI é um momento de fundamental importância, pois é um momento da continuidade do suporte iniciado no transoperatório e de troca de informações entre as equipes do centro cirúrgico e UTI. Deve-se informar as particularidades de todos os procedimentos realizados, bem como de qualquer complicação potencial esperada para que sinais e sintomas pertinentes sejam prontamente reconhecidos.[4]

Por que o pós-operatório imediato deve ser feito em uma UTIP? Como o paciente chega à UTIP?

Nos primeiros dias pós-transplante o paciente fica internado na UTI, sendo visto e monitorizado pelos intensivistas e acompanhado pelo hepatologista e equipe cirúrgica. Alguns pacientes apresentam condições de extubação no bloco cirúrgico, porém é aconselhável a

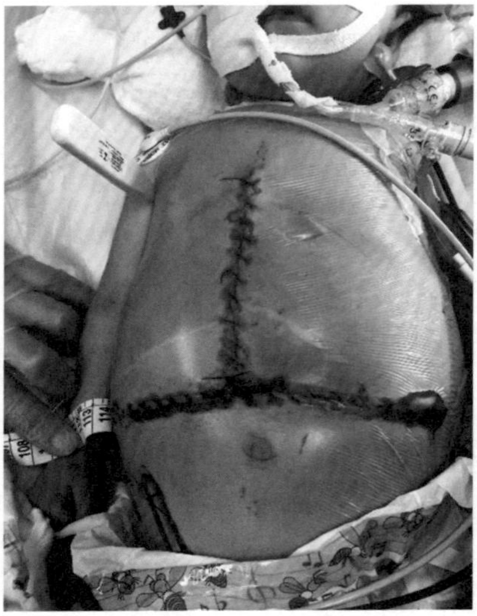

Figura 20.1. Paciente em pós-operatório de THI.
Fonte: Acervo da autora.

estabilização e manutenção da criança nas primeiras 24-48 horas na UTI, quando então se pode comprovar que a função hepática é satisfatória, bem como os fluxos sanguíneos na artéria hepática e na veia porta, por meio de exames laboratoriais e ecografia com Doppler. O procedimento cirúrgico é muito extenso e as incisões abdominais são grandes e dolorosas, fazendo com que o paciente necessite de sedoanalgesia adequada. O manejo hemodinâmico, assim como o renal, são complexos nas primeiras horas do pós-operatório do transplante de fígado, exigindo a presença constante da equipe de enfermagem.[7]

O paciente quando chega à UTIP em pós-operatório de THI (Figura 20.1), geralmente, vem intubado, com sonda nasogástrica aberta em frasco, cateter central, pressão arterial invasiva, acessos venosos periféricos, sonda vesical de demora, ferida operatória coberta com filme transparente e drenos abdominais. A atuação da enfermagem é imediata, organizando os dispositivos e medindo as drenagens, além de coleta de exames na chegada à UTIP.

A enfermagem no POI do transplante hepático infantil.

Em um primeiro momento, o enfermeiro e sua equipe devem realizar uma rápida inspeção, a fim de detectar e corrigir possíveis acidentes, como desconexões, obstruções e deslocamentos, que possam ter ocorrido durante o transporte. A seguir, uma meticulosa avaliação deve ser realizada, observando todos os dispositivos, feridas cirúrgicas, drenos aspirativos e cateter vesical, e será então reiniciada a infusão das medicações e toda a monitorização do paciente, nos aparelhos próprios da terapia intensiva.

Só então o enfermeiro deverá planejar a assistência de enfermagem, de forma sistematizada, pautada nas avaliações clínicas e no monitoramento de todos os sistemas fisiológicos, identificando e intervindo prontamente nas intercorrências e complicações, além de oferecer suporte emocional ao paciente e sua família:[5]

- Monitoramento de sinais vitais: Tax, FC, FR, PA e dor, de hora em hora.
- Monitoramento da temperatura axilar (evitar a retal), de hora em hora. Espera-se o retorno à normotermia até 8 horas após admissão.

- Avaliação dos pulsos centrais e periféricos quanto à frequência, amplitude, ritmo e simetria de hora em hora.
- Avaliação de enchimento capilar, temperatura da pele, estado de hidratação, turgor e presença de edema.
- Mensuração do volume dos drenos supra e infra-hepáticos e biliar de hora em hora, se presentes.
- Mensuração do volume urinário horário, bem como glicosúria, cetonúria, e pH urinário.
- Controle e registro integral de todos os volumes administrados e eliminados.
- Pesquisa de presença de sangue nas fezes, urina, secreção gástrica e traqueal.
- Pesquisa e avaliação de sinais de sangramento e a extensão do mesmo pela ferida cirúrgica e nos sítios de inserção de cateteres venosos e arteriais, drenos aspirativos e dreno biliar (se presente).
- Mensuração da circunferência abdominal a cada 4 horas, nas primeiras 8 horas de pós-operatório imediato, com o objetivo de detectar precocemente coleção de fluidos no abdome (Figura 20.2).
- Avaliação dos sinais de possíveis reações transfusionais.
- Avaliação e detecção de possíveis manifestações clínicas decorrentes de alterações metabólicas e hidroeletrolíticas.
- Avaliação do padrão respiratório: expansibilidade, simetria e ausculta quanto à presença de ruídos adventícios e anormalidades dos sons respiratórios decorrentes de atelectasias e derrame pleural.
- Manutenção das vias aéreas pérvias, por meio de rigorosos cuidados respiratórios. Manter correto posicionamento do tubo orotraqueal, evitando trações, dobras e acotovelamentos dos circuitos do ventilador.
- Reposicionar o paciente a cada 2 horas se estiver estável, favorecendo adequada expansão pulmonar, melhorando a troca gasosa e facilitando a drenagem de secreções.
- Avaliação da dor quanto à localização, tipo e frequência. A dor pode restringir e limitar incursões respiratórias efetivas, tornando o padrão respiratório superficial, contribuindo para o desenvolvimento de atelectasias e distúrbios de ventilação-perfusão. O aumento da pressão intra-abdominal por sangramento pode inclusive comprometer as funções respiratória e renal.

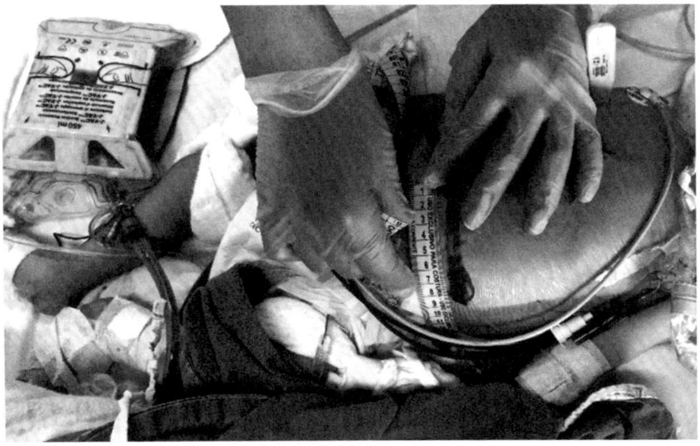

Figura 20.2. Medida de circunferência abdominal.
Fonte: Acervo da autora.

- Fornecimento de oxigênio suplementar, aquecido e umidificado, por máscara facial após extubação. Observar sinais precoces de dificuldade respiratória.
- Mobilização do paciente no leito e depois na poltrona, estimulando movimentação ativa dos membros.
- Avaliação de sinais neurovitais: utilizar a escala de Glasgow. Alterações neuropáticas são um importante sinal de encefalopatia hepática, alterações metabólicas (hipoglicemia), entre outros.
- Reforço de medidas de controle e prevenção de infecção para toda a equipe: lavagem rigorosa das mãos, redução do trânsito à beira do leito, utilização de EPIs e adoção das precauções padrão.
- Inspeção da ferida operatória, incisões e todos os locais de inserção de drenos e cateteres, em busca de sinais de infecção. Lembrar que os sinais locais precoces de infecção e inflamação podem ser mascarados pelo uso de esteroides, bem como pela resposta do organismo à infecção, febre e leucocitose. A observação deve ser redobrada na hora da troca de curativos.
- Manutenção de técnica asséptica na manipulação de cateteres venosos, drenos e linhas de monitoramento.
- Coleta de culturas conforme protocolo instituído, acompanhando os resultados.
- Inspeção da cavidade oral, pele e região perianal, para avaliação das condições da mucosa, bem como de sinais de crescimento bacteriano. Implementação do protocolo da PAV.
- Acompanhamento do protocolo de imunossupressão, atentando para os efeitos adversos dos imunossupressores, destacando a nefrotoxicidade, hipertensão arterial, neurotoxicidade, distúrbios de comportamento, distúrbios metabólicos, leucopenia e plaquetopenia.
- Oferecer segurança e suporte emocional ao paciente e sua família, por meio de explicações claras e objetivas sobre o tratamento, evolução clínica do paciente e quaisquer outras informações que estes desejem.
- Estímulo à independência e favorecimento da participação da família na recuperação do paciente.

Como se dá a transferência dos cuidados para a unidade de internação na ocasião da alta do paciente da UTIP?

Por ocasião da transferência do paciente para a unidade de internação, o enfermeiro intensivista deve informar o enfermeiro da unidade a respeito da evolução do paciente no pós-operatório imediato, as principais intercorrências, complicações, bem como as intervenções de enfermagem e quaisquer recomendações relevantes, visando garantir a continuidade da assistência de enfermagem.[6]

Referências bibliográficas

1. Lopes ARF. Atuação do enfermeiro no programa de transplante de fígado. Florianópolis, SC; 2014. Disponível em: https://repositorio.ufsc.br/handle/123456789/173108.

2. Protiped – Programa de atualização em terapia intensiva pediátrica: ciclo 5. Organizado pela Associação de medicina intensiva brasileira e Sociedade brasileira de pediatria; Piva JP, Carvalho WB (orgs.). Porto Alegre: Artmed/Panamericana; 2014.
3. Fase pós-operatória ao transplante hepático. Disponível em: PortalEducação/portaleducacao.com.br/conteúdo/artigos/enfermagem/fase/pos/operatória/ao/transplante/hepatico/34205.
4. Souza ATS, et al. A atuação do enfermeiro no processo de doação de órgãos: uma revisão integrativa. Centro Universitário Uninovalfapi. ISSN2317-5079.
5. Moraes ES. Assistência multiprofissional ao paciente transplantado hepático infantil. I Simpósio multidisciplinar em medicina intensiva pediátrica; 2019.
6. Negreiros FDS, et al. Competência de enfermeiros no pós-operatório imediato de transplante hepático: concepção profissional. Investigação qualitativa em saúde. atas CIAIQ2018. 2018; 2:392.
7. Ferreira CT, et al. Transplante hepático. J Pediatr. 2000; 76(Supl. 2).

21 CAPÍTULO

Doença de Hirschsprung

Valdirene Rocha

O que é?

É uma anomalia congênita que causa obstrução intestinal e está relacionada à ausência de células ganglionares no intestino. Normalmente, essas células ajudam a relaxar a parede intestinal para permitir que as fezes se movam através do cólon. Nas crianças com doença de Hirschsprung, o cólon permanece contraído e o conteúdo intestinal se acumula antes da obstrução. Geralmente, a condição afeta os últimos 2 a 5 metros do cólon, que termina com o reto.[1,2]

Quais são os sintomas?[1]

Os sintomas diferem com a idade:

- Período neonatal:
  - Impossibilidade de segregar mecônio nas primeiras 48 h de vida.
  - Recusa alimentar.
  - Vômito bilioso.
  - Distensão abdominal.
  - Primeira infância:
  - Comprometimento do desenvolvimento.
  - Constipação.
  - Distensão abdominal.
  - Episódios de diarreia e vômito.
  - Sinais de enterocolite: diarreia explosiva, aquosa, febre, aparência significativamente doente.

- Infância:
  - Constipação.
  - Fezes como fitas, odor fétido.
  - Distensão abdominal.
  - Peristalse visível.
  - Massa fecal facilmente palpável.
  - Aparência subnutrida, anêmica.

Como é feito o diagnóstico?[2]

Além da história clínica o diagnóstico é feito por meio dos seguintes testes:

- Enema opaco: injeção de líquido no reto que faz com que o cólon seja visto em raios X para que o médico possa visualizar áreas anormais no cólon.
- Biópsia: remoção de uma amostra de tecido intestinal para detectar nós (ou sua ausência).
- Manometria anorretal: medida das pressões dos esfíncteres interno e externo com balão retal.

Como é feito o tratamento?[1,2]

O tratamento é cirúrgico e consiste principalmente na remoção da porção aganglionar do intestino, para alívio da obstrução, restauração da motilidade normal e preservação da função do esfíncter anal externo. Às vezes, é necessária a realização de uma colostomia temporária e o tratamento será realizado em três fases:

- Colostomia.
- Descida cirúrgica: a área do cólon afetado é removida; então o cólon saudável é baixado até o reto e se une à parede retal.
- Fechamento da colostomia.

Quais os cuidados pré-operatórios?[1]

Os cuidados emergenciais são:

- Monitoramento frequente dos sinais vitais e da pressão arterial observando sinais de choque.
- Monitoramento da reposição hidroeletrolítica, assim como de plasma e outros derivados de sangue.
- Observação dos sintomas de perfuração intestinal, como febre, aumento da distensão abdominal, vômito, aumento da sensibilidade, irritabilidade, cianose e dispneia.

Como deve ser realizada a medição da circunferência abdominal?

A medida deverá ser feita com uma fita métrica, geralmente ao nível do umbigo ou do maior diâmetro do abdome. O ponto das medições é marcado com uma caneta para garantir a confiabilidade das medições subsequentes. Pode-se deixar a fita métrica embaixo da criança para reduzir o estresse da mesma quando as medições são frequentes.

Quais são os cuidados pós-operatórios?[1]

- Certifique-se de que os preparativos para receber a criança foram feitos:
- Cama ou berço está pronto.
- Bombas de infusão e suporte, aparelhos de aspiração e medidor de fluxo de oxigênio estão à beira do leito.
- Verificar e registrar os sinais vitais. Caso ocorra alteração dos valores aumentar a frequência do procedimento.
- Inspecione a área operatória:
- Verifique o curativo, se houver.
- Delineie qualquer área de sangramento no curativo com caneta.
- Avalie se há sinais de dor.
- Verifique ruídos intestinais.
- Observe se há sinais de choque, distensão abdominal e sangramento.
- Detecte a presença de infecção.
- Colete exames solicitados.
- Inspecione o ferimento em busca de sinais de infecção (hiperemia, edema, calor, dor e drenagem purulenta).

Referências bibliográficas

1. Hockenberry MJ, Wilson D, Rodgers CC. Wong. Fundamentos de enfermagem pediátrica: Fundamentos de enfermagem pediátrica. 10 ed. Rio de Janeiro: Elsevier; 2018.
2. Badash M. Doença de Hirschsprung. Boston. Disponível em: https://www.hospitalinfantilsabara.org.br/sintomas-doencas-tratamentos/doenca-de-hirschsprung-2/. Acessado em 23 set. 2019.

22 CAPÍTULO

Síndrome do Intestino Curto

Valdirene Rocha

O que é?

A síndrome do intestino curto (SIC) é definida como resultado da redução da superfície de absorção intestinal, a qual leva a alteração da função intestinal, comprometendo o crescimento normal, o equilíbrio entre líquidos e eletrólitos ou o estado de hidratação.

A definição da SIC inclui dois achados importantes:

1. Área de superfície intestinal diminuída para absorção de líquidos, eletrólitos e nutrientes.
2. Necessidade de nutrição parenteral (NP).

A necessidade de nutrição parenteral adicional por mais de 2-3 meses na síndrome do intestino curto ou em qualquer outro distúrbio subjacente estabelece o diagnóstico de insuficiência intestinal.[1,2]

Quais são as causas da SIC?

A maioria dos pacientes com síndrome do intestino curto foi submetida a ressecção intestinal neonatal. As causas mais comuns são enterocolite necrosante, atresias intestinais, volvo e, com menor frequência, intestino curto congênito, doença de Hirschsprung.[1]

Quais são os sinais e sintomas?

Os sintomas típicos de um paciente com síndrome do intestino curto estão relacionados com seu estado subjacente de má-absorção e incluem diarreia, desidratação, deficiência de eletrólitos ou de micronutrientes e problemas de crescimento.[2]

Qual o tratamento?[1]

Os objetivos do tratamento para lactentes e crianças com SIC incluem:

- Preservação do maior comprimento possível do intestino durante a cirurgia.
- Manutenção do estado nutricional, crescimento e desenvolvimento ideais, enquanto ocorre a adaptação intestinal.
- Estímulo da adaptação intestinal com alimentação enteral.
- Redução das complicações relacionadas ao processo e à terapia da doença.

A fase inicial da terapia inclui nutrição parenteral como fonte principal de nutrição.

A segunda fase é a introdução da alimentação enteral. Administram-se fórmulas por infusão contínua, através de SNG ou gastrostomia. Conforme a alimentação enteral avança, diminui-se a solução de NP em termos de calorias, quantidade de líquido e horas totais de infusão diária. Se a alimentação enteral for tolerada, deve-se tentar a alimentação via oral para minimizar a aversão bucal e preservação da habilidade de alimentar-se por via oral.

A fase final do suporte nutricional ocorre quando o crescimento e o desenvolvimento são constantes.

Se o tratamento médico, nutricional e cirúrgico falharem, o transplante intestinal é uma opção em crianças com complicações refratárias e potencialmente fatais da insuficiência intestinal. Dados atuais sobre desfechos após o transplante intestinal pediátrico sugerem taxas de sobrevida de 1 a 3 anos de 83% e 60%, respectivamente.[2]

Quais são as complicações da síndrome do intestino curto?

Inúmeras complicações estão associadas ao SIC e a NP em longo prazo. Podem ocorrer complicações infecciosas, metabólicas e técnicas, e pode ocorrer septicemia decorrente do cuidado inadequado com o cateter. A atrofia do intestino também pode estimular o aumento da permeabilidade intestinal para as bactérias. A falta de locais para inserção de um cateter central também pode tornar-se um problema significativo para a criança com necessidade de nutrição parenteral em longo prazo. Pode ocorrer disfunção hepática, hepatomegalia e colestase.[1]

Qual o prognóstico da criança com SIC?

O prognóstico para lactentes com SIC melhorou com o avanço da nutrição parenteral. O cuidado para o controle dos problemas relacionados ao tratamento e o desenvolvimento de imunossupressores mais específicos para o transplante têm contribuído para um tratamento melhor.

O prognóstico depende, em parte, do comprimento do intestino delgado residual. Uma válvula ileocecal intacta também melhora o prognóstico.

Os lactentes e as crianças com SIC morrem de problemas relacionados à nutrição parenteral, como septicemia fulminante ou colestase grave associada a NP.[1]

Quais são os cuidados de enfermagem?[1,2]

- Administração e monitoramento da terapia nutricional:

  - Durante a NP, é preciso cuidados para reduzir o risco de complicações relacionadas ao cateter central (infecção, oclusão, desalojamento ou remoção acidental do cateter).
  - Cuidados com a nutrição enteral (administração de nutrição através de sondas enterais e gastrostomias) e monitoramento da tolerância à alimentação enteral também são importantes responsabilidades da enfermagem.
- Muitos lactentes com SIC têm estomia intestinal realizada no momento da ressecção intestinal inicial. Os cuidados com a estomia e a educação da família são outra responsabilidade da enfermagem. Como os lactentes e as crianças com SIC têm diarreia crônica, deve-se ter cuidado para prevenir a irritação da pele. Deverá ser feita higiene com frequência e suavidade, e usar pomadas protetoras para prevenir lesões na pele.
- Quando a criança requer nutrição parenteral de longo prazo, existe a possibilidade de realizar o suporte nutricional domiciliar. Para isso, a enfermagem deverá preparar a família para o cuidado domiciliar, com orientação, auxílio e supervisão da terapia. Esse paciente e sua família deverão ser acompanhados por um serviço multidisciplinar de suporte nutricional.

Referências bibliográficas

1. Hockenberry MJ, Wilson D, Rodgers CC. Wong – Fundamentos de Enfermagem Pediátrica. 10 ed. rev. Rio de Janeiro: Elsevier; 2018.
2. Hay WW, Kevin MJ, Deterding RB, Abzug MJ. Pediatria: Diagnóstico e Tratamento. 22 ed. rev. Porto Alegre: AMGH; 2016.

23 CAPÍTULO

Estomas

Valdirene Rocha ■ Sabrina dos Santos Pinheiro

O que é estoma?

A palavra estoma é de origem grega e significa boca ou abertura; indica a exteriorização de qualquer víscera oca através do corpo por causas variadas, desviando o trânsito normal.[1,2]

A nomenclatura da estomia se diferencia de acordo com local do corpo afetado. Assim, tem-se a traqueostomia, que é a abertura da traqueia; a estomia gástrica, denominada gastrostomia; as estomias urinárias, urostomias, que podem ser classificadas em nefrostomia, ureterostomia e cistostomia; e as estomias intestinais, que são as jejunostomias, ileostomias e colostomias.[1]

Quando é necessária a urostomia?

As causas mais frequentes para estomia em crianças são: enterocolite necrosante e o ânus imperfurado e, menos frequentemente, a doença de Hirschsprung. Em crianças maiores, as mais frequentes são a doença inflamatória do intestino, especialmente a doença de Crohn e ureterostomias para os defeitos do ureter distal ou da bexiga.[3]

Como é feita a urostomia?

A urostomia construída com conduto ileal é criada cirurgicamente por meio de anastomose dos ureteres a uma porção do segmento ileal, previamente seccionada. Uma extremidade do conduto ileal é suturada e outra trazida até a parede abdominal, e um estoma é formado no abdome para a urina sair do corpo. Esta estomia é permanente.[2]

Qual a diferença entre colostomia e ileostomia?

Uma abertura no intestino grosso ou cólon é chamada de colostomia. O efluente fecal varia em consistência, dependendo de onde a abertura é criada no cólon. Uma colostomia no cólon descendente ou sigmoide geralmente resulta em fezes similares àquelas que normalmente passam através do reto. Se a abertura é no cólon ascendente ou no cólon transverso, o efluente varia de líquido espesso a fezes semiformadas. Uma abertura na porta ileal do intestino é chamada ileostomia; o efluente fecal é de líquido a semiespesso e contém algumas enzimas digestivas. Estomias intestinais podem ser temporárias ou permanentes dependendo das condições subjacentes e do procedimento cirúrgico realizado.[2]

Quais são os cuidados no pós-operatório imediato?[2,3]

Além dos cuidados pós-operatórios já colocados neste capítulo, para cirurgias do sistema digestório, serão necessários os cuidados com o estoma:

- No pós-operatório imediato, as crianças não devem ser equipadas com bolsa. Quando a drenagem estomal for mínima, como é o caso de crianças pequenas, um curativo de gaze será suficiente.
- Observe o estoma quanto a cor, edema, sangramento, trauma e condições da pele periestoma. O esperado é que o estoma esteja úmido e avermelhado, suturas intactas e pele ao redor livre de queimaduras ou irritações.

Quais os cuidados com o estoma intestinal (colostomias e ileostomias)?[2,3]

- Apesar do estoma ser criado cirurgicamente, o cuidado do estoma e pele circundante não é um procedimento estéril.
- Será necessária a escolha de um sistema coletor adequado (sistemas de bolsas) para não haver vazamentos, prevenindo assim lesões na pele periestoma (Figura 23.1).

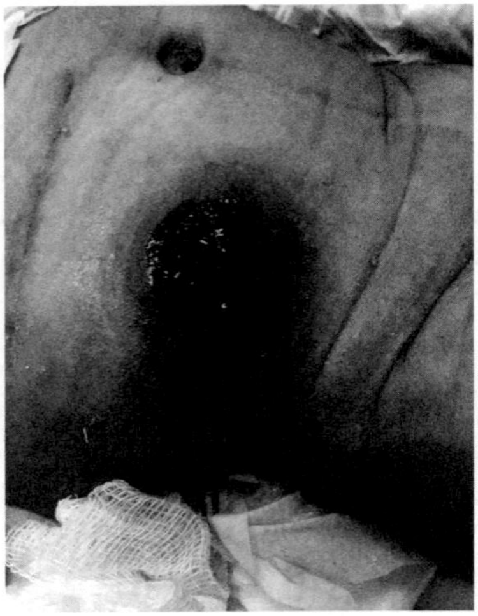

Figura 23.1. Lesão periestomal.
Fonte: Acervo das autoras.

Avalie o tamanho da abertura do estoma para determinar a abertura do sistema coletor e o tamanho da bolsa, que deve ser suficiente para conter uma quantidade moderada de fezes e grande de flatos.

- A proteção da pele periestomal é um aspecto importante dos cuidados com o estoma.
- A pele deve ser limpa delicadamente com água morna antes das trocas de bolsas. Use compressas e não esfregue a pele. Sangramentos pequenos na mucosa do estoma são normais durante a higienização. Seque bem a pele.
- Antes de aplicar o aparelho, prepare a pele com um selante de pele que deve secar. Em seguida, aplique a pasta de estoma em torno da base do estoma ou na parte traseira da pastilha.
- Em lactentes com uma colostomia à esquerda sem bolsa, a pele periestomal deve ser protegida com uma substância de barreira (p. ex., pomada de óxido de zinco e pó de estoma). Se houver infecção fúngica ou bacteriana, conforme avaliação médica, devem ser aplicados antifúngicos tópicos e agentes bacterianos.
- Ensinar a criança (as maiores) e sua família a cuidar da estomia; deve ser uma das prioridades da enfermagem.

Referências bibliográficas

1. de Carvalho BL. Assistência de enfermagem a pacientes com estoma intestinal. Revista Eletrônica Acervo Saúde. Sup. 24:e604. DOI: https://doi.org/10.25248/reas.e604.2019.
2. Potter PA, Elkin MK, Perry AG. Procedimentos e Intervenções de Enfermagem. 5 ed. Rio de Janeiro: Elsevier; 2013.
3. Hockenberry MJ, Wilson D, Rodgers CC. Wong fundamentos de enfermagem pediátrica: Fundamentos de enfermagem pediátrica. 10 ed. rev. Rio de Janeiro: Elsevier; 2018.

24 CAPÍTULO

Sistema Neurológico

Elaine de Oliveira Souza ▪ Gabriela Gomes Nunes Ribeiro
▪ Waleska de Almeida Pereira ▪ Sabrina dos Santos Pinheiro

O que é o sistema nervoso?

O sistema nervoso é uma rede complexa de nervos e pilhas que levam mensagens do cérebro e da medula espinal às várias partes do corpo.

Qual a composição do sistema nervoso?

O sistema nervoso é composto pelo sistema nervoso central, sistema nervoso periférico e sistema nervoso autônomo. Este último está relacionado com o controle das funções vitais do corpo humano que independem da vontade da pessoa.

Como é a divisão do sistema nervoso central?

O sistema nervoso é dividido em: cérebro (telencéfalo e diencéfalo); tronco encefálico (mesencéfalo, ponte e bulbo); e cerebelo.

- **Telencéfalo:** lobos frontal, parietal, occipital e temporal (Figura 24.1).
- **Diencéfalo**: tálamo, hipotálamo, hipófise, glândula pineal (Figura 24.2).
- **Tronco encefálico**: mesencéfalo, ponte e bulbo. O tronco encefálico é a parte mais primitiva do nosso sistema nervoso central. Herdamos essa estrutura dos répteis, e por isso ela também é conhecida como "cérebro reptiliano".
  - Mesencéfalo: responsável pela visão, audição, movimento dos olhos e movimento do corpo.

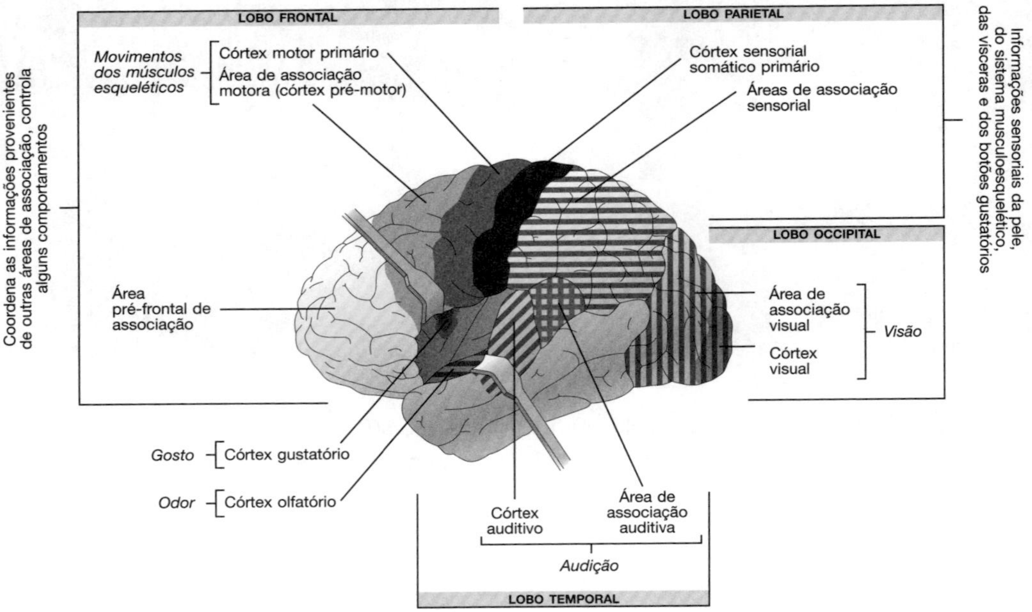

Figura 24.1. Telencéfalo.
Fonte: Silverthorn.[1]

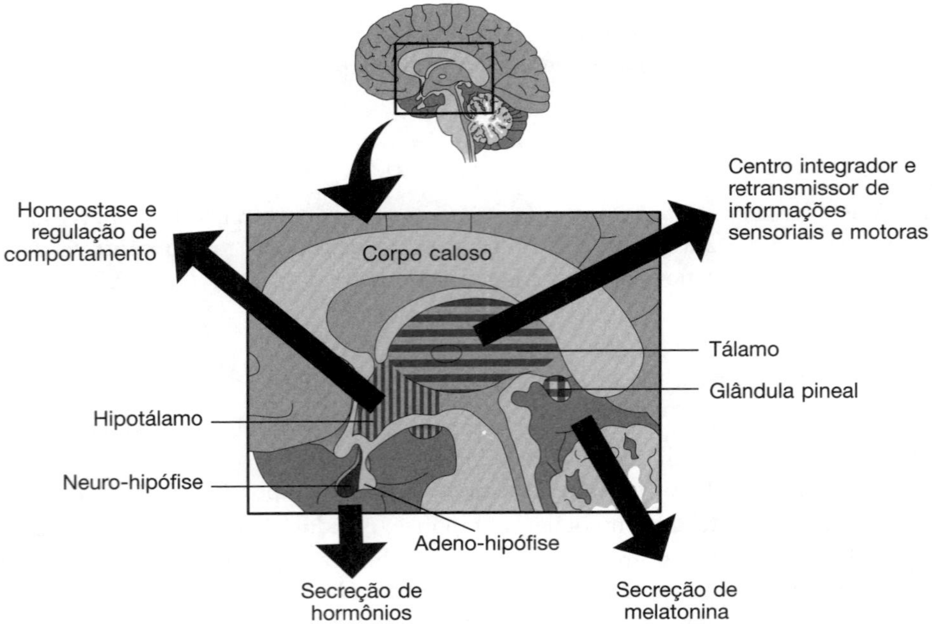

Figura 24.2. Diencéfalo.
Fonte: Silverthorn.[1]

- Ponte: centro de transmissão de impulsos do cérebro para o cerebelo; com a passagem de fibras do cérebro para a medula. Interfere no controle da respiração.
- Bulbo (ou medula oblonga): controle de funções autonômicas ou vegetativas (involuntárias).

- **Cerebelo:** coordenação das atividades dos músculos esqueléticos, do tato, visão e audição, em nível inconsciente (tônus e movimento).

O que é a decussação da pirâmide da ponte do tronco cefálico?

É um fenômeno que ocorre nos vertebrados no qual as fibras nervosas cruzam obliquamente o plano mediano, passando para o lado oposto. O controle nervoso é contralateral: o córtex motor esquerdo controla a porção direita do corpo do animal, enquanto o córtex motor direito controla a porção esquerda.

O que é a síndrome de West e em qual faixa etária da criança ocorre?

A síndrome de West é uma encefalopatia epiléptica relacionada especificamente a crianças com menos de 1 ano de idade, resultante de duas causas (esclerose tuberosa e a anóxia neonatal). Ela é caracterizada por um tipo específico de crise epiléptica, denominada "espasmos epilépticos". O desenvolvimento psicomotor é invariavelmente prejudicado.

A partir do segundo e terceiro anos de vida, já é possível identificar mais claramente a hidrocefalia nas formas aguda e crônica. Quais são os sintomas mais frequentes dessas formas?

A forma aguda tem uma evolução rápida e progressiva, com a presença de cefaleia, vômitos, sintomas oculomotores, deterioração do nível de consciência, convulsões e edema de papila. A forma crônica caracteriza-se por cefaleias ocasionais, que lenta e progressivamente vão se tornando mais frequentes, vômitos matinais, progressiva deterioração da marcha, atraso no desenvolvimento neuropsicomotor e alterações comportamentais.[2]

Qual a definição de hidrocefalia?

A hidrocefalia é uma patologia que ocorre mais comumente na população infantil, resultando do desequilíbrio entre a produção e absorção do líquido cefalorraquidiano (LCR).[3]

Quais são os sinais e sintomas da meningite bacteriana em lactentes?

Os lactentes apresentam sinais e sintomas inespecíficos (febre, vômito, irritabilidade, recusa alimentar), acompanhados em alguns casos de sinais de hipertensão intracraniana, como abaulamento das fontanelas.

Encefalite é a inflamação do encéfalo. Para obter um diagnóstico preciso, é fundamental a análise de qual líquido?

A análise do líquido céfalo-raquídeo é fundamental para o diagnóstico diferencial entre as diversas formas de meningites, de encefalites e de meningoencefalites.[4]

O que significa MAV?

São malformações arteriovenosas encefálicas caracterizadas por lesões vasculares que possuem fístulas diretas entre as artérias e veias.[5]

Quais são as manifestações clínicas da malformação arteriovenosa cerebral (MAV)?

As manifestações estão relacionadas com o tipo, local, e tamanho da MAV, sendo didaticamente separadas em quatro grupos principais: hemorragia intracraniana; déficit motor; cefaleia e convulsões.

As malformações da veia de Galeno (MAVG) são raras e constituem 1%[6] de todas as malformações cerebrovasculares. São caracterizadas por?

Caracterizam-se pela presença da dilatação da veia de Galeno, decorrente de grandes inferências arteriais e malformações dos sistemas de drenagem venosa, que se manifestam precocemente na infância e têm origem congênita.[5]

Durante o período neonatal, qual a forma mais comum de apresentação da MAVG?

São as manifestações cardíacas, relacionadas à insuficiência cardíaca congestiva. A ocorrência de desvio sanguíneo, através da fístula arteriovenosa cerebral, maior que 25% do débito cardíaco, leva a sobrecarga cardíaca.[6]

Como é constituída a avaliação neurológica do enfermeiro na criança?

Avaliação neurológica na criança é constituída por diversas etapas, cujo objetivo é verificar a integridade do sistema nervoso central e assim determinar a localização e as causas da função anormal. Para uma avaliação adequada é aconselhável ter um ambiente que esteja em temperatura amena, com a criança acordada e sem choro. Deve-se observar na criança o que for possível sem despi-la. Ao despi-la, utilizar o princípio da manipulação mínima, e efetuar todas as manobras possíveis de investigação primeiramente em decúbito dorsal, depois em posição sentada, em seguida ereta com apoio plantar no plano de exame, e por fim em decúbito ventral.

Durante a anamnese na criança, o que é importante observar e perguntar para o acompanhante dela?

É possível observar as atividades espontâneas e a interação da criança com os pais ou cuidadores e com o ambiente. É o momento ideal para a criança interagir com o enfermeiro e criar confiança. Esse período de observação pode promover uma série de informações necessárias para a avalição inicial e grosseira da função mental, visual e motora da criança.

É importante perguntar a queixa principal, história da doença atual, história do nascimento e história familiar. Com base nas informações solicitadas é possível determinar qual sistema está comumente envolvido e se uma área isolada ou múltiplas áreas podem estar afetadas. Nesse momento é muito importante reiterar as preocupações e percepções dos pais, uma vez que eles estão habituados aos costumes e comportamentos da criança, podendo ser fonte de informações preciosas.

O exame físico da criança tem suas particularidades. Qual a abordagem recomendada para a sua realização?

A abordagem não é a clássica encéfalo-podálica, mais sim a determinada pela idade da criança, a fim de minimizar o estresse e a ansiedade associada à avaliação de várias partes do corpo. Deve-se ressaltar que as crianças menores de 2 anos de idade devem ter atenção especial, uma vez que nessa faixa etária elas podem ser incapazes de responder as orientações realizadas com o intuito de se obter respostas neurológicas específicas. Para essas crianças, a maioria das informações advêm de respostas reflexas espontâneas e ou induzidas à medida que desenvolvem habilidades complexas. Algumas características apresentam particular interesse para a avaliação neurológica, como o exame do seguimento cefálico, devendo ser obrigatoriamente registradas, assim como aspectos gerais e dados vitais.

O que é necessário para realizar a avaliação do nível de consciência da criança?

A avaliação do nível de consciência permite análise rápida dos componentes principais do sistema nervoso central: córtex cerebral e troco encefálico. Utilizar escalas de avaliação como a escala de resposta pediátrica e a escala de Glasgow modificada para crianças. Sequencialmente, aplicar estímulos auditivos, táteis e dolorosos até se obter a resposta da criança. Documentar o estímulo exato para o qual uma mínima resposta foi obtida.

O que devemos avaliar na função motora?

Observar a postura, atividade espontânea, tônus muscular, reflexos, tipos de movimentos e coordenação dos grupos musculares, avaliar a simetria de resposta motora e presença sinais patológicos. Verificar se está surgindo postura de decorticação ou descerebração frente a estímulos.

Ao avaliar o padrão respiratório, devemos verificar as alterações na frequência respiratória e padrões respiratórios típicos. Quais são essas respirações?

- Respiração de Cheyne-Stokes: é a alternância de períodos de apneias com respirações rápidas e profundas.
- Respiração atáxica de Biot: caracterizada por arritmia ventilatória com apneia e variação nos movimentos torácicos e volumes correntes entre os períodos de apneia.
- Respiração de Kussmaul: é frequência respiratória elevada com amplitude.
- Respiração agônica ou *gasping*: caracterizada por amplitude alta de curta duração com períodos de apneias subsequentes.
- Hiperventilação neurogênica central: é o padrão de frequência respiratória elevada, com inspirações e expirações profundas.

Durante a avalição das pupilas, se elas estiverem dilatadas e irresponsivas, o que indicam?

Indicam compressão do nervo oculomotor associada muitas vezes à herniação transtentorial ou lesão na área do núcleo de Edinger-Westphal.

O que é importante testar e observar nas pupilas na avaliação clínica?

É necessário testar a reatividade pupilar direta e consensual bilateralmente, observar a forma e simetria pupilar, comparar os achados entre uma pupila e outra.

Quais os testes de reflexos que devemos realizar em crianças para avaliar a movimentação ocular extrínseca?

Realizar os testes oculocefálico e oculovestibular, pois o movimento dos olhos é controlado por centros hemisféricos cerebrais voluntários e involuntários. Essas áreas interagem com os III, IV e VI pares de nervos cranianos que inervam os músculos extraoculares e controlam os movimentos dos olhos.

Alteração da temperatura, principalmente com hipotermia, ocorre devido a quê?

Devido a lesão ou pressão em áreas do hipotálamo, centro termorregulador do organismo.

Existe alguma escala que posso aplicar de forma rápida para avaliação dos componentes do sistema nervoso central? Quais são?

A avaliação realizada por meio de escalas deve ser feita ao final da avaliação primária e repetida durante a avaliação secundária, monitorando as alterações da condição neurológica da criança. Podemos utilizar a Escala de Resposta Pediátrica (AVDN) (Tabela 24.1) ou a Escala de Coma de Glasgow (Tabela 24.2), ambas para avaliação de nível de consciência.

Tabela 24.1. Escala AVDN

A	Alerta	A criança está acordada, ativa e responde adequadamente aos pais e aos estímulos externos. Essa resposta adequada deve respeitar a idade e as condições prévias da criança
V	Voz	A criança responde somente quando os pais ou o examinador chamam seu nome ou falam alto
D	Dor	A criança só responde aos estímulos dolorosos, como aperto no leito ungueal
N	Não responsivo	A criança não responde a qualquer estímulo

Fonte: Matsuno.[7]

Tabela 24.2. Escala de Coma de Glasgow

Abertura ocular			
Espontânea			4
Ao comando verbal			3
À dor			2
Nenhuma			1
Melhor resposta verbal			
0 a 23 meses	2 a 5 anos	> 5 anos	
Sorri, balbucia	Palavras apropriadas	Orientada, conversa	5
Choro apropriado	Palavras inapropriadas	Confusa	4
Choro inapropriado	Choro, gritos	Palavras inapropriadas	3
Gemidos	Gemidos	Sons incompreensíveis	2
Nenhuma	Nenhuma	Nenhuma	1
Melhor resposta motora			
< 1 ano	> 1 ano		
	Obedece ao comando		6
Localiza a dor	Localiza a dor		5
Flexão normal	Flexão normal		4
Flexão anormal	Flexão anormal		3
Extensão	Extensão		2
Nenhuma	Nenhuma		1

Fonte: Matsuno.[7]

Para uma resposta satisfatória no pós-operatório,[8] é necessário o acompanhamento do paciente no pré-operatório?

Os cuidados no pré-operatório são importantes para a diminuição da morbidade e mortalidade no pós-operatório e podem levar à diminuição do tempo de internação, consequentemente diminuindo riscos de infecção levando à diminuição dos custos hospitalares.

Qual o papel do enfermeiro no pré-operatório?

As dúvidas sobre o pós-operatório podem trazer ao paciente e aos seus familiares transtornos emocionais como ansiedade e medos, e o enfermeiro deve ser capaz de minimizar estes transtornos, pois eles podem influenciar negativamente no pós-operatório. O paciente e os familiares devem receber informações claras sobre seu procedimento e o profissional deve estar atento com o entendimento; ou seja, deve-se orientar sobre o pós-operatório.

Quais as responsabilidades do enfermeiro no pré-operatório imediato?

- Confirmar a reserva de sangue.
- Orientar o período de jejum e fazer com que o mesmo seja cumprido.
- Orientar a equipe de enfermagem quanto ao banho com antissépticos de acordo com as normas de sua unidade de serviço.
- A tricotomia, se necessária, deve ser feita no bloco cirúrgico ou no máximo 2 horas antes do procedimento.
- Confirmar a realização dos exames solicitados.

O paciente em PO neurológico pode ser encaminhado para unidades de internação?

Sim. Em cirurgias intracranianas e medulares de pequeno e médio porte, o pós-operatório pode ser iniciado na sala de recuperação, sendo o paciente em seguida encaminhado para a unidade de internação. Quanto às cirurgias de grande porte, o pós-operatório deve ser conduzido dentro da UTIP.

Qual conduta deve ter o enfermeiro no pós-operatório imediato?

O enfermeiro deve, utilizando a sistematização de enfermagem (SAE), elaborar um plano de cuidado individual, observando cada qual no seu contexto, prevenindo infecções, prevendo complicações para minimizar danos que possam ocorrer no pós-operatório imediato, visando uma alta precoce. Para tanto, no ato da admissão o enfermeiro deve estar atento à avaliação neurológica:

- Para o paciente ainda sob os efeitos dos anestésicos, deve-se usar as escalas de Ramsay, SAS, Rass e avaliar as pupilas.
- Para pacientes em que não se têm mais os efeitos anestésicos, deve-se usar a Escala de Coma de Glasgow.

O exame neurológico do pós-operatório deve ser sempre comparado aos resultados encontrados no exame neurológico realizado no pré-operatório.

A quais sinais e sintomas o enfermeiro deve estar atento?

Cefaleia, fraqueza muscular, falta de coordenação motora, alterações na postura, alterações no caminhar; observar expressão facial, fala e níveis de consciência.

O que é derivação ventricular externa?

A ventriculostomia ou derivação ventricular externa (DVE) (Figura 24.3) é definida como um tratamento temporário que permite a drenagem de LCR a partir de um dreno localizado no ventrículo lateral, conectado a um sistema externo de drenagem. A DVE deve ser utilizada para a monitorização da PIC, como também para drenagem de LCR na ocorrência de HIC secundária a hidrocefalia aguda, meningite, encefalite, tumores ao redor do 3º e 4º ventrículos, hematoma intraparenquimatoso e no pós-operatório de cirurgias intracranianas.[8]

Quais os cuidados de enfermagem com a derivação ventricular externa?

- A DVE deve ser transportada do centro cirúrgico para UTI ou para unidade de internação sempre fechada. Tanto a câmara de gotejamento como a bolsa coletora devem ser transportadas na posição vertical, evitando que o LCR molhe o filtro de ar da câmara de gotejamento, o que causa diminuição da drenagem.

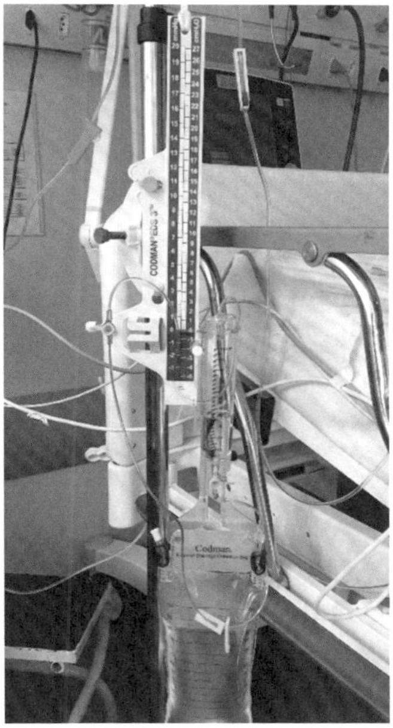

Figura 24.3. Derivação ventricular externa.
Fonte: Acervo das autoras.

- O sistema de drenagem da DVE deve ser fechado sempre que for momento de banho, ou de mobilização fora do leito. O paciente deve ser mobilizado com cautela, evitando a tração e/ou desconexão do sistema.
- Verificar as recomendações médicas no que diz respeito a que parâmetro vai manter o sistema da DVE aberto ou fechado.
- Manutenção de decúbito elevado a 30° e alinhamento mento-esternal do paciente.
- Zerar o cateter no conduto auditivo externo. Deve-se zerar o sistema de monitorização sempre que houver mudança de decúbito do paciente ou mudança na inclinação da cabeceira.
- Registrar o débito enfatizando cor, volume da drenagem de 12/12 horas ou de acordo com a rotina da unidade.
- Atentar para sinais de infecção em inserção do cateter.
- Estar atento para drenagens em excesso ou diminuição da mesma com sinais de hipertensão intracraniana.
- Monitorar os sinais vitais para prevenir complicações de hipertensão intracraniana.

O que é derivação ventricular peritoneal (DVP)?

A DVP é um sistema composto de cateter ventricular, válvula e cateter peritoneal. Tem como função drenar o LCR do interior do ventrículo para a região do peritônio. O cateter ventricular é conectado à válvula que é posicionada abaixo do couro cabeludo, na loja subgaleal retroauricular; essa válvula é conectada ao cateter abdominal que, por via subcutânea, é colocado na cavidade peritoneal.

Quais as complicações mais frequentes da DVP?

As mais frequentes complicações da DVP são: obstrução do sistema; hiperdrenagem; hipodrenagem; infecções (ferida cirúrgica, meningite, ventriculite, peritonite ao longo do trajeto); cisto e migração do cateter.

Quais os cuidados de enfermagem com a DVP?

No caso da DVP os cuidados de enfermagem estão relacionados ao curativo da incisão cirúrgica do couro cabeludo e da região abdominal. O enfermeiro deve avaliar sinais flogísticos e/ou outros sinais e sintomas que possam indicar meningite/ventriculite e peritonite.

Como não temos nenhum dispositivo exposto, como deve ficar o posicionamento da cabeça da criança?

A posição da cabeça deve ser sempre contrária à região de inserção da válvula, devido ao risco de lesão por pressão, principalmente em recém-nascidos/lactentes.

Por que relacionar a derivação ventricular peritoneal com acesso venoso periférico/central?

É muito comum nas nossas unidades de terapia intensiva pediátrica recebermos pacientes com DVP e em algumas situações é necessária a punção de acessos venosos; e não podemos esquecer que nunca devemos puncionar a rede venosa cefálica/jugular desses pacientes, pelo risco de perfuração da válvula.[8]

Quando é indicado o uso de dispositivos de DVP/DVE/DLE?

Drenos e cateteres cranianos têm como finalidade a drenagem de coleções adquiridas após traumatismo cranioencefálico, hemorragias intracranianas, exérese de tumores intracranianos ou de clipagem de aneurisma cerebral, bem como para monitorização e drenagem do LCR, nos casos de aumento de pressão intracraniana. Drenos e cateteres lombares têm como objetivo a drenagem de coleções adquiridas após cirurgias lombares ou drenagem de LCR no tratamento de fístulas liquóricas ou da HIC.

O enfermeiro é de fundamental importância no monitoramento do local de inserção, posicionamento e cuidados com os drenos e cateteres.[8]

O que observar em um paciente com DVP ou DVE para prevenir complicações?

Avaliações neurológicas frequentes para identificar o funcionamento da válvula e cuidados na prevenção de infecções.

Qual a indicação da derivação lombar externa (DLE)?

A DLE é indicada para drenagem de LCR nos casos de hipertensão intracraniana em que há colamento dos ventrículos e impossibilidade de punção ventricular para passagem de DVE, como também no tratamento de fístula liquórica, devido a complicações no pós-operatório de exérese de tumor de hipófise por via transfenoidal, de craniotomia supratentorial ou de cirurgias de coluna vertebral.

Em qual local é colocado o cateter lombar da DLE?

O cateter lombar é introduzido em L2 e L3 ou L3 e L4, até o espaço subaracnóideo. O cateter de silicone ou de peridural pode ser posicionado, de forma retrógrada, no nível de T12 e conectado a um sistema de drenagem com bolsa coletora.

Quais os cuidados de enfermagem com a DLE?

- Durante o transporte a DLE deve ser fechada, como prevenção de drenagem excessiva de líquor.

- O exame neurológico deve ser realizado e qualquer alteração deve ser comunicada, principalmente cefaleia ou piora da mesma, pois pode indicar complicações de hiperdrenagem ou infecção.
- O posicionamento do paciente e da bolsa coletora é fundamental para evitar complicações de drenagem lombar. O paciente deve ser mantido em repouso absoluto e o decúbito pode variar de 0° a 15°.
- A bolsa coletora não pode ficar abaixo do nível de inserção do cateter lombar, pois pode provocar um efeito sifão com hiperdrenagem de LCR.
- O curativo deve ser realizado após 48 horas de inserção do cateter e as próximas trocas conforme rotina da unidade.
- Após a coleta a bolsa deve ser esvaziada sempre que se atingir 3/4 de sua capacidade e o volume e aspecto do LCR drenado devem ser anotados a cada plantão.
- A manipulação do paciente durante o banho, a mudança de decúbito ou outros cuidados de enfermagem devem ser feitos com cautela, evitando o tracionamento, dobras, compressão e deslocamento do cateter.

Quais as complicações mais frequentes da DLE?

As principais complicações da DLE são: infecção; meningite; obstrução do cateter; irritação da raiz nervosa; hiperdrenagem (pneumoencéfalo, hematoma subdural e herniação cerebral).

O que é pressão intracraniana (PIC)?

A PIC é a pressão hidrostática do líquido cefalorraquidiano que envolve o tecido neural e a vasculatura cerebral na cavidade craniana.

Como posso obter o valor da PIC?

O valor da PIC é frequentemente obtido por meio da colocação de um dreno ventricular externo (DVE ou ventriculostomia) em um dos ventrículos laterais da região cerebral.

Quais os componentes e valores de referência normal da PIC?

A pressão intracraniana é o resultado do equilíbrio de três componentes: líquor, sangue e parênquima cerebral. Sua pressão normal varia de 5 a 15 mmHg ou até 20 cmH_2O.

Qual a alteração mais frequente da PIC?

Entre as alterações mais frequentes da PIC destaca-se a hipertensão intracraniana (HIC) que se caracteriza pelo aumento da PIC acima de 20 mmHg.

Quais as quatro formas de classificação da hipertensão intracraniana?

A classificação é dividida em quatro formas, de acordo com sua etiologia e mecanismos patogênicos: HIC parenquimatosa com causa cerebral intrínseca; HIC vascular, que tem sua etiologia em distúrbios da circulação sanguínea cerebral; HIC causada por distúrbios da dinâmica do líquido cérebro-espinhal; e HIC idiopática.

Qual o objetivo de monitorização da PIC?

O objetivo maior da monitorização é evitar as lesões secundárias de células cerebrais, que podem causar sequelas funcionais, psicológicas, comportamentais e cognitivas. Desenvolve um papel importante para a reabilitação e dificuldade de reintrodução psicossocial e familiar desses pacientes.

Qual a indicação para utilização da monitorização da PIC?

Indicações incluem pacientes que sofreram traumatismo craniano, acidente vascular cerebral, parada cardíaca, cirurgia, hemorragia e que possuem tumores encefálicos. Mediante os aspectos clínicos apresentados pelos pacientes submetidos a monitorização da PIC, esses tornam-se de alta complexidade.

O que é pressão de perfusão cerebral (PPC)?

Quando a PIC atinge níveis superiores à pressão arterial, as artérias cerebrais colabam e o cérebro entra em isquemia que poderá levar a lesão irreversível ou morte. A PPC é calculada a partir do diferencial entre a pressão arterial média (PAM) e a pressão intracraniana (PIC), ou seja, PPC = PAM – PIC.[11,12]

Quais os valores de normalidade da PPC[12] conforme a idade?

- RN: 40 mmHg.
- Lactentes: 50 mmHg.
- Crianças: 50 a 60 mmHg.
- Adolescentes e adultos: 60 a 70 mmHg.

Quais os cuidados de enfermagem a pacientes com monitorização da PIC?

- Manter o paciente em decúbito elevado a 30° com a cabeça em posição neutra, alinhada ao tórax.
- Evitar estase venosa e facilitar a drenagem venosa do cérebro.
- Prevenir hipertermia e hipotermia.
- Ajustar os limites de alarmes no monitor e mantê-los ligados.

- Manter as conexões entre o cateter, o transdutor e o monitor firmemente unidos.
- Evitar a entrada e permanência de ar no sistema de transdutor.
- Fixar adequadamente o transdutor transcraniano ao paciente.
- Inspecionar o sítio de entrada do transdutor diariamente.
- Observar hiperemia, edema e presença de secreção no local de inserção.
- Registrar no gráfico da PIC os procedimentos especiais realizados, como aspiração traqueal, higiene corporal etc. Detectar possíveis interferências e relacioná-las aos procedimentos.
- Monitorizar a pressão arterial média (PAM) e calcular a pressão de perfusão cerebral (PPC).
- Verificar com o médico valores de referência da PIC para cada paciente conforme determinad, a gravidade do paciente, sua patologia subjacente e o plano de tratamento.

O paciente pode apresentar alguma alteração sistêmica referente ao uso da PIC?

No que se refere a algumas alterações sistêmicas decorrentes da PIC, estão, basicamente, a cefaleia, vômitos e edema de papila. A cefaleia tende a ser holocraniana (envolve todo o crânio) e se deve à compressão de ramos nervosos meníngeos. Os vômitos, em jato, estão relacionados à compressão de centros bulbares. O edema de papila consiste em borramento das margens da papila óptica ao exame oftalmoscópico. Ocorre devido a maior pressão intracraniana ser transmitida ao redor dos nervos ópticos pelo manguito de meninges que os envolve, dificultando o retorno venoso. Isso leva, inicialmente, a uma congestão dos vasos da retina e depois ao edema de papila. Além disso, admite-se também compressão dos axônios do nervo óptico, dificultando o fluxo axonal anterógrado.[10]

Quais os procedimentos e exames empregados na avaliação de distúrbios neurológicos na criança?

Ver Tabela 24.3.

Tabela 24.3. Procedimentos e exames para avalição neurológica

Procedimentos e exames	Tecnologia utilizada	Implicação para a criança
Radiografia do crânio e coluna vertebral	Raios X para avaliar estruturas ósseas, fraturas, integridade da coluna vertebral, presença de calcificações intracranianas	A criança deve permanecer imobilizada e com uso de colar cervical em caso de suspeita de fratura vertebral
Ultrassonografia craniana	O eco de ondas ultrassonográficas forma a imagem através de tecidos moles. Em lactentes, deve ser utilizada apenas caso a fontanela ainda esteja aberta	Não é necessário o uso de sedação ou medicamento intravenoso. Pode ser utilizada para a avaliação do tamanho ou sangramento ventricular em recém-nascidos e lactentes pequenos

Continua

Tabela 24.3. Procedimentos e exames para avalição neurológica (*continuação*)

Procedimentos e exames	Tecnologia utilizada	Implicação para a criança
Tomografia computadorizada com ou sem contraste	Definição de imagem devido a diferenciação tecidual decorrente da densidade da água. Cálculos matemáticos a partir de medidas de coeficientes de absorção são utilizados	Exame não invasivo, a menos que o contraste seja utilizado. Complicações incluem reações ao contraste e extravasamento no local de infusão
Tomografia computadorizada por janela óssea e/ou reconstrução tridimensional	Semelhante ao anterior, mas com o uso de *softwares* capazes de isolar conteúdos intracranianos avaliados, especificamente os ossos para reconstruir o crânio ou coluna vertebral em um modelo tridimensional	Nenhuma implicação direta para a criança
Tomografia por emissão de pósitrons	Utiliza radionuclídeos que emitem um pósitron no momento de sua desintegração, o qual é detectado para formar as imagens do exame	A criança não deve ter utilizado medicamentos que deprimam ou estimulem o sistema nervoso central e que alterem o metabolismo da glicose
Angiografia cerebral	Injeção intra-arterial de contraste para visualizar os vasos sanguíneos	Exame realizado sob sedação e anestesia. Podem ocorrer: reações locais, hematomas, reações sistêmicas ao contraste, disritmias, isquemias transitórias e vasoespasmo
Ressonância magnética com ou sem contraste	Diferenciação tecidual a partir da resposta dos tecidos à radiofrequência pulsátil em um campo magnético	Não há exposição à radiação. Sedação necessária para crianças pequenas. Risco devido a injeção de contraste
Angiorressonância magnética	Mesma tecnologia acima, utilizada para avaliação dos vasos sanguíneos. Sinais de radiofrequência emitidos devido à movimentação dos prótons podem ser manipulados para criar a imagem do vaso	Em alguns casos, pode substituir a angiografia cerebral
Ressonância magnética funcional	Técnica utilizada para registrar imagens da atividade cerebral por meio da detecção de alterações no consumo de oxigênio	Utilizada para crianças candidatas a cirurgia para tratamento de epilepsia
Eletroencefalografia	Registros de atividades elétricas através da superfície cerebral, detectando anormalidades elétricas	O sucesso do exame é dependente da colocação e estabilidade dos eletrodos e habilidade em mantê-los na criança
Potenciais evocados	Registro de respostas eletrofisiológicas do córtex cerebral a estímulos sensoriais externos. Três tipos de potenciais evocados: visuais, auditivos e somatossensoriais	Resultado podem variar dependendo do tamanho, idade e características do estímulo

Fonte: Diccini.[8]

Referências bibliográficas

1. Silverthorn DU. Fisiologia humana: uma abordagem integrada. 5 ed. Porto Alegre: Artmed; 2010.
2. Brasil. Portaria nº 1.319, de 25 de novembro de 2013. Aprova o Protocolo Clínico e Diretrizes Terapêuticas da Epilepsia. Diário Oficial da União [publicação online]. 13 nov 2013 [acesso em 2019 set 30]. Disponível em: http://bvsms.saude.gov.br/bvs/saudelegis/sas/2013/prt1319_25_11_2013.html.
3. Cunha AHGB. Hidrocefalia na infância. Rev Bras Neurol Psiq. 2014 mai-ago; 18(2):85-93. Disponível em: https://www.revneuropsiq.com.br/rbnp/article/view/74/35. Acessado em: 30 set 2019.
4. Morostica PJC, Villetti MC, Ferrelli RS, Barros E. Pediatria: consulta rápida. 2 ed. Porto Alegre: Artmed; 2018.
5. Demartini Júnior Z, Koppe GL, Gatto LAM, Demartini AC, Maeda AK, Francisco NA. Malformação arteriovenosa cerebral em adolescente curada por embolização: relato de caso e revisão terapêutica. J Paranaense Pediatr. 2015 [acesso em 2019 set 30]; 16(4):86-90.
6. Matushita H, Matushita TT, Cardeal D, Andrade F. Doenças Cerebrovasculares na Infância. Rev Bras Neurol Psiq. 2014 maio-ago; 18(2):165-75. Disponível em: https://www.revneuropsiq.com.br/rbnp/article/view/84/46.
7. Matsuno AK. Reconhecimento das situações de emergência: avaliação pediátrica. Ribeirão Preto: Medicina. 2012; 45(2):158-67. Disponível em: https://doi.org/10.11606/issn.2176-7262.v45i2p158-167. Acessado em: 30 set 2019.
8. Diccini S, Ribeiro RM. Enfermagem em neurointensivismo. São Paulo: Atheneu; 2018.
9. Tintinalli EJ, Stapczynski JS, Ma OJ, Cline DM, Cydulka RK, Meckler GD. Emergency Medicine: A Comprehensive Study Guide. 7 ed. New York: McGraw-Hill; 2011.
10. Lima MLS, et al. Assistência de enfermagem na monitorização da pressão intracraniana em pacientes neurocríticos. Rev Fun Care Online. 2019 jan/mar; 11(1): 255-62. DOI: http://dx.doi.org/10.9789/2175-5361.2019.v11i1.255-262. Acessado em: 30 set 2019.
11. Oliveira RG. Blackbook Pediatria. Mina Gerais: Blackbook; 2005.
12. Piva JP, Garcia PCR. Medicina intensiva em pediatria. 2 ed. Rio de Janeiro: Revinter; 2015.

25 CAPÍTULO

Diagnóstico da Morte Encefálica em Pediatria

Andressa Siuves Gonçalves Moreira

O que é morte encefálica?

Morte encefálica é a perda irreversível de todas as funções encefálicas, incluindo as funções de tronco encefálico e da capacidade de respirar. Equivale à morte, apesar da manutenção dos batimentos cardíacos e das funções da medula espinhal.[2]

Os procedimentos para determinação de morte encefálica devem ser iniciados em quais pacientes?

Os procedimentos para determinação de morte encefálica devem ser realizados com os pacientes que apresentem coma não perceptivo, ausência de reatividade supraespinhal e apneia persistente, além das seguintes determinações:

- Existência de lesão encefálica de causa conhecida, irreversível e que tenha capacidade de provocar morte encefálica.
- Inexistência de fatores que possam ser tratados e que possam confundir o diagnóstico de morte encefálica.
- Tratamento e observação em hospital pelo período mínimo de 6 horas. Quando a causa primária do quadro for encefalopatia hipóxico-isquêmica, esse período de tratamento e observação deverá ser de, no mínimo, 24 horas.
- Pressão arterial sistólica ou pressão arterial média conforme descrição na Tabela 25.1 para os pacientes menores de 16 anos.[1]

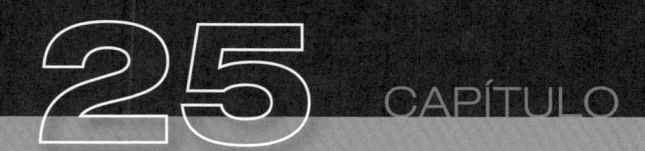

Tabela 25.1. Níveis de pressão arterial

Idade	Pressão sistólica (mmHg)	Pressão diastólica (mmHg)
Até 5 meses incompletos	60	43
De 5 meses a 2 anos incompletos	80	60
De 2 a 7 anos incompletos	85	62
De 7 a 15 anos	90	65

Fonte: Resolução nº2173.[1]

Quais são os procedimentos obrigatórios mínimos para a determinação da morte encefálica?

- Dois exames clínicos que confirmem coma não perceptivo e ausência de função do tronco encefálico.
- Teste de apneia que confirme ausência de movimentos respiratórios após estimulação máxima dos centros respiratórios.
- Exame complementar que comprove ausência de atividade encefálica.[1]

Qualquer profissional médico pode realizar os testes para determinação da morte encefálica?

Não, o médico deve ser especificamente capacitado a realizar esses procedimentos para determinação da morte encefálica. Médicos especificamente capacitados devem possuir no mínimo 1 ano de experiência no atendimento a pacientes em coma e que tenham acompanhado ou realizado no mínimo dez determinações de morte encefálica ou curso de capacitação para determinação em morte encefálica.

Nenhum médico responsável por realizar procedimentos de determinação da ME poderá participar de equipe de retirada e transplante, conforme estabelecido no artigo 3º da Lei nº 9.434/1997 e no Código de Ética Médica.

Qual intervalo é preconizado para a realização dos exames clínicos no paciente pediátrico?

Em crianças com menos de 2 anos, o intervalo mínimo de tempo entre os dois exames clínicos variará conforme a faixa etária: dos 7 dias completos (recém-nato a termo) até 2 meses incompletos será de 24 horas. Os pacientes com idade de 2 a 24 meses incompletos será de 12 horas. E acima de 2 anos de idade o intervalo mínimo será de 1 hora.

Qual profissional deverá realizar o teste de apneia?

O teste de apneia deverá ser realizado uma única vez por um dos médicos responsáveis pelo exame clínico e deverá comprovar ausência de movimentos respiratórios na presença de hipercapnia ($PaCO_2$ superior a 55 mmHg).

Existe algum documento específico no qual devem ser registrados os testes realizados para determinação da morte encefálica?

Sim. As conclusões do exame clínico e o resultado do exame complementar deverão ser registrados pelos médicos examinadores no Termo de Declaração de Morte Encefálica e no prontuário do paciente ao final de cada etapa.

Quais os exames complementares que podem ser realizados para confirmação da morte encefálica? O que eles devem confirmar?

Podem ser realizados eletroencefalograma, Doppler transcraniano, arteriografia ou cintilografia cerebral. Esses exames podem confirmar ausência de perfusão sanguínea encefálica ou ausência de atividade metabólica encefálica ou ausência de atividade elétrica encefálica.

Como deve ser realizada a escolha do exame complementar?

A escolha do exame complementar levará em consideração situação clínica e disponibilidades locais da instituição onde estiverem ocorrendo os procedimentos para determinação da morte encefálica.[2]

Referências bibliográficas

1. Conselho Federal de Medicina (Brasil). Resolução nº 2173 de 23 de novembro de 2017. Define os critérios do diagnóstico de morte encefálica.
2. Westphal G, et al. Diretrizes para avaliação e validação do potencial doador de órgãos em morte encefálica. Rev Bras Ter Intensiva. 2016; 28(3):220-55.
3. Brasil. Decreto nº 2.268, de 30 de junho de 1997. Regulamenta a Lei nº 9.434, de 4 de fevereiro de 1997, que dispõe sobre a remoção de órgãos, tecidos e partes do corpo humano para fim de transplante e tratamento, e dá outras providências. Diário Oficial da União. 1 jul 1997.
4. Brasil. Lei nº 9.434, de 4 de fevereiro de 1997. Dispõe sobre a remoção de órgãos, tecidos e partes do corpo humano para fins de transplante e tratamento e dá outras providências. Diário Oficial da União. 5 fev 1997.

26 CAPÍTULO

Avaliação e Tratamento das Principais Lesões de Pele no Paciente Pediátrico

Vanisse Borges Nunes Kochhann ▪ Luciana da Rosa Zinn Sostizzo ▪ Cássia da Silva Ricalcati ▪ Daiana da Silva Lúcio

Como avaliar a pele da criança em UTIP?

O momento da admissão de um paciente pediátrico em UTI geralmente é dinâmico, repleto de procedimentos e avaliações até a estabilização da criança e o acolhimento da família. Recomenda-se que tão logo encontre condições, o enfermeiro utilize as etapas do processo de enfermagem como instrumento para avaliação da pele, elaborando um plano de cuidados individualizado.

A avaliação da pele da criança inicia no momento da admissão na UTI e deve seguir ocorrendo diariamente devido aos fatores de risco aumentados para a manutenção da integridade da pele no paciente crítico.

A busca por alterações na pele do paciente deve envolver, além de toda a equipe de enfermagem, também a família e/ou responsáveis pela criança. Estes podem ser educados para comunicar as alterações ao enfermeiro e assim permitir a identificação o mais precocemente possível.

Quais fatores se destacam no momento da anamnese e exame físico relacionado à pele da criança criticamente enferma?

Para um exame da pele adequado, recomenda-se que o paciente seja examinado por inteiro, observando atentamente coloração, umidade, textura, espessura e temperatura, elasticidade, mobilidade, turgor, continuidade, sensibilidade e a presença de possíveis lesões, ressaltando a importância de também examinar cabelos, unhas e mucosas.[1,2]

Durante o levantamento de informações do paciente e a realização do exame físico é importante identificar e registrar alterações de pele que estejam presentes (cicatrizes, equimoses, hematomas, petéquias) ou condições que poderão vir a afetar diretamente a integridade da pele do paciente, como emagrecimento, obesidade ou dificuldade de mobilização, por exemplo.[2,3]

Por meio da palpação avalia-se a consistência da lesão, se endurecida ou de natureza líquida; sua extensão; profundidade, se móvel ou aderida; e suas delimitações, se dolorosa ou indolor. Deve ser realizada descrevendo suas características e nomeando sua localização anatômica.[1]

As lesões se dividem em lesões primárias e secundárias. As lesões primárias são manifestações que ocorrem sobre a pele sadia e se apresentam na forma de manchas, máculas (sem relevo); pápulas, placas (com relevo sem conteúdo); fístulas, abcessos (conteúdo purulento); vesículas e bolhas (conteúdo claro); petéquias, equimoses (tipo hemorrágica), eritema (do tipo vascular). As lesões secundárias são as lesões produzidas na pele devido a uma agressão externa em consequência das lesões primárias e definem-se como crostas, escamas, erosões, fissuras, escoriações, úlceras, escaras e cicatrizes.[1,2]

O exame físico deve ser acompanhado da anamnese (história de saúde/doença atual considerando o início dos sinais e sintomas, sua evolução e intensidade, seguido dos tratamentos já realizados, entre outros).

Os aspectos sistêmicos devem ser considerados para compreender a condição de resistência tissular do paciente. O estado geral do paciente, as condições nutricionais, possibilidade de mobilidade, oxigenação e perfusão, entre outros, são indicadores do grau de cuidados que deverão ser implementados.[1,2]

O enfermeiro deverá buscar qualquer tipo de alteração de pele e principalmente desenvolver um olhar atento para os locais que mais frequentemente acometem as crianças criticamente enfermas. Inspecionar principalmente as áreas de maior risco para lesão por pressão, as feridas operatórias ou de qualquer etiologia e as dermatites associadas à incontinência (região das fraldas).[4]

É igualmente relevante examinar todos os locais onde houverem dispositivos terapêuticos fixados diretamente na pele do paciente. Em pacientes críticos é frequente o uso de cateteres, sondas, tubos, drenos, bolsas coletoras, fixações, acessos venosos, sensores, entre outros, que embora essenciais à terapêutica, representam um risco potencial para desenvolvimento de lesões de pele. Esses dispositivos devem ser mantidos considerando os devidos cuidados para proteger a pele durante a fixação e com curativos limpos, secos e livres de pressão.[4]

Concluída a avaliação inicial da pele da criança, compete ainda ao enfermeiro a classificação do perfil de risco do paciente para lesão por pressão, bem como a prescrição de cuidados individualizados e a notificação de lesões por pressão caso tenham sido identificadas.[5]

Nas instituições que utilizam a notificação das lesões por pressão como um indicador assistencial do cuidado, conhecer esses dados permite avaliar os resultados das estratégias de prevenção adotadas além do acompanhamento individualizado por paciente.

O que é uma lesão por pressão?

A lesão por pressão (LP) é um dano localizado que acomete a pele e/ou os tecidos subjacentes, usualmente sobre uma proeminência óssea ou relacionado a dispositivo médico ou outro artefato. Pode se apresentar como pele íntegra ou lesão aberta e é resultante da pressão intensa e/ou prolongada e associada ao cisalhamento e/ou fricção, podendo ser influenciada por fatores como microclima local, nutrição, perfusão, comorbidades e condições gerais.[5]

Para a manutenção da pele íntegra, deve haver um aporte sanguíneo adequado fornecido pelos capilares; quando estes são ocluídos por forças externas superiores à tensão capilar, poderá surgir uma LP. Entretanto, embora possua o fator causal bem estabelecido, o desenvolvimento das LP é multifatorial. Será resultante de fatores intrínsecos e extrínsecos e por isso é necessária uma equipe multiprofissional para atuar preventivamente e/ou terapeuticamente de forma sistêmica e local.[5]

O cuidado sistêmico considera os aspectos clínicos do paciente como a nutrição e oxigenação, por exemplo. O cuidado local compreende as intervenções de prevenção ou de tratamento, diretamente nos locais acometidos ou identificados como de risco.

As LP acarretam dor e sofrimento ao paciente e sua família, podem predispor a infecção, intervenções, complicações, aumento do tempo de internação e do custo do tratamento. São indesejáveis e atualmente consideradas nos indicadores de qualidade assistencial pois representam uma quebra nas estratégias de segurança ao paciente. É recomendável que exista um sistema institucional de notificação das LP.[4,5]

A prevenção das LP pode ficar limitada às condições clínicas da criança gravemente enferma. Nessa situação, muitas vezes, o cuidado ideal não pode ser implementado plenamente.[4]

As ações preventivas no ambiente intensivo podem ser prejudicadas por diversos motivos como, por exemplo, os pacientes em posição prona (Figura 26.1 A-B). Estes exigem um olhar especial da enfermagem na prevenção de lesões devido a intolerância desses pacientes à mobilização, apresentando alterações hemodinâmicas como quedas de saturação ou bradicardia e impossibilitando a mudança de decúbito. Como estratégia tem-se recomendado a rotação da cabeça em, no máximo, 6 horas, proteção com hidrocoloide nas regiões mais expostas como lóbulo da orelha, ombros, joelhos e utilizar coxins de gel para proteção de proeminências ósseas e apoio de região cervical.[4,5]

Nos casos em que o cuidado preventivo fica prejudicado por algum motivo, o enfermeiro deverá deixar essas situações registradas em prontuário, explicitando as limitações em realizar o cuidado (risco-benefício) e orientar a família, para que esteja ciente dos esforços da equipe em minimizar um possível dano tecidual.[4]

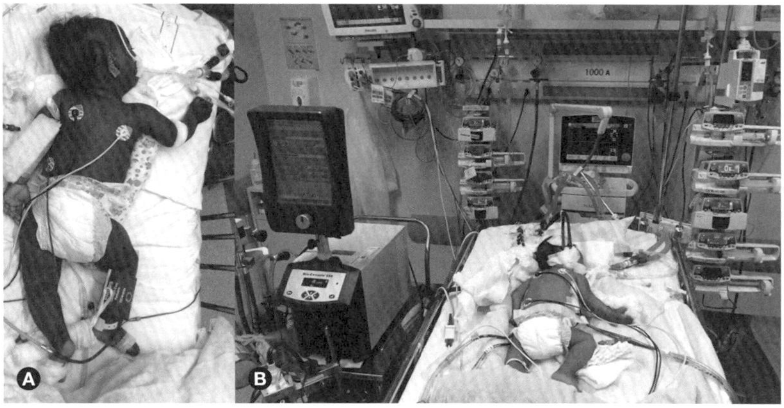

Figura 26.1. **A-B.** Paciente em posição prona, com curativo hidrocoloide preventivo nas proeminências ósseas e lóbulo das orelhas. *Fonte: Acervo das autoras.*

Como avaliar o risco de lesão por pressão em crianças em UTI?

Por meio de escalas de predição de risco para lesão por pressão, como a Braden e a Braden Q. A escolha da escala dependerá da faixa etária do paciente, sendo a Braden Q usada em crianças a partir de 21 dias de vida até 8 anos incompletos; acima de 8 anos utilizamos a escala de Braden, comum também aos adultos.[6,7]

A aplicação da escala é realizada pelo enfermeiro no momento de internação do paciente, e se recomenda a reavaliação por meio da reaplicação da escala a cada 3 dias para pacientes internados em UTIP. Em casos de alterações no estado clínico do paciente, recomenda-se a reaplicação da escala, independentemente da validade da escala anterior.[6,7]

A escala de Braden Q, de escolha para crianças pequenas, considera sete indicadores de risco: percepção sensorial; umidade; atividade; mobilidade; fricção e cisalhamento; nutrição; perfusão tissular e oxigenação. Os itens deverão ser pontuados de acordo com as condições encontradas. Escores de 22 a 25 são considerados de baixo risco; escores de 17 a 21 são considerados como risco moderado e escores menores ou iguais a 16 apresentam alto risco para desenvolvimento de lesões por pressão (Tabela 26.1).[6,7]

Na escala de Braden, para crianças maiores de 8 anos e adolescentes, são considerados seis indicadores de risco: percepção sensorial; umidade; atividade; mobilidade; fricção e cisalhamento e nutrição. Os escores encontrados também se diferenciam da Braden Q na sua avaliação quanto aos riscos. Escores de 15 a 18 indicam baixo risco; escores de 13 a 14 risco moderado; escores de 10 a 12 alto risco e escores menores ou iguais a 9 indicam risco muito alto (Tabela 26.2).[7,8]

Observamos que nas escalas de Braden e Braden Q, quanto maior a pontuação obtida, menor o risco para o paciente desenvolver LP, pois são escalas protetivas. Importante ressaltar que a avaliação clínica do enfermeiro é de extrema importância e deve complementar os escores das escalas, contribuindo para o planejamento do cuidado individualizado do paciente.[7,8]

Como prevenir LP de maneira geral em intensivismo pediátrico?

O enfermeiro intensivista deve considerar que todas as crianças criticamente enfermas são pacientes de alto risco para lesões de pele; portanto, deve concentrar o cuidado na minimização dos danos à pele do paciente.

A equipe de enfermagem deve realizar a vigilância constante e principalmente preventiva das lesões de pele, guiando-se por meio de protocolos de prevenção e tratamento de lesão por pressão em pediatria, aplicando instrumentos como as escalas de risco e implementando condutas de proteção dos locais de risco identificados durante a realização do exame físico do paciente.

Manter a integridade da pele na terapia intensiva é um desafio para a equipe de enfermagem. A atuação do enfermeiro é decisiva para respaldar cientificamente as tomadas de decisões, implementando medidas que comprovadamente reduzam a incidência de danos e que promovam o melhor tratamento quando necessário.

Tabela 26.1. Escala de Braden Q

1. **Percepção sensorial**: capacidade de responder de maneira apropriada ao desconforto relacionado à pressão				
1. *Completamente limitada* Não responde ao estímulo doloroso (não geme, não se encolhe ou se agarra), devido à diminuição do nível de consciência, ou sedação ou limitação da capacidade de sentir dor na maior parte da superfície corporal	2. *Muito limitada* Responde apenas ao estímulo doloroso. Não consegue comunicar desconforto, exceto por gemido ou inquietação; ou apresenta alguma disfunção sensorial que limita a capacidade de sentir dor ou desconforto em mais da metade do corpo	3. *Levemente limitada* Responde aos comandos verbais, mas nem sempre consegue comunicar o desconforto ou a necessidade de ser mudado de posição, ou apresenta alguma disfunção sensorial em uma ou duas extremidades que limita a capacidade de sentir dor	4. *Nenhuma alteração* Responde aos comandos verbais. Não apresenta déficit sensorial que limite a capacidade de sentir ou comunicar dor ou desconforto	Total
2. **Umidade**: grau de exposição da pele à umidade				
1. *Constantemente úmida* A pele fica constantemente úmida por suor, urina etc. A umidade é percebida cada vez que o paciente é movimentado ou mudado de posição	2. *Frequentemente úmida* A pele está frequentemente, mas nem sempre, úmida. A roupa de cama precisa ser trocada pelo menos a cada 8 horas	3. *Ocasionalmente úmida* A pele está ocasionalmente úmida, necessitando de troca de roupa de cama a cada 12 horas	4. *Raramente úmida* A pele geralmente está seca, as trocas de fraldas são feitas de rotina e as roupas de cama necessitam ser trocadas apenas a cada 24 horas	
3. **Atividade**: grau de atividade física				
1. *Acamado* Permanece no leito o tempo todo	2. *Restrito à cadeira* A capacidade de deambular está gravemente limitada ou inexistente. Não consegue sustentar o próprio peso e/ou precisa de ajuda para sentar-se em uma cadeira ou cadeira de rodas	3. *Deambula ocasionalmente* Deambula ocasionalmente durante o dia, porém por distâncias bem curtas, com ou sem ajuda. Passa a maior parte do turno no leito ou na cadeira	4. *Deambula frequentemente* Deambula fora do quarto pelo menos 2× por dia e dentro do quarto pelo menos 1× a cada 2 horas durante as horas que está acordado	
4. **Mobilidade**: capacidade de mudar e controlar a posição do corpo				
1. *Completamente imóvel* Não faz mudanças, nem mesmo pequenas, na posição do corpo ou das extremidades, sem ajuda	2. *Muito limitado* Faz pequenas mudanças ocasionais na posição do corpo ou das extremidades, mas é incapaz de fazer mudanças completamente sozinho	3. *Levemente limitado* Faz mudanças frequentes, embora pequenas, na posição do corpo ou das extremidades, sem ajuda	4. *Nenhuma limitação* Faz mudanças importantes e frequentes na posição do corpo, sem ajuda	

Continua

Tabela 26.1. Escala de Braden Q (*continuação*)

5. **Fricção e cisalhamento**: • Fricção: ocorre quando a pele se move contra as estruturas de suporte • Cisalhamento: ocorre quando a pele e a superfície óssea adjacente deslizam uma sobre a outra				
1. *Problema importante* A espasticidade, a contratura, o prurido ou a agitação levam a criança a debater-se no leito e há fricção quase constante	2. *Problema* Necessita de ajuda moderada a máxima para se mover. É impossível se levantar completamente sem deslizar sobre os lençóis do leito ou cadeira, necessitando de reposicionamento frequente com o máximo de assistência	3. *Problema potencial* Movimenta-se com dificuldade ou necessita de mínima assistência. Durante o movimento, provavelmente ocorre atrito entre a pele e os lençóis, cadeira, coxins ou outros dispositivos. A maior parte do tempo mantém uma posição relativamente boa na cadeira e no leito, mas ocasionalmente escorrega	4. *Nenhum problema aparente* Capaz de levantar-se completamente durante uma mudança de posição. Movimenta-se sozinho na cadeira e no leito, e tem força muscular suficiente para levantar-se completamente durante o movimento. Mantém uma posição adequada no leito e na cadeira o tempo todo	
6. **Nutrição**: padrão habitual de consumo alimentar				
1. *Muito pobre* Em jejum e/ou mantido com ingesta hídrica ou hidratação IV por mais de 5 dias ou albumina < 2,5 mg/dL ou nunca come uma refeição completa. Raramente come mais da metade de algum alimento oferecido. O consumo de proteínas inclui apenas duas porções de carne ou derivados de leite por dia. Ingere pouco líquido. Não ingere suplemento dietético líquido	2. *Inadequada* Dieta líquida por sonda ou NPP que fornece calorias e minerais insuficientes para a idade ou albumina < 3 mg/dL ou raramente come uma refeição completa. Geralmente, come apenas a metade de algum alimento oferecido. O consumo de proteínas inclui apenas três porções de carne ou derivados de leite por dia. Ocasionalmente, ingere suplemento dietético	3. *Adequada* Dieta por sonda ou NPP que fornece calorias e minerais suficientes para a idade ou come mais da metade da maioria das refeições. Consome um total de quatro porções de proteínas (carne, derivados de leite) por dia. Ocasionalmente, recusa uma refeição, mas geralmente toma suplemento dietético, se oferecido	4. *Excelente* Dieta geral que fornece calorias suficientes para a idade. Por exemplo, come/bebe a maior parte de cada refeição/ alimentação. Nunca recusa uma refeição. Geralmente, come um total de quatro ou mais porções de carne e derivados de leite. Ocasionalmente, come entre as refeições. Não necessita de suplementação	
7. **Perfusão tissular e oxigenação**				
1. *Extremamente comprometida* Hipotenso (PAM < 50 mmHg; < 40 mmHg em recém-nascido) ou o paciente não tolera as mudanças de posição	2. *Comprometida* Normotenso. Apresenta saturação de oxigênio < 95% ou a hemoglobina < 10 mg/dL ou o tempo de enchimento capilar > 2 segundos. pH sérico < 7,40	3. *Adequada* Normotenso. Apresenta saturação de oxigênio < 95% ou a hemoglobina < 10 mg/dL ou o tempo de enchimento capilar > 2 segundos. O pH sérico é normal	4. *Excelente* Normotenso. Apresenta saturação de oxigênio > 95%, a hemoglobina normal e o tempo de enchimento capilar < 2 segundos	

Fonte: Predicting pressure ulcer risk in pediatric patients: the Braden Q scale. Tradução para a língua portuguesa, adaptação cultural e validação da escala de Braden Q; 2007.

Tabela 26.2. Escala de Braden

1. **Percepção sensorial**: capacidade de reagir significativamente à pressão relacionada ao desconforto				
1. *Totalmente limitado* Não reage (não geme, não se segura a nada, não se esquiva) a estímulo doloroso, devido ao nível de consciência diminuído ou devido a sedação, ou capacidade limitada de sentir dor na maior parte do corpo	2. *Muito limitado* Somente reage a estímulo doloroso. Não é capaz de comunicar desconforto exceto por meio de gemido ou agitação. Ou possui alguma deficiência sensorial que limita a capacidade de sentir dor ou desconforto em mais da metade do corpo	3. *Levemente limitado* Responde a comando verbal, mas nem sempre é capaz de comunicar o desconforto ou expressar a necessidade de ser mudado de posição, ou tem um certo grau de deficiência sensorial que limita a capacidade de sentir dor ou desconforto em uma ou duas extremidades	4. *Nenhuma limitação* Responde a comandos verbais: não tem déficit sensorial que limitaria a capacidade de sentir ou verbalizar dor ou desconforto	Total
2. **Umidade**: nível ao qual a pele é exposta à umidade				
1. *Completamente molhada* A pele é mantida molhada quase constantemente por transpiração, urina etc. Umidade é detectada às movimentações do paciente	2. *Muito molhada* A pele está frequentemente, mas nem sempre, molhada. A roupa de cama deve ser trocada pelo menos uma vez por turno	3. *Ocasionalmente molhada* A pele fica, ocasionalmente, molhada requerendo uma troca extra de roupa de cama por dia	4. *Raramente molhada* A pele, geralmente, está seca, e a troca de roupa de cama é necessária somente nos intervalos de rotina	
3. **Atividade**: grau de atividade física				
1. *Acamado* Confinado à cama	2. *Confinado à cadeira* Capacidade de andar está gravemente limitada ou nula. Não é capaz de sustentar o próprio peso e/ou precisa ser ajudado a se sentar	3. *Caminha ocasionalmente* Anda ocasionalmente durante o dia, embora distâncias muito curtas, com ou sem ajuda. Passa a maior parte de cada turno na cama ou na cadeira	4. *Anda frequentemente* Anda fora do quarto pelo menos duas vezes por dia e dentro do quarto pelo menos uma vez a cada 2 horas, durante as horas em que está acordado	
4. **Mobilidade**: capacidade de mudar e controlar a posição do corpo				
1. *Totalmente imóvel* Não faz nem mesmo pequenas mudanças na posição do corpo ou extremidades sem ajuda	2. *Bastante limitada* Faz pequenas mudanças ocasionais na posição do corpo ou extremidades, mas é incapaz de fazer mudanças frequentes ou significativas sozinho	3. *Levemente limitada* Faz frequentes, embora pequenas, mudanças na posição do corpo ou extremidades sem ajuda	4. *Não apresenta limitações* Faz importantes e frequentes mudanças de posição sem auxílio	

Continua

Tabela 26.2. Escala de Braden (*continuação*)

5. **Nutrição**: padrão usual de consumo alimentar				
1. *Muito pobre* Nunca come uma refeição completa. Raramente come mais que um terço do alimento oferecido. Come duas porções ou menos de proteínas (carnes ou laticínios) por dia. Ingere pouco líquido. Não aceita suplemento alimentar líquido; ou então é mantido em jejum e/ou mantido com dieta líquida ou IV por mais de 5 dias	2. *Provavelmente inadequada* Raramente come uma refeição completa e geralmente come cerca da metade do alimento oferecido. Ingestão de proteína inclui somente três porções de carne ou laticínios por dia. Ocasionalmente, aceitará um suplemento alimentar; ou então recebe abaixo da quantidade satisfatória de dieta líquida ou alimentação por sonda	3. *Adequada* Come mais da metade da maioria das refeições. Come um total de quatro porções de alimento rico em proteína (carne ou laticínio) todo dia. Ocasionalmente, recusará uma refeição, mas geralmente aceitará um complemento oferecido; ou é alimentado por sonda ou regime de nutrição parenteral total, o qual provavelmente satisfaz a maior parte das necessidades nutricionais	4. *Excelente* Come a maior parte de cada refeição. Nunca recusa uma refeição. Geralmente, ingere um total de quatro ou mais porções de carne e laticínios. Ocasionalmente, come entre as refeições. Não requer suplemento alimentar	
6. **Fricção e cisalhamento**				
1. *Problema* Requer assistência moderada a máxima para se mover. É impossível levantá-lo ou erguê-lo completamente sem que haja atrito da pele com o lençol. Frequentemente, escorrega na cama ou cadeira, necessitando frequentes ajustes de posição com máximo de assistência. Espasticidade, contratura ou agitação leva a quase constante fricção	2. *Problema em potencial* Move-se, mas, sem vigor, ou requer mínima assistência. Durante o movimento, provavelmente, ocorre um certo atrito da pele com o lençol, cadeira e outros. Na maior parte do tempo mantém posição relativamente boa na cama ou cadeira, mas ocasionalmente escorrega	3. *Nenhum problema* Move-se sozinho na cama ou cadeira e tem suficiente força muscular para erguer-se completamente durante o movimento. Sempre mantém boa posição na cama ou na cadeira		

Fonte: Avaliação de risco para úlceras de pressão por meio da escala de Braden, na língua portuguesa; 1999.

O que fazer quando encontrar uma lesão de pele no paciente pediátrico crítico?

Deve-se realizar a identificação do tipo de lesão (evitar confundir LP com outros tipos de lesão de pele), sabendo que as LP geralmente se localizam próximas a áreas ósseas ou em locais submetidos a algum tipo de pressão como os dispositivos terapêuticos.

Atentar que, em qualquer tipo de lesão encontrada, o enfermeiro deve evoluir em prontuário uma descrição completa da lesão, contendo o local acometido, aspecto da pele, do tecido e dos bordos, coloração, tamanho e profundidade do leito, presença de drenagens, prurido, sinais flogísticos, dolorosos e citar os fatores que podem estar correlacionados com a lesão.

Solicitar consultoria à equipe de cuidados com a pele, quando disponível na instituição, para auxiliar na condução do tratamento e acompanhamento da lesão.

Como se classificam as lesões por pressão em crianças e qual a sua importância?

A classificação das lesões por pressão mais difundida é a da National Pressure Ulcer Advisory Panel (NPUAP), atualizada em 2016, que atribui estágios às LP. Na Tabela 26.3, são explicadas as características de cada estágio (0, 1, 2, 3 e 4), as úlceras que não podem ser classificadas e a lesão tissular profunda.[5]

É importante adotar um sistema de classificação de lesão por pressão para tornar possível a uniformização das descrições do tecido lesado por diferentes profissionais. Essa classificação também permite comparações quando a lesão for reavaliada em momentos posteriores; além de proporcionar um atendimento efetivo, seguro e baseado em evidências científicas.[6,7]

Quais os principais diagnósticos de enfermagem que se destacam em LP e em lesões, em geral, no intensivismo pediátrico?

Baseado no julgamento clínico do enfermeiro direcionado para a criança criticamente enferma com LP e lesões de pele em geral, elencaram-se os diagnósticos de enfermagem (DE) mais utilizados:[9]

1. Risco para lesão por pressão.
2. Risco para integridade da pele prejudicada.
3. Integridade da pele prejudicada.
4. Integridade tissular da pele prejudicada.
5. Dor aguda.
6. Dor crônica.
7. Mobilidade física prejudicada.

As intervenções selecionadas para cada DE devem contemplar aspectos fisiológicos, preventivos e terapêuticos do processo de reparação tecidual. Esse cuidado é dinâmico e passível de alterações conforme a evolução do quadro clínico do paciente. Dessa forma, a escolha de diagnósticos e intervenções adequadas possibilita a elaboração de um plano de cuidados individualizado refletindo em uma assistência de enfermagem de qualidade e primando pela segurança do paciente em situação de risco.[9]

Quais os principais pontos de aparecimento de lesões por pressão em crianças criticamente enfermas (Figura 26.3)?

As saliências ósseas deverão ser o foco do avaliador na busca de alterações. São as principais áreas de risco por serem mais vulneráveis ao desenvolvimento de LP. Os locais mais frequentes de pressão também alteram de acordo com a faixa etária, conforme descrito a seguir[5,6]

Tabela 26.3. Estadiamento das lesões por pressão em pediatria

Estágio	Forma de apresentação	Características
Estágio 0 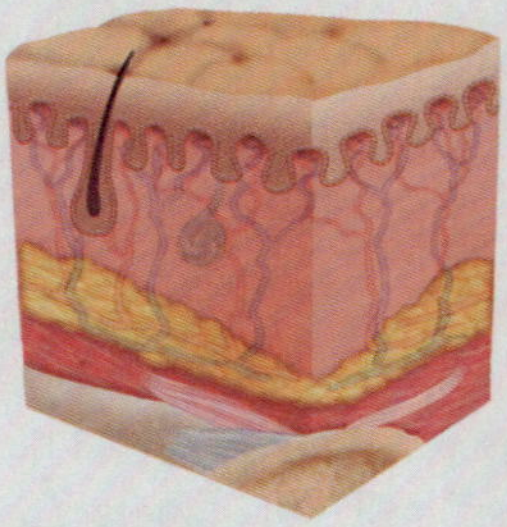	Pele íntegra 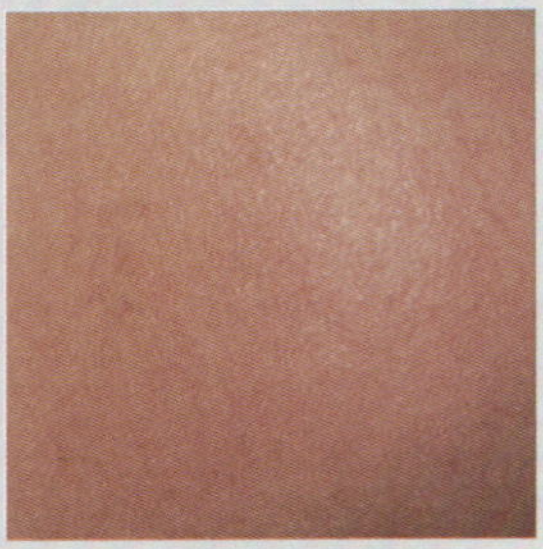	Sem área avermelhada, sem lesão
Estágio 1 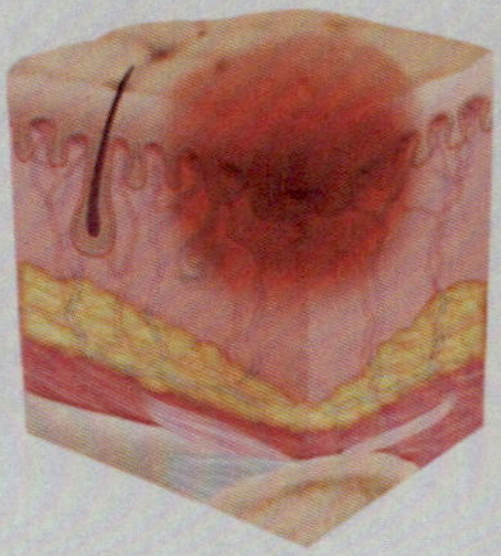	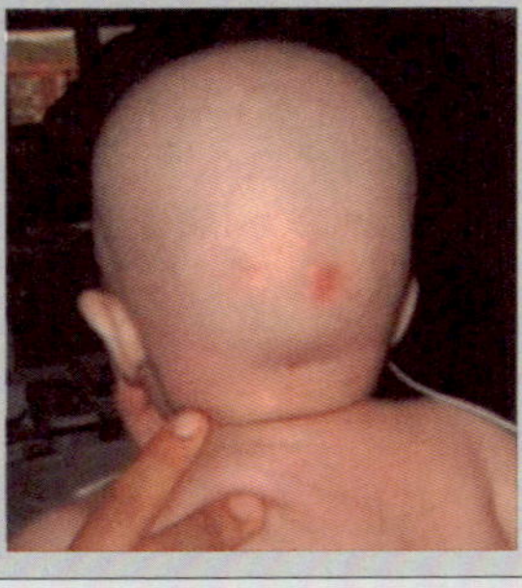	Presença de eritema que não retorna ao normal após a remoção da pressão. Precursor da ulceração de pele
Estágio 2 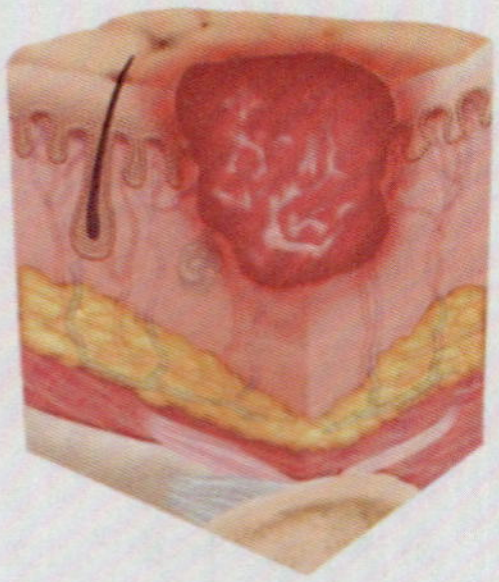	Rompimento da pele, flictenas 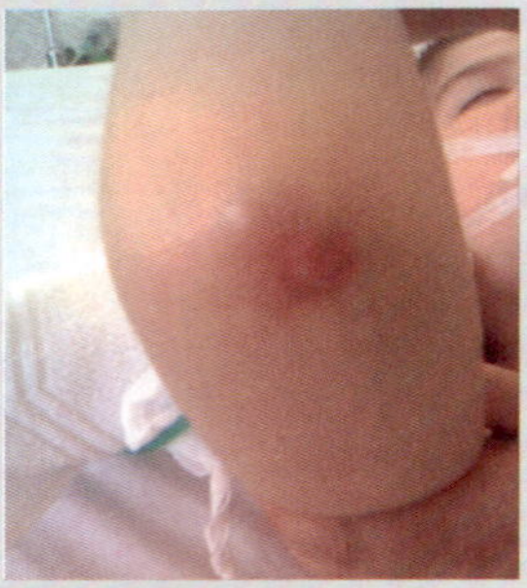	Lesão parcial da pele, envolvendo epiderme e derme, ou ambas. A úlcera é superficial e clinicamente aparece como abrasão, bolha ou cratera rasa
Estágio 3 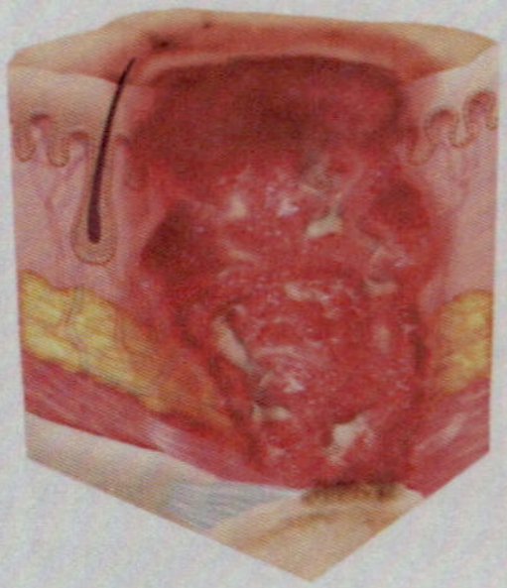	Rompimento da pele, expondo o subcutâneo 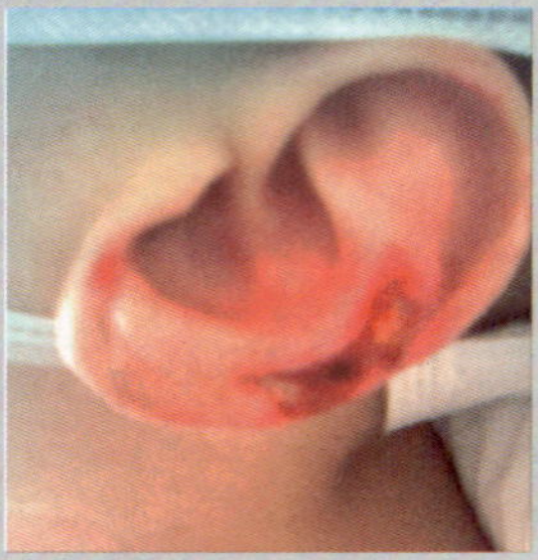	Lesão total da pele, envolvendo dano ou necrose da camada subcutânea, mas não completa. A úlcera apresenta-se, clinicamente, como uma cratera profunda com ou sem comprometimento dos tecidos adjacentes

Continua

Tabela 26.3. Estadiamento das lesões por pressão em pediatria (*continuação*)

Estágio	Forma de apresentação	Características
Estágio 4 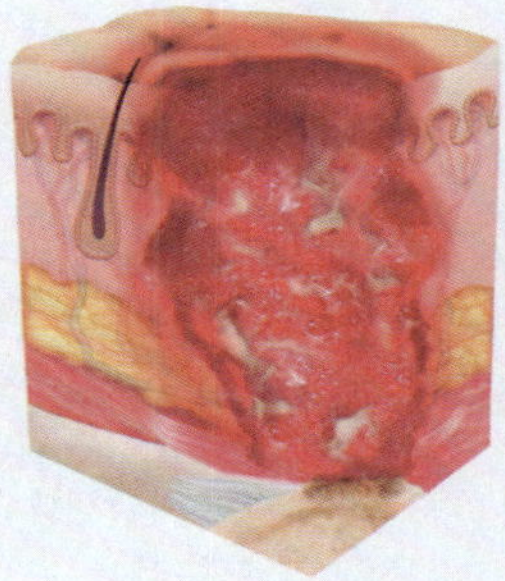	Rompimento da pele, expondo o músculo 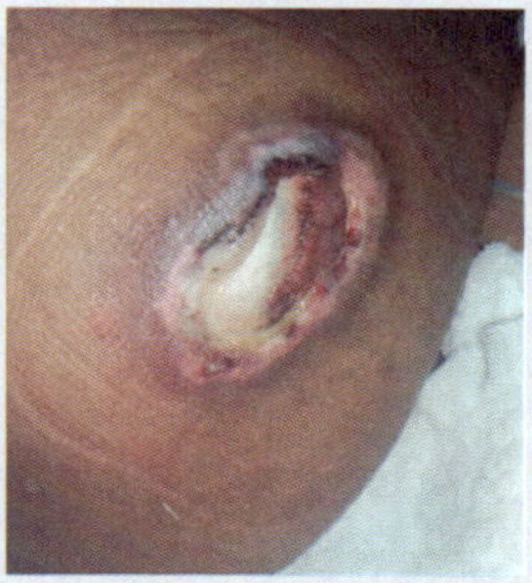	Grande destruição com presença de tecido necrótico ou dano de músculos, ossos ou estruturas de suporte (p. ex., tendões e cápsula articular)
Lesão por pressão não classificável 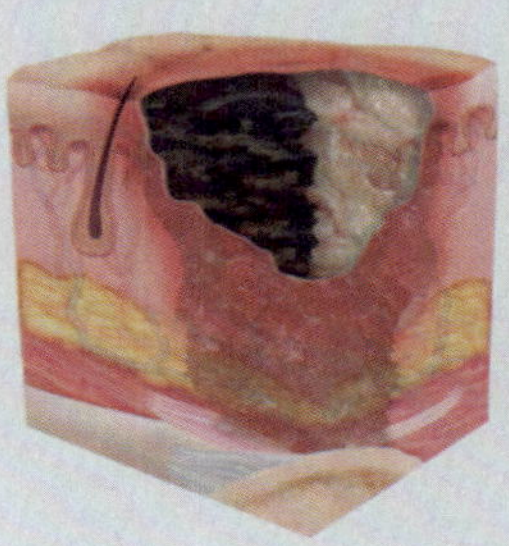	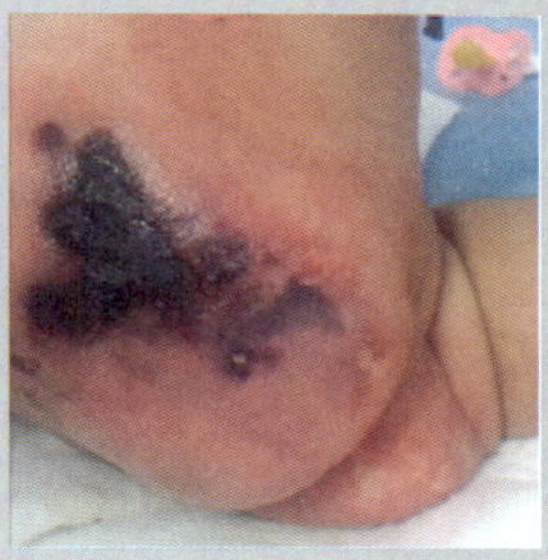	Lesão com perda total de tecido, na qual a base da úlcera está coberta por esfacelo (amarelo, marrom, cinza, esverdeado ou castanho) e/ou há escara (marrom, castanha ou negra) no leito da lesão
Lesão tissular profunda 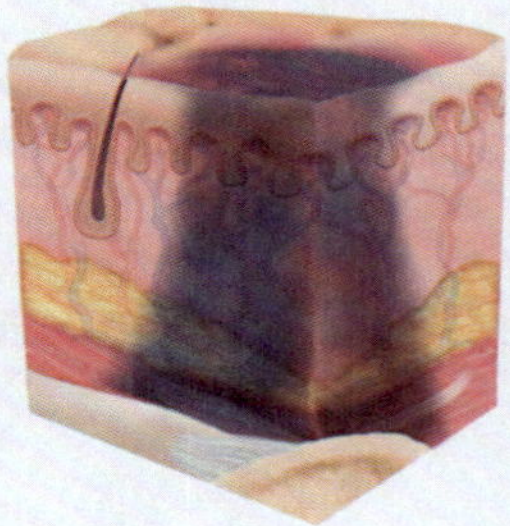	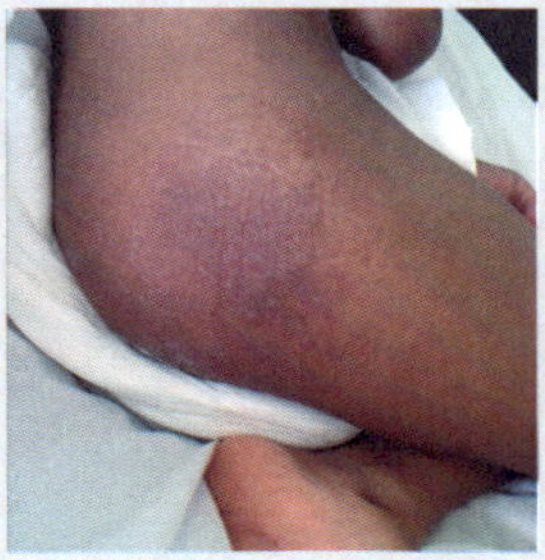	Área localizada de pele intacta de coloração púrpura ou castanha ou bolha sanguinolenta devido a dano no tecido mole, decorrente de pressão e/ou cisalhamento. A área pode ser precedida por um tecido que se apresenta dolorido, endurecido, amolecido, esponjoso e mais quente ou frio comparativamente ao tecido adjacente

Fonte: Adaptada de National Pressure Ulcer Advisory Panel (NPUAP, 2016).
Fotos do acervo das autoras.

Em crianças maiores (acima de 8 anos), as lesões por pressão costumam se apresentar nos mesmos locais que os adultos, ou seja, na região sacra, tuberosidades isquiáticas, trocanteres, calcâneos e cotovelos.[5,6]

A região sacra é a localização mais frequente das LP em adultos e crianças maiores pois ocorre uma maior pressão na região dorsal quando deitado, e a tuberosidade do ísquio é o segmento corporal submetido a maior pressão quando o paciente adota a posição sentada (Figura 26.2).[5,6]

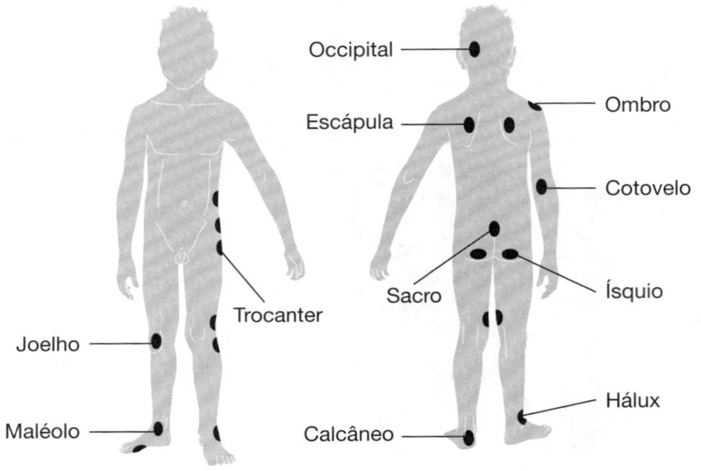

Figura 26.2. Pontos de pressão em crianças.
Fonte: HCPA – Fôlder Prevenção e Tratamento de Feridas do Hospital de Clínicas de Porto Alegre.[4]

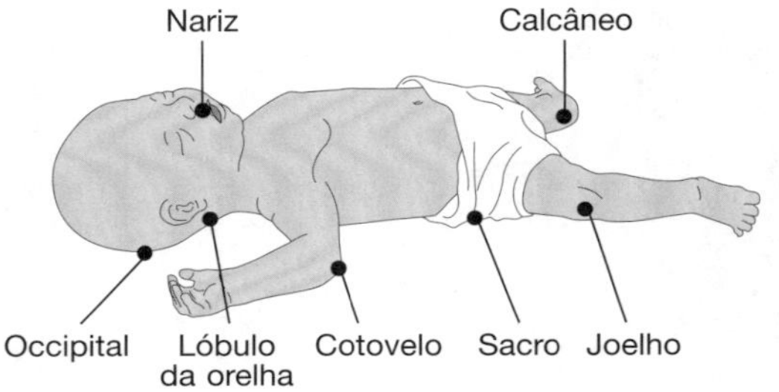

Figura 26.3. Pontos de pressão em bebês.
Fonte: HCPA – Fôlder Prevenção e Tratamento de Feridas do Hospital de Clínicas de Porto Alegre.[4]

Em crianças pequenas (bebês e infantes menores de 8 anos), os locais de pressão costumam ser diferentes (Figura 26.3). Nos bebês e infantes, a região occipital é a mais prevalente na formação de LP. O lóbulo da orelha e a região nasal também podem ser citados como uma área de risco frequentemente acometida. A cabeça é a região mais acometida em bebês, pela própria condição anatômica de possuir maior superfície cefálica proporcionalmente ao restante do corpo e mais pesada.[5,6]

Como prevenir e tratar as lesões por pressão em pediatria de maneira geral?

As estratégias de prevenção podem variar proporcionalmente ao grau de risco que o paciente possui para desenvolver LP. Esse risco é mensurado a partir da aplicação das escalas. Estratégias de prevenção das LPs devem ser implementadas a partir do escore 22 na escala de Braden Q e a partir do escore 18 na escala de Braden.[4]

Uma medida indispensável para a prevenção e mesmo para auxiliar na cicatrização de uma lesão já instalada é a realização da mudança de decúbito (MD). O preconizado é que os pacientes em situação de risco ou com presença de lesões sejam posicionados e reposicionados a cada 2 horas, conforme a sua tolerância à mudança de decúbito. O uso de colchões de fluxo de ar é recomendado para pacientes com múltiplas lesões ou risco elevado de LP; permite a MD a cada 4 horas. Na posição sentada, devido à grande pressão que há na região isquiática, recomenda-se reposicionar a cada hora. Enquanto houver lesão por pressão sendo tratada, deve-se evitar a permanência sobre a região acometida a fim de evitar agravar a circulação local e assim prejudicar a cicatrização.[10]

As camas preferencialmente devem estar recobertas por colchão piramidal, que distribuem a área de pressão sobre as proeminências ósseas e são confortáveis para o paciente acamado. Também podem ser utilizados dispositivos específicos para auxiliar nas mudanças de decúbito e reposicionamento do paciente no leito. Podemos citar artefatos como coxins de gel ou, na ausência destes, providenciar coxins com lençóis, travesseiros e recortes de colchão piramidal mesmo que confeccionados de forma artesanal.[4,10]

Entre as estratégias de prevenção pode-se também utilizar triglicerídeos de cadeia média (TCM) como forma de reforçar a barreira cutânea, após o banho, aplicados de forma delicada, sem massagem vigorosa.[4]

Os curativos como o filme transparente (película) e o hidrocoloide são indicados para realizar a proteção da pele diretamente nas áreas de proeminências ósseas (Figura 26.4), dispositivos terapêuticos (Figura 26.5) e para tratar lesões superficiais. Uma estratégia para aumentar a proteção da pele consiste em recortar manualmente um curativo de espuma e associar ao filme transparente, pois possibilita vários tamanhos e formatos adequados para o paciente pediátrico. Embora não estejam disponíveis na maioria dos hospitais brasileiros, os curativos com espuma e bordas de silicone também podem ser utilizados com grande eficiência.[11]

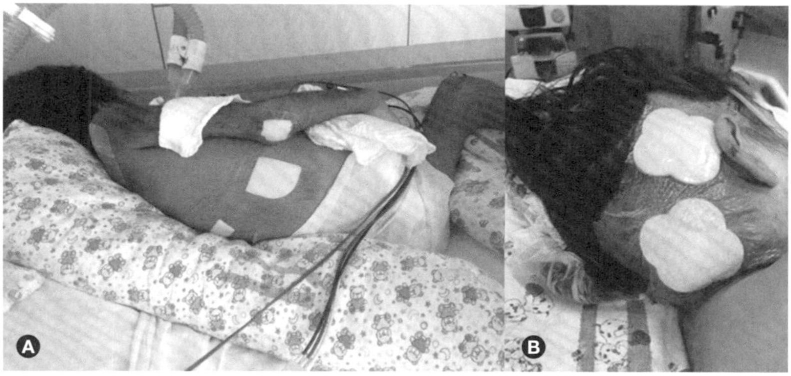

Figura 26.4. **A-B.** Proteções de curativo de espuma e hidrocoloides em proeminências ósseas.
Fonte: Acervo das autoras.

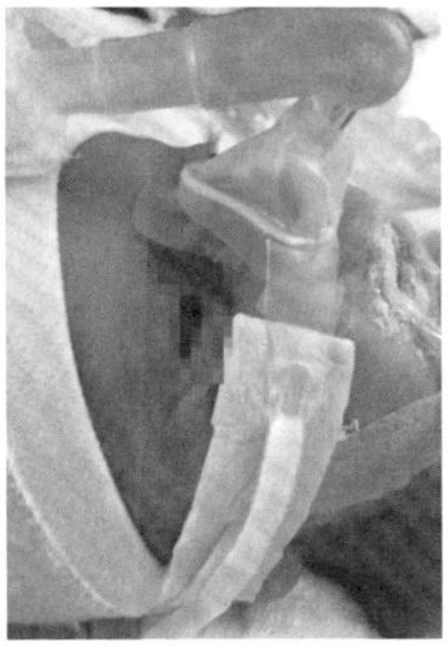

Figura 26.5. Máscara nasal de CPAP com proteções de hidrocoloide em ponte nasal e curativo de espuma em face.
Fonte: Acervo das autoras.

Devemos adotar ações protetivas para o paciente e evitar condutas que podem, ao invés de proteger, lesionar ainda mais a pele da criança. Atualmente é desaconselhado o uso de luvas de água e almofadas com furo central por gerarem ainda mais pressão nos pontos de apoio. Devemos também frisar que não é recomendável a massagem após a aplicação de hidratantes e TCM por lesionar ainda mais o tecido em risco, rompendo microvasos.[11, 12]

Como avaliar uma ferida?

Avaliamos uma lesão de acordo com a sigla TIME, que permite avaliar o leito da ferida;[12] em que cada letra significa:

- **T** – Refere-se ao tipo de tecido encontrado na lesão.
- **I** – Avaliar a presença de infecção ou inflamação.
- **M** – Trata-se da manutenção adequada da umidade.
- **E** – Destaca a importância do epitélio ao redor da ferida.

Qual a diferença no tratamento de lesões/feridas exsudativas para as não exsudativas?

É importante controlar a umidade no leito da ferida. Esta deve estar presente, porém, na quantidade correta; nem demasiadamente seca, que dificulte a migração celular no processo de cicatrização, e nem excessivamente úmida que ocasione maceração de bordos e processo inflamatório local.[12,13]

Em feridas exsudativas, é importante utilizar meios para controle da umidade e proteção da pele perilesional. Utilizam-se gazes, espumas, bolsas coletoras, alginato de cálcio e compressas absortivas para cobertura no leito da ferida. A troca desse curativo em feridas com muita umidade deve ser feita, no máximo, a cada 24 horas ou sempre que estiver saturado. Para a proteção de bordos é comum a utilização de óxido de zinco, pois ele forma uma barreira contra o excesso de umidade e evita maceração. Para a troca de curativos, remove-se o excesso do creme sem fricção nos bordos e se aplica novamente.[12,13]

Em lesões secas, o tratamento consiste em doar umidade, hidratando esse tecido para que ele venha a se tornar viável. Recomenda-se uso de substâncias úmidas, sendo muito utilizado o hidrogel, compressas de gaze embebidas de petrolato ou parafina no leito da ferida (cobertura primária). Aplica-se como cobertura secundária gazes e aplicação de película transparente ou hidrocoloide para cobrir, realizando a vedação do curativo. Pode ser mantido por 48-72 horas. A remoção dessas coberturas sempre é feita com uso de soro fisiológico morno em jato, para manter as condições ideais de multiplicação celular.[4,13]

Qual o tratamento mais adequado para lesões com tecido não viável (necroses)?

As lesões por pressão deverão seguir a recomendação de cada instituição de saúde no que se refere ao tratamento de feridas. É recomendável que as condutas sejam baseadas em um protocolo elaborado por uma equipe multiprofissional e que este se encontre disponível para consulta dos enfermeiros a fim de implementar o tratamento inicial da lesão. Para feridas mais profundas (acima do estágio 3) ou que não estejam cicatrizando como esperado, o ideal é acionar uma equipe especializada em tratamento de feridas. São inúmeros os tipos de curativos e produtos disponíveis no mercado, no entanto nem sempre esses produtos são disponíveis para uso nas instituições.[4,13]

Lesões com tecido não viável devem passar pelo processo de desbridamento, que tem a finalidade de remover o tecido desvitalizado e o biofilme, restaurando a base da ferida e a matriz extracelular a fim de obter tecido viável no leito da ferida. Pode ser cirúrgico, mecânico, enzimático ou autolítico. Cada caso deve ser avaliado individualmente e muitas vezes precisa de técnicas combinadas.[4,13]

- Desbridamento cirúrgico: consiste em remoção cirúrgica de placa necrótica; é um método mais rápido de remoção; deve ser realizado por profissional médico ou de enfermagem capacitados.
- Desbridamento mecânico: consiste na aplicação de força mecânica diretamente no tecido necrótico para a sua remoção.
- Desbridamento enzimático: consiste na aplicação de enzimas diretamente no tecido necrótico. Utilizamos o creme de papaína 8% e ureia 10% apenas nas áreas necróticas. A lesão deve ser avaliada a cada 24 horas.
- Desbridamento autolítico: consiste na aplicação de produtos com enzimas do próprio corpo sintetizadas que promovem migração celular e desbridamento sobre a necrose. Para esse tipo de desbridamento utilizamos hidrogel. O curativo deve ser avaliado a cada 24 horas para a manutenção do meio úmido ou trocado conforme a saturação da cobertura secundária.[12,13]

Ao longo do processo vai se avaliando a resposta ao tratamento, que pode ser alterado a qualquer momento.

Abaixo, seguem resumidamente os produtos utilizados em lesões de acordo com sua característica (Tabela 26.4).

Tabela 26.4. Lesão × produtos

Característica da ferida	Produtos utilizados
Tecido necrótico seco	Hidrogel com filme transparente Papaína 8-10% com ureia a 10%
Tecido necrótico exsudativo	Papaína 8-10% com ureia a 10%
Tecido de granulação pouco exsudativo	Ácidos graxos essenciais, filme transparente, hidrogel, hidrocoloides, gaze não aderente, cobertura com petrolato ou parafinada
Tecido de granulação exsudativo	Ácidos graxos essenciais Alginato de cálcio
Infectada e com odor fétido	Alginato de prata

Fonte: Adaptada de Menegon.[11]

Uso do curativo a vácuo em paciente crítico pediátrico.

A terapia de pressão negativa (curativo a vácuo), é utilizada no tratamento de diversas modalidades de feridas; consiste em aplicar uma pressão subatmosférica, controlada e bem localizada, promovendo a cicatrização de ferida, a remoção de líquidos intersticiais, a junção

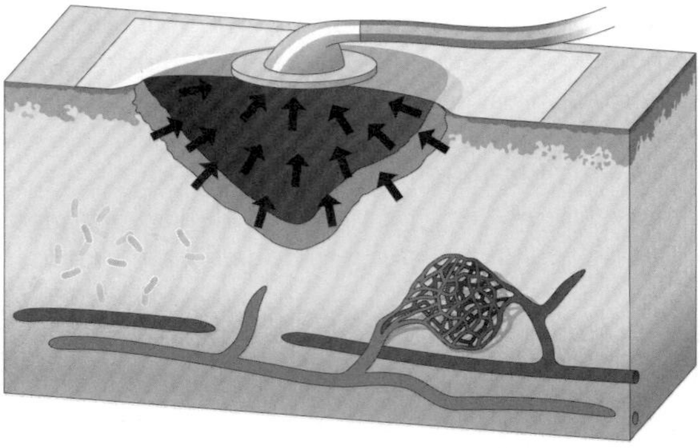

Figura 26.6. Curativo a vácuo.

das bordas da ferida, além da promoção de perfusão, estímulo da proliferação celular e consequente aumento do tecido de granulação (Figura 26.6).[14]

Importante ressaltar que a pressão subatmosférica é igualmente distribuída sobre toda a ferida e aspira todos os fluidos da mesma. Ao drenar os fluidos da ferida, o substrato para o crescimento de microrganismos é teoricamente removido.[14,15]

Entre as indicações encontram-se: as feridas crônicas ou recorrentes (lesões por pressão, abdominais, e de etiologia mista), feridas complexas, agudas, incisionais ou

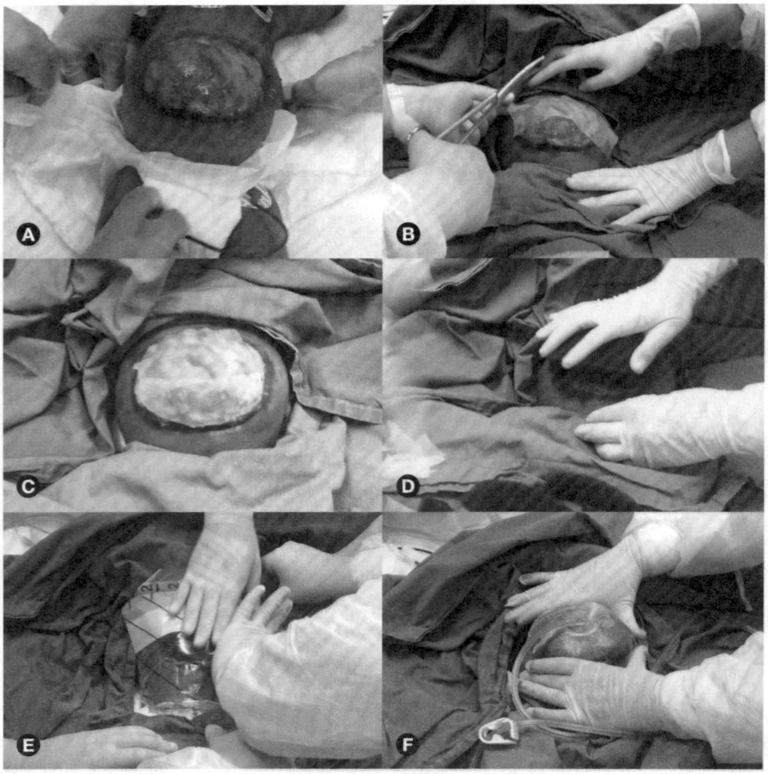

Figura 26.7. **A-F.** Aplicação do curativo.
Fonte: Acervo das autoras.

cirúrgicas com deiscência ou com risco de deiscência, feridas grandes com a necessidade por fechamento rápido.[14,15]

Entre as contraindicações estão os casos de osteomielite não tratada; fístulas não exploradas ou não entéricas; tecido necrótico com lesão presente, desbridamento incompleto; estruturas vasculares visíveis; neoplasia não removida; sensibilidade à prata.[14]

Forma de aplicação (Figura 26.7): uma espuma é recortada ou gaze impregnada com poli-hexametileno de biguanida (PHMB) para cobrir exatamente a extensão da ferida e, então, é recoberta com filme transparente e permeável ao vapor. Drenos ligam a esponja a um sistema coletor. Uma bomba portátil aplica pressão negativa de sucção de 75 a 150 mmHg.[13]

O enfermeiro que realiza o gerenciamento dos cuidados do paciente pediátrico em uso de curativo a vácuo deve estar atento a sinais de sangramento, sinais de infecção no local de inserção do curativo como aumento do calor e rubor. Deve haver a percepção de sinais de dor e/ou desconforto aumentado e a manutenção e regulagem da terapia negativa (vácuo).

Referências bibliográficas

1. Bolognia JL, Jorizzo JL, Schaffer JV. Dermatologia. 3 ed. Elsevier. 2015; p. 2-5.
2. Bau AEK, Bonamigo RR. Medicina Ambulatorial condutas de atenção primária, baseadas em evidências. Porto Alegre: Artmed. 2013; p. 1682-8.
3. Fernandes JD, Machado MCR, Oliveira ZNP. Prevenção e Cuidados com a pele da criança e do recém-nascido. An Bras Dermatol. 2011 fev; 86(1):102-10. Disponível em: http://www.scielo.br/scielo.php. Acessado em: 9 out 2019.
4. HCPA. Protocolo Assistencial de Prevenção e Tratamento de Lesão por Pressão no Paciente Pediátrico; 2017.
5. SOBEST – Associação Brasileira de Estomatoterapia. Classificação das Lesões por Pressão – Consenso NPUAP 2016 - Adaptada culturalmente para o Brasil [Internet]. Disponível em: http://www.sobest.org.br/textod/35. Acessado em: 24 set 2019.
6. Curley MA, Quigley SM. Predicting pressure ulcer risk in pediatric patients: the Braden Q scale. Boston: Nursing research. 2003 jan-fev; p. 22-3.
7. Maia ACAR. Tradução para a língua portuguesa, adaptação cultural e validação da escala de Braden Q. UNIFESP, SP; 2007.
8. Paranhos WY, Santos VLCG. Avaliação de risco para úlceras de pressão por meio de escala de Braden, na língua portuguesa. São Paulo: Rev Esc Enf USP. 1999; 33(especial):191-206.
9. NANDA INTERNATIONAL. Diagnósticos de enfermagem da NANDA-I: definições e classificação 2018-2020. 11 ed. Porto Alegre: Artmed; 2018.
10. Sostizzo LRZ, Menegon DB, Castro SB. Úlceras por pressão em neonatos e crianças. In: Associação Brasileira de Enfermagem; Galva MAM, Ribeiro CA, Rodrigues EC (orgs.). PROENF Programa de Atualização em Enfermagem: Saúde da Criança e Adolescente: Ciclo 9. Porto Alegre: Artmed Panamericana; 2015. p. 85-136.
11. Menegon DB. Cuidado de enfermagem ao paciente com doenças dermatológicas. In: Tasca AM, Santos BR, Paskulin LM. Cuidado ambulatorial: consulta de enfermagem e grupos. Rio de Janeiro. EPUB; 2006.
12. Schultz GS, Mozingo D, Romanelli M, Claxton K. Wound Bed Preparation and TIME; new concepts and scientific applications. Wound Rep Regen. 2005; 13. S2.
13. HCPA. Hospital de Clínicas de Porto Alegre. Avaliação e Tratamento de Feridas: orientações para profissionais da saúde [Internet]. Disponível em https://lume.ufrgs.br/bitstream/handle/10183/34755/000790228.pdf. Acessado em: 7 out 2019.
14. Ferreira MC, Paggiaro AO. Terapia por pressão negativa-vácuo. São Paulo: Rev Med. 2010 jul- dez; 89(3/4): 142-6.
15. Lima RVKS, Coltro PS, Farina JJA. Terapia por pressão negativa no tratamento de feridas complexas. Rio de Janeiro: Rev Col Bras Cirurgiões. 2017; p. 81-93. Disponível em: http://www.scielo.br/scielo.php?script=sci_arttext&pid=S0100-69912017000100081&lng=pt. http://dx.doi.org/10.1590/0100-69912017001001. Acessado em: 18 out 2019.

27 CAPÍTULO

Cuidados de Enfermagem Intensivos em Crianças com Doença da Urina do Xarope do Bordo

Silvani Herber ■ Fernanda Araujo Rodrigues ■ Alessandra Vaccari

Conceitos gerais sobre doença da urina do xarope do bordo (DXB)

O que é DXB ou leucinose?

É uma doença genética considerada um erro inato do metabolismo (EIM), causada pela deficiência da atividade do complexo enzimático desidrogenase dos α-cetoácidos de cadeia ramificada. O paciente com DXB apresenta de 2% a 20% da atividade normal da enzimática. A deficiência desse complexo é responsável pelo acúmulo tecidual dos aminoácidos de cadeia ramificada (AACR) leucina, valina e isoleucina, os quais são tóxicos para o organismo, especialmente para o sistema nervoso central (SNC).[1]

Por que a doença tem esse nome?

O xarope do bordo é produzido e utilizado no Canadá para adoçar alimentos e tem cheiro e gosto de caramelo. A urina e os fluidos desses pacientes apresentavam odor semelhante ao do xarope do bordo; isso originou o nome *maple syrup urine disease* (MSUD), ou doença da urina do xarope do bordo (DXB).[1]

O aumento tecidual dos aminoácidos AACR e α-cetoácidos de cadeia ramificada são responsáveis por esse odor característico; quanto mais grave o quadro clínico do paciente, mais forte o cheiro semelhante a xarope do bordo nos fluidos corporais desses pacientes.[1]

Como é herdada essa doença?

O padrão de herança é autossômico recessivo, ou seja, ambos os pais são portadores do gene, mas não manifestam a doença, pois os portadores são assintomáticos. Os pais de uma criança com diagnóstico de DXB têm a probabilidade de 25% de ter um outro filho com a mesma doença para cada gestação.[1]

Essa doença é rara?

Sim, a incidência mundial da DXB é estimada em 1:185.000 nascidos vivos.[1] No Brasil não há dados disponíveis, pois esse exame não é realizado pelo teste do pezinho fornecido pelo Sistema Único de Saúde (SUS). Além disso existem poucos estudos brasileiros sobre a doença.[2]

Como é realizado o diagnóstico?

O diagnóstico geralmente é realizado em três situações: paciente com teste de triagem positivo para DXB (teste do pezinho fornecido pela rede privada), paciente com sintomas sugestivos de DXB ou paciente com história familiar positiva para DXB. O teste diagnóstico é realizado por meio da quantificação dos aminoácidos no sangue. Os testes para confirmação do diagnóstico e monitoramento dos níveis de AACR são realizados por laboratórios privados, ou em poucos hospitais universitários com verbas de projetos de pesquisa. O Laboratório de Referência para diagnóstico de erros inatos do metabolismo do Serviço de Genética Médica do Hospital de Clínicas de Porto Alegre (LREIM-HCPA) constitui-se em centro de referência nacional para o diagnóstico da DXB.[1,2]

Quais os sintomas apresentados pelo paciente?

A forma clássica da doença é a mais grave e corresponde a 80% dos casos. Nessa forma, os sintomas aparecem entre 4 a 7 dias de vida, sendo frequentes as alterações respiratórias, encefalopatia, odor característico, convulsões e coma. A gravidade dos sintomas depende do tempo e dos níveis de leucina que o cérebro foi exposto.[1,2]

Após os sintomas iniciais, a criança apresenta sintomas que geralmente são causados pelo catabolismo endógeno das proteínas desencadeadas por um estado de estresse fisiológico, que pode ser induzido por infecção, jejum prolongado, exercícios físicos, febre ou qualquer outra doença intercorrente que induz o catabolismo. O sintoma tardio mais comum é o atraso no desenvolvimento neuropsicomotor.[1,3]

Qual o tratamento para esses pacientes na UTIP?

O tratamento da fase aguda é baseado em três pontos: rápida redução das concentrações dos níveis de AACR, suporte nutricional e indução do anabolismo. Para reduzir rapidamente os níveis de AACR no plasma, deve-se iniciar com aporte de proteínas hidrolisadas isentas de AACR para promover o anabolismo, e evitar o catabolismo; se o estado do paciente for crítico, a nutrição é fornecida por via enteral e/ou parenteral. Para redução rápida dos níveis de leucina podem ser utilizadas outras estratégias, tais como diálise peritoneal, hemodiálise, hemofiltração.[1,3]

Por que é utilizada diálise peritoneal ou hemodiálise?

A diálise peritoneal e hemodiálise são métodos eficazes e rápidos para diminuir os níveis de leucina no sangue, a qual é responsável pelo quadro clínico do paciente. A diminuição rápida da leucina melhora a encefalopatia, as alterações respiratórias e as crises convulsivas, além de evitar que o paciente evolua para o óbito ou desenvolva sequelas neurológicas graves.[3,4]

O transplante hepático é a cura do paciente?

O transplante hepático é uma opção terapêutica que demonstra sua eficácia imediata na proteção dos pacientes contra descompensações metabólicas intercorrentes. O doador muitas vezes são os pais ou familiares, o transplante é de fígado parcial e pode ser realizado com a técnica chamada de "transplante dominó", ou seja, a parte do fígado do paciente com DXB pode ser transplantada em outro paciente que não tenha DXB, pois a doença não afetaria o paciente sem DXB.[1,3]

O transplante hepático aumenta em cerca de 10% do complexo enzimático; esse aumento permite adaptar a taxas de oxidação e condições fisiológicas, mantendo as concentrações de AACR no plasma no jejum e doenças infecciosas.[3,5,6]

Quando o paciente precisa ser internado na UTIP?

O recém-nascido não apresenta sintomas devido a DXB ao nascimento; somente após 3 a 7 dias da ingestão de leite materno e da fórmula infantil que os sintomas aparecem. A suspeita do diagnóstico muitas vezes só é identificada na UTIP, pois devido à gravidade do quadro clínico do paciente os níveis de AACR sanguíneos estão muito elevados e, com isso, o cheiro característico do xarope do bordo fica mais evidente.[1] O diagnóstico precoce antes dos 10 dias de vida é fundamental para evitar graves sequelas ou óbito do paciente No Brasil, devido à falta de disponibilização do teste pelo SUS, o diagnóstico é tardio; estudo demonstra mediana de diagnóstico de 60 dias.[2]

Como é o tratamento desse paciente após a estabilização da fase aguda?

O tratamento é por toda a vida, mesmo nos pacientes transplantados. Esse tratamento consiste em restrição dietética de proteínas e dos AACR; por isso os pacientes utilizam uma fórmula específica para DXB, a qual tem um alto custo e não está incluída na lista de medicamentos fornecida pelo Ministério da Saúde. Assim, a fórmula pode ser solicitada por processo judicial ao Estado, no qual as famílias procuram obter recursos da Justiça para que o paciente receba o tratamento de forma regular, pois a interrupção do tratamento pode levar o paciente a uma descompensação metabólica, levando a nova internação da UTIP. Aos 6 meses de idade da criança, na inclusão de alimentos são utilizadas verduras e vegetais com baixo teor de proteínas.[1-3]

Cuidados de enfermagem com paciente DXB na UTIP

São necessários cuidados com ventilação mecânica?

Sim, os níveis elevados de leucina causam a depressão respiratória na criança. Geralmente a descompensação é progressiva, necessitando de intubação de urgência nos casos mais graves. No entanto, com diagnóstico e tratamento correto os níveis de leucina diminuem e ocorre melhora da apresentação dos sintomas do paciente.[1,3]

Quais os cuidados com a nutrição desse paciente?

Os pacientes graves recebem nutrição parenteral (NP), no entanto essa NP é isenta de aminoácidos em sua composição. Os pacientes graves também podem receber administração da dieta por sonda enteral ou gastrostomia.

Os AACR são aminoácidos essenciais para o crescimento e desenvolvimento da criança, por isso o paciente recebe uma quantidade de AACR proveniente do leite materno e da fórmula láctea infantil. Quanto maior a atividade enzimática do paciente, maior será a ingestão de AACR. No entanto não existem exames para verificar a atividade enzimática. A tolerância do paciente é verificada pelo aumento do AACR no sangue; por isso se inicia com dose mínima e a progressão da dieta é realizada conforme níveis de leucina. Para auxiliar no crescimento da criança, a dieta deve ter alto valor energético; para isso são acrescentados triglicerídeos de cadeia média ou maltodextrina.[1-3]

O controle do recebimento da dieta deve ser rigoroso, sendo que vômitos ou administração lenta ou volume incorreto podem levar o paciente para nova descompensação metabólica.[1,3]

Qual a indicação de acesso venoso central?

O acesso venoso central muitas vezes é necessário devido à gravidade do paciente, para administração de anticonvulsivantes e para garantir a infusão da soroterapia e nutrição parenteral adequada para evitar o catabolismo do paciente.[1,3] Pode-se optar pelo cateter de inserção periférica, o qual é realizado pelo enfermeiro. O cateter central também auxilia devido à necessidade de coletas frequentes para verificar os níveis de leucina, eletrólitos, hemograma.

Quais são os cuidados com diálise peritoneal?

A diálise inicia geralmente com o paciente em estado crítico; por isso o manejo da equipe de enfermagem torna-se ainda mais complexo.[4] Os riscos do procedimento, tais como obstrução, infecção, extravasamentos de solução pelo orifício de inserção do cateter, sangramento, dor e retardo na drenagem precisam ser controlados. Para tanto, a terapêutica deve ser aplicada com pessoal qualificado e procedimentos padronizados.[7,8]

As crises convulsivas são frequentes?

Sim, na fase aguda da doença, principalmente em crianças sem diagnóstico ou com manejo clínico inadequado. Por isso é necessário rigorosa monitorização de sinais de crises convulsivas, administração rápida e eficaz de anticonvulsivantes.[1]

Quais são os cuidados com a pele?

Os pacientes com baixo aporte de valina e isoleucina apresentam lesão de pele. É necessário monitorar as condições da pele principalmente em fixações de tubos e sondas e no períneo devido ao uso de fraldas. As doses de isoleucina e valina são difíceis de estabilizar devido à falta de laboratórios especializados, redobrando os cuidados com a pele.[1,2]

Qual o motivo da rigorosa prevenção de infecção?

O quadro infeccioso pode aumentar os níveis de leucina, ocasionando uma descompensação da doença.[1,3]

Quais são os cuidados pós-transplante hepático?

A monitorização hemodinâmica é essencial para controlar a estabilidade cardiovascular; essa prática é essencial pois o fígado transplantado requer adequada perfusão para funcionar de maneira eficaz.[10]

Outras condutas relacionadas ao transplante hepático incluem: controle hidreletrolítico frequente; cuidados com a ferida operatória; restrição de visitas devido ao risco de infecção; administração dos imunossupressores e observação quanto a possíveis sinais de rejeição e trombose de artéria hepática.[10]

Qual a importância de o enfermeiro prestar apoio aos pais na UTIP?

Muitas vezes o diagnóstico é realizado na UTIP. A equipe deve estar atenta à família – ao sofrimento e ao sentimento de culpa apresentados pelos pais por terem transmitido ao filho os genes da doença.[9]

Qual a importância de uma equipe multidisciplinar no acompanhamento desses pacientes?

Devido à complexidade dos sintomas e a especificidade da patologia, é necessário o acompanhamento por uma equipe multidisciplinar e especializada, com pediatras, genética, neurologia, nutrologia, gastroenterologia e hepatologia pediátricas, nutricionista e enfermeiro.

A capacitação da equipe de enfermagem é importante?

Por se tratar de uma doença rara, a DXB é pouco conhecida pelos profissionais da saúde em geral. Por isso, uma capacitação sobre a doença é fundamental para que a equipe preste um atendimento adequado à criança e tenha subsídios para apoiar os pais.

Referências bibliográficas

1. Serra JD, et al. Enfermidades de orina de jarabe arce. In: Sanjurjo P, Baldellou A (eds.). Diagnóstico y tratamiento de las enfermedades metabólicas hereditarias. 3 ed. Madrid: Ediciones Ergon; 2010. p. 487-98.
2. Herber S, et al. Maple syrup urine disease in Brazil: a panorama of the last two decades. Rio de Janeiro: J Pediatr. 2015; 91:292-8.
3. Frazier DM, et al. Nutrition management guideline for maple syrup urine disease: an evidence- and consensus-based approach. Mol Genet Metab. 2014 jul; 112(3):210-7.
4. Bilgin L, et al. Utility of peritoneal dialysis in neonates affected by inborn errors of metabolism. J Paediatr Child Health. 2014 jul; 50(7):531-5.
5. Porta F, et al. Differential Intraoperative Effect of Liver Transplant in Different Inborn Errors of Metabolism. J Pediatr Gastroenterol Nutr; 2019 abr.
6. Feier FH, et al. Successful domino liver transplantation in maple syrup urine disease using a related living donor. Braz J Med Biol Res. 2014 jun; 47(6):522-6.
7. Celik M, et al. Short-term results of continuous venovenous haemodiafiltration versus peritoneal dialysis in 40 neonates with inborn errors of metabolism. Eur J Pediatr; 2019 mar.
8. Araújo FE, et al. As práticas assistenciais de enfermagem na diálise peritoneal: uma revisão. Rev Enferm UFPI. 2015 jan-mar; 4(1):111-6.
9. Harris-Haman P, et al. Implications of Maple Syrup Urine Disease in Newborns. Nurs Womens Health. 2017 jun-jul; 21(3):196-206.
10. Fullwood D, et al. Care of patients following liver transplantation. Nursing Standard. 2011; 25(49):50-6.

28 CAPÍTULO

Cuidados de Enfermagem Intensivos em Crianças com Fibrose Cística

Silvani Herber ■ Fernanda Araujo Rodrigues ■ Alessandra Vaccari

O que é fibrose cística?

A fibrose cística (FCT) é uma doença genética considerada grave, com padrão de herança autossômico recessivo, mais frequente em caucasianos.[1] A doença também é conhecida como mucoviscidose. Caracteriza-se pela alteração no funcionamento das trocas de água e sódio nas células das glândulas exócrinas, o que produz o espessamento das secreções.[2] Devido à viscosidade do muco ocorre um processo obstrutivo, o qual compromete, principalmente, o pulmão e o pâncreas,[3] podendo ainda provocar manifestações no intestino, no sistema reprodutivo e nas glândulas sudoríparas.[2]

Como é realizado o diagnóstico?

Atualmente, no Brasil existe de um programa de ampla cobertura para o rastreamento da FCT.[1] O algoritmo para diagnóstico inicia-se com a triagem neonatal (TN), também denominada teste do pezinho, e que está disponível pelo SUS. O Ministério da Saúde (MS) orienta a coletar com 48 horas de vida até o 5° dia de vida. Esse prazo é estabelecido para que a criança já tenha iniciado a amamentação ou alimentação enteral porque algumas doenças podem não ser detectadas nas primeiras horas de vida do bebê.[3]

Dessa forma, o diagnóstico presuntivo é estabelecido pela TN por meio da análise dos níveis da tripsina imunorreativa.[3] Ressalta-se que tal rastreamento indica apenas se a criança apresenta o risco de possuir a FCT, sem confirmar o diagnóstico.[1,4] Nessa lógica, deve ser realizado o exame denominado teste de suor, em que a dosagem de cloro deve ser $\geq$ 60 mmol/L, em duas amostras coletadas.[1,3] No entanto, recomenda-se especial atenção aos casos não clássicos, quando a dosagem de cloro no referido teste apresenta valores normais ou limítrofes.[4]

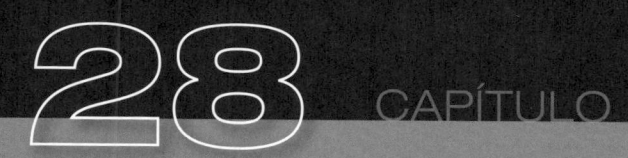

Outra forma de diagnosticar a FCT é a partir de aconselhamento genético, realizando o exame do ácido desoxirribonucleico (DNA). Geralmente, o gene causador da doença pode ser encontrado ligado ao cromossomo 7 de crianças com FCT.[5]

Independentemente do teste diagnóstico realizado, após a confirmação da doença é imprescindível o monitoramento e a elaboração do plano terapêutico dos indivíduos.[6] Tal recomendação justifica-se para um melhor prognóstico do paciente.[4]

Quais os sintomas apresentados pelo paciente?

Muitos portadores de FCT não manifestam nenhum sinal ou sintoma da doença ao nascimento, situação que pode permanecer por considerável período.[3] No entanto, por tratar-se de uma doença sistêmica, uma grande variedade de sintomas pode ser encontrada.

Os problemas respiratórios estão relacionados a tosse persistente e produtiva;[4] bloqueio de vias aéreas, possibilitando a proliferação bacteriana;[3] infecções recorrentes;[3,4] redução da função pulmonar.[3,4]

Em relação ao sistema digestivo, alguns pacientes nascem com síndrome íleo-meconial, que inclui distensão abdominal, impossibilidade de evacuação e vômitos.[3,4] Os portadores de FCT ainda podem apresentar insuficiência pancreática, resultando em um estado nutricional debilitado;[3,5] esteatorreia; icterícia prolongada; cirrose biliar; e insuficiência hepática.[3]

Quanto ao sistema genitourinário, identifica-se puberdade tardia;[3] azoospermia na maioria dos homens;[3,4] e infertilidade em 20% das mulheres.[3]

O sintoma característico da FCT é o famoso "beijo salgado", devido à elevação do conteúdo eletrolítico no suor.[3,5]

Qual o tratamento para esses pacientes?

Nos últimos anos, diversas pesquisas relacionadas ao entendimento dos mecanismos básicos da FCT alteraram significativamente o panorama da doença, com aumento considerável da sobrevida e melhora da qualidade de vida dos portadores.[1,7] Tal fato também pode ser justificado pela ampla cobertura de centros de referência distribuídos pelo Brasil para o acompanhamento desses pacientes.[1]

Para a manutenção da estabilidade clínica dos portadores de FCT, deve-se ofertar o tratamento preconizado:

- Assistência médica, com a realização de consultas periódicas.[3]
- Fisioterapia respiratória, visando prevenir a progressão de dano.[3,5,7,8]
- Suporte nutricional, com orientação de dieta hipercalórica e hiperproteica.[3-5,7,8]
- Suplementação vitamínica.[3-5,8]
- Utilização de broncodilatadores e mucolíticos.[3-5,8]
- Utilização de enzimas pancreáticas para auxiliar no controle da insuficiência do órgão.[3-5,7,8]

O transplante pulmonar é a cura do paciente?

Considerando que os pacientes com FCT evoluem para deterioração da função pulmonar, a doença é a terceira maior causa de indicação ao transplante no mundo.[9] No entanto, o transplante pulmonar é apenas uma opção terapêutica, não concedendo a cura ao paciente.

A indicação para o procedimento deve ser rigorosamente avaliada, pois há alto risco de mortalidade devido a infecções oportunistas; mas em casos bem-sucedidos, a sobrevida do paciente é de aproximadamente 5 anos e a melhora da qualidade de vida é considerável.[9]

Por que os pacientes com FCT precisam ser hospitalizados?

Hospitalizações sistemáticas e frequentes ocorrem em casos de exacerbações devido à dificuldade de ganho ponderal e à fragilidade de adesão ao tratamento.[8] Nesse contexto, assistir o paciente com FCT demanda um trabalho multidisciplinar, sendo, portanto, uma atribuição compartilhada com a equipe de enfermagem.[2]

Considerando a gravidade do caso, a hospitalização pode ocorrer em unidade de internação ou em UTIP.

Cuidados de enfermagem ao paciente com FCT na UTIP.

Quais são as principais condutas do enfermeiro na UTIP?

Na admissão do paciente, preconiza-se a realização de anamnese e exame físico do paciente pelo enfermeiro, que determina os diagnósticos de enfermagem e estabelece os cuidados e os resultados previstos para a resolução dos problemas.[8] Além da assistência ao paciente, ainda compete ao enfermeiro: participar de *rounds* multidisciplinares, visando a discussão de casos; implementar rotinas; e capacitar os técnicos de enfermagem quanto às particularidades da FCT.[8]

Quais os cuidados com oxigenoterapia para o paciente?

A assistência de enfermagem ao paciente com FCT deve estar, prioritariamente, direcionada aos sintomas pulmonares, com o objetivo de reduzir possíveis complicações como, por exemplo, a falta de ar devido ao excesso de secreções.[5] Para tal, recomenda-se a aspiração do paciente rotineiramente ou sempre que necessária. Outro cuidado frequentemente prestado ao portador de FCT consiste na nebulização de solução salina hipertônica.[1] O foco dessas condutas é facilitar a respiração e proporcionar conforto ao paciente.[10]

Sabe-se que a análise dos bacteriológicos de escarro e a avaliação de antibiogramas recentes determinam a escolha do antibiótico.[1,4] Nesse sentido, o enfermeiro deve realizar a coleta de material (escarro expectorado ou escarro induzido) de maneira estéril, visando garantir a qualidade da amostra. Em pacientes não expectorantes recomenda-se coletar aspirado nasofaríngeo, nasolaríngeo ou traqueal.[1]

Outras condutas relacionadas a oxigenoterapia podem incluir: cuidados com ventilação mecânica, tais como rotina de troca do circuito do ventilador; manutenção/revisão de reanimador manual com reservatório ou unidade manual de respiração artificial na cabeceira do leito; e cuidados específicos pós-transplante pulmonar.

Quais os cuidados ao paciente relacionados ao transplante pulmonar?

A administração de substâncias imunossupressoras e de antibioticoterapia profilática está indicada antes do procedimento cirúrgico.[11] Ressalta-se ainda que, considerando o padrão de evolução da FCT, há a recomendação para realização de transplante pulmonar bilateral, visando evitar a infecção do pulmão transplantado.

No período pós-transplante, preconiza-se, assim que possível, a extubação do paciente; e após 48 horas do procedimento, deve ser realizada uma broncoscopia visando a avaliação das anastomoses e da árvore traqueobrônquica.[11]

Outras condutas relacionadas ao transplante pulmonar incluem: monitorização hemodinâmica; rigorosa observação quanto a possíveis sinais de rejeição; cuidados com a ferida operatória e com o dreno de tórax, tais como realização de curativo na inserção e controle da drenagem.

Quais os cuidados com acesso venoso para o paciente?

A administração de antibioticoterapia de amplo espectro é considerada um procedimento frequente em pacientes com exacerbações pulmonares.[3,12] Nessa lógica, para evitar danos da rede venosa, tais como flebite e extravasamento[13] e visando garantir adequada infusão de medicamentos, soroterapia e/ou nutrição parenteral, o acesso de longa permanência torna-se necessário.

Tem-se como opções de dispositivos: o cateter venoso central, o cateter central de inserção periférica (PICC), os tunelizáveis e os totalmente implantáveis.[1] De acordo com a escolha do dispositivo, a inserção do cateter pode ser uma atribuição do enfermeiro, como no caso do PICC.

A equipe de enfermagem ainda é responsável pela administração da terapêutica e pela permeabilidade do acesso. Dessa forma, é essencial que esses profissionais detenham conhecimento quanto aos dispositivos intravenosos, ao tempo de permanência do cateter, à condição da rede venosa do paciente e às especificidades da infusão, tais como a administração de substâncias irritantes e a concentração dos medicamentos.[13]

Outras condutas relacionadas ao acesso venoso podem incluir: coleta de sangue para realização de exames e cuidados relacionados com a manutenção do curativo do acesso, quando necessário.

Quais os cuidados com a nutrição desse paciente?

Considerando que o estado nutricional de portadores de FCT tem ingerência na condição pulmonar e na sobrevida, recomenda-se especial atenção à manutenção/recuperação do mesmo.[14]

A utilização de sonda nasogástrica (SNG) ou de sonda nasoentérica (SNE) é uma opção para melhorar o estado nutricional do paciente com FCT. A inserção desses dispositivos é de responsabilidade do enfermeiro. A dieta enteral ainda pode ser administrada por meio de uma gastrostomia. Independentemente da via escolhida, compete à equipe de enfermagem a administração da dieta e a lavagem adequada do dispositivo, visando a não obstrução do mesmo.

Em alguns casos, pode ser necessária a infusão de NP, a qual também é uma atribuição do enfermeiro. Para ambos os tipos de nutrição, ressalta-se a importância de rigoroso controle da quantidade administrada.

Quais os cuidados relacionados ao controle de infecção?

Quanto à logística do serviço e com o objetivo de prevenir infecções, recomenda-se contatar a Comissão de Controle de Infecção Hospitalar (CCIH) quando o isolamento se fizer necessário; bem como internar apenas um paciente com FC em cada quarto, pois a colonização bacteriana e o perfil de sensibilidade podem não ser os mesmos.[8]

O enfermeiro deve determinar, desempenhar e monitorar as ações para a prevenção da infecção cruzada,[8] pois em caso de novas infecções o paciente pode apresentar descompensação do quadro clínico. O enfermeiro junto com os demais integrantes da equipe de enfermagem também deve orientar o paciente e/ou familiar quanto aos riscos associado às infecções, visando deter ou limitar as complicações.[5,8]

Aos portadores de FCT com germes multirresistentes, algumas condutas específicas são necessárias: individualizar equipamentos, como termômetro e estetoscópio; implementar precauções de contato, utilizando avental e luvas; higienizar mãos com antisséptico; e fixar cartaz de advertência.[8]

Outras condutas relacionadas ao controle de infecção podem incluir: elaboração de escala de trabalho, a fim de evitar que o mesmo técnico de enfermagem assista mais de um paciente com FCT; e manter o ambiente adequadamente higienizado.[8]

Quais os cuidados paliativos em pacientes com FCT?

Conjuntamente com um diálogo franco e aberto sobre a evolução da FC, os cuidados paliativos devem ser prestados por profissionais de saúde capacitados, visando medidas de conforto, tais como analgesia e sedação para tratar dor, náusea, ansiedade e dispneia.[1]

Quais as ações de suporte ao paciente e aos familiares?

As hospitalizações por complicações da FCT são frequentes e alguns pais podem apresentar sentimento de culpa por terem transmitido ao filho os genes da doença. Nesse contexto, é fundamental que a equipe de enfermagem preste um cuidado individualizado e desenvolva novos saberes e práticas considerando as necessidades e expectativas dos pacientes e da família.[5]

Outra conduta relacionada é o suporte aos pais de pacientes que são hospitalizados sem diagnóstico estabelecido e recebem tal informação na UTIP. Nesse contexto, ainda é possível a realização sistemática de grupo com os familiares dos pacientes hospitalizados, visando o compartilhamento de experiências.[8]

Quais as orientações na alta do paciente?

Alguns pacientes apresentam dificuldades para se manter no tratamento, principalmente no que tange ao uso de medicamentos.[15] No entanto, para uma maior sobrevida e uma melhora na qualidade de vida é fundamental a adesão à terapêutica.[5] Nesse sentido, a equipe de enfermagem deve orientar paciente e família quanto à importância da continuidade do tratamento; bem como auxiliar na transição do paciente entre os níveis de complexidade no sistema de saúde.[15]

Referências bibliográficas

1. Athanazio RA, et al. Diretrizes brasileiras de diagnóstico e tratamento da fibrose cística. J Bras Pneumol. 2017; 43(3):219-45.
2. Reisinho MCMSRO, Gomes BP. Intervenções de enfermagem no monitoramento de adolescentes com fibrose cística: uma revisão de literatura. Rev Latino-Am Enferm. 2016; 24:e2845.
3. Brasil. Ministério da Saúde. Secretaria de Atenção à Saúde. Departamento de Atenção Especializada e Temática. Triagem neonatal biológica: manual técnico / Ministério da Saúde, Secretaria de Atenção à Saúde, Departamento de Atenção Especializada e Temática. – Brasília: Ministério da Saúde, 2016. 80p.
4. Battestin B, et al. Relato de caso: Diagnóstico e manejo de paciente com Fibrose Cística em apresentação clássica. Rev Med Saude Brasilia. 2016; 5(1):66-78.

5. Mariano T, Conde CR. Assistência do enfermeiro à criança com fibrose cística. Rev Uningá. 2017; 52(1):144-50.
6. Tavares KO, Carvalho MDB, Pelloso SM. Dificuldades vivenciadas por mães de pessoas com fibrose cística. Texto Contexto Enferm. 2014; 23(2):294-300.
7. Saraiva LM. Experiência de tratamento da fibrose cística na perspectiva da família e equipe multidisciplinar. Tese de doutorado. Florianópolis: UFSC; 2016.
8. Laurent MCR, Durant D, Abarno CP. Papel do enfermeiro na assistência a pacientes pediátricos e adolescentes com fibrose cística no Hospital de Clínicas de Porto Alegre. Rev HCPA. 2011; 31(2):233-37.
9. Turaça K, Fernandes PMP, Samano MN, Kazantzi A. Transplante pulmonar como tratamento de pacientes com fibrose cística. Rev Med. 2013; 92(1):69-74.
10. Price DM, Knotts SE. Communication, Comfort, and Closure for the Patient with Cystic Fibrosis at the End of Life. Symptom Management Series. 2017; 19(4):298-302.
11. Castro MCS, Firmida MC, Lopes A. Transplante na fibrose cística. Braz J Health and Biomed Sci. 2011; 10(4):109-17.
12. Khan AA, Nash EF, Whitehouse J, Rashid R. Improving the care of patients with cystic fibrosis. BMJ Open Quality. 2017; 6:e000020.
13. Santolim TQ, Santos LAU, Giovani AMM, Dias VC. The strategic role of the nurse in the selection of IV devices. Br J Nurs. 2012; 21(21):S28-S32.
14. Hauschild DB, et al. Associação do estado nutricional com função pulmonar e morbidade em crianças e adolescente com fibrose cística: coorte de 36 meses. Rev Paul Pediatr. 2018; 36(1):31-8.
15. 'Alves SP, Frank MA, Bueno D. Medicamentos utilizados em população pediátrica com fibrose cística. Einstein. 2018; 16(4):1-8.

29 CAPÍTULO

Cuidados de Enfermagem Intensivos em Crianças com Microcefalia Congênita

Silvani Herber ■ Fernanda Araujo Rodrigues ■ Anna Pires Terra

Conceitos gerais de microcefalia.

Quando iniciou a notificação compulsória para microcefalia?

No início de 2015, um surto do vírus Zika (ZIKV), um flavivírus transmitido pelo mosquito Aedes, foi identificado no nordeste do Brasil. Ainda em 2015, houve relatos do aumento do número de crianças nascidas com microcefalia em áreas afetadas pelo ZIKV. Por isso, o Ministério da Saúde (MS) instituiu a notificação compulsória para recém-nascidos (RN) com microcefalia para verificar se a prevalência da microcefalia havia aumentado e quais seriam as causas da mesma. No entanto, havia poucos dados de prevalência de outras causas da microcefalia até o referido ano.[1]

O que é microcefalia?

A microcefalia é definida como uma circunferência occipitofrontal ou um perímetro cefálico (PC) abaixo do percentil 2 ou inferior a 2 desvios-padrão (DP) em relação à média da população, e a microcefalia grave é o termo usado para o PC inferior a 3 DP.[1] A microcefalia é um sinal clínico que pode ter diagnóstico heterogêneo, com etiologia tanto genética como ambiental.[2]

Quando deve ser realizada a medida do perímetro cefálico?

Devido às alterações que podem ocorrer durante o trabalho de parto, tais como edema, cefalo-hematoma, bossa e suturas cavalgadas, o PC pode estar transitoriamente abaixo ou acima do parâmetro de corte. Por esse motivo, a medição do PC deve ser realizada 24 horas após o nascimento e antes de completar 7 dias de vida.[1]

O que causa a microcefalia?

Entre as possíveis causas de microcefalia em RN estão as infecções congênitas; a exposição do feto ao álcool e à radiação. Além desses, a microcefalia também pode estar relacionada a condições genéticas. No entanto, entre 40% e 70% dos casos de microcefalia apresentam causa desconhecida.[1]

As infecções congênitas, tais como sífilis, toxoplasmose, rubéola e citomegalovírus (CMV) estão associadas com danos cerebrais característicos, incluindo microcefalia, calcificações cerebrais, ventriculomegalia, anomalias de migração cortical, alterações de substância branca e hipoplasia cerebelar.[3] No início de 2016, foram publicados estudos comprovando a associação da microcefalia com a infecção congênita por ZIKV, a qual, posteriormente, foi denominada síndrome congênita do vírus da Zika (SCZ).[4,5]

No Rio Grande do Sul, desde o início das notificações até dezembro de 2016, foram notificados 162 RN com microcefalia. No entanto, 58 casos foram confirmados de microcefalia; destes, 50% foram causados por infecções congênitas, sendo três casos por SCZ. Outras causas foram doenças relacionadas ao sistema nervoso central (SNC) isolado (15,5%) ou síndromes genéticas (10,3%).[6]

Quais as principais alterações apresentadas pelo RN com microcefalia por SCZ?

As imagens cerebrais dos RN demonstram lesões características de infecções congênitas: calcificações cerebrais, microcefalia grave, anormalidade de migração de células como lisencefalia, pele excessiva no couro cabeludo e déficit no desenvolvimento cerebral. No entanto, alguns casos apresentam microcefalia mais branda ou mesmo circunferência cefálica normal, destacando-se que as alterações podem ocorrer nos primeiros anos de vida.[7]

As características que podem ser encontradas devido à imobilidade no período fetal são: a contratura distal das mãos, dedos e pés; e as contraturas congênitas, como a artrogripose. Essas crianças podem apresentar graves manifestações neurológicas, com possível desenvolvimento de quadros epilépticos; paralisia cerebral; alterações sensoriais como deficiência visual e auditiva; comprometimento neuromotor e cognitivo; desordens oftalmológicas, cardíacas, renais e do trato urinário.[4,7]

Como é realizado o diagnóstico e tratamento para o ZIKV?

Uma das principais dificuldades é o estabelecimento do diagnóstico da infecção. No Brasil, o exame diagnóstico é indicado a todos os indivíduos com sintomas compatíveis, a mulheres que desejam engravidar e a gestantes na primeira consulta de pré-natal. Devem coletar o teste: os RN de mães que tiveram diagnóstico positivo ou quadro clínico específico na gestação; e RN com microcefalia e alterações do SNC.[1]

O diagnóstico é realizado por reação em cadeia da polimerase por transcriptase reversa (RT-PCR) no sangue dentro de 2 semanas do início da sintomatologia ou desde a exposição.[1] Devido à falta de disponibilidade e sensibilidade dos exames, para diagnóstico também podem ser consideradas as características clínicas do RN, a história ou confirmação de infecção por ZIKV, as alterações cerebrais identificadas em achados de ultrassonografias (US) obstétricas e as alterações de neuroimagem do RN.[8]

Como é realizado o tratamento para o ZIKV?

Para o RN com ZIKV não há tratamento específico para a microcefalia. Existem ações de suporte que podem auxiliar no desenvolvimento do bebê e da criança, e esse acompanhamento é preconizado pelo MS. Considerando que cada criança desenvolve complicações diferentes, entre elas, respiratórias, neurológicas e motoras, o acompanhamento por diferentes especialistas vai depender das funções que ficarem comprometidas.[1]

Quais as principais alterações apresentadas pelo RN com microcefalia por infecção congênita por citomegalovírus?

Os RN infectados congenitamente por CMV são geralmente assintomáticos, porém cerca de 10% dos RN apresentam sintomas e, destes, 20% a 30% são sintomas graves: hidropsia, ascite e alterações cerebrais. O diagnóstico e o tratamento precoce da infecção por CMV são essenciais na prevenção de sequelas. No entanto, muitas crianças não são detectadas porque o diagnóstico não é realizado pelo sistema público de saúde em muitos países, incluindo o Brasil.[9] As crianças assintomáticas podem apresentar sintomas tardios e desenvolver sequelas progressivas e irreversíveis, tais como comprometimento do SNC, complicações de audição e visão e atraso no desenvolvimento neuropsicomotor (DNPM).[3]

Quais as principais alterações apresentadas pelo RN com microcefalia por infecção congênita por sífilis?

A taxa de transmissão vertical em mulheres não tratadas é de 70% a 100% nas fases primária e secundária da doença, reduzindo-se para aproximadamente 30% nas fases tardias da infecção materna. Cerca de 40% dos conceptos infectados podem evoluir para aborto espontâneo, natimorto ou óbito perinatal.[10]

Ao nascimento, as principais manifestações clínicas da sífilis congênita são: hepatomegalia (80% dos casos); alterações hematológicas; alterações ósseas (os ossos mais comumente envolvidos são ossos longos, crânio, vértebras e costelas); alteração de enzimas hepáticas e bilirrubinas; icterícia; alterações neurológicas (meningite) em 60% dos casos; hidropsia fetal; linfadenopatia; erupções maculopapulares na face, região palmar e plantar; lesões bolhosas; periostite sifilítica; entre outros.[10] As infecções precoces ocorrem até os 2 anos de vida, podendo manifestar-se como: cegueira, surdez, deficiência mental e malformações.[9]

A rubéola congênita foi erradicada do Brasil?

Sim, desde 2010 não foram notificados novos casos de infecção congênita por rubéola.[8]

Quais condições genéticas causam microcefalia?

Na Alemanha, uma coorte com 680 crianças, com idade média de 1 ano, identificou que em 28,5% dos casos a microcefalia teve causa genética. Das causas genéticas, quatro casos foram de síndrome de Down e dois com síndrome de Cornélia de Lange.[2]

Quais as características da síndrome de Cornélia de Lange?

Tem aparência facial peculiar, atraso de crescimento, atraso do desenvolvimento psicomotor, alterações comportamentais e malformações maiores associadas (cardíacas, gastrointestinais e musculoesqueléticas). É uma síndrome genética rara, com incidência estimada de cerca de 1:10.000 nascidos vivos. Os RN podem apresentar sobrancelhas arqueadas, cílios longos, nariz curto com narinas antevertidas, dentes pequenos e amplamente espaçados, microcefalia, entre outros.[11]

Quais as características da síndrome de Down?

É a trissomia não letal mais comum, tendo uma prevalência de 1 a cada 500 gestações. Estima-se que 25% a 30% dos fetos com síndrome de Down terão malformação maior que pode ser identificada na US no segundo trimestre gestacional. Os sinais característicos da síndrome incluem: braquicefalia, epicanto e fendas palpebrais oblíquas voltadas para cima, manchas acinzentadas na íris, ponte nasal achatada e hipotonia. Podem ser observados ainda no lactente excesso de pele da nuca, dedos das mãos curtos, prega palmar única, hipoplasia da falange média do quinto dedo.[11]

Cuidados de enfermagem ao paciente com microcefalia na (UTIP).

Qual a importância da anamnese e do exame físico realizado pelo enfermeiro?

O exame físico pode auxiliar no diagnóstico do paciente e verificar possíveis alterações que podem não ter sido percebidas anteriormente. Além disso, os danos neurológicos, auditivos e visuais podem ocorrer de forma mais tardia.[1]

Sabe-se que a dismorfologia é a área da genética clínica que envolve o diagnóstico de pacientes que têm uma combinação de defeitos congênitos e características faciais incomuns. Muitas doenças de etiologia genética ou teratogênica envolvem características faciais que são a primeira indicação para o diagnóstico clínico. Em países como o Brasil, por exemplo, onde o número de geneticistas ainda é pequeno, o diagnóstico ou a suspeita inicial de um paciente com defeitos congênitos é realizado por profissionais de saúde ou médicos generalistas, que podem não ter nenhum treinamento especial.[12]

Essas crianças necessitam frequentemente de ventilação mecânica?

As crianças com alterações neurológicas necessitam, frequentemente, de suporte de oxigênio, pois os danos neurológicos e a utilização de anticonvulsivantes podem causar depressão respiratória.[13] Às crianças que necessitam de ventilação mecânica por tempo prolongado pode ser indicada a traqueostomia.

Nesse sentido, as condutas da equipe de enfermagem relacionadas a oxigenoterapia incluem a troca do circuito do ventilador, quando paciente fizer uso de ventilação mecânica; a manutenção/revisão de reanimador manual com reservatório na cabeceira do leito; e a aspiração de secreções.

Quais os cuidados com a nutrição desse paciente?

As crianças com microcefalia podem apresentar alterações de sucção, respiração, deglutição e mastigação. Por isso, após o nascimento, o RN deve ter seus reflexos avaliados para verificar as condições para alimentação via oral.[8] Em situações em que a criança não tenha condições clínicas de receber por via oral, a dieta pode ser administrada por via enteral. Para as crianças com alterações neurológicas graves e que necessitam receber dieta enteral por longo prazo, indica-se a gastrostomia. O enfermeiro precisa estar atenta aos cuidados com sondas enterais e gastrostomia, para evitar a obstrução e o deslocamento de sondas. Ainda compete à equipe de enfermagem: a administração da dieta e o registro do volume infundido.

Por que monitorizar sinais de crises convulsivas?

As crises convulsivas são comuns e podem necessitar de intervenção rápida e eficaz, pois o tratamento adequado pode prevenir lesões neurológicas irreversíveis na criança.[8]

Portanto, a monitorização da criança é fundamental. Nessa lógica, a equipe de enfermagem deve visualizar o padrão respiratório e a perfusão da criança continuamente, sendo possível assim observar sinais sugestivos de crise convulsiva.

Qual a indicação de acesso venoso central?

Indica-se o acesso venoso central a crianças com alterações graves, visando a administração de anticonvulsivantes, soroterapia, bem como para tratamentos específicos, tais como penicilina para tratamento de sífilis ou ganciclovir para tratamento de CMV.[8] As opções podem ser o cateter venoso central ou cateter central de inserção periférica (PICC), sendo a inserção do último uma atribuição do enfermeiro, assim como a troca do respectivo curativo, sempre que necessário. Independentemente do cateter escolhido, compete à equipe de enfermagem o preparo e a administração dos medicamentos, bem como a permeabilidade do acesso.

Em que consiste a estimulação precoce desses pacientes?

A estimulação precoce utiliza técnicas e recursos terapêuticos capazes de estimular todos os domínios que interferem na maturação da criança, de forma a favorecer o desenvolvimento motor, cognitivo, sensorial, linguístico e social, evitando ou amenizando eventuais prejuízos. Nos primeiros anos de vida ocorre o processo de maturação do SNC, por isso a estimulação deve ser iniciada o mais precoce possível. O MS preconiza a estimulação auditiva, visual, função motora, habilidades cognitivas e sociais, linguagem e motricidade orofacial.[14]

Por que o enfermeiro deve realizar o treinamento da sua equipe para cuidar de crianças com microcefalia?

De um modo geral, os cursos de graduação da área da saúde abordam as infecções congênitas; no entanto, a SCZ ainda é pouco conhecida pelos profissionais da saúde. Por isso, a educação continuada sobre a doença é fundamental para que a equipe de enfermagem preste um atendimento adequado e tenha subsídios para apoiar os pais. Nesse sentido, o enfermeiro deve capacitar os demais membros da equipe de enfermagem.

Os pacientes podem apresentar internação prolongada?

A hospitalização pode ser prolongada pelas dificuldades de diagnóstico ou devido a complicações do quadro clínico, como as crises convulsivas de difícil controle que podem levar a ventilação mecânica e necessidade de acesso venoso central. A criança ainda fica suscetível a infecções devido aos procedimentos invasivos, o que pode prolongar ainda mais sua internação.

Nesse sentido, a equipe de enfermagem deve garantir e motivar a participação dos pais no cuidado, identificar as dificuldades emocionais e financeiras, bem como possíveis barreiras no entendimento sobre os cuidados e o prognóstico do paciente. Dessa forma, o enfermeiro poderá solicitar consultorias da psicologia e do serviço social. Nesse contexto, ressalta-se que a discussão do tratamento do paciente é mais efetiva quando realizada diariamente pela equipe multidisciplinar.

Qual a importância de a equipe de enfermagem prestar apoio aos pais na UTIP?

Muitas vezes o diagnóstico é realizado na UTIP. Nesse contexto, a equipe de enfermagem deve estar atenta ao sofrimento da família. Sabe-se que quem enfrenta esse tipo de situação e recebe o devido suporte apresenta menor nível de estresse, ansiedade e depressão, além de manter uma perspectiva mais positiva em relação à doença da criança e visualizar a situação de forma realista. Nessa lógica, as ações da equipe de enfermagem ainda devem buscar apoiar as mães para estabelecer uma relação de confiança e para o melhor desenvolvimento do papel materno.[15]

Qual a preparação para alta dessa criança?

A criança terá alta da UTIP para uma unidade de internação quando apresentar estabilidade clínica, função cardiorrespiratória estável e fisiologicamente madura. Para alta hospitalar é necessária a transição entre o hospital e o domicílio; portanto, a criança deve ter capacidade para alimentar-se por via oral ou enteral para garantir o crescimento adequado, além de reduzir o risco de morte e de morbidades.[8]

A equipe de enfermagem deve incluir os pais nos cuidados básicos, proporcionando conhecimento e habilidade para que estes possam desempenhar tais atividades. Os pais ainda devem ser orientados para detectar alterações de risco, tais como alterações do padrão respiratório, convulsões e dificuldades na alimentação.[8]

Referências bibliográficas

1. Brasil. Ministério da Saúde. Protocolo de Vigilância e Resposta a Ocorrência de Microcefalia e/ou Alterações do Sistema Nervoso Central (SNC) / Ministério da Saúde, Secretaria de Vigilância em Saúde, Secretaria de Atenção à Saúde – Brasília: Ministério da Saúde, 2016.
2. Von der Hagen M, et al. Diagnostic approach to microcephaly in childhood: a two-center study and review of the literature. Dev Med Child Neurol. 2014; 56:732-41.
3. Silasi M, et al. Viral infections during pregnancy. Am J Reprod Immunol. 2015; 73:199-213.
4. Schuler-Faccini L, et al. Zika virus: A new human teratogen? Implications for women of reproductive age. Clin Pharmacol Ther. 2016; 100:28-30.
5. Rasmussen AS, et al. Zika Virus and Birth Defects - Reviewing the Evidence for Causality. N Engl J Med. 2016; 374:1981-7.
6. Herber S, et al. Prevalence and causes of congenital microcephaly in the absence of a Zika virus outbreak in southern Brazil. Rio de Janeiro: J Pediatr; 2019.
7. Del-Campo M, et al. The phenotypic spectrum of congenital Zika syndrome. Am J Med Genet. 2017; 173:841-57.
8. Brasil. Ministério da Saúde. Orientações integradas de vigilância e atenção à saúde no âmbito da Emergência de Saúde Pública de Importância Nacional: procedimentos para o monitoramento das alterações no crescimento e desenvolvimento a partir da gestação até a primeira infância, relacionadas à infecção pelo vírus Zika e outras etiologias infecciosas dentro da capacidade operacional do SUS/ Ministério da Saúde, Secretaria de Vigilância em Saúde, Secretaria de Atenção à Saúde – Brasília: Ministério da Saúde, 2017.
9. Martins-Costa SH, et al. Infecções pré-natal. In: Rotinas de obstetrícia. 7 ed. Porto Alegre: Artmed; 2017. p. 894.
10. Romanelli RMC, et al. Abordagem neonatal nas infecções congênitas – toxoplasmose e sífilis. Belo Horizonte, Minas Gerais: Rev Med. 2014; 24:202-15.
11. Cunnigham FG, et al.Obstetrícia de Williams. 24 ed. Porto Alegre: Artmed; 2016.
12. Mlakar J, et al. Zika Virus Associated with Microcephaly. N Engl J Med. 2016; 374:951-8.
13. Cardoso MVLML, et al. Terapêuticas utilizadas em recém-nascidos com malformações congênitas internados em unidade neonatal. Rev Eletr Enf. 2015 jan/mar; 17(1):60-8.
14. Brasil. Ministério da Saúde. Secretaria de Atenção à Saúde; Diretrizes de estimulação precoce: crianças de zero a 3 anos com atraso no desenvolvimento neuropsicomotor decorrente de microcefalia / Ministério da Saúde, Secretaria de Atenção à Saúde. Brasília: Ministério da Saúde, 2016.
15. Brasil. Ministério da Saúde. Secretaria de Atenção à Saúde. Departamento de Ações Programáticas Estratégicas. Apoio psicossocial a mulheres gestantes, famílias e cuidadores de crianças com síndrome congênita por vírus Zika e outras deficiências: guia de práticas para profissionais e equipes de saúde [recurso eletrônico] / Ministério da Saúde, Secretaria de Atenção à Saúde, Departamento de Ações Programáticas Estratégicas. – Brasília: Ministério da Saúde, 2017.

30 CAPÍTULO

Cuidados de Enfermagem Intensivos em Crianças com Erros Inatos do Metabolismo

Silvani Herber ■ Fernanda Araujo Rodrigues ■ Anna Pires Terra

Conceitos gerais sobre erros inatos do metabolismo.

O que são erros inatos do metabolismo?

Os erros inatos do metabolismo (EIM) são defeitos hereditários, frequentemente causados por uma deficiência enzimática. A diminuição da atividade enzimática leva a um bloqueio total ou parcial de uma rota metabólica que tem como consequência um acúmulo do substrato e a falta do produto final. Os indivíduos que apresentam EIM podem apresentar sintomatologia variada, e a gravidade de cada paciente depende da rota metabólica afetada. São, em sua grande maioria, doenças graves que podem levar o paciente a óbito quando não tratadas corretamente.[1]

Qual o padrão de herança?

Os EIM apresentam, em sua maioria, herança autossômica recessiva, com risco de recorrência de 25% para cada gestação de pais heterozigotos. Os EIM são considerados doenças raras, mas, em seu conjunto atingem pelo menos 1:1.000 nascidos vivos. Essas doenças correspondem a cerca de 10% de todas as doenças genéticas e já foram descritas mais de 500 doenças metabólicas hereditárias.[1]

Quais os sinais e sintomas das crianças com EIM?

Os sintomas são diferentes dependendo do grupo das doenças. Os EIM podem ser divididos em três grandes grupos, considerando sua fisiopatologia:

1. Doenças lisossômicas de depósito, como as mucopolissacaridoses (MPS): peroxissomais, doenças da glicosilação e alterações do colesterol são distúrbios que se

caracterizam por sinais e sintomas permanentes e progressivos, sem associação direta com a ingestão alimentar ou com infecções. A criança pode apresentar atraso do desenvolvimento, dismorfias e infecções de repetição.[1,2]

2. Aminoacidopatias, como a doença da urina do xarope do bordo (DXB): acidemias orgânicas, defeitos do ciclo da ureia, intolerância aos açúcares, são doenças que levam à intoxicação, com sinais e sintomas agudos ou progressivos, geralmente com intervalos livres de sintomas e que podem ter relação com a ingestão alimentar ou com situações de estresse metabólico. Os sintomas mais comuns são sucção débil, hipotonia, letargia, vômitos e crises convulsivas, situação frequentemente confundida com quadro infeccioso.[1,2]
3. Doenças mitocondriais, as quais envolvem o metabolismo energético: defeitos na produção ou utilização de energia. Os sintomas mais comuns são recusa alimentar, vômitos, letargia, irritabilidade, taquipneia, crises convulsivas, alterações no comportamento, podendo evoluir para encefalopatia aguda com coma.[1,2]

Quais os sintomas das crianças com MPS?

A MPS é causada pela deficiência de enzimas lisossômicas específicas que afetam o catabolismo de glicosaminoglicanos (GAG). Esse acúmulo afeta vários órgãos e tecidos nos pacientes, resultando em um quadro clínico multissistêmico.[1,2] Os tipos de MPS mais comuns são MPS tipo I, MPS tipo II e MPS tipo VI, mas já foram descritas mais de 11 classificações de MPS. Os sintomas comuns são: macrocefalia, opacificação da córnea, hepatoesplenomegalia, hérnia umbilical e inguinal, displasia óssea, atraso no desenvolvimento motor, hipoacusia, dificuldade respiratória, alterações faciais e dentárias, macroglossia, cardiopatia, limitação da mobilidade articular, entre outras características, conforme o tipo específico de MPS. A expectativa de vida é reduzida devido às complicações clínicas associadas, principalmente, às cardiorrespiratórias.[3,4]

Os EIM ainda são doenças pouco conhecidas na área médica e de enfermagem?

Sim, poucos profissionais estão familiarizados, e por isso o Serviço de Genética Médica do Hospital de Clínicas de Porto Alegre criou o Serviço de Informação Sobre Erros Inatos do Metabolismo (SIEM). O SIEM é um serviço telefônico gratuito, que presta informações para médicos e demais profissionais da saúde envolvidos no diagnóstico e tratamento de pacientes com EIM. Para auxiliar profissionais da saúde de todo o Brasil, o serviço tem uma equipe multidisciplinar composta por médicos geneticistas, nutricionistas e enfermeiros.[5]

Em quais circunstâncias a investigação metabólica é obrigatória?

Em crianças com quadros graves de descompensação metabólica aguda; crianças com histórico familiar de doenças genéticas; em pacientes com alterações neurológicas persistentes, progressivas e que permanecem inexplicáveis após a realização de investigações usuais de transtornos mais comuns.[1,6]

Como é realizado o diagnóstico de EIM?

As técnicas laboratoriais necessárias para o diagnóstico de um EIM incluem desde triagens metabólicas na urina e no plasma até ensaios enzimáticos em leucócitos, fibroblastos e, mais raramente, a análise molecular.[2] No teste do pezinho fornecido pelo SUS o único EIM contemplado no Rio Grande do Sul é a fenilcetonúria. No entanto, o exame oferecido pela rede privada oferece a triagem de mais 50 doenças. O SUS também não fornece outros exames, como os testes diagnósticos e de monitoramento dos níveis de aminoácidos que são realizados por laboratórios privados, ou em poucos hospitais universitários com verbas de projetos de pesquisa. O laboratório de referência para diagnóstico de EIM do Serviço de Genética Médica do Hospital de Clínicas de Porto Alegre constitui-se em centro de referência nacional para o diagnóstico EIM.[5]

Exames complementares são necessários para definir o grau de envolvimento neurológico e definição de prognóstico. Esses exames são realizados caso a caso, mas de uma forma geral são: ressonância nuclear magnética de encéfalo, tomografia de crânio, eletroencefalograma, avaliação oftalmológica e auditiva, exames laboratoriais gerais.[1]

Qual a idade de diagnóstico das crianças com EIM?

Devido a apresentações inespecíficas dos sintomas e a evolução dos sintomas com alta gravidade, muitas vezes a criança é diagnosticada durante a internação na UTIP, ou evolui a óbito sem diagnóstico.[1,2]

Estudo realizado no Brasil identificou a média de idade das crianças ao diagnóstico de 4,3 anos, sendo que o diagnóstico tardio ocasionou sequelas irreversíveis nessas crianças.[5] Nos casos específicos de MPS, no Brasil, leva-se em média 4,8 anos entre o início dos sinais e sintomas e o diagnóstico. Isso reflete a falta de conhecimento dos profissionais de saúde, além do SUS não ofertar os testes diagnósticos.[4]

Quais as mudanças realizadas com relação a doenças genéticas?

A Política Nacional de Atenção Integral às Pessoas com Doenças Raras foi publicada em 12 de fevereiro de 2014, por meio da Portaria GM/MS nº 199, de 30 de janeiro de 2014, que também aprovou as Diretrizes para Atenção Integral às Pessoas com Doenças Raras no SUS, além de instituir incentivos financeiros de custeio. Essa política tem como objetivo reduzir a mortalidade e a incapacidade causadas por essas doenças, bem como contribuir para a melhoria da qualidade de vida das pessoas com doenças raras. Essa política propôs o apoio necessário para garantir a oferta de ações de promoção, detecção precoce, diagnóstico, tratamento e cuidados paliativos para as pessoas com doenças raras.[7]

Cuidados de enfermagem ao paciente com EIM na UTIP.

Qual a importância da anamnese e do exame físico realizado pelo enfermeiro?

Na admissão do paciente, preconiza-se a realização de anamnese e exame físico pelo enfermeiro. A anamnese é fundamental, pois, quando o diagnóstico ainda não foi confirmado, alguns dados podem sugerir um EIM, devendo se ter especial atenção na história familiar de outras doenças genéticas ou familiares sem diagnóstico definido, bem como consanguinidade entre os pais, óbitos precoces sem causas definidas e abortos repetitivos. Muitos sintomas de EIM são comuns na infância, como, por exemplo, a recusa alimentar, a irritabilidade e as infecções respiratórias de repetição.[1]

Quais são os cuidados com ventilação mecânica (VM)?

As crianças com lesão neurológica grave ou quadro agudo de intoxicação apresentam depressão respiratória e podem necessitar com urgência de VM.[1] Sabe-se ainda que as complicações respiratórias podem demandar um tempo prolongado de VM; e nesses casos, pode ser indicada a traqueostomia da criança.[3,4]

Frequentemente, crianças com MPS apresentam complicações respiratórias, tais como obstruções de vias aéreas superiores, infecções de repetição e apneia do sono. Devido às características de macroglossia e de limitação da abertura bucal, esses pacientes são considerados de difícil intubação. As crianças com MPS ainda podem necessitar de amigdalectomia, adenoidectomia e fisioterapia respiratória.[3,8]

A traqueostomia definitiva ou temporária pode ser realizada devido a obstrução de via aérea, antes de cirurgias para facilitar o controle das vias aéreas, quando o suporte ventilatório não for efetivo. No entanto, a traqueostomia deve ser evitada devido a dificuldades na técnica cirúrgica, endurecimento da traqueia, e alterações anatômicas como pescoço curto; além da possibilidade de complicações pós-operatórias, como traqueíte, pneumonia recorrente e bloqueio da traqueostomia por secreções espessas. Devido às possíveis complicações do procedimento, este deve ser realizado em centros com experiência em pacientes. Os desafios da gestão de uma traqueostomia nesses pacientes, associados à dificuldade de aceitação pelo paciente e pela família, também devem ser levados em consideração.[3,8]

As condutas de enfermagem relacionadas a oxigenoterapia para esse grupo de pacientes podem incluir: avaliar o padrão respiratório da criança, atentando para sinais de apneia; aspirar secreções de vias aéreas; cuidados com traqueostomia, como a troca do curativo e/ou do cadarço; cuidados com VM, como a troca do circuito do ventilador; e a manutenção e a revisão de reanimador manual com reservatório no leito do paciente.

Quais os cuidados com a nutrição desse paciente?

A terapia nutricional é a base do tratamento para muitos EIM. As principais abordagens incluem restringir os substratos ou metabólitos agressores e fornecer produtos deficientes ou fontes alternativas de energia para contornar a via defeituosa; além de ter como objetivo final manter o crescimento e o desenvolvimento dentro do padrão de normalidade.[9]

Devido ao comprometimento neurológico, as crianças não apresentam sucção e deglutição, nestes casos é necessário administração da dieta por sonda enteral. Os pacientes mais graves recebem nutrição parenteral (NP) e, para alimentação enteral, nos pacientes com aminoacidopatias é utilizada fórmula especial.[9]

Nesse contexto, compete ao enfermeiro: a inserção da sonda enteral e a infusão da NP. A equipe de enfermagem ainda é responsável pela administração da dieta por sonda; lavagem adequada do dispositivo após a infusão, visando a não obstrução do mesmo; e registro dos volumes infundidos.

Por que monitorizar sinais de crises convulsivas?

Em alguns EIM, o acúmulo de compostos pode causar neurotoxicidade direta e certos fatores desencadeantes, como febre ou infecções intercorrentes, as quais podem precipitar convulsões e encefalopatia. Distúrbios primários ou secundários nas vias neurotransmissoras com excesso de excitação ou falta de inibição no cérebro imaturo também podem aumentar a atividade convulsiva. Ainda, alguns EIM podem estar associados à malformação do desenvolvimento cortical que pode estar associada à epilepsia.[10] Nesse cenário, a equipe de enfermagem deve estar atenta a possíveis sinais de crise convulsiva, como quedas de saturação e alterações na perfusão do paciente.

Qual a indicação de acesso venoso central?

O acesso venoso central é imprescindível em casos graves para administrar líquidos suficientes para manter o equilíbrio hemodinâmico, monitorando a possibilidade de edema cerebral. O aporte calórico necessário deve ser em forma de solução glicosada para limitar o catabolismo endógeno. Os controles laboratoriais são frequentes e as coletas de sangue devem ser feitas através do cateter venoso evitando punções desnecessárias.[11] Ainda pode ser optado o cateter central de inserção periférica, o qual é inserido pelo enfermeiro.

Os pacientes com MPS que realizam terapia de reposição enzimática semanalmente ou quinzenalmente utilizam, geralmente, um cateter venoso totalmente implantado por se tratar de um tratamento prolongado, permitindo a utilização em âmbito ambulatorial.[4,8]

Outros cuidados de enfermagem relacionados ao acesso venoso central incluem a administração dos medicamentos, a permeabilidade do acesso e os cuidados relacionados à manutenção do curativo do dispositivo, quando necessário.

Quais pacientes necessitam de diálise peritoneal?

Em casos de distúrbios do ciclo da ureia, acidemias orgânicas e aminoacidopatias, pode ser necessária a diminuição rápida dos compostos tóxicos do organismo para evitar ou diminuir danos neurológicos relacionados. Apesar da hemodiálise ou hemofiltração contínua serem os métodos mais rápidos e eficazes na remoção de metabólitos tóxicos, esses procedimentos são tecnicamente difíceis em neonatos. Nestes casos, a diálise peritoneal passa a ser o método de escolha devido à facilidade, mas sempre se deve levar em consideração o risco de sepse em função do procedimento.[11]

Nesse contexto, compete à equipe de enfermagem: manter rotina de pesagem do paciente; realizar cuidados com o cateter de Tenckoff; registrar rigorosamente os volumes infundido e drenado; bem como possíveis sinais de desidratação ou de sobrecarga hídrica. O enfermeiro ainda deve reorganizar a escala de trabalho, priorizando um técnico de enfermagem exclusivo para esse tipo de paciente.

Quais os procedimentos cirúrgicos possíveis?

Os pacientes com MPS VI podem evoluir com complicações neurológicas, como hidrocefalia comunicante e compressão medular; além de apresentar cifose, necessitando de cirurgia da coluna toracolombar para correção da cifose.[8,12]

Alguns EIM ainda podem realizar transplante hepático como parte do tratamento, tais como pacientes com DXB e defeito do ciclo da ureia.[9] Nesse cenário, a equipe de enfermagem deve administrar os imunossupressores, conforme prescrição médica; realizar rigoroso controle hidreletrolítico; manter cuidados com a ferida operatória; restringir o número de visitas, devido ao elevado risco de infecção; e atentar para possíveis sinais de rejeição.

Qual a importância de o enfermeiro prestar apoio aos pais na UTIP?

Além do tratamento médico, o atendimento psicossocial deve ser oferecido aos pacientes e aos pais. Ainda, sabe-se que a assistência pode ser qualificada, fornecendo informações adequadas sobre a doença e apoio psicossocial individualizado para avaliar os efeitos da doença no bem-estar físico, mental e social.[13]

Como já citado, em muitas ocasiões o diagnóstico é realizado na própria UTIP. Nesse contexto, a equipe de saúde deve estar atenta ao possível sofrimento/sentimento de culpa apresentado pelos pais por terem transmitido ao filho os genes da doença.

Qual a importância de uma equipe multidisciplinar no acompanhamento desses pacientes?

Considerando a ampla diversidade de suas manifestações, como acidose, retardo no desenvolvimento, deficiência cognitiva, regressão nas funções motoras e/ou mentais, recomenda-se o acompanhamento por equipe de saúde especializada, englobando profissionais da clínica médica, genética, neurologia, nutrologia, gastroenterologia e hepatologia pediátrica.[5]

O tratamento das MPS também pode ser feito de forma sintomática e paliativa, baseado em uma equipe multidisciplinar, com a participação de diversas especialidades médicas como cardiologia, pneumologia, anestesia, ortopedia, otorrinolaringologia, oftalmologia, neurocirurgia, entre outros, bem como profissionais da fisioterapia, terapia ocupacional, psicologia e fonoaudiologia.[11]

Por que o enfermeiro deve realizar o treinamento da sua equipe para cuidar dos pacientes com EIM?

Em geral, os EIM são pouco abordados durante a formação dos profissionais de enfermagem; por isso, ressalta-se a primordialidade da equipe de enfermagem estar capacitada e se manter atenta em relação à apresentação de determinados sinais e/ou sintomas; bem como desenvolver ações educativas junto aos familiares dos pacientes.[14]

Referências bibliográficas

1. Beaudet AL, et al. Genetics, biochemistry and molecular bases of variant human phenotypes. In: Beaudet AL, Scriver CR, Sly WS, Valle W (eds.). The metabolic bases of inherited disease on CD-ROM. 8 ed. New York: McGraw-Hill Book Company; 2010.
2. Romão A, et al. Apresentação clínica inicial dos casos de Erros Inatos do Metabolismo de um hospital pediátrico de referência: ainda um desafio diagnóstico. Rev Paul Pediatr. 2017 set; 35(3):258-64.
3. Neufeld E, Muenzer J. The mucopolysaccharidoses. In: Scriver CR (ed.). The metabolic and molecular bases of inherited disease. New York: McGraw-Hill; 2001. p. 3421-52.
4. Boy R, Schwartz IV. Às doenças lisossômicas e tratamento das mucopolissacaridoses. Revista Hospital Universitário Pedro Ernesto. 2011; 10(Supl. 2):61-72.
5. Brustolin S. Avaliação de um serviço pioneiro de informações sobre erros inatos do metabolismo no Brasil. Dissertação de Mestrado. Porto Alegre (RS): UFRGS; 2004.
6. Saudubray JM, Garcia-Cazorla A. Inborn Errors of Metabolism Overview. Pediatr Clin North Am. 2018; 65(2):179-208.
7. Brasil. Ministério da Saúde. Secretaria de Atenção à Saúde. Departamento de Atenção Especializada. Coordenação- Geral de Média Complexidade Ambulatorial. Nota Técnica no 1551, de 1o de dezembro de 2008: Política de Atenção Integral em Genética Clínica. Brasília: Ministério da Saúde; 2008.
8. Giugliani R, Harmatz P, Wraith JE. Management guidelines for mucopolysaccharidosis VI. Pediatrics. 2007; 120(2):405-18.
9. Gambello MJ, Li H. Current strategies for the treatment of inborn errors of metabolism. J Genet Genomics. 2018; 45(2):61-70.
10. Sharma S, Prasad AN. Inborn Errors of Metabolism and Epilepsy: Current Understanding, Diagnosis, and Treatment Approaches. Int J Mol Sci. 2017; 18(7):1384.
11. Schwartz IV, Souza CFM, Giugliani R. Tratamento de erros inatos do metabolismo. J Pediatr Rio J. 2008; 84(4 Suppl):S8-S19.
12. Reichert R, et al. Neuroimaging findings in patients with Mucopolysaccharidosis: what you really need to know. Easton: Radiographics. 2016 out; 36(5):1448-62.
13. Zeltner NA, et al. Living with Intoxication-Type Inborn Errors of Metabolism: A Qualitative Analysis of Interviews with Paediatric Patients and Their Parents. JIMD Reports. 2016; 31:1-9.
14. Lise F, et al. Erros inatos do metabolismo do recém-nascido: atualização de enfermagem. São Paulo: Revista Recien. 2019; 9(25):37-42.

31 CAPÍTULO

Síndrome de Abstinência em Unidade de Terapia Intensiva Pediátrica

Kátia Adriana Lins Jaines Curtinaz ■ Kassiely Klein

O que é síndrome de abstinência?

A síndrome de abstinência (SA) é definida como o conjunto de sinais e sintomas de natureza física, que ocorre geralmente nas primeiras 24 horas devido à dependência a determinado medicamento ou substância, manifestando-se por sinais e sintomas desagradáveis que melhoram quando há retorno da sua administração ou o uso de outras substâncias apropriadas. Essa síndrome é reconhecida desde a década de 1990, e seus principais sintomas são: tremores, agitação, choro inconsolável e insônia.[1]

Quais os sistemas do corpo humano que a síndrome da abstinência afeta, e como se manifesta?

Ela afeta principalmente o sistema nervoso central (SNC), sistema nervoso simpático (SNS) e sistema gastrointestinal (SGI).

No Quadro 31.1, estão os sinais e sintomas da abstinência nos sistemas afetados.

Quais são os medicamentos que causam a síndrome de abstinência em uma UTIP?

Os medicamentos que estão relacionados diretamente com a síndrome de abstinência são os sedativos e analgésicos.

Quadro 31.1. Sinais e sintomas da síndrome de abstinência

Sistema nervoso central	Sistema nervoso simpático	Sistema gastrointestinal
• Irritabilidade • Ansiedade • Tremores • Delírio • Convulsões • Alucinações • Midríase • Choro	• Taquicardia • Hipertensão • Taquipneia • Sudorese • Febre • Tosse	• Intolerância alimentar • Vômitos • Diarreia • Sucção descoordenada

Fonte: Produção da autora com auxílio de artigos.[2,3]

Quadro 31.2. Principais fármacos analgésicos e sedativos utilizados em pediatria

Fármacos	Analgésicos não opioides	• Paracetamol • Dipirona • Ibuprofeno
	Analgésicos opioides	• Morfina • Fentanil • Naloxona
	Benzodiazepínicos	• Midazolam • Diazepam • Flumazenil
	Outros sedativos hipnóticos	• Propofol • Dexmetomedina
	Sedação dissociativa	• Cetamina

Fonte: Sedação e analgesia em emergência pediátrica.[7]

No Quadro 31.2, estão descritas algumas características dos principais medicamentos utilizados e que atendem pacientes pediátricos. Enfatiza-se que mesmo conhecendo a segurança e eficácia dessas substâncias, encontra-se na prática clínica certa dificuldade na sua utilização.[4-6]

Quais os objetivos do uso de analgésicos e opioides em UTIP?

O uso de analgésicos tem como objetivo aliviar a dor, sem deprimir o sensório, mas isso pode ocorrer como efeito secundário à utilização do medicamento.[8] A sedação visa acalmar, diminuir a atividade e excitação por meio de uma redução no nível de consciência. É imprescindível saber diferenciar a sedação da analgesia, tanto quanto as necessidades de uma e outra, defendendo que a analgesia adequada reduz a necessidade de sedação.[9]

A sedação expressa um amplo espectro de condições, desde o estado vigil, orientado e tranquilo, à hipnose, depressão respiratória e déficit metabólico.[10]

A síndrome de abstinência é um dos principais motivos de reações adversas do uso de terapias com benzodiazepínicos e opioides, ocorrendo em cerca de 64% das crianças criticamente enfermas.[11] Outros estudos apontam que a incidência em pacientes que fizeram uso de benzodiazepínicos oscilou entre 17% e 35%, aqueles tratados com opioides tiveram 57%, e aqueles que receberam ambas terapias tiveram uma taxa entre 49% e 77% de incidência.[12,13]

Como é feito o diagnóstico da síndrome de abstinência?

O diagnóstico da SA em opioides e benzodiazepínicos é muito complexo, uma vez que os sintomas que o caracterizam podem coincidir com fatores ambientais, sedação insuficiente, disfunção respiratória ou aqueles causados pelo manejo inadequado da dor, entre outros. É por isso que o diagnóstico da SA é muitas vezes realizado por exclusão de outros diagnósticos.[14]

A SA manifesta-se de forma diferente de um paciente para outro e pode variar conforme alguns determinantes como: idade, estado cognitivo e condições médicas associadas. As manifestações clínicas tipicamente ocorrem de 8 a 48 horas após a interrupção ou diminuição da infusão do fármaco, dependendo principalmente da sua meia-vida e de seus metabólitos.[15] Por isso se faz necessário uso de escalas que quantifiquem e que possam estabelecer condutas no tratamento e na prevenção da abstinência.

Quais escalas existem para avaliar a síndrome de abstinência?

Na literatura foram encontradas cinco escalas para avaliação da síndrome de abstinência, sendo uma para neonatos, relacionada ao consumo materno de opioides durante a gestação, e outras quatro escalas para avaliação de abstinência em pacientes pediátricos. As escalas estão descritas a seguir:

Escala de Finnegan

A ferramenta tradicional utilizada para detectar e avaliar os sintomas de abstinência neonatal foi desenvolvida por Finnegan, em 1975. Foi criada para avaliar a síndrome de abstinência do recém-nascido que havia sido exposto ao opioide no útero. Sua adaptação proporciona avaliar a ocorrência em crianças menores de 2 anos, sendo ideal o uso da escala em crianças de até 3 meses de idade. Deve ser aplicada nas primeiras 72 horas, após a retirada das substâncias, sendo reavaliada a cada 6 horas, de modo que um escore maior ou igual a 8 configura abstinência.[16,17]

Sedation Withdrawal Score (SWS)

A escala SWS inclui 12 sintomas de abstinência e foi desenvolvida em 2004, por Cunliffe, McArthur e Dooley. Cada sintoma é pontuado em uma escala de três pontos, variando de ausente (0), leve (1) a grave (2); a pontuação máxima é correspondente a 24. O objetivo dessa escala é fornecer instruções para a redução dos sedativos, com base no ponto de corte. A SWS não é tão utilizada devido a estudos que comprovam uma avaliação não uniforme, devido à complexidade do contexto em que as avaliações ocorrem, e às dificuldades de determinar a causa de comportamentos equivocados nas crianças em recuperação de doença grave.[18]

Opioid and Benzodiazepine Withdrawal Score (OBWS)

O OBWS é uma lista de verificação de 21 sinais e sintomas da retirada de opioides e benzodiazepínicos; seu escore varia de 0 a 16 para determinar a gravidade da síndrome de abstinência em crianças criticamente enfermas.[15,18]

Pesquisa realizada para avaliar a abstinência em lactentes e crianças gravemente doentes, após a terapia prolongada com opioides e benzodiazepínicos, observou que mesmo com a utilização da escala as crianças apresentavam sintomas de abstinência. Notou-se que a validade preditiva e a utilização da escala foi adequada para uso clínico, mas foram identificadas áreas para melhoria nessa ferramenta.[19]

Withdrawal Assessment Tool – version 1 (WAT-1)

A ferramenta WAT-1 foi desenvolvida por Franck e cols. em 2008, sendo utilizada nos Estados Unidos e Reino Unido por vários hospitais, sendo validada em 2011 e traduzida para o português apenas em 2013.[19] É uma escala proposta para crianças mais velhas, em que 11 sintomas são incluídos com uma pontuação máxima de 12, sendo que uma pontuação de 3 ou mais é compatível com abstinência, com sensibilidade de 87% e especificidade de 88% em crianças internadas em UTIP.[12] A escala consiste em uma revisão de prontuário do paciente durante as últimas 12 horas, a observação direta do mesmo por 2 minutos, avaliação deste usando um estímulo progressivo realizado rotineiramente para avaliar o nível de consciência e avaliação da recuperação pós-estímulo. A ferramenta foi projetada para ser incorporada nas avaliações dos turnos normais de cuidado, demonstrando um bom desempenho quando usada para avaliar os sintomas de abstinência em crianças internadas em UTIP.[20]

Sophia Observation Withdrawal Symptoms Scale (SOS)

Em 2009, na Holanda, foi construída a ferramenta SOS por Ista e cols., sendo validada em 2013.[15] A escala é composta por 15 itens que mostram sinais e sintomas de abstinência aos opioides, benzodiazepínicos ou às duas substâncias. Destes, nove são sinais e sintomas relacionados às afecções do sistema nervoso central (SNC), dois às alterações gastrointestinais e quatro alterações do sistema nervoso autônomo. A SOS é uma escala com uma sensibilidade de 83% e uma especificidade de 95% para um ponto de corte igual ou superior a 4, usada em crianças criticamente enfermas internadas em UTIP.[3]

Esses sintomas são: taquicardia, taquipneia, hipertermia, sudorese, agitação, ansiedade, tremores, distúrbio motor, tônus muscular, choro inconsolável, caretas, insônia, alucinações, vômitos e diarreia. O ponto de corte é de 4 para cima para abstinência, o que reflete uma alta probabilidade de síndrome de abstinência. Ela ainda é autoexplicativa e não requer treinamento prévio para sua utilização.[3-15]

Quais as escalas que são mais adequadas para avaliação da síndrome de abstinência em pediatria?

As únicas escalas que atualmente são consideradas aptas e validadas para avaliar a abstinência de opioides e benzodiazepínicos na população pediátrica são a *Withdrawal Assessment Tool – version* 1 (WAT-1), preparada a partir da OBWS, e a *Sophia Observation Withdrawal Symptoms Scale* (SOS), que foram desenvolvidas em 2008 e 2009, respectivamente, sendo que a SOS foi validada em 2013.[21,22]

As ferramentas WAT-1 e SOS fornecem uma maior compreensão científica sobre a abstinência, influenciando nas decisões tomadas pela equipe assistencial nos países que as utilizam no intensivismo pediátrico.[21,22]

O autor da escala SOS afirma que ela é mais detalhada que a WAT-1 para avaliar sinais e sintomas de retirada de benzodiazepínicos e opioides, pois incorpora opiniões de profissionais de saúde, tornando-a clinicamente relevante.[3]

Os autores da WAT-1 relatam que sua ferramenta se demonstra mais eficiente na detecção de sintomas de opioides que na retirada de benzodiazepínicos.[19] Sintomas como choro inconsolável, ansiedade e alucinações são apenas observados na retirada de benzodiazepínicos, estando os mesmos ausentes na avaliação da WAT-1 e presentes na escala SOS.[3]

Ambas as escalas podem ser facilmente integradas na rotina diária hospitalar buscando padronizar o atendimento, ressaltando a vantagem prática da escala SOS, que exige apenas 2 minutos para sua aplicação, em contraste à WAT-1, a qual necessita aproximadamente 7 minutos para observação.[3,19]

Como se utiliza a escala SOS para avaliação do paciente pediátrico com suspeita de abstinência?

Como já citado anteriormente, a escala SOS é composta por 15 itens que avaliam sinais e sintomas dos sistemas nervoso central, sistema gastrointestinal e sistema nervoso autônomo. Com pontuações iguais ou acima de 4 já se considera que a criança se encontra com abstinência; quanto maior o escore encontrado, maior o grau de abstinência.[3,23]

O autor preconiza que a avaliação do paciente com suspeita de abstinência seja feita à beira do leito, três vezes no dia (12 horas, 18 horas e 24 horas), e 2 horas após intervenção para o tratamento de síndrome de abstinência (p. ex., redução de sedoanalgesia, administração de medicamentos, suspensão da infusão contínua de sedoanalgesia).[3,23]

Após a escala ser aplicada três vezes e sua pontuação for inferior a 4, a criança necessita ser reavaliada após 24 horas. Permanecendo seu escore abaixo de 4, encerra-se a necessidade da utilização da escala, devendo avaliar o paciente diariamente. Se houver suspeita de abstinência, retornar o seu uso.[3,23]

A seguir, será descrito o passo a passo para aplicação da escala (Figuras 31.1 a 31.6).

Primeiramente o avaliador, juntamente com a equipe médica, recruta o paciente com suspeita de abstinência, que tenha entre 0 e 16 anos, e que esteja fazendo uso de sedoanalgesia por mais de 4 dias. A seguir completa-se a escala com nome e prontuário do paciente, data e horário da avaliação e nome do avaliador.

SOS – Escala Sophia de observação de sintomas de abstinência (crianças de 0-16 anos)	
Data: _______ Hora: ____ Observador: ______________________	Nome: Registro:

Figura 31.1. Escala Sophia de observação de sintomas de abstinência (parte I).

- **1º passo:** avaliar a criança ao final do turno de 6 h, observando a presença de taquicardia e taquipneia e preenchendo os espaços sugeridos para esses valores. O autor sugere que seja realizado o cálculo de frequência respiratória e cardíaca basal, considerando taquicardia e taquipneia caso o resultado exceda 15% do valor encontrado.[23]

Passo 1		Explicação
Frequência cardíaca (FC)	___/min.	Coloque frequência mais alta das últimas 4 horas, se presente; caso contrário, veja o monitor primeiro ou palpe o pulso
Frequência respiratória (FR) (taquipneia)	___/min.	Coloque frequência mais alta das últimas 4 horas, se presente; caso contrário, veja o monitor primeiro ou conte a respiração
Valor basal de frequência cardíaca (FC)	___/min.	Por favor, veja instruções para determinar o valor basal
Valor basal de frequência respiratória (FR)	___/min.	Por favor, veja instruções para determinar o valor basal

Figura 31.2. Escala Sophia de observação de sintomas de abstinência (parte II).

- **2º passo:** avaliação do sistema autonômico, marcando (X) caso haja taquicardia e taquipneia, febre acima de 38,4 °C e sudorese (não relacionada a mudanças de temperatura ambientais como banho, ar condicionado etc.).[23]

Passo 2	Assinale se afirmativo
Disfunção autonômica	
1. Taquicardia	☐ Sim, se a frequência cardíaca exceder 15% do valor basal
2. Taquipneia	☐ Sim, se a frequência respiratória exceder 15% do valor basal
3. Febre	☐ Sim, se a temperatura corporal exceder 38,4 °C nas últimas 4 horas
4. Sudorese	☐ Não causada por temperatura da sala, roupas e fraldas

Figura 31.3. Escala Sophia de observação de sintomas de abstinência (parte III).

- **3º passo:** avaliação do sistema nervoso central quanto a agitação, ansiedade, tremores espontâneos e em resposta a estímulos ambientais (atentar para marcar somente uma das opções) e distúrbios motores, contrações musculares leves e movimentos descontrolados robustos (essa opção tem quatro variáveis e também é necessário atenção pois se deve marcar somente uma das opções).[23]

Passo 3	Assinale se afirmativo
Irritabilidade do sistema nervoso central	
5. Agitação	☐ Sim, se a criança apresenta um destes sinais: irritável, inquieto, agitado, nervoso
6. Ansiedade	☐ Face inquieta ou ansiosa (olhos bem abertos, sobrancelhas tensas e elevadas); comportamento pode variar do pânico à regressão
7. Tremores: *(marque um)* – Espontâneos – Em resposta ao estímulo ambiental	Leves movimentos das mãos e/ou pés rítmicos involuntários ☐ *Nota: por favor, veja instruções* ☐

Continua

Continuação

8. Distúrbio motor: *(marque um de quatro)* • Contrações musculares leves: – Espontâneos – Em resposta ao estímulo ambiental • Movimentos descontrolados robustos: – Espontâneos – Em resposta ao estímulo ambiental	Espasmos musculares involuntários dos braços e das pernas *Nota: por favor, veja instruções* ☐ ☐ ☐ ☐
9. Aumento da tensão muscular	☐ Punhos cerrados ou dedos (pés) tensos e fechados
10. Choro incontrolável	☐ Sim, se a criança não pode ser consolada pelos pais ou por distração, por exemplo, chupeta, comida ou jogos para crianças maiores. Pontuar para choro sem som em crianças intubadas
11. Careta (face de dor/desconforto)	☐ Sobrancelhas contraídas e rebaixadas, dobra nasolabial visível
12. Insônia	☐ Dorme não mais que uma hora sem pausa
13. Alucinações	☐ Durante as últimas 4 horas, a criança parece ver, ouvir ou sentir coisas que não estão aí

Figura 31.4. Escala Sophia de observação de sintomas de abstinência (parte IV).

- **4º passo:** avaliação do sistema gastrointestinal: vômitos (pelo menos um episódio nas últimas 4 horas não relacionado a mudanças na dieta) e diarreia (também não relacionada a mudanças da dieta ou uso de antimicrobianos).[23]

Passo 4	Assinale se afirmativo
Disfunção gastrointestinal	
14. Vômitos	☐ Pelo menos uma vez nas últimas 4 horas não relacionada a mudanças na dieta
15. Diarreia	☐ Fezes aquosas não relacionadas a mudanças na dieta (não pontua, por exemplo, quando resultado de aleitamento materno)

Figura 31.5. Escala Sophia de observação de sintomas de abstinência (parte V).

- Após, cada item marcado será somado, havendo um escore final, que determina a presença de síndrome de abstinência nos pacientes. Quanto maior o escore, mais abstinente o paciente estará.[23]

Contar quadros marcados	☐ Pontuação máxima é 15	*Por favor, veja instruções*

Figura 31.6. Escala Sophia de observação de sintomas de abstinência (parte VI).

A dor está relacionada à ocorrência de síndrome de abstinência?

Sim, pois quanto mais medidas farmacológicas forem utilizadas para o manejo da dor, como a utilização de opioides e benzodiazepínicos, maior a probabilidade da ocorrência de abstinência.

Para o manejo e controle da dor sugere-se uso de medidas não farmacológicas, que permitem conforto e tranquilidade ao paciente, adotando técnicas como uso de coxins para melhor posicionamento da criança no leito, redução de luzes e ruídos no ambiente, sendo estratégias simples e de baixo custo, porém com enorme potencial no controle e redução da dor e consequentemente da síndrome de abstinência.[24,25]

Por que é necessário controlar o uso de sedação e analgesia?

A utilização de sedação e analgesia profundas ou prolongadas em crianças pode ter consequências problemáticas, progredindo para prolongamento na necessidade de VM, aumento da morbidade e mortalidade e na duração da internação da criança na UTIP. Sendo assim, estudos ressaltam a importância do uso de protocolos e estratégias para redução de abstinência nas crianças, sendo recomendado que o paciente se mantenha responsivo aos estímulos, permitindo uma sedação e analgesia de leve a moderada, utilizando escalas para avaliação da dor e uso de medidas não farmacológicas para seu manejo.[25]

O que podemos fazer para reduzir a incidência de abstinência em UTIP?

Além do uso de escalas para avaliação e controle e o manejo adequado da dor, também devem ser utilizados protocolos sobre o uso adequado de opioides e benzodiazepínicos, que são ferramentas importantes para a padronização da prática clínica, fornecendo estratégias para identificar sinais e sintomas de tolerância, dependência e abstinência, permitindo uma conduta imediata para minimizar os riscos fisiológicos e impactos da administração de sedoanalgesia em doses adequadas a serem utilizadas com segurança.[21,25]

Referências bibliográficas

1. Birchley G. Opioid and benzodiazepine withdrawal syndromes in the paediatric intensive care unit: a review of recent literature. Nurs Crit Care. 2009; 14(1):26-33.
2. Tobias JD. Tolerance, withdrawal, and physical dependency after long-term sedation and analgesia of children in the pediatric intensive care unit. Crit Care Med. 2000; 28(6):2122-32.
3. Ista E, et al. Psychometric evaluation of the Sophia observation withdrawal symptoms scale in critically ill children. Pediatr Crit Care Med. 2013; 14(8):761-9.
4. Benseñor FEM, Cicarelli DD. Sedação e analgesia em terapia intensiva. Rev Bras Anestesiol. 2003; 53(5):680-93.
5. Carvalho WB, Troster EJ. Sedação e analgesia no pronto socorro. J Pediatr. 1999; 75(2):S294-S306.
6. Piva JP, Garcia PCR. Medicina intensiva em pediatria. Revinter; 2005.
7. Bruno F, Piva JP, Birck GI. Sedação e analgesia em emergência pediátrica. Programa de Atualização em Terapia Intensiva Pediátrica. 2013; 4(1):51-76.
8. Anand KJ, Craig KD. New perspectives on the definition of pain. Pain – J Int Assoc Study Pain. 1996; 67(1):3-6.
9. Carvalho WB, Imamura JH. Analgesia e sedação. In: Carvalho WB, Hirschheimer MR, Matsumoto T. Terapia intensiva pediátrica. 3 ed. São Paulo: Editora Atheneu; 2006. p. 1323-64.

10. Barra DCC, et al. Analgesia e sedação em terapia intensiva: recomendações gerais. Rev Mineira Enferm. 2006; 10(2):176-80.
11. Amigoni A, et al. Withdrawal assessment tool-1 monitoring in PICU: a multicenter study on iatrogenic withdrawal syndrome. Pediatr Crit Care Med. 2017; 18(2):e86-e91.
12. Fernández-Carrión F, et al. Síndrome de abstinencia en Cuidados Intensivos Pediátricos. Incidencia y factores de riesgo. Med Intensiva. 2013; 37(2):67-74.
13. Da Silva PSL, et al. Opioid and Benzodiazepine Withdrawal Syndrome in PICU Patients. J Addict Med. 2016; 10(2):110-6.
14. Harris J, et al. Clinical recommendations for pain, sedation, withdrawal and delirium assessment in critically ill infants and children: an ESPNIC position statement for healthcare professionals. Intensive Care Med. 2016; 42(6):972-86.
15. Ista E, et al. Withdrawal symptoms in children after long-term administration of sedatives and/or analgesics: a literature review. "Assessment remains troublesome". Intensive Care Med. 2007; 33(8):1396-406.
16. Bicudo JN, et al. Síndrome de abstinência associada à interrupção da infusão de fentanil e midazolam em pediatria. Rev Ass Med Brasil. 1999; 45(1):15-8.
17. Finnegan LP, et al. Neonatal abstinence syndrome: assessment and management. Addict Dis. 1975; 2(1-2):141-58.
18. Craske J, et al. Nursing judgement and decision-making using the Sedation Withdrawal Score (SWS) in children. 2017; 73(10):2327-38.
19. Franck LS, et al. The Withdrawal Assessment Tool-1 (WAT-1): an assessment instrument for monitoring opioid and benzodiazepine withdrawal symptoms in pediatric patients. Pediatr Crit Care Med. 2008; 9(6):573-80.
20. Franck LS, et al. Validity and generalizability of the Withdrawal Assessment Tool-1 (WAT-1) for monitoring iatrogenic withdrawal syndrome in pediatric patients. Pain. 2012; 153(1):142-8.
21. Neunhoeffer F, et al. Nurse driven pediatric analgesia and sedation protocol reduces withdrawal symptoms in critically ill medical pediatric patients. Paediatr Anaesth. 2015; 25(8):786-94.
22. Silva CC, et al. Comparação dos níveis de sedação graduados pela escala Comfort-B e pelo índice biespectral de crianças em ventilação mecânica na unidade de terapia intensiva pediátrica. Rev Bras Ter Intensiva. 2013; 25(4):306-31.
23. Ista E, et al. Construction of the Sophia Observation withdrawal Symptoms-scale (SOS) for critically ill children. Intensive Care Med. 2009; 35(6):1075-81.
24. Keogh SJ, et al. Practice guidelines for sedation and analgesia management of critically ill children: a pilot study evaluating guideline impact and feasibility in the PICU. BMJ open. 2015; 5(3):e006428.
25. Motta GDCD, Cunha MLCD. Prevenção e manejo não farmacológico da dor no recém-nascido. Rev Bras Enferm. 2015; 68(1):131-5.

32 CAPÍTULO

Assistência à Família na Unidade de Terapia Intensiva Pediátrica: Relato de Experiência

Mirna Guites Hillig

A presença dos pais ou familiares na UTIP é importante?

A internação em uma UTIP gera um elevado estresse na família, considerando ser muitas vezes situações de urgência em que se convive com frequência com situações de dor e morte. Ficar ao lado do filho, para enfrentamento desse momento da doença, é uma necessidade dos pais que sentem a responsabilidade de ficar junto, acompanhar em todos os momentos.[1]

Uma das maneiras de minimizar o sofrimento decorrente da internação é incluir a família no cuidado à criança, possibilitando o acompanhamento durante toda a internação.[2]

Quando ocorre a hospitalização de uma criança ou adolescente, traz-se junto a sua família e desafios para a enfermagem no cuidado destes. Para que esse cuidado se efetive, é necessário que se conheça essa família e, a partir deste conhecer, oferecer uma assistência integral, dando suporte para a compreensão da doença, tratamento e recuperação da saúde.[3]

Ao prestar assistência centrada na criança e família, a equipe necessita de tempo, disponibilidades e preparo, possibilitando a manutenção de um ambiente saudável, humanizado e valorização da pessoa em sua totalidade.

A permanência dos pais e familiares durante a hospitalização reduz a angústia, possibilita que sejam mantidos ou reforçados laços afetivos; sendo também um momento para educação para a saúde.

Para a criança, a experiência da internação e ambiente hospitalar geram as mais diversas percepções e sentimentos que fazem parte do adoecer, necessitar de cuidados e tratamentos.[2] Nesse contexto, a presença dos pais e familiares desde a admissão, internação e alta, minimiza a angústia, o medo e ansiedade.

Existe um local onde os familiares podem ficar?

Os pais e familiares podem ficar junto ao leito 24 h, ficando um familiar por vez. Temos previstos três horários que contemplam a permanência do pai e mãe juntos, que são: das 10 às 12 h, das 16 às 18 h, das 20 às 22 h.

O que é o Programa de Apoio à Família?

O Programa de Apoio à Família (PAF) foi desenvolvido pelo Serviço de Enfermagem Pediátrica e compõe um atendimento realizado às famílias com o objetivo de ajudar os pais no enfrentamento das diferentes situações e dificuldades relacionadas à doença e hospitalização. Nele estão inseridas diferentes ações, tendo como foco principal o cuidado às famílias das crianças hospitalizadas. É desenvolvido por enfermeiros para o atendimento das famílias em suas individualidades, peculiaridades. Nessas ações, incluem-se: o grupo de pais e familiares, atendimento individualizado, atendimento a famílias de crianças com necessidades especiais, entre outros.[1,3,4]

Todo paciente pediátrico, criança e adolescente, tem direito ao acompanhante durante a internação?

Sim, segundo o Estatuto da Criança e Adolescente (ECA), a população pediátrica tem o direito a ser acompanhada por sua mãe, pais ou responsável, durante todo período de sua hospitalização.[5]

A permanência do familiar durante a internação permite que a equipe estimule seu envolvimento e possibilita a sua inclusão no processo saúde-doença-cuidado. Dessa forma, a família se sente inserida e fortalecida para auxiliar no cuidado, gerando proteção, apoio, segurança e tornando o ambiente menos traumático e agressivo.[6]

Como é feita a capacitação dos familiares para cuidados com pacientes dependentes de tecnologia?

A capacitação dos familiares acontece no cotidiano à beira do leito, onde se procura inserir a família no compartilhamento do cuidado, observando condições cognitivas e desenvolvimento de suas potencialidades por meio de ações educadoras para a saúde.[2] Além de compartilhar tarefas, também é fundamental observar o contexto social em que está inserida.[3]

Para a inclusão da família no cuidado, faz-se necessária uma atenção às vivências, experiências e efeitos dos mesmos na dinâmica e adaptação da família durante a hospitalização. Esse cuidado acontece de forma compartilhada entre criança, família e equipe de enfermagem, e requer uma ação abrangente, única e especial. A hospitalização requer da equipe assistencial um cuidado singular.[6] Para que se efetive a continuidade do cuidado durante a hospitalização e depois no domicílio a família necessita de suporte, identificação e potencialização dos recursos cognitivos por meio de oportunidades de aprendizagem realizados pela equipe multidisciplinar.[3] A instrumentalização da família para o cuidado durante a internação possibilita a continuidade do mesmo no domicílio e é realizada na perspectiva de educação em saúde. Permite-se, assim, que o cuidar se faça por meio de uma parceria entre família e equipe.[1]

Na nossa UTIP, a partir da observação das condições de saúde da criança e levando em consideração as condições cognitivas, vontade e disponibilidades do familiar em realizar o cuidado, inicia-se a capacitação. Em um primeiro momento se faz a orientação e entrega do fôlder para após iniciar o cuidado. O familiar observa o cuidado realizado pelo enfermeiro e depois passa a realizá-lo com acompanhamento do mesmo. Observa-se sempre individualidade do paciente e de cada familiar na aprendizagem do cuidado.

Quais materiais ilustrativos usamos?

Nós utilizamos como material de apoio fôlderes. Seguem alguns exemplos na Figura 32.1.

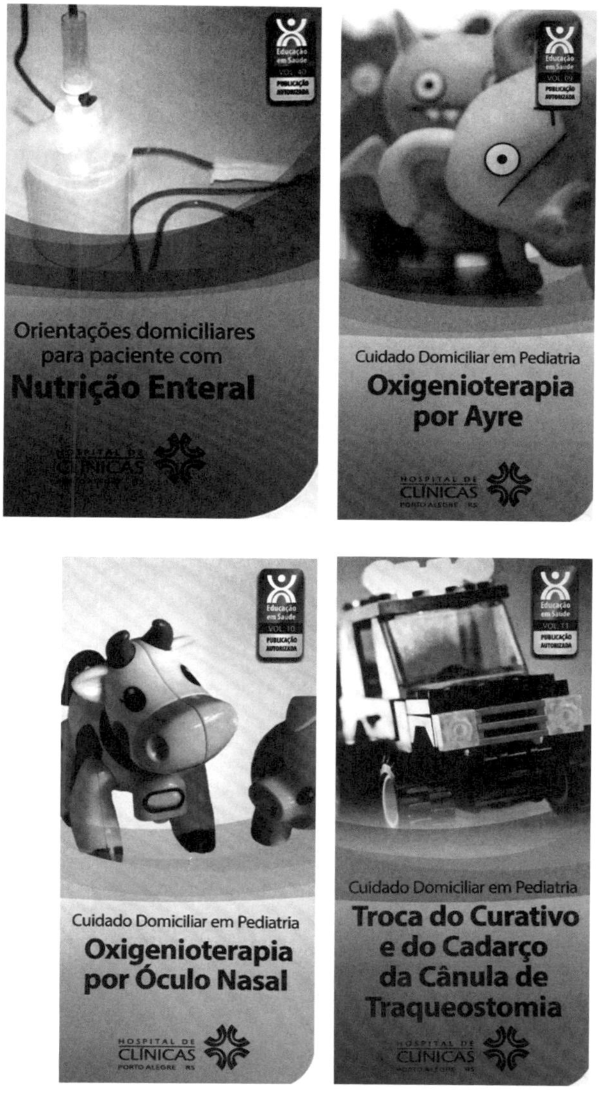

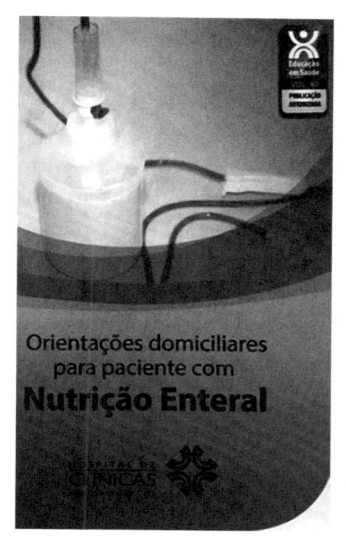

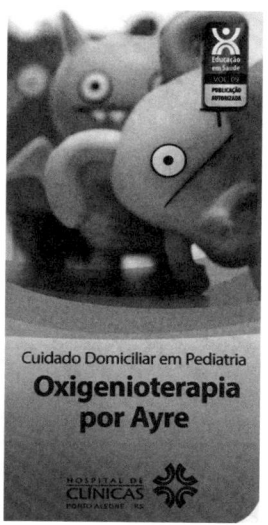

Figura 32.1. Fôlderes utilizados no Serviço de Pediatria do Hospital de Clínicas de Porto Alegre (HCPA).
Fonte: HCPA, Coordenadoria de Comunicação; 2013.

O que é e como funciona o grupo de pais e familiares?

É um grupo multidisciplinar em que participam enfermeiro, psicólogo, médico residente e assistente social. Por ser desenvolvido por uma equipe multidisciplinar, possibilita uma visão mais abrangente e completa dos diferentes profissionais envolvidos, que atuam de forma a prestar um cuidado de melhor qualidade, compartilhando dados, complementando condutas e disponibilizando suporte aos familiares. Os encontros são semanais em uma sala dentro da UTIP, com duração de em torno de 1 hora.

Esse grupo acontece de forma operativa; dessa forma as demandas trazidas pelos familiares são analisadas pela equipe, permitindo uma reflexão, troca de experiências, orientações, palavras de apoio, esclarecimentos e compreensão do momento que estão vivenciando. Por meio do grupo é possibilitada a livre expressão dos sentimentos e favorecimento da escuta.

Permite também o empoderamento desses familiares, para que sejam capazes de gerar mudanças na sua forma de agir. Ao dividir as suas experiências com os outros, acabam se fortalecendo e na medida em que vão compartilhando, potencializam as suas forças. Percebe-se que o compartilhar experiências ajuda no fortalecimento, apoio mútuo e dá suporte para enfrentar situações traumáticas como a internação na UTIP. Essa atividade permite uma melhora no relacionamento entre equipe e a família, favorecendo um cuidado humanizado e uma melhora na comunicação. A comunicação deve ser de forma clara e transparente, com objetivo de deixá-los cientes do que está acontecendo com a criança e dando oportunidade para esclarecimentos de dúvidas. Também é um espaço que permite repassar informações sobre rotinas e demais demandas da unidade. Facilita também a comunicação entre os familiares, que ao dividirem seus problemas com os outros, geram aproximação, dando tranquilidade para compartilhamento no grupo. Assim, eles se sentem valorizados, pois é um espaço disponibilizado para atenção e cuidados dos familiares. Ao mesmo tempo em que valorizamos a participação da família, reforçamos a importância do autocuidado.

O espaço também é utilizado para esclarecer dúvidas e permite conhecer os serviços existentes na instituição para ajudá-los. O grupo de pais é um recurso facilitador no atendimento aos familiares. Permite uma proximidade com os pais e familiares, propiciando aumento do vínculo entre paciente, equipe e família, favorecendo a confiança e a adesão ao tratamento.[7]

Referências bibliográficas

1. Lima EC. Ser família convivendo com a criança dependente de ventilação mecânica: uma abordagem do cuidado de enfermagem. Dissertação [Mestrado em Enfermagem]. Universidade Federal do Rio Grande do Sul – UFRGS; 2002.
2. Issi HB, et al. Em foco a família: a construção de uma trajetória da enfermagem pediátrica do Hospital de Clínicas de Porto Alegre. Rev HCPA. 2007; 27(2):39-42.
3. Elsen I (org.). Enfermagem com famílias: modo de pensar e maneiras de cuidar em diversos cenários brasileiros. Florianópolis: Papa livro; 2016.
4. Padilha EF, et al. Qualidade de vida do familiar cuidador em unidade de terapia intensiva pediátrica. Cienc Cuid Saude. 2012 jan/mar; 11(1):10-7.
5. Brasil. Lei nº 8.069, de 13 de julho de 1990. Estatuto da Criança e do Adolescente ECA. Diário Oficial da União 13 jul 1990.
6. Geraldi GS, et al. Cuidando de famílias de crianças e adolescentes dependentes de tecnologia: experiência de acadêmicas de enfermagem. Cienc Cuid Saude, 2012 jul/set; 11(3):529-34.
7. Hillig MG, Ribeiro NRR. Grupo de pais da unidade de terapia intensiva pediátrica: percepção dos familiares. Cienc Cuid Saude. 2012 jan/mar; 11(1):58-65.

33 CAPÍTULO

Sistematização da Assistência de Enfermagem na Unidade de Terapia Intensiva Pediátrica

Ana Maria Pinheiro ■ Aline Patrícia Rodrigues da Silva

O que é a sistematização da assistência de enfermagem?

A sistemização da assistência de enfermagem (SAE) é uma metodologia científica que organiza o trabalho profissional quanto ao método, pessoal e instrumentos, tornando possível a operacionalização do processo de enfermagem (PE).[1] Essa metodologia permite que o enfermeiro aplique seus conhecimentos técnicos, científicos e humanísticos, garantindo uma assistência com respaldo científico, segurança, qualidade e com abordagem integral a todas as necessidades de saúde das crianças criticamente enfermas.[2]

Como implementar a SAE?

A implementação prática da SAE consiste na utilização de ferramentas organizacionais (Figura 33.1), como: procedimento operacional padrão (POP), protocolos clínicos, sistemas de linguagem padronizadas (p. ex., American Nursing Diagnosis Association International – NANDA-I, Nursing Outcomes Classifications – NOC e Nursing Interventions Classification – NIC), PBE (prática baseada em evidências científicas), teorias de enfermagem (TE), que direcionam e individualizam a prática do cuidado e um método científico de raciocínio clínico exclusivo dos profissionais enfermeiros, que coleta as informações, identifica as necessidades de saúde e permite o planejamento dos resultados a serem alcançados e das intervenções necessárias para tal, bem como da avaliação dos resultados alcançados. Esse método é denominado processo de enfermagem (PE), como demonstrado na Figura 33.1.[1-3]

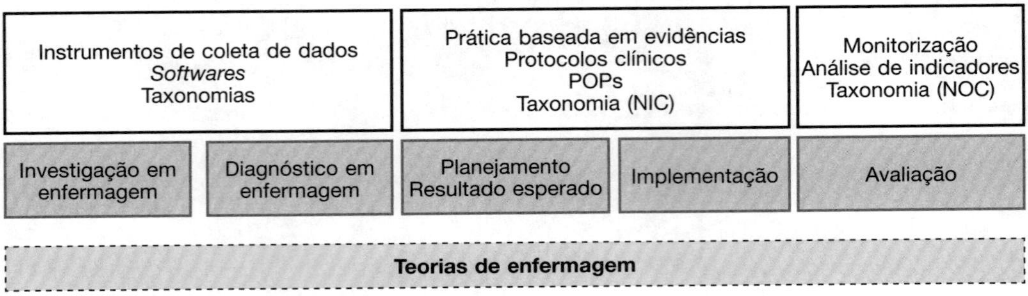

Figura 33.1. Ferramentas que apoiam a implementação da SAE na prática assistencial.
Fonte: Acervo das autoras.

A Resolução do Conselho Federal de Enfermagem (COFEN) de número 358/2009 normatiza a implementação da SAE como de incumbência privativa do enfermeiro, em todos os locais públicos e privados em que ocorra o cuidado profissional de enfermagem.[1]

Qual a importância do uso da SAE para a assistência a crianças criticamente enfermas?

O processo de trabalho na unidade de terapia intensiva (UTI) é caracterizado por procedimentos complexos e invasivos, uma ampla diversidade de recursos tecnológicos, e atividades assistenciais que exigem alta competência técnica, científica e humana para a tomada de decisões imediatas e adoção de condutas seguras, que estão diretamente relacionadas à vida e à morte.[4,5]

A internação da criança gera o afastamento das suas atividades de vida, da sua casa, da família e do convívio social, gerando muitas inquietudes, como o medo e a insegurança, em todos os envolvidos. O agravamento do estado de saúde, por sua vez, gera alterações em diferentes sistemas do organismo, causando disfunções graves que comprometem a vida e necessitam de identificação e intervenções rápidas.

Os métodos de diagnóstico, monitoramento e tratamento utilizados, e o próprio ambiente da UTI, também se tornam fatores de risco e ameaças à vida. O enfermeiro deve ter compreensão dessas facetas, ser perspicaz na identificação desses riscos e complicações advindas, e controlar todo o processo. Sendo assim, a SAE se torna de importante relevância para a prestação de uma assistência completa, pois trabalha com os pilares de qualidade, segurança, atendimento integral às necessidades de saúde (biopsicoespiritual), individualização do cuidado, planejamento dos resultados e ações com embasamento científico nos processos de tomada de decisões. Isso pode contribuir para a redução do período de internação, prevenção de eventos adversos, com redução na morbidade e na mortalidade dessa população, bem como com o alcance dos níveis almejados para os indicadores de resultados utilizados.

Essa metodologia científica, que é a SAE, torna-se importante também para a evolução e o reconhecimento profissional, corroborando com o aumento da visibilidade e credibilidade dos profissionais da enfermagem, autonomia e satisfação profissional.[2,13]

O que são teorias de enfermagem? Por que utilizá-las na prática assistencial?

A ciência da enfermagem está pautada em um corpo de conhecimentos próprio, focado na integralidade do ser humano e aplicado na prática por meio de um método científico denominado processo de enfermagem (PE).[6,13]

O COFEN preconiza que o PE seja baseado em uma teoria de enfermagem que oriente a execução de todas as suas cinco fases.[1] Mas afinal, o que são essas teorias de enfermagem? As teorias podem ser definidas como um conjunto de conceitos inter-relacionados, definições e proposições que apresentam uma forma sistemática de ver os fatos/eventos, pela especificação das relações entre as variáveis, com a finalidade de explicar e prever o fato/evento.[7] Elas sugerem uma direção de como ver os fatos e os eventos.[7]

Uma das primeiras teorias que conhecemos foi a de Florence Nightingale, que propôs uma relação benéfica entre o ambiente e a saúde, apresentou várias proposições de como o ambiente poderia ser otimizado para manter e/ou restabelecer a saúde das pessoas.

Os conceitos são impressões que a mente humana traz sobre um fenômeno, fenômeno este entendido como um aspecto da realidade; esses conceitos são palavras que representam a realidade e facilitam a nossa capacidade de comunicação sobre ela.[8]

Para a criação das teorias foi considerado, como unidade básica do pensamento teórico, o conceito. No caso da enfermagem existe a concordância na literatura de que ela se preocupa com quatro conceitos principais: a pessoa, a saúde, a enfermagem e o ambiente.[2,7] Os conceitos da enfermagem juntos formam o que denominamos metaparadigma da enfermagem – o metaparadigma identifica o conteúdo nuclear de uma disciplina.[2,7,13]

- A pessoa pode representar um indivíduo, uma família, uma comunidade ou toda a humanidade; pode ser entendida como aquela que recebe o cuidado de enfermagem.[7]
- A saúde representa um estado de bem-estar decidido, mutuamente, pelo cliente e pelo enfermeiro.
- A enfermagem é a ciência e a arte da disciplina.[7]
- O ambiente pode representar os arredores imediatos, a comunidade ou o universo com tudo o que contém.[7]

O uso das teorias oferece estrutura e organização ao conhecimento de enfermagem, proporciona um meio sistemático de coletar dados para descrever, explicar e prever a prática, promove a prática racional e sistemática, determinada por metas e resultados, definindo a finalidade da prática de enfermagem, e promovendo um cuidado coordenado e menos fragmentado.[9] Elas servem como um alicerce estrutural para a implantação da SAE, visto que para sistematizar a assistência de enfermagem é necessário haver um marco conceitual que fundamente o nível de organização que o serviço almeja alcançar.[2,13]

Quais teorias de enfermagem podemos utilizar? Como escolhê-las?

Temos várias teorias de enfermagem disponíveis para servirem como linhas de pensamento a fim de fundamentar a prática assistencial do profissional enfermeiro. A seleção de qual teoria de enfermagem irá guiar a prática profissional nem sempre é uma tarefa fácil, pois cada teoria disponível está organizada a partir de diferentes visões de mundo e descrevem e inter-relacionam de modo particular os metaparadigmas.[9]

Na década de 1960 surgiram as primeiras teorias com o objetivo de relacionar fatos e estabelecer as bases de uma ciência de enfermagem.[10]

O enfermeiro precisa conhecer a realidade do setor em que trabalha, o perfil dos demais colegas da unidade, bem como o da clientela atendida, e todas essas caracterizações deverão estar de acordo com os conceitos da teoria selecionada. Isso se torna possível a partir da análise e compreensão acerca dos conceitos apresentados pela teórica, e a congruência destes com os aspectos identificados na caracterização do trabalho realizado.[2]

É muito comum observarmos falhas na seleção da teoria que melhor fundamentará o processo de cuidar, algumas delas, poder-se-ia dizer que advêm da escolha verticalizada, ou seja, sem fundamentação. Por exemplo, "Foi o nosso gestor quem escolheu" e "A nossa teórica é Wanda Horta, por ela ser brasileira e de mais fácil compreensão" são alguns equívocos que sempre vivenciamos na prática e que comprometerão gravemente o processo de seleção do referencial teórico.

Uma forma de selecionar a teoria de enfermagem pode ser a partir do levantamento das teorias completas, ou seja, de nível IV (prescritivas) e que estejam de acordo com o serviço, os clientes e os profissionais que ali atuam, após correlacionar, por meio de um instrumento contendo os metaparadigmas da enfermagem e os conceitos que as teóricas estabeleceram sobre cada um deles, com a percepção dos profissionais de enfermagem. Isso pode ser feito colocando em um impresso os conceitos de cada um dos quatro metaparadigmas elaborados por diferentes teóricas; estes devem ser agrupados em colunas e não devem conter os nomes das teóricas.

Na sequência, os profissionais deverão selecionar a coluna que contém os conceitos mais congruentes e que descrevem a percepção deles sobre cada um dos metaparadigmas. Após a aplicação deve-se analisar qual a frequência com que as teóricas foram selecionadas e apresentar para a equipe, e posteriormente, deve-se aprofundar os conhecimentos sobre a teoria selecionada a fim de garantir que os profissionais a compreenderão na sua completude, e adotarão um comportamento condizente com o preconizado pelo arcabouço teórico, escolhido como fundamentação científica para a prestação da assistência de enfermagem.[2]

Além do conhecimento da equipe acerca da teoria, é importante lembrar que os instrumentos utilizados para normatizar e orientar as atividades de enfermagem no serviço, como os instrumentos de coleta de dados, os protocolos, as normas e rotinas, devem estar coerentes com os pressupostos da teoria selecionada.[2]

O que é o processo de enfermagem? Como ele é composto?

O processo de enfermagem é um instrumento metodológico que orienta o cuidado profissional de enfermagem e a documentação da prática profissional, sendo o único instrumento exclusivo da enfermagem, e cuja implementação é privativa do enfermeiro, bem como a liderança na sua execução e avaliação, tendo como foco prestar assistência ao ser humano.[1,2,10]

O PE possibilita a coleta de dados, o raciocínio clínico, a identificação das necessidades de saúde, o monitoramento e a avaliação das ações implementadas pela enfermagem.[2] Deve ser orientado pelo uso de teorias de enfermagem, tendo estas como eixo condutor que direcione as atividades realizadas e as decisões tomadas por estes profissionais. Desse modo, o PE é o instrumento utilizado para implantar uma teoria de enfermagem na prática profissional,[2] sendo organizado em cinco etapas inter-relacionadas, interdependentes e recorrentes[1-3,13] (Figura 33.2).

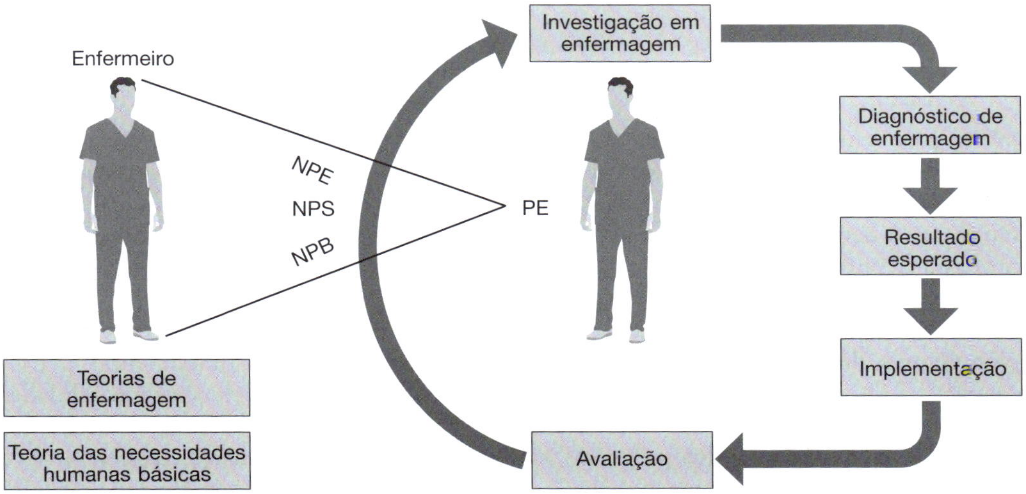

Figura 33.2. O uso do processo de enfermagem fundamentado na teoria das necessidades humanas básicas de Wanda Horta.
Fonte: Acervo das autoras.

Recentemente, a NANDA-I (2018)[11] apresentou um PE modificado no qual se inclui a teoria de enfermagem como sendo uma das etapas, seguida pela avaliação/história do paciente, o planejamento composto pela elaboração dos diagnósticos/resultados e intervenções de enfermagem; e posteriormente a implementação e reavaliação contínua. No centro está como foco o paciente/família/grupo/comunidade.

Como realizar a investigação de enfermagem para a obtenção de informações completas e fidedignas sobre a vida e estado de saúde da criança em estado crítico de saúde?

A investigação em enfermagem consiste na primeira etapa do PE, definida pelo COFEN como um processo deliberado, sistemático e contínuo, realizado com o auxílio de métodos e técnicas variadas, que têm por finalidade a obtenção de informações sobre a pessoa, família ou coletividade humana e sobre suas respostas em um dado momento do processo de saúde e doença.[1]

Essa etapa serve como base para todas as outras etapas do PE, ou seja, o sucesso na execução das etapas seguintes e no processo de raciocínio clínico, diagnóstico e terapêutico do profissional enfermeiro, depende da sua assertividade no processo de coleta das informações acerca da história de vida e de saúde, e das reações humanas dessa clientela.[2,3]

A investigação deve estar fundamentada em uma teoria de enfermagem, como já falamos anteriormente. A utilização de instrumentos de investigação que norteiam a coleta de dados é recomendada como forma de padronização, permitindo assim que as informações sejam coletadas de forma completa e com dados coerentes, de acordo com cada realidade vivenciada e fazendo com que todos os profissionais da equipe utilizem o mesmo formulário como roteiro de investigação, evitando assim esquecimentos e incompletude por baixa expertise clínica, nos casos de profissionais com menor experiência profissional.

Os instrumentos fundamentados nas teorias de enfermagem garantem o olhar do enfermeiro para a pessoa, e não para os problemas que os acometem, abordando todos as necessidades de saúde: biológicas, sociais, espirituais e emocionais.[2] A investigação é o primeiro passo para a construção da relação terapêutica entre o indivíduo (a criança, sua família, e a comunidade) e a equipe de enfermagem, por isso deve ser conduzida pelo profissional enfermeiro de modo planejado, fundamentado e em ambiente adequado, para ser assim capaz de produzir confiança e empatia.[2]

Essa etapa consiste na realização da anamnese, exame físico e acesso aos exames complementares direcionados pelo arcabouço teórico escolhido para fundamentar o processo.[1-3,6,13] O profissional enfermeiro necessita demonstrar as competências e habilidades na aquisição e exploração dos dados necessários para elucidação dos fatos, avaliação dos vínculos e entendimento dos processos de vida e de saúde das crianças. A coleta deve acontecer de forma minuciosa e detalhada, obedecendo aos princípios da ética, do respeito e da privacidade, abstendo-se de preconceitos e pré-julgamentos. Faz-se necessário o conhecimento acerca das técnicas de entrevistas e das técnicas básicas de exame físico para a avaliação dos diferentes sistemas orgânicos, identificando assim as disfunções que podem já estar presentes nestes, os riscos destas acometerem essa clientela, bem como a atuação do ambiente e da terapêutica como ameaça ou fonte causadora das disfunções desses sistemas.

Alguns passos podem contribuir para uma investigação sistemática e ordenada, a saber: coleta de dados, identificação de indícios e realização de inferências, validação (confirmação) dos dados, agrupamento dos dados, identificação de padrões e comunicação e registro dos dados.[2,3]

- A coleta de dados refere-se à obtenção e organização das informações; pode ser realizada de forma direta e/ou indireta, priorizando a forma direta como fonte principal de informação.[2,3]
- A identificação de indícios e a realização de inferências permite ao enfermeiro identificar os dados significativos e tirar conclusões iniciais sobre o que eles podem indicar.[2,3]
- A validação (confirmação) dos dados é a comprovação quanto à veracidade dos dados obtidos, comparando-os com os parâmetros de normalidade, para assim evitar erros na identificação dos problemas.[2,3]
- O agrupamento de dados consiste na organização das informações de coletas em grupos ou categorias preestabelecidas de acordo com a relação que possuem entre si.[2,3]
- A identificação de padrões também é chamada de teste das primeiras impressões; nessa etapa o enfermeiro deve decidir o que é ou não relevante, identificando os padrões de normalidade e anormalidade, e inferir quais são os fatores causais para compreender melhor a situação existente.[2,3]
- A comunicação e registro de dados devem ser utilizados para compartilhar com o restante da equipe de saúde os dados significativos ou anormais; para isso o enfermeiro pode utilizar técnicas de comunicação ou transferência de cuidados que ajudam no processo de comunicação, como o SBAR.[2,3]

O que são diagnósticos de enfermagem (DE)?

A palavra diagnóstico deriva dos termos gregos *dia* (através) e *gignoskein* (conhecimento) e tem dois significados: um relativo ao processo – o ato de decidir a natureza de uma condição por exame e análise de seus atributos – e outro referente ao resultado ou ao produto – a decisão ou a opinião resultante da análise de um problema.[2,13]

Na segunda etapa do PE, os enfermeiros identificam e formulam os DE, por meio da análise e interpretação criteriosa dos dados coletados na investigação em enfermagem, processo esse denominado raciocínio/julgamento clínico, em que são nomeadas as necessidades de saúde identificadas com os DE.[2]

Os diagnósticos de enfermagem são julgamentos clínicos que os enfermeiros fazem sobre as respostas humanas, as condições de saúde/processos de vida, ou uma vulnerabilidade a tal resposta, de um indivíduo, uma família, um grupo ou uma comunidade, e servem como base para a seleção de intervenções de enfermagem para o alcance de resultados que são de responsabilidade dos enfermeiros.[12] Por meio dos DE, os enfermeiros determinam e nomeiam as necessidades, problemas de saúde, respostas inefetivas e déficits de autocuidado que precisam ser o foco do atendimento de enfermagem.[2]

O que é a NANDA-I? Como ela foi estruturada?

A NANDA-I é uma taxonomia, um sistema de classificação que estruturou os problemas de saúde diagnosticados e tratados por enfermeiros, criando assim uma linguagem padronizada para descrever os problemas de enfermagem.

Essa taxonomia surgiu em 1982 com um grupo de enfermeiras norte-americanas, recebendo o nome de North American Nursing Diagnosis Association (NANDA). Foi o primeiro sistema de classificação de DE, sendo traduzido para diversos idiomas, e assim se tornou NANDA- Internacional (NANDA-I).[2,13]

A NANDA-I foi estruturada em sete eixos ou dimensões da resposta humana que são levados em conta no processo diagnóstico e alguns estão representados no título dos DE.

São eles: foco no diagnóstico (descreve a resposta humana; p. ex., padrão respiratório); sujeito do diagnóstico (indivíduo/família); julgamento (especifica o sentido do conceito diagnóstico; p. ex., prejudicado, ineficaz); localização (descreve as partes/regiões do corpo e/ou funções relacionadas; p. ex., oral, periférico, cerebral); idade (refere-se à idade do sujeito do diagnóstico; p. ex., neonato, criança, adulto); tempo (descreve a duração do foco do diagnóstico; p. ex., agudo, crônico, intermitente); e categoria do diagnóstico (refere-se à potencialidade de um diagnóstico ou à sua categorização; p. ex., foco no problema, de risco e de promoção da saúde).[2]

A taxonomia atual possui 244 DE, distribuídos em 13 domínios e 47 classes. Dentro de cada classe existem possibilidades diagnósticas que deverão ser avaliadas pelo enfermeiro, que identificará a classe que melhor representa o problema identificado; e para isso, deverá levar em conta a definição do título do diagnóstico que foi fornecida pela taxonomia.

A NANDA-I apresenta ainda o ano de aprovação dos DE, e caso eles já tenha sido revisados, apresenta o ano de revisão, além do nível de evidência para aqueles apresentados e/ou revisados após o ano de 2002. Uma lista de sugestões apresentando as características definidoras, fatores de risco, fatores relacionados, populações em risco e condições associadas é apresentada na taxonomia para auxiliar no processo diagnóstico.

Como localizar um diagnóstico na NANDA-I?

Após a coleta de dados, as informações identificadas devem ser analisadas e agrupadas de acordo com a semelhança que possuem entre si.

Podem ser organizadas por necessidades de saúde, quando se utiliza a teoria de Wanda Horta (necessidades humanas básicas), ou de acordo com os outros preceitos teóricos.

Com as informações organizadas o enfermeiro deverá pesquisar os domínios que apresentam relação com esses dados; e levantados os domínios, as classes devem ser identificadas. Dentro de cada classe devem ser analisados os enunciados de DE, avaliando as possíveis hipóteses diagnósticas.

Para os enunciados escolhidos deverá ser realizada a leitura da definição acerca do título escolhido e a análise de se ele realmente representa/nomeia as características definidoras ou os fatores de risco levantados durante a investigação. Após a confirmação da pertinência do título do DE avaliado, o mesmo deve ser elaborado, considerando o tipo de diagnóstico e a estrutura coerente, organizando assim os componentes do DE.[2]

Quais os tipos de diagnósticos de enfermagem?

Os diagnósticos de enfermagem, de acordo com a NANDA-I,[12] podem ser classificados quanto ao tipo de condição que representam, em: diagnóstico de risco, diagnóstico com foco no problema, e existe ainda o diagnóstico de síndrome. Este último pode ser considerado ou não como um tipo de DE de acordo com a interpretação de alguns autores; ou para outros como uma condição especial que pode estar dentro de um DE com foco no problema quando a síndrome já estiver presente; ou como um DE de risco quando o paciente estiver suscetível ao seu acontecimento.[2,12]

- Diagnóstico com foco no problema: refere-se ao acometimento de um indivíduo/família/comunidade por um problema observável e mensurável, podendo ser concebido como julgamento clínico decorrente de uma resposta humana indesejável a uma condição de saúde/processo de vida.[12] Esse DE apresenta três componentes estruturais, a saber: título, fator(es) relacionado(s) e característica(s) definidora(s). O título se liga ao fator relacionado pelo termo "relacionado a"; o fator relacionado se liga à característica definidora pelo termo "evidenciado por". Para elaborar a redação desse diagnóstico sugere-se observar e utilizar o acrônimo PES – **p**roblema (o enunciado/título diagnóstico), fatores **e**tiológicos (a causa do problema) e **s**inais/sintomas e evidências identificadas nos indivíduos que levaram à identificação do diagnóstico.[2]
- Diagnóstico de risco: refere-se a problemas potenciais que ainda não acometeram o indivíduo, ou seja, ainda não estão presentes, mas é evidente a existência da situação de vulnerabilidade.[12] Esse DE é sustentado pela existência de fatores de risco. Para elaborar um diagnóstico de risco, o enfermeiro deve apresentar dois componentes: o título e o(s) fator(es) de risco. O título se junta ao fator de risco pelo termo "evidenciado por".[2]
- Diagnóstico de promoção de saúde: refere-se a um julgamento clínico a respeito da motivação e do desejo de aumentar o bem-estar e alcançar o potencial humano de saúde.[12] Para a elaboração desse DE não é exigida a apresentação de fator(es) relacionado(s), podendo apresentar o título e a(s) característica(s) definidora(s). Os

dois componentes ligam-se pelo termo "evidenciado por". Caso o enfermeiro opte por apresentar o(s) fator(es) relacionado(s), este representará o fator responsável pela motivação apresentada pelo indivíduo/identificada pelo paciente, devendo assim ser elaborado da mesma forma que um DE com foco no problema.[2]

- Diagnóstico de síndrome: é um julgamento clínico relativo a um determinado agrupamento de diagnósticos de enfermagem que ocorrem juntos, sendo mais bem tratado por meio de intervenções similares.[12] Esse tipo de diagnóstico é decorrente de outros DE que geralmente ocorrem juntos, com foco no problema ou no diagnóstico de risco.[2] Para a elaboração desse diagnóstico deve-se utilizar a mesma estrutura do DE com foco no problema para os enunciados iniciados com a palavra "síndrome", por representarem assim um problema já existente, ou a estrutura do DE de risco se o enunciado iniciar com "risco de síndrome", por se tratar de um problema potencial.

Quais os componentes dos diagnósticos de enfermagem?

Os DE são redigidos a partir da associação de diferentes componentes estruturais, sendo eles: título ou enunciado do diagnóstico, definição, fatores relacionados, características definidoras, condições associadas, fatores de risco e populações em risco; alguns componentes não aparecem na elaboração do diagnóstico, porém devem ser considerados nesse processo diagnóstico.[2] A associação desses componentes acontecerá de acordo com os tipos de DE elaborados.

- Título do diagnóstico: nomeia um diagnóstico, apontando o problema a ser diagnosticado, a partir de um agrupamento de sinais e sintomas, ou de fatores de risco identificados na primeira etapa do PE, representando-os e servindo como base para a elaboração dos resultados esperados e para a seleção das intervenções de enfermagem necessárias. Quando se utiliza a taxonomia da NANDA-I, ele deve ser transcrito na íntegra, conforme é apresentado na taxonomia.[2]
- Definição: é uma descrição clara e precisa acerca do significado do diagnóstico, que possibilita ao enfermeiro avaliar se o título do DE representa o problema identificado por ele. A definição não é apresentada na construção do DE, mas deve ser levada em consideração na análise e aprovação dessa possibilidade diagnóstica.[2]
- Fatores relacionados: são fatores que aparecem para mostrar a etiologia do problema apresentado, podendo ser de natureza fisiológica, psicológica, espiritual e ambiental. Devem ser descritos como "relacionados a".[2]
- Características definidoras: são descritas como evidências, indicadores/inferências observáveis que se agrupam, e que comprovam a existência dos DE. A partir destes o profissional pode ter uma conclusão sobre a existência do problema ou da condição da promoção de saúde. Devem ser descritas como "evidenciado por".[2]
- Condições associadas: essas informações foram inseridas na taxonomia da NANDA-I representando diagnósticos, procedimentos, dispositivos médicos, agentes farmacêuticos associados ao DE. Essas situações não podem ser modificadas por intervenções de enfermagem independentes.[2]
- Fatores de risco: representam os fatores ou condições que aumentam a vulnerabilidade do indivíduo a um evento não saudável. Estão presentes apenas nos diagnósticos de risco. Devem ser descritos como "evidenciado por".[2]

- Populações em risco: grupo de pessoas que partilham alguma característica que faz cada membro ser suscetível a determinada resposta humana. Contribuem para o processo de compreensão e validação acerca da existência do diagnóstico. Essas situações não podem ser modificadas por intervenções de enfermagem independentes.[2]

Em que consiste a etapa de "planejamento" da assistência?

O planejamento da assistência constitui a terceira etapa do processo de enfermagem (PE), método científico que evidencia o raciocínio crítico desenvolvido pelos enfermeiros durante o planejamento e a execução dos cuidados e que integra, organiza e garante a continuidade da assistência, bem como a avaliação da efetividade das ações realizadas com os pacientes.[2]

Sabe-se que, diante de um diagnóstico de enfermagem (DE), o enfermeiro tem o dever e a obrigação de fazer algo para minimizá-lo ou resolvê-lo (quando se trata de um diagnóstico com foco no problema), evitar que um problema potencial se torne real (no caso dos DE de risco) e manter as condições de bem-estar/saúde (em DE de promoção da saúde).[2] Por planejamento da assistência de enfermagem, compreende-se a determinação dos resultados que se espera alcançar (resultados esperados) e das ações ou intervenções de enfermagem que serão realizadas em face dos DE previamente identificados pelos enfermeiros.[1]

Para avaliar os resultados alcançados na assistência faz-se necessária a obtenção de informações por meio da observação direta, pelo acompanhamento de anotações e registros em prontuários, a partir de relatos dos pacientes e de seus familiares, além da realização de alguns questionamentos pelo profissional enfermeiro: "A condição do paciente melhorou, piorou ou permanece a mesma?"; "As necessidades do paciente foram atendidas?"; "O paciente progrediu em termos dos RE para cada um dos DE previamente descritos?"; "O paciente apresenta novas necessidades de saúde /novos DE não identificados anteriormente?"; "Deve-se reordenar as prioridades?"; "As prescrições precisam ser revistas?"; "Os DE formulados anteriormente foram mantidos ou resolvidos?"; "Os DE de risco evoluíram para um problema real?".

Durante o processo de avaliação é importante compreender o indicador clínico a ser utilizado para monitorar a resposta a ser avaliada. Para favorecer esse monitoramento o enfermeiro poderá utilizar sistemas de linguagem como a *nursing outcomes classification* (NOC), os sistemas de informação, os indicadores de resultados e as ferramentas gerenciais (Matriz SWOT, diagrama de Ishikawa, método dos cinco porquês, tabela 5W3H e ciclo PDCA).[2]

O que é a "implementação" (prescrição) de enfermagem?

A implementação também pode ser denominada prescrição de enfermagem; quarta etapa do PE, consiste na realização das ações ou intervenções determinadas na etapa de planejamento de enfermagem.[1] Os cuidados de enfermagem são considerados essenciais para o tratamento da maioria dos pacientes, entretanto, ainda não são muito visíveis e reconhecidos.[13]

Antes de prescreverem, os enfermeiros passam por um processo de raciocínio crítico e julgamento clínico acerca dos DE identificados e dos RE almejados, para então tomarem uma decisão, elaborarem e apresentarem o plano assistencial. As ações prescritas devem ser de alto impacto para a assistência, o qual é necessário e exigido para a satisfação das necessidades de saúde identificadas, e baseadas em evidências científicas que fundamentem a sua utilização.

Os enfermeiros, ao prescreverem, devem observar os DE elaborados, atentando-se para o título do DE, os fatores de risco ou para os fatores relacionados e para as características definidoras, pois a finalidade das ações prescritas é a de atuar sobre estes a fim de saná-los ou de atenuá-los, permitindo assim o alcance dos resultados estabelecidos. Assim, percebe-se que quanto melhor for o processo de investigação, análise e interpretação das informações levantadas, melhor se torna o processo diagnóstico acerca das respostas e reações humanas frente ao processo de vida/adoecimento e tratamento, permitindo uma melhor atuação dos profissionais enfermeiros na seleção e implementação das intervenções necessárias para reverter os problemas identificados, representados pela apresentação dos títulos dos DE, dos fatores de risco, dos fatores relacionados e das características definidoras.

Como deve ser elaborada a prescrição de enfermagem?

As prescrições devem ser elaboradas com ações redigidas de forma clara, objetiva, completa, com fundamentação científica, respeitando os preceitos éticos e legais da profissão, atentando-se para a satisfação das necessidades de saúde de forma integral (necessidades de saúde biológicas, sociais e espirituais), observando o grau de prioridades das necessidades de saúde identificadas, com cuidados seguros e eficazes a fim de beneficiar aquele que recebe o cuidado.

Ao prescrever, o enfermeiro deve apresentar: a ação a ser realizada (o verbo deverá ser apresentado no infinitivo), uma frase descritiva (o quê, quando, como, onde, com que frequência, por quanto tempo deve ser realizada), quem deve realizar a ação prescrita (englobar todos os profissionais que estão envolvidos no processo do cuidado, e não apenas a equipe técnica), e a assinatura do enfermeiro responsável pela elaboração.[2]

Para apresentar as ações que irão compor a prescrição de enfermagem, o enfermeiro pode utilizar a taxonomia Nursing Intervention Classification (NIC), que apresenta intervenções de enfermagem testadas e validadas, com atividades que podem ser implementadas para intervir sobre as necessidades de saúde identificadas e alcançar os resultados de enfermagem almejados.

Além da utilização de sistemas de linguagem padronizados como a NIC, outras estratégias podem ser utilizadas também, como: protocolos clínicos, diretrizes e *guidelines* de órgãos norteadores, publicações científicas. A extração de intervenções de enfermagem por intermédio de achados científicos recebe o nome de prática baseada em evidências, e consiste na avaliação da qualidade e do nível de eficácia de uma ação escolhida no processo de tomada de decisão acerca da assistência de enfermagem a ser implementada, o que pode contribuir para o alcance de melhores resultados, e a validar a prática com ações de alto nível ou impacto.

Por que realizar a "avaliação" da assistência de enfermagem?

A avaliação é quinta etapa do PE, definida como um procedimento deliberado, sistemático e contínuo para verificar mudanças nas respostas da pessoa, da família ou da coletividade humana em um dado momento do processo saúde-doença, com o intuito de determinar se as ações ou intervenções de enfermagem alcançaram o RE e verificar a necessidade de mudanças ou adaptações nas etapas do PE.[1,2]

Ao avaliar, o enfermeiro reinicia o PE em busca de verificar e avaliar as respostas apresentadas frente à implementação das ações de enfermagem, permitindo assim a avaliação não somente das respostas apresentadas pelo indivíduo/família/comunidade, mas a eficácia das ações colocadas em prática.

O monitoramento dos resultados deve ser realizado de forma a analisar não somente as respostas produzidas, mas compreender todo o processo utilizado e as variáveis que podem contribuir ou prejudicar o alcance das metas propostas.

Quais são os títulos diagnósticos de enfermagem mais comuns em crianças gravemente enfermas?

A seguir, exemplificaremos alguns títulos diagnósticos (TD)[11] prevalentes em unidades intensivas pediátricas: amamentação ineficaz; ansiedade; aspiração; conforto prejudicado; confusão aguda; débito cardíaco diminuído; desobstrução ineficaz de vias aéreas; comunicação verbal prejudicada; constipação; diarreia; eliminação urinária prejudicada; fadiga; hipertermia; hipotermia; integridade tissular prejudicada; mucosa oral prejudicada; náusea; nutrição desequilibrada, menor que as necessidades corporais; perfusão tissular periférica ineficaz; padrão de sono ineficaz; proteção ineficaz; padrão ineficaz de alimentação do bebê; padrão respiratório ineficaz; risco de aspiração; risco de choque; risco de débito cardíaco diminuído; risco de desenvolvimento atrasado; risco de constipação; risco de infecção; risco de infecção no sítio cirúrgico; risco de integridade da pele prejudicada; risco de lesão; risco de lesão do trato urinário; risco de lesão na córnea; risco de trauma vascular; risco de desequilíbrio eletrolítico; termorregulação ineficaz; troca de gases prejudicada; motilidade gastrointestinal disfuncional; ventilação espontânea prejudicada, entre outros.

Referências bibliográficas

1. Conselho Federal de Enfermagem. Resolução n° 358/2009, de 15 de Outubro de 2009. Dispõe sobre a Sistematização da Assistência de Enfermagem e a implementação do Processo de Enfermagem em ambientes, públicos ou privados, em que ocorre o cuidado profissional de Enfermagem, e dá outras providências. Brasília, 2009. Disponível em: http://www.portalcofen.gov.br. Acessado em: 3 jun 2019
2. Tannure MC, Pinheiro AM. SAE: Sistematização da Assistência de Enfermagem: guia prático. 3 ed. Rio de Janeiro: Guanabara Koogan; 2019.
3. Alfaro-Lefreve R. Aplicação do Processo de Enfermagem: fundamentos para o raciocínio clínico. 8 ed. Porto Alegre: Artmed; 2014.
4. Inoue KC, Matsuda LM. Dimensionamento de pessoal de enfermagem em Unidade de Terapia Intensiva para adultos. Rev Acta Paul Enferma. 2010; 23(3):379-84.
5. Guedes DMB, Rossato LM, Oliveira EA. Diagnósticos de Enfermagem mais frequentes em Unidade de Terapia Intensiva Pediátrica. Rev Enferm UFSM. 2015; 5(3):476-85.
6. Tannure MC, Pinheiro AM. Semiologia: bases clínicas para o Processo de Enfermagem. Rio de Janeiro: Guanabara Koogan. 2017; p. 282.
7. George JB. Teorias de Enfermagem: os fundamentos à prática profissional. 4 ed. Porto Alegre: Artmed; 2000.
8. Garcia TR, Nóbrega MML. Contribuição das Teorias de Enfermagem para a construção do conhecimento da área. Rev Bras Enferm. 2004; 57(2):228-32.
9. Mcewen M, Wills EM. Bases Teóricas para Enfermagem. 2 ed. Porto Alegre: Artmed; 2009.
10. Horta WA. Processo de enfermagem. São Paulo: EPU. 1979; p. 99.
11. North American Nursing Association. Diagnósticos de Enfermagem da NANDA-I: definições e classificações. 2018-2020. Porto Alegre: Artmed; 2018.
12. North American Nursing Association. Diagnósticos de Enfermagem da NANDA-I: definições e classificações. 2015-2017. Porto Alegre: Artmed; 2015.
13. Gonçalves AMP. Perfil diagnóstico de enfermagem admissional de pacientes com síndrome coronariana aguda. Dissertação (Mestrado em Enfermagem) – Escola de Enfermagem, Universidade Federal de Minas Gerais, Belo Horizonte. 2004; p. 119.

34 CAPÍTULO

Transferência de Cuidado

Vanisse Borges Nunes Kochhann ▪ Gabriela Wingert Nunes

O que significa transferência de cuidado?

A transferência de cuidado, em inglês *handoff* ou *handover*, consiste na transferência de responsabilidade de algum, ou de todos, os aspectos do cuidado do paciente, ou grupo de pacientes, para outra pessoa ou grupo de profissionais, de forma temporária ou definitiva.[1]

Handoff consiste na transmissão de informações relevantes para a continuidade do tratamento do paciente, devendo conter o seu estado de saúde atual, as recentes mudanças ocorridas e o tratamento em curso. É uma forma de transferir a responsabilidade pelo paciente a outra equipe profissional no decorrer da assistência, durante a admissão e alta hospitalar.[2,3]

Quais são os tipos de transferência de cuidado?

Existem dois tipos de transferência de cuidado. O primeiro refere-se às transferências dos pacientes, podendo ser dentro do mesmo estabelecimento assistencial de saúde, ou entre instituições diferentes, dentro do sistema de saúde. Já o segundo tipo ocorre quando o paciente permanece no mesmo local, e a referência é a transferência de informações entre aqueles que têm a responsabilidade do seu cuidado.[2,3]

De quem é a responsabilidade no processo de transferência de cuidado?

A responsabilidade desse processo é de todos os profissionais envolvidos, ou seja, é tanto de quem está transmitindo as informações quanto de quem está recebendo, devendo ser construída por ambos.[1]

Exemplos de momentos de transferências de cuidado para pacientes pediátricos dentro da mesma instituição de saúde.

- Quando é realizada a saída do paciente da unidade de origem, por exemplo, sempre que o paciente for encaminhado para realizar algum exame ou procedimento cirúrgico.
- Quando muda a equipe que vai prestar assistência ao paciente, como as passagens de plantão das equipes assistenciais.
- Quando o paciente é transferido definitivamente para outra unidade, por exemplo: quando é realizada a transferência de unidade por melhora (unidades de internação) ou piora do seu quadro clínico (UTIP).

Entre instituições diferentes.

- Transferência temporária de cuidado, quando ocorre transferência de cuidados para equipe assistencial que realizará o transporte do paciente para outra instituição de saúde.
- Transferência definitiva do cuidado, quando ocorre a transferência de cuidados para as equipes assistenciais responsáveis pelo paciente em outra instituição de saúde.[1,5]

Aspectos relevantes em uma passagem de plantão em UTIP.

Os pacientes de cuidados intensivos apresentam um alto risco de complicações em virtude da gravidade de sua condição clínica, da natureza complexa e invasiva dos tratamentos, do uso de medicações e das tecnologias que representam tanto benefícios como ameaças. Nesse contexto, para uma realização efetiva de passagem de plantão em UTIP, é fundamental observar três características: a transferência da informação, da responsabilidade e da autoridade.[2,4]

É necessário que o enfermeiro de UTIP priorize um pequeno tempo antes da passagem de plantão para definir os objetivos, atentando para quais são as informações pertinentes e de que forma serão comunicadas, pensando na perspectiva de quem está recebendo a informação. É importante realizar um compilado de dados, para ser utilizado nas passagens de plantão; esse documento é uma maneira importante da transmissão de informações específicas sobre cada paciente ser facilitada. Se bem usado, o documento fará com que o momento da passagem de plantão seja objetiva e demande o menor tempo possível.[4,5]

A seguir são descritas informações relevantes que objetivam uma passagem de plantão em UTIP (Quadro 34.1).

Como deve ser o local da passagem de plantão?

A passagem de plantão deve ocorrer pessoalmente, em um local que seja livre de interrupções, como uma "zona de silêncio". Em terapia intensiva pode-se optar pela passagem de plantão à beira do leito, o que possibilita uma visualização das condições do paciente.[6]

Quadro 34.1. Informações para passagem de plantão

Informações para passagem de plantão
Nome
Idade
Diagnóstico atual
Histórico resumido
Alergias (alimentos, medicamentos ou outros)
Aspectos neurológicos (monitoramento, dor, estado de consciência)
Aspectos respiratórios (oxigenoterapia e dispositivos)
Aspectos urinários (aspecto, transtornos, presença de dispositivos)
Aspectos cardíacos (ritmo, sopros, marca-passos)
Pele, sistema esquelético (bandagens, talas, aparelhos ortopédicos, lesões por pressão)
Procedimentos (tubos, drenagens, incisões)
Laboratório (análises pendentes ou completadas)
Via de acesso (central ou periférico, velocidade, acesso verificado)
Aspectos psicossociais
Necessidades especiais (incapacidade, isolamentos, restrições)
Contato com a família/problemas

Fonte: Adaptado de Albuquerque.[6]

Técnicas que podem ser utilizadas para transferência de cuidado para o paciente pediátrico.

O principal propósito da transferência de informações é transmitir de maneira precisa e crítica o estado do paciente, além de assegurar o cumprimento dos objetivos terapêuticos no contexto de uma atenção segura em que a continuidade assistencial não seja interrompida.[4]

Para isso ocorrer efetivamente, alguns exemplos de instrumentos são propostos (Quadro 34.2), e podem ser utilizados em passagem de plantão em pediatria, incluindo o intensivismo pediátrico.

Quadro 34.2. Exemplos de instrumentos para passagem de plantão

Instrumentos para passagem de plantão					
Instrumento	**Dados para observação**				
D-BANQ	D Dados demográficos e estabilidade	B Antecedentes	A Cuidados que posso oferecer	N Plano de cuidado	Q Perguntas
OMS-SBAR	S Situação	B Antecedentes	A Avaliação	R Recomendação	Reconhecimento
JCI-CDPH	Diagnóstico e condição atual	Mudanças recentes	Mudanças anteriores	O que observar na próxima vez	Oportunidade para resolver perguntas

Fonte: Adaptado de Albuquerque.[6]

Quadro 34.3. Técnica de SBAR

Técnica SBAR	
***S**ituation* Situação	Descrever a situação inicial: • Nome do paciente, RG, número do leito • Descrição do problema • Mudanças no estado do paciente
***B**ackground* Antecedentes	Proporcionar informação clínica detalhada: • Idade, sexo, diagnóstico principal e outros diagnósticos, data de internação, tratamento atual, principais resultados de exames diagnósticos • Avaliação do estado mental, avaliação da pele (sudorese, cor e temperatura) • Necessidades de oxigênio
***A**ssesment* Avaliação	Avaliar e descrever o problema atual: • Narrar brevemente o problema observado de acordo com sua avaliação e critério clínico
***R**ecommendation* Recomendação	Estabelecer uma recomendação ou sugestão: • Com relação aos dados observados e sua avaliação, estabelecer um plano de cuidados, inclusive de exames complementares, e pedir uma resposta aos questionamentos

Fonte: Adaptado de Albuquerque.[6]

A National Institute for Innovation and Improvement (NHS) sugeriu a técnica de SBAR (Quadro 34.3), para uso da enfermagem, por se tratar de um modelo estruturado que proporciona a informação do paciente para a equipe, assegura que ocorra por completo e oferece ao receptor uma estrutura para recordar os detalhes que recebeu.[6]

Quais os aspectos relevantes na comunicação no momento da transferência de cuidado?

A comunicação é um fator prioritário para o cuidado seguro e, nesse sentido, deve receber a devida atenção dos estabelecimentos de saúde.[7] Comunicar envolve a transmissão de uma determinada informação; no entanto, é mais que informar, é assegurar que "o significado pretendido da fonte e o significado percebido pelo receptor sejam virtualmente o mesmo".[8]

Assim, a comunicação das informações clínicas de um paciente, em todo e qualquer momento de sua trajetória nos serviços de saúde, deve ser consistente e precisa, sendo necessário conhecimentos, habilidades e atitudes da equipe.[9]

Falhas na comunicação entre profissionais e serviços de saúde podem implicar quebra da continuidade dos cuidados e tratamento inadequado.[9] É fundamental ter uma comunicação objetiva, dentro do curto espaço de tempo disponível, e é importante ressaltar que uma narrativa detalhada pode não ser o que realmente é necessário para quem recebe a informação.

O enfermeiro de intensivismo pediátrico, além de estar envolvido com a ações assistenciais de alta complexidade, precisa desenvolver uma comunicação o mais assertiva possível, com os demais profissionais da equipe multidisciplinar hospitalar, equipe de enfermagem intra e extraunidade, família e principalmente o paciente envolvido em seu cuidado.

Quais os agentes complicadores na transferência de cuidado?

A literatura aponta como um agente complicador em *handoff* e *handover* a dificuldade dos profissionais em manter uma comunicação efetiva no trabalho em equipe, principalmente por conta da formação diversificada dos profissionais; da hierarquização; e das diferenças na frequência da comunicação entre as categorias.[3,10]

Outras situações como brincadeiras, sons de campainhas, conversas paralelas, falta de clareza na comunicação, ausência de estrutura, dificuldade de interpretação dos profissionais, relatórios e registros superficiais e incompletos, são fatores que prejudicam a assistência, e consequentemente prejudicam a transferência de cuidado. Tais observações se alinham com estudos preliminares que apontam o *handoff* como um desafio para a área da saúde em relação à qualidade e segurança.[10,11]

A ausência de dados sobre o paciente ou dados incompletos, seja pela falta de atenção à fase pré-*handoff*, seja pelo tipo de informação priorizada no momento do *handoff*, configuram-se como ruídos no processo de comunicação, fazendo com que a equipe que passa a responder pelo paciente não consiga obter, com êxito, todos os dados importantes a serem compartilhados. Quanto mais ruídos um processo de comunicação apresenta, menor será a efetividade da fonte em expressar seus objetivos e obter o comportamento esperado do receptor, diminuindo a fidelidade da comunicação.[11]

Ainda sobre as dificuldades descritas como potenciais dificuldades no processo de comunicação na transferência de comunicação:

- Relutância da equipe de saúde à modificação de condutas.
- Pressão quanto ao fator tempo por causa das necessidades de atenção do paciente e demais responsabilidades delegadas à equipe.
- Custos de capacitação e tempo da implementação de novos processos de transferência.
- Ausência de liderança para impor a implementação de novos sistemas e condutas.
- Transmissão da informação que muitas vezes é escassa, ambígua e desordenada.

Quais os desafios da continuidade no processo assistencial, após a alta do intensivismo pediátrico?

Uma adequada transição do cuidado é uma estratégia para assegurar a continuidade dos cuidados para o paciente e sua família após a alta, contribuindo na prevenção das readmissões hospitalares, complicações preveníveis, e consequentemente na redução dos custos relacionados à assistência em saúde.[7] Uma transição de qualidade impacta na segurança do paciente que está em uma situação de mudança na sua condição de saúde, como no caso de estar em uma UTIP. Faz parte da responsabilidade do enfermeiro garantir elementos que resultem em uma boa transição para o paciente, tornando-se um elo para a continuidade.

O planejamento da alta é fundamental na continuidade dos cuidados, e a comunicação do seguintes dados é imprescindível:

- Dados de identificação.
- História da atual internação, incluindo intervenções e procedimento realizados.
- Alergias.
- Medicações em uso.
- Questões sociais.[12]

Esses dados, construídos e informados de uma maneira clara, permitem a construção de continuidade de cuidados de intensivismo pediátrico para a enfermaria. Além disso, é fundamental considerar alguns pontos importantes como: preparar o local de cuidados seguinte, a fim de garantir arranjos materiais e estruturais neste próximo nível de cuidados; preparar os profissionais para reconhecer sintomas que possam indicar piora na condição do paciente, assim como a familiarização desses com o nível de cuidado exigido; e, por fim, assegurar a execução do plano de cuidados para o paciente em transição.[13,14] O *guideline* de transição de cuidados que foi elaborado pela Associação dos(as) Enfermeiros(as) de Ontário no Canadá fornece recomendações baseadas em evidências para enfermeiros. O objetivo é estabelecer um guia de orientação sobre as transições de cuidados. Nesse sentido, os seguintes conceitos são a base de pontos de transição de cuidados seguros e eficazes: (a) cuidado centrado nas necessidades do cliente; (b) relações terapêuticas; (c) comunicação eficaz; (d) tomada de decisões informadas; (e) princípios éticos; (f) privacidade e proteção de informações pessoais de saúde; (g) colaboração multidisciplinar; (h) liderança; (i) integração de sistemas; e (j) melhoria contínua da qualidade.[13,14]

Como incluir a família na transferência de cuidado?

Na perspectiva da comunicação como componente da segurança do cuidado, a família está em posição-chave para contribuir com as equipes, pois, enquanto os profissionais se alternam, o paciente e a família são os mesmos e conseguem detectar incongruências que podem passar despercebidas justamente devido à alternância de equipes e serviços.[12]

O momento de passagem de plantão também permite envolver os parentes no cuidado do paciente e promover a atenção centrada na família. A literatura informa que os membros da família valorizam a oportunidade de participar e, em última instância, podem melhorar a precisão da comunicação na passagem de plantão e abordar informações vitais.[5]

Muitos pacientes e familiares sentem-se incomunicáveis diante da utilização, por parte da equipe multidisciplinar, de um vocabulário técnico, ininteligível e incompreensível para eles. Em repetidas ocasiões, estamos muito ocupados com os procedimentos e não lhes oferecemos a possibilidade para que expressem não apenas suas dores físicas, mas também seus temores, angústias e dúvidas.

Referências bibliográficas

1. Centro Colaborador para a Qualidade do Cuidado do Paciente (PROQUALIS). Sobre o PROQUALIS. [Internet]; 2013. Disponível em: http://proqualis.net/sobre-o-proqualis. Acessado em: 30 jul 2019.
2. Abraham J, et al. Ensuring patient safety in care transitions: an empirical evaluation of a handoff intervention tool. AMIA Annu Symp Proc [Internet]. 2012 nov; 2012:17-26. Disponível em: https://www.ncbi.nlm.nih.gov/pmc/articles/PMC3540511. Acessado em: 2 out 2019.
3. Melo C. A Importância do handoff na segurança do paciente. Recife: J Nurs UFPE online. 2013 out; 7(10).
4. Petenate M. Guia para montagem de reunião de passagem de plantão. Acesso em 10 de julho de 2019. Disponível em Proc [Internet]. 2012 nov; 2012:17-26. Disponível em: https://www.escolaedti.com.br. Acessado em: 2 out 2019.
5. Morales MF. Passagem de plantão: paradigmas e estratégias para a comunicação efetiva. In: Viana RAPP, Torre M (eds.). Enfermagem em terapia intensiva: práticas integrativas. Barueri: Manole; 2017. p. 200.
6. Albuquerque AM, Barrinuevo EA. Passagem de plantão: otimizando a performance da equipe. In: Viana RAPP, Torre M (eds.). Enfermagem em terapia intensiva: práticas integrativas. Barueri: Manole; 2017. cap 17.
7. Brasil, Ministério da Saúde, Fundação Oswaldo Cruz, Agência Nacional de Vigilância Sanitária. Documento de referência para o Programa Nacional de Segurança do Paciente. Brasília: Ministério da Saúde; 2014 [acesso

em 11 de setembro de 2019]. Disponível em: https://www20.anvisa.gov.br/segurancadopaciente/index.php/publicacoes/item/documento-de-referencia-para-o-programa-nacional-de-seguranca-do-paciente.
8. Schermerhorn JJR, Hunt JJ, Osborn RN. Fundamentos do comportamento organizacional. Porto Alegre: Bookman; 1999.
9. Society for Quality in Health Care in Nigeria. Effective communication and teamwork in promoting patient safety. Lagos, Nigeria; 2013. Disponível em: http://sqhn.org/effective-communication-and-teamwork-in-promoting-patient-safety. Acessado em: 2 out 2019.
10. Nogueira JWS, Rodrigues MCS. Effective communication in teamwork in health: a challenge for patient safety. Cogitare Enferm [Internet]. 2015 jul/set; 20(3):636-40. Disponível em: http://revistas.ufpr.br/cogitare/article/view/40016. Acessado em: 2 out 2019.
11. Starmer AJ, et al. Changes in medical errors after implementation of a handoff program. N Engl J Med [Internet]. 2014 nov; 371:1803-12. Disponível em: http://www.nejm.org/doi/full/10.1056/NEJMsa1405556#t=article. Acessado em: 2 out 2019.
12. World Health Organization. Patient safety solutions. Communication during patient hand-overs. 2007 mai; 1(3):1-4. Disponível em: http://www.who.int/patientsafety/solutions/patientsafety/PS-Solution3.pdf?ua=. Acessado em: 25 jul 2019.
13. Coleman EA, et al. The care transitions intervention: Results of a randomized controlled trial. Arch Internal Med. 2006 set; 166(17). Disponível em: https://caretransitions.org/wp- content/uploads/2015/06/39_The-Care-Transitions-Intervention-Results-of-a-Randomized-Controlled-Trial.pdf.
14. Coleman EA, et al. The central role of performance measurement in improving the quality of transitional care. New York, USA: Home Health Care Services Quarterly. 2007; 26(4):93-104.

35 CAPÍTULO

Gestão, Qualidade e Segurança da Assistência em UTIP

Swetlana Margaret Cvirkun Urbanskyy ■ Eva Jaqueline da Silva Cardoso

Gestão em UTIP

O que significa unidade de terapia intensiva?

A unidade de terapia intensiva (UTI) ou unidade de cuidados intensivos (UCI) ou ainda centro de terapia intensiva (CTI) é uma estrutura hospitalar complexa dotada de sistema de monitorização contínuo, que admite pacientes potencialmente graves ou com descompensação de um ou mais sistemas orgânicos e que com o suporte e tratamento intensivos tenham possibilidade de se recuperar.[1] Essas unidades passam a existir a partir das necessidades de aperfeiçoamento e concentração de recursos materiais e humanos para o atendimento a pacientes graves, em estado crítico, mas tidos como recuperáveis, e da necessidade de observação constante e de assistência médica e de enfermagem contínua, mantendo-os em um único núcleo centralizado.[2] A UTIP é a unidade destinada ao atendimento de crianças na faixa etária de 29 dias a 14 ou 18 anos, sendo esse limite definido de acordo com as rotinas da Instituição.[3]

Quais os objetivos da UTI?

O objetivo primordial da UTI é o fornecimento de suporte para pacientes graves e/ou instáveis, com risco de morte. Porém, o aumento da longevidade, maior acesso à saúde, maior complexidade e maior número de procedimentos cirúrgicos de grande porte, além de pacientes que sobrevivem às doenças que previamente eram avaliadas como fatais, geram, potencialmente, maior indicação de tratamento em terapia intensiva e contribuem para o desafio do seu gerenciamento.[4]

Conforme o Ministério da Saúde, como as UTI podem ser classificadas?

As UTI podem ser classificadas conforme abaixo:[3]

- Unidade de terapia intensiva (UTI): área crítica destinada à internação de pacientes graves, que requerem atenção profissional especializada de forma contínua, materiais específicos e tecnologias necessárias ao diagnóstico, monitorização e terapia.
- Unidade de terapia intensiva – adulto (UTI-A): UTI destinada à assistência de pacientes com idade igual ou superior a 18 anos, podendo admitir pacientes de 15 a 17 anos, se definido nas normas da instituição.
- Unidade de terapia intensiva especializada: UTI destinada à assistência a pacientes selecionados por tipo de doença ou intervenção, como cardiopatas, neurológicos, cirúrgicos, entre outras.
- Unidade de terapia intensiva neonatal (UTI-N): UTI destinada à assistência a pacientes admitidos com idade entre 0 e 28 dias.
- Unidade de terapia intensiva pediátrica (UTIP): UTI destinada à assistência a pacientes com idade de 29 dias a 14 ou 18 anos, sendo esse limite definido de acordo com as rotinas da instituição.
- Unidade de terapia intensiva pediátrica mista (UTIPm): UTI destinada à assistência a pacientes recém-nascidos e pediátricos em uma mesma sala, porém havendo separação física entre os ambientes de UTIP e UTI neonatal.

Onde podemos encontrar as diretrizes mínimas para o planejamento e implementação de uma UTIP?

Essas informações podem ser encontradas na RDC 50, RDC 07 (Regulamento Técnico para Funcionamento de Unidades de Terapia Intensiva – AMIB), RDC 137/2017, Resolução CFM 2.156/2016.[5]

O que significa a gestão da UTIP?

A gestão da UTI significa o planejamento de todas as ações que contribuem para o pleno funcionamento do setor, resultando no cumprimento de tarefas, metas e objetivos gerais. A gestão tem como principais metas prover assistência e cuidados à saúde de alta qualidade com melhoria continuada associada ao menor custo possível; porém, tem como fatores limitadores a dificuldade no controle preciso da demanda e restrição dos recursos.[6,7] Considerada um modelo de trabalho, a gestão organizacional é orientada por uma política de valores da própria organização que influenciam em todas as etapas dos processos de todas as áreas. A gestão tem como princípios fundamentais o incentivo à participação, o estímulo à autonomia e a responsabilidade dos funcionários. Sendo assim, gerir é atingir os objetivos do setor de maneira eficaz, valorizando o conhecimento e as habilidades das pessoas.

O sistema de gestão utilizado pela UTI deve ser sistematizado e respeitar fundamentos, como planejamento, gestão de recursos humanos, visão estratégica, qualidade centrada no cliente (paciente/família), organização de operações, foco em resultados, comprometimento da alta administração, visão de futuro, valorização das pessoas, ação proativa e aprendizado contínuo.[8] As atividades do gestor de UTI envolvem tarefas de naturezas diversas, tais como as pertinentes à área administrativa, gerenciamento de pessoal, controle de insumos, adequação da área física onde a UTI está instalada, intermediação junto à alta administração, inovação, manutenção e controle do parque tecnológico. Quanto aos aspectos técnicos da atividade do gestor da UTI, há a orientação dos demais profissionais que atuam na área, elaboração/divulgação de diretrizes clínicas, diagnósticas e terapêuticas, análise periódica dos resultados obtidos (mortalidade, alta, complicações, infecção hospitalar), entre outras.

O que é planejamento estratégico?

Planejamento estratégico está relacionado com os objetivos estratégicos em curto, médio e longo prazo que afetam a direção ou viabilidade da empresa. Planejamento estratégico pode ser conceituado como um processo gerencial que possibilita aos gestores estabelecer o rumo a ser seguido pela empresa. É uma ferramenta de gestão que auxilia na tomada de decisão e na busca de resultados mais efetivos e competitivos para a organização. Ainda no mesmo sentido destaca as questões fundamentais de um processo de planejamento estratégico: onde e como estamos? Onde queremos chegar? Como chegaremos lá? Por que queremos chegar lá?[9]

O que significa visão de futuro?

Define o que a organização pretende ser no futuro. São as metas de médio e longo prazo. A visão identifica as aspirações da organização, criando um clima de envolvimento e comprometimento com o seu futuro. A definição de onde se pretende chegar permite entender com clareza o que é preciso mudar na organização ou como ela precisa mudar para que a visão seja concretizada. Uma visão compartilhada tem a finalidade de unir e impulsionar as pessoas na busca de seus objetivos, apesar das dificuldades. Portanto, uma organização sem visão é uma organização sem direção.[10] A construção da visão de futuro deve incluir a análise dos cenários internos (pontos fortes e pontos fracos) e externos (oportunidades e ameaças).[11]

O que é gestão de recursos materiais?

O processo de gestão de materiais planeja, executa e controla, com condições mais eficientes e econômicas o fluxo de materiais, iniciando nas especificações dos artigos da compra até a entrega do produto.[12] A complexidade assistencial gerada pelos avanços tecnológicos, exige cada vez mais atenção dos profissionais de saúde e consequentemente um aumento na demanda por recursos materiais.[13]

O que é gestão de custos?

O gerenciamento dos custos hospitalares é parte integrante do processo administrativo e envolve o registro de diversos custos, tais como: custos da produção médica; custos por paciente; custos da diária por paciente; custos especiais. Os custos especiais auxiliam nas decisões de oferta dos serviços, nos métodos de produção médica, nos procedimentos de compras, nos planos financeiros de investimentos e financiamentos e também na concretização das funções administrativas.[14] Nesse contexto, os sistemas de controle e gestão de custos são fundamentais para otimizar as operações e como elemento estratégico de gestão resultam em maior eficiência, pois com o controle dos custos pode-se aumentar o número de atendimentos, sua qualidade e sua quantidade.[15]

O que é gestão de recursos humanos?

É um conjunto de ações estratégicas e técnicas que contribuiu para atrair, manter, motivar, capacitar e desenvolver o patrimônio humano de qualquer organização. Outra definição nos é proporcionada por Toledo,[16] segundo o qual recursos humanos seriam o ramo de especialização da ciência da administração que desenvolve todas ações que têm como objetivo a integração do trabalhador no contexto da organização e o aumento da sua produtividade.

Diante disso, pode-se afirmar que essa área da organização trata do recrutamento, da seleção, do treinamento, do desenvolvimento, da manutenção, do controle e da avaliação dos funcionários de uma empresa. Sendo assim, percebemos que a existência da área de recursos humanos está diretamente relacionada à melhora da efetividade dos profissionais, aumentando assim a efetividade organizacional.[17] A unidade de terapia intensiva (UTI) é uma área hospitalar em que os pacientes em estado grave devem ser tratados por uma equipe qualificada, sob as melhores condições possíveis: centralização de esforços e coordenação de atividades. O fator primordial é o relacionamento interpessoal, isto é, um contexto em que os recursos humanos ali alocados ofereçam, ao paciente e família, segurança e um efetivo apoio emocional, aliados a uma atitude orientada para o aproveitamento dos recursos tecnológicos existentes. Em que pese o impacto do capital humano na qualidade do cuidado intensivo, cumpre destacar a importância da equipe de enfermagem, que representa o maior contingente de trabalhadores lotados na UTI, bem como a única categoria profissional que permanece junto ao doente internado de forma ininterrupta.[18] Para garantir o quantitativo de pessoal de enfermagem adequado para a UTI utiliza-se o cálculo do dimensionamento de pessoal que é um método fundamentado em expressões matemáticas que se utiliza de variáveis inerentes à clientela, ao serviço de enfermagem e à organização, com amplo destaque à carga de trabalho da equipe de enfermagem em sua operacionalização.[19] Em UTI, apesar de existir a necessidade de sua contínua revisão, o *nursing activities score* (NAS) é amplamente utilizado e recomendado para a mensuração da carga de trabalho da enfermagem intensivista, além de mediar o próprio dimensionamento de pessoal.[20]

O que é gestão de tecnologias?

O processo de gestão de tecnologias visa, entre outros aspectos, a otimização dos recursos, aumentando, consequentemente, a produção dos serviços, reduzindo custos e possibilitando a eficiência e eficácia dos procedimentos, o que resulta em qualidade da assistência. As atuações dos gestores dos serviços de saúde devem contemplar: a capacitação das equipes e trabalho da UTI para a manipulação segura e eficiente dos materiais e, sobretudo, dos equipamentos; a adequação das instalações físicas às atividades que serão desenvolvidas, favorecendo assim a manutenção de um ambiente terapêutico, agradável e seguro para os profissionais e pacientes; a proteção, conservação e manutenção dos materiais e, em particular, dos equipamentos imprescindíveis ao cuidar, contribuindo desse modo para a longevidade dos mesmos; e a implantação de um sistema de registro das informações a respeito dos recursos, favorecendo assim o controle do processo de trabalho.

O que significa foco em resultados e quais as vantagens de trabalhar dessa maneira?

Esse termo remete à capacidade de direcionar os esforços de todos para alcançar e superar metas. A gestão orientada para resultados é um modelo que exige bastante comprometimento da equipe, pois está voltado ao empenho para a finalização das metas e respeito aos valores institucionais e tem as seguintes características:

- A chave para todo o processo é o foco no resultado e não nos procedimentos.
- A responsabilidade por atingir ou não os resultados propostos é de todos.
- A liderança é mais participativa.
- Integração de todos os setores para que seja possível obter o resultado desejado, cada um contribuindo com sua tarefa.

Uma das maiores vantagens de se adotar esse método é o fato de que os colaboradores se sentem mais motivados, pois estão envolvidos em todo o processo e sabem que sua participação realmente faz diferença para o alcance das metas. Isso sem contar que a comunicação também melhora, com a boa interação entre os membros da equipe. O comprometimento do time e sua produtividade também aumentam, uma vez que cada um passa a ter clareza do seu papel para chegar aos resultados. Assim, a sensação de pertencimento é maior, e o engajamento e a produção consequentemente melhoram o desempenho da empresa.[21]

Como é definido o número de leitos de UTI necessários na instituição de saúde?

Dentro da premissa de organizar a assistência aos pacientes em UTI, foi publicada a Portaria n.º 1101/GM – 12 de junho de 2002,[22] elaborada pelo Ministério da Saúde, que tem como propósito estabelecer os parâmetros de cobertura assistencial. Entre os itens abordados, destaca-se a necessidade de leitos hospitalares, que é estimada da seguinte maneira:

- Leitos hospitalares totais = 2,5 a 3 leitos para cada 1.000 habitantes.
- Leitos de UTI = calcula-se, em média, a necessidade de 4% a 10% do total de leitos hospitalares, o que corresponde de 1 a 3 leitos de UTI para cada 10.000 habitantes.

Segurança

Quando surgiram as primeiras preocupações relacionadas à segurança do paciente?

Surgiram na década de 1990, com a importante publicação americana *To err is human: building a safer health system*, do Instituto de Medicina (IOM), na qual os autores relatam a morte de 44 mil a 98 mil americanos resultantes de incidentes que eram, em grande parte, evitáveis.[23]

Como a Organização Mundial de Saúde (OMS) define a segurança do paciente?

A OMS define segurança do paciente como a redução do risco de danos desnecessários a um mínimo aceitável, considerado componente constante e intimamente relacionado com o atendimento ao paciente.[24]

O que influencia a segurança do paciente?

Apesar dos avanços na área da saúde, a segurança do paciente é influenciada pelas iatrogenias cometidas pelos profissionais, as quais refletem diretamente na qualidade de vida dos clientes, provocando consequências desagradáveis para os pacientes como para os profissionais e a organização hospitalar.[25]

Qual é o envolvimento dos profissionais de enfermagem na segurança do paciente?

Os profissionais de enfermagem são responsáveis por boa parte das ações assistenciais; portanto, se encontram em posição privilegiada para reduzir a possibilidade de incidentes, que atingem os pacientes, além de detectar as complicações precocemente, e realizar as ações para minimizar os danos.[26]

O que significa o Programa Nacional de Segurança do Paciente?

O Programa Nacional de Segurança do Paciente (PNSP) foi instituído no Brasil, pelo Ministério da Saúde, em 2013. O objetivo desse programa é de implementar medidas assistenciais, educativas, programáticas e iniciativas voltadas para segurança do paciente em diferentes áreas de atenção, organização e gestão dos serviços de saúde por meio da implantação da gestão de riscos e de núcleos de segurança do paciente nos estabelecimentos de saúde.[27]

O nível de desenvolvimento de uma organização de saúde pode afetar diretamente a assistência aos pacientes;[26] no entanto, mesmo com os avanços nos serviços de saúde, as pessoas ainda estão expostas a diversos riscos quando submetidas a cuidados, particularmente em ambientes hospitalares.[28] Quais os principais problemas relacionados?

Gestão inadequada dos serviços, déficit de pessoal, sobrecarga de trabalho, relacionamento entre as equipes, falha de comunicação e baixa continuidade de atenção prestada aos pacientes.[29] Além disso, problemas relacionados às falhas na estrutura física e predial e a falta ou quantidade insuficiente de equipamentos para atender as necessidades também aparecem como adversidade no ambiente de trabalho das instituições de saúde.[30] O ambiente e o sistema de atendimento afetam as práticas de enfermagem. Em decorrência disso, alguns hospitais começaram a transformar sua filosofia e infraestrutura a fim de oferecer melhores condições de trabalho e favorecer o desempenho profissional.[26]

Qual é a responsabilidade e o dever do enfermeiro na prestação da assistência, conforme o Código de Ética dos Profissionais de Enfermagem?

O Código de Ética dos Profissionais de Enfermagem[31] assegura que é responsabilidade e dever do enfermeiro prestar assistência à pessoa, família e coletividade livre de danos decorrentes de imperícia, negligência ou imprudência e que a enfermagem deve garantir assistência com segurança e prestar informações adequadas à pessoa e à família sobre os direitos, riscos, intercorrências e benefícios acerca da assistência de enfermagem.

O que são protocolos assistenciais?

Os protocolos assistenciais descrevem de forma minuciosa as linhas de cuidado específicas, compostos por normas, rotinas e procedimentos relativos ao processo ou condição de saúde determinada, permitindo assim direcionar o trabalho e registrar oficialmente os cuidados executados. Eles trazem informações sobre o que fazer, quem faz e como fazer, podem ser multiprofissionais e interdisciplinares, pois visam ao atendimento integral do ser cuidado.[32]

Como o uso de protocolos assistenciais auxilia no desenvolvimento do trabalho de forma mais segura?

Sua utilização propicia a padronização das rotinas e prevenção de problemas, pois proporciona prática mais qualificada e assistência mais eficaz e humanizada ao paciente.[33]

O que é um *checklist* e porque é importante sua utilização na assistência ao paciente?

É um documento com perguntas estruturadas para conferência e checagem sobre um determinado processo que propõe cuidados simples, tais como a confirmação dos dados do paciente, informações clínicas da pessoa e do órgão, disponibilidade e bom funcionamento de todos os materiais e equipamentos que podem fazer a diferença entre sucesso e fracasso de um procedimento. O *checklist* mais conhecido atualmente é o da cirurgia segura, também utilizado em procedimentos realizados dentro da UTI e para exames invasivos.[34-36]

Qual o papel da equipe de enfermagem em garantir a assistência segura?

É um processo participativo no qual todos devem executar as barreiras de segurança determinadas no processo assistencial e de forma proativa identificar melhorias potenciais em seu ambiente de trabalho. É de suma importância o papel do líder em engajar e encorajar a participação de todos com o intuito de beneficiar profissionais e pacientes.[37]

Quais são os principais protocolos estabelecidos pelo Ministério da Saúde em 2013?

Protocolo de prevenção de quedas; de identificação do paciente; de segurança na prescrição e de uso e administração de medicamentos; de cirurgia segura, prática de higiene das mãos e úlcera por pressão.

O que são eventos adversos e incidentes?

Os eventos adversos e incidentes são não conformidades que ocorrem durante a assistência ao paciente e que resultam ou não em dano ao mesmo. Podem ser: físicos, psicológicos ou sociais, o que inclui doença, lesão, sofrimento, incapacidade ou morte.[38]

Como são classificados os incidentes e eventos?

- Incidente: um evento ou circunstância que poderia resultar, ou resultou, em dano desnecessário para o paciente.

  O incidente pode ser classificado em:
  - *Near miss* (quase falha): não atingiu o paciente, cliente ou profissional da saúde.
  - Circunstância de risco: é um perigo, um agente ou ação com potencial para causar dano.
  - Incidente sem danos: atingiu o paciente, mas não causa dano.
- Evento: atingiu o paciente, cliente ou profissional da saúde e causa dano.

  Os eventos com dano podem ser classificados em:
  - Óbito.
  - Dano grave: paciente sintomático. Necessidade de intervenção para suporte de vida ou intervenção clínica/cirúrgica de grande porte, causando diminuição da expectativa de vida.

- Dano moderado: paciente sintomático com necessidade de intervenção, aumento do tempo de internação, procedimento e/ou tratamento terapêutico adicional.
- Dano leve: sintomas leves, perda de função ou danos mínimos ou moderados, mas com duração rápida e apenas intervenções mínimas.[38,39]

Na ocorrência de incidentes e eventos adversos, quais são as consequências para o paciente?

Os desfechos podem ser variados. Devido à gravidade, os pacientes de UTI são particularmente os mais vulneráveis a essas complicações. Podem gerar importantes consequências tanto no que se refere ao sofrimento desnecessário como no aumento da dor ou incapacidade e prolongamento do tempo de internação.[37]

Como deve ser interpretada a ocorrência de erros?

A ocorrência de erros deve ser interpretada como falhas ou não conformidades decorrentes de problemas sistêmicos relacionados aos processos e não como resultados isolados de ações profissionais.[40] Estruturar o sistema de forma segura, para ajudar os profissionais a não errar, deve ser a preocupação das instituições; na ocorrência de erros, as causas devem ser analisadas pela gestão de risco com foco nas ações corretivas, visando à prevenção e à redução de eventos adversos.[41]

Por que é importante notificar as falhas?

Para identificar os eventos adversos e incidentes, propiciando uma rede de comunicação sobre as ocorrências e fatos inesperados com o objetivo de desenvolver as barreiras necessárias nos processos de trabalho.[30]

Como estimular que as falhas sejam notificadas?

Os estudos mostram que existem grandes barreiras dos profissionais no entendimento da importância da notificação e também o receio das consequências dessas notificações (vergonha, autopunição, medo das críticas dos colegas e familiares e fatos jurídicos).[37]

Para que o relato seja eficaz, a instituição deve deixar claro ao profissional o objetivo da notificação que é melhorar a segurança e não de acusar ou punir. Como mencionado anteriormente, os eventos advêm de uma sequência de falhas em processos e não da responsabilidade de apenas um profissional (Figura 35.1). Além disso, é necessário propiciar uma cultura de monitorização de riscos reais e potenciais, abolindo uma cultura punitiva.

Meta 1 – identificar corretamente o paciente.

O que é a Meta 1 ou Protocolo de Identificação do Paciente?

A finalidade desse protocolo é garantir a correta identificação do paciente, a fim de reduzir a ocorrência de incidentes. O processo de identificação do paciente deve assegurar que o cuidado seja prestado à pessoa para a qual se destina.[43]

Para garantir uma correta identificação as instituições devem definir no mínimo dois identificadores; não se recomenda a utilização do número do leito, pois esta informação pode variar durante a internação. Temos como exemplo de identificadores: nome completo e número de prontuário; nome completo e data de nascimento.

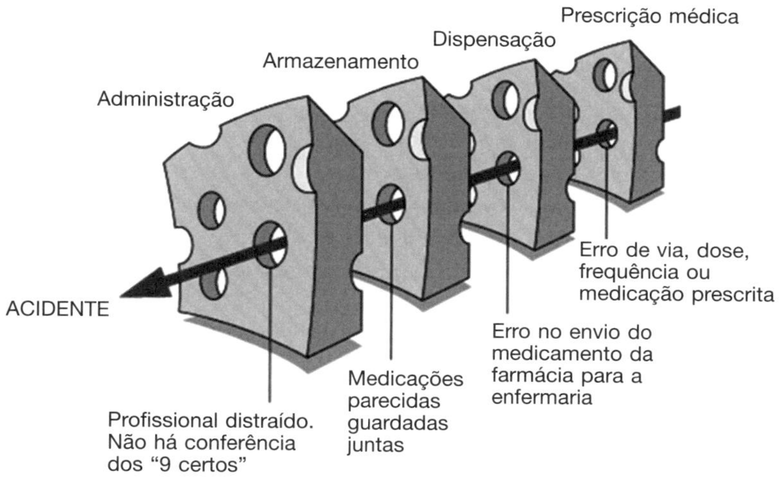

Figura 35.1. Teoria do queijo suíço.
Fonte: Reason.[42]

O Protocolo de Segurança do Paciente (ANVISA) recomenda a utilização de pulseira branca padronizada, que deve ser checada durante todo o processo de cuidado, incluindo nas transferência e alta por óbito. O processo de identificação deve prever as situações de pacientes comatosos e com identificação desconhecida.

Como aplico essa meta no meu dia a dia?

A confirmação da identificação deve ser realizada pela equipe assistencial durante todo o atendimento ou internação. Existem processos críticos em que não podemos deixar de executá-la, tais como: antes de administrar algum medicamento; antes de infundir sangue e hemocomponentes; antes da execução de procedimentos e coleta de material para exames; antes de entregar a dieta; antes da realização de procedimentos invasivos.[44]

Qual a forma correta de realizar a identificação do paciente?

O profissional deve perguntar ao paciente/familiar seus identificadores. Exemplo: "O senhor ou senhora (ou familiar) pode me dizer o seu nome completo e data de nascimento?" Após a verbalização da informação, a mesma deve ser conferida na pulseira de identificação e após realizar a conferência da prescrição ou pedido de exame ou frasco de exame ou dieta etc. Com a confirmação de que estes dados estão corretos e não há divergência de informações, o cuidado pode ser executado.[39]

O que devemos medir?

Para monitorar a execução dos processos proposto pela meta, podemos executar auditorias para verificar o cumprimento e garantir a correta identificação de todos os pacientes em todos os cuidados prestados. Podemos também monitorar, minimamente, os seguintes indicadores:

- Número de eventos adversos devido a falhas na identificação do paciente.
- Proporção de pacientes com pulseiras padronizadas entre os pacientes atendidos nas instituições de saúde.[45]

Meta 2 – melhorar a comunicação entre os profissionais de saúde.

O que é a Meta 2 – melhorar a comunicação entre os profissionais de saúde?

A comunicação deve ser eficaz, ou seja, oportuna, exata, completa, reduzindo erros e tornando a assistência ao paciente mais seguro.

Existem duas situações importantes para acompanharmos:

1. Comunicação de resultados críticos: devemos seguir as orientações institucionais para solicitar e receber resultados críticos ou valores críticos.
2. Transição do cuidado ou passagem: informações importantes sobre o estado clínico do paciente que devem ser transmitidas.

Para uma assistência segura, os registros de enfermagem são considerados essenciais, pois garantem a comunicação efetiva entre a equipe de saúde e fornecem respaldo legal.[46,47]

Como aplico essa meta no meu dia a dia?

As informações dos pacientes devem ser registradas em documentos específicos para a transição do cuidado e repassadas de forma sistemática, por exemplo, formulário de passagem de plantão entre turnos, entre unidades, entre procedimentos e transferências; utilizando processos para recebimento e registro de resultados e valores críticos, com foco na adequação de condutas assistenciais de forma dinâmica.

O que devemos medir?

- Proporção de registro de comunicação de resultados críticos de exames diagnóstico.
- Proporção de registro de transição do cuidado.

Meta 3 – melhorar a segurança na prescrição, uso e administração de medicamentos.

O que é a Meta 3 – melhorar a segurança na prescrição, uso e administração de medicamentos?

A finalidade dessa meta é estabelecer práticas seguras para o processo de prescrição, uso e administração de medicamentos.

Para a prescrição podemos iniciar com informações primordiais como: identificação do paciente, identificação do prescritor, identificação da instituição, data da prescrição, legibilidade, não usar abreviaturas, denominação dos medicamentos, diferenciar medicamentos com nomes semelhantes, expressão de dose.

Devido à letalidade na ocorrência de eventos adversos consideramos alguns medicamentos como potencialmente perigosos ou de alta vigilância e para esse grupo de medicamentos devemos estabelecer barreiras de segurança. No site do IBSP – Instituto para Práticas Seguras no Uso de Medicamentos, podemos acessar o Boletim de Medicamentos Potencialmente Perigosos de uso Hospitalar,[49] bem como algumas recomendações de segurança para a prevenção de erros.

As instituições normalmente trabalham com processos e sinalizações específicas para cada grupo de medicamentos, além das certezas ou certos de administração (Tabela 35.1).

Tabela 35.1. Certezas ou certos da administração de medicamentos

1. Medicação certa
2. Paciente certo
3. Dose certa
4. Via certa
5. Horário certo
6. Registro certo
7. Ação certa
8. Forma terapêutica certa
9. Monitoramento certo

Fonte: Adaptada de Brasil, Ministério da Saúde.[50]

Como aplico essa meta no meu dia a dia?

O profissional deve executar as barreiras de segurança estabelecidas pela instituição, atentar para a realização de dupla checagem, aguarda/armazenamento e sinalização, ler atentamente a prescrição e executar os certos da administração de medicamento.

O que devemos medir?

Podemos medir por meio de indicadores extraídos das notificações e eventos adversos:

- Taxa de erros na administração de medicamentos.
- Auditorias ou avaliações dos processos estabelecidos.

Com base nesas, informações implantar as correções do processo e melhorias necessárias.

Meta 4 – assegurar cirurgia em local de intervenção, procedimento e paciente correto.

O que é a Meta 4 – assegurar cirurgia em local de intervenção, procedimento e paciente correto?

Conforme o Protocolo de Cirurgia Segura do Ministério da Saúde/ANVISA e Fiocruz, consiste em determinar as medidas a serem implantadas para reduzir a ocorrência de incidentes e eventos adversos e a mortalidade cirúrgica, possibilitando o aumento da segurança na realização de procedimentos cirúrgicos, no local correto e no paciente correto, por meio do uso da Lista de Verificação de Cirurgia Segura desenvolvida pela Organização Mundial da Saúde – OMS.

A lista de verificação ou *checklist* cirúrgico deve ser aplicada em todos os locais dos estabelecimentos de saúde que executam procedimentos, sejam terapêuticos, ou diagnósticos, que impliquem em incisão no corpo humano ou em introdução de equipamentos endoscópicos, dentro ou fora de centro cirúrgico, por qualquer profissional de saúde.

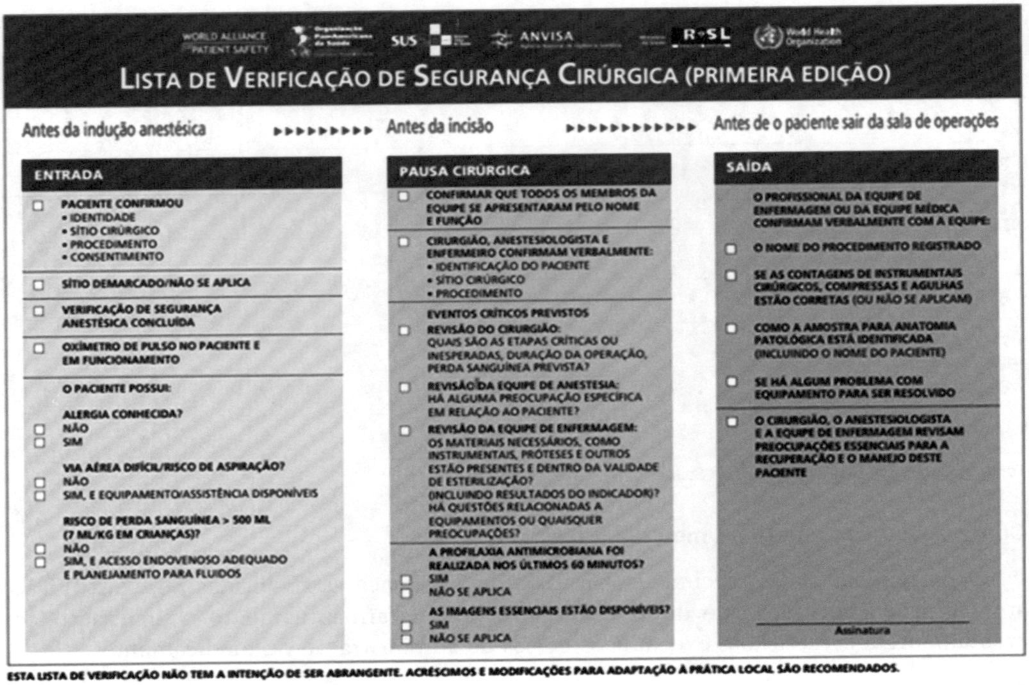

LISTA DE VERIFICAÇÃO DE SEGURANÇA CIRÚRGICA (PRIMEIRA EDIÇÃO)

Antes da indução anestésica ▸▸▸▸▸▸▸▸▸ Antes da incisão ▸▸▸▸▸▸▸▸▸▸▸▸ Antes de o paciente sair da sala de operações

ENTRADA

- ☐ PACIENTE CONFIRMOU
  - IDENTIDADE
  - SÍTIO CIRÚRGICO
  - PROCEDIMENTO
  - CONSENTIMENTO
- ☐ SÍTIO DEMARCADO/NÃO SE APLICA
- ☐ VERIFICAÇÃO DE SEGURANÇA ANESTÉSICA CONCLUÍDA
- ☐ OXÍMETRO DE PULSO NO PACIENTE E EM FUNCIONAMENTO

O PACIENTE POSSUI:

ALERGIA CONHECIDA?
- ☐ NÃO
- ☐ SIM

VIA AÉREA DIFÍCIL/RISCO DE ASPIRAÇÃO?
- ☐ NÃO
- ☐ SIM, E EQUIPAMENTO/ASSISTÊNCIA DISPONÍVEIS

RISCO DE PERDA SANGUÍNEA > 500 ML (7 ML/KG EM CRIANÇAS)?
- ☐ NÃO
- ☐ SIM, E ACESSO ENDOVENOSO ADEQUADO E PLANEJAMENTO PARA FLUIDOS

PAUSA CIRÚRGICA

- ☐ CONFIRMAR QUE TODOS OS MEMBROS DA EQUIPE SE APRESENTARAM PELO NOME E FUNÇÃO
- ☐ CIRURGIÃO, ANESTESIOLOGISTA E ENFERMEIRO CONFIRMAM VERBALMENTE:
  - IDENTIFICAÇÃO DO PACIENTE
  - SÍTIO CIRÚRGICO
  - PROCEDIMENTO

EVENTOS CRÍTICOS PREVISTOS
- ☐ REVISÃO DO CIRURGIÃO: QUAIS SÃO AS ETAPAS CRÍTICAS OU INESPERADAS, DURAÇÃO DA OPERAÇÃO, PERDA SANGUÍNEA PREVISTA?
- ☐ REVISÃO DA EQUIPE DE ANESTESIA: HÁ ALGUMA PREOCUPAÇÃO ESPECÍFICA EM RELAÇÃO AO PACIENTE?
- ☐ REVISÃO DA EQUIPE DE ENFERMAGEM: OS MATERIAIS NECESSÁRIOS, COMO INSTRUMENTAIS, PRÓTESES E OUTROS ESTÃO PRESENTES E DENTRO DA VALIDADE DE ESTERILIZAÇÃO? (INCLUINDO RESULTADOS DO INDICADOR)? HÁ QUESTÕES RELACIONADAS A EQUIPAMENTOS OU QUAISQUER PREOCUPAÇÕES?

A PROFILAXIA ANTIMICROBIANA FOI REALIZADA NOS ÚLTIMOS 60 MINUTOS?
- ☐ SIM
- ☐ NÃO SE APLICA

AS IMAGENS ESSENCIAIS ESTÃO DISPONÍVEIS?
- ☐ SIM
- ☐ NÃO SE APLICA

SAÍDA

O PROFISSIONAL DA EQUIPE DE ENFERMAGEM OU DA EQUIPE MÉDICA CONFIRMAM VERBALMENTE COM A EQUIPE:
- ☐ O NOME DO PROCEDIMENTO REGISTRADO
- ☐ SE AS CONTAGENS DE INSTRUMENTAIS CIRÚRGICOS, COMPRESSAS E AGULHAS ESTÃO CORRETAS (OU NÃO SE APLICAM)
- ☐ COMO A AMOSTRA PARA ANATOMIA PATOLÓGICA ESTÁ IDENTIFICADA (INCLUINDO O NOME DO PACIENTE)
- ☐ SE HÁ ALGUM PROBLEMA COM EQUIPAMENTO PARA SER RESOLVIDO
- ☐ O CIRURGIÃO, O ANESTESIOLOGISTA E A EQUIPE DE ENFERMAGEM REVISAM PREOCUPAÇÕES ESSENCIAIS PARA A RECUPERAÇÃO E O MANEJO DESTE PACIENTE

Assinatura

ESTA LISTA DE VERIFICAÇÃO NÃO TEM A INTENÇÃO DE SER ABRANGENTE. ACRÉSCIMOS E MODIFICAÇÕES PARA ADAPTAÇÃO À PRÁTICA LOCAL SÃO RECOMENDADOS.

Figura 35.2. Lista de verificação de segurança cirúrgica (primeira edição).
Fonte: Organização Mundial da Saúde (OMS).[53]

O Protocolo de Cirurgia Segura do Ministério da Saúde/ANVISA e Fiocruz mencionam revisão sistemática e estudos que destacam que a proporção de morte em decorrência de um evento adverso é de 1 em cada 150 pacientes hospitalizados, sendo que quase dois terços destes eventos adversos ocorridos estavam associados ao cuidado cirúrgico. Os estudos relatam ainda que os eventos adversos em cirurgia geral são em torno de 2% e 30%.[51,52]

Como aplico essa meta no meu dia a dia?

Seguindo as rotinas desenvolvidas conforme a realidade dos procedimentos realizados em UTI. Atentar para as fases de execução do *checklist* cirúrgico, com ênfase na pausa cirúrgica ou *time out*/antes da incisão cirúrgica:

I – Antes da indução anestésica.

II – Antes da incisão cirúrgica.

III – Antes de o paciente sair da sala de cirurgia.

O que devemos medir (Figura 35.2)?

- Percentual de pacientes que recebeu antibioticoprofilaxia no momento adequado.
- Número de cirurgias em local errado.
- Número de cirurgias em paciente errado.
- Número de procedimentos errados.
- Taxa de mortalidade cirúrgica intra-hospitalar ajustada ao risco.
- Taxa de adesão à lista de verificação.

Meta 5 – higienizar as mãos para evitar infecções.

O que é a Meta 5 – higienizar as mãos para evitar infecções?

Tendo em vista que prevenção e o controle de infecções são grandes desafios na maioria das instituições de saúde, sabemos que a principal atividade para a prevenção e eliminação de infecções é a higiene adequada das mãos. As diretrizes de higiene das mãos baseadas em evidências estão disponíveis na Organização Mundial da Saúde (OMS), nos Centros de Controle e Prevenção de Doenças dos Estados Unidos (CDC) e em várias outras organizações nacionais e internacionais.

A higienização das mãos tem como finalidade remover os microrganismos que colonizam as camadas superficiais da pele, devendo ser realizada com água e sabão sempre que o local estiver visivelmente sujo ou após contato com secreções e fluidos corporais. Nas demais situações a higiene das mãos pode ser realizada com álcool em gel.

Na Figura 35.3, está indicada a técnica correta de higienização das mãos.

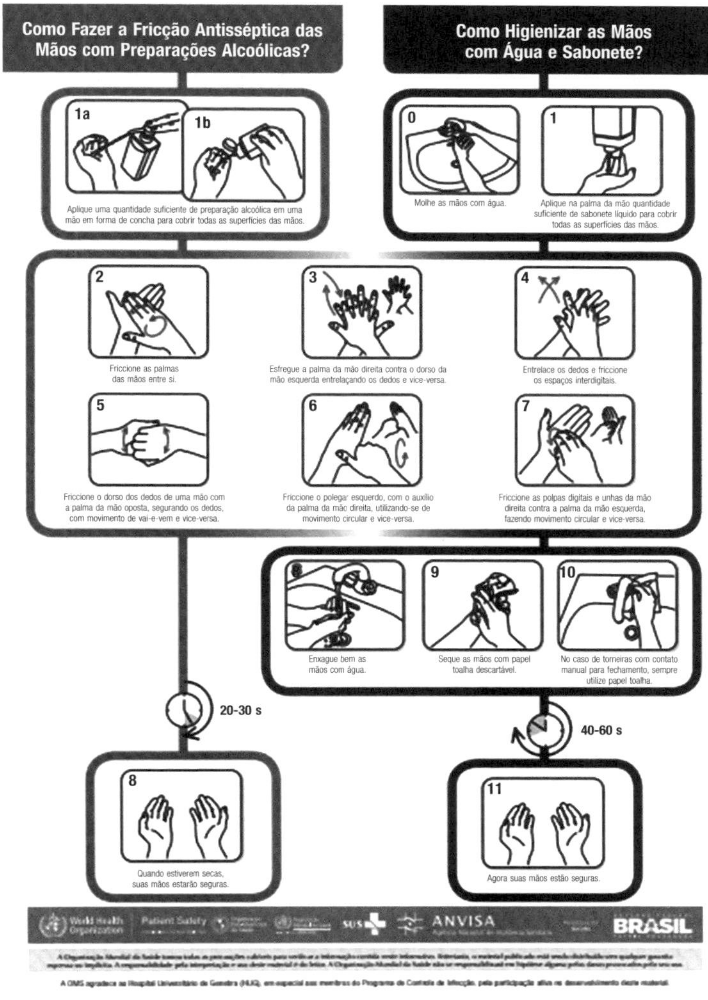

Figura 35.3. Higienização das mãos.
Fonte: Organização Mundial da Saúde (OMS).[54]

Como aplico essa meta no meu dia a dia?

Realizando a técnica correta de higienização das mãos e nos principais momentos. Quais são estes momentos?

1. Antes de tocar no paciente.
2. Antes de realizar procedimentos.
3. Após o risco de exposição a fluidos corporais.
4. Após o contato com o paciente.
5. Após o contato com áreas próximas a ele.

O que devemos medir?

- Consumo de preparação alcoólica para as mãos: monitoramento do volume de preparação alcoólica para as mãos utilizadas para cada mil pacientes/dia.
- Consumo de sabonete: monitoramento do volume de sabonete líquido associado ou não a antisséptico utilizado para cada mil pacientes/dia.
- Percentual (%) de adesão: número de ações de higiene das mãos realizadas pelos profissionais de saúde/número de oportunidades ocorridas para higiene das mãos, multiplicado por 100.[54,55]

Meta 6 – reduzir o risco de quedas e lesão por pressão.

O que é a Meta 6 – reduzir o risco de quedas e lesão por pressão (LPP)?

Reduzir o risco de quedas: conforme o Protocolo de Prevenção de Quedas (ANVISA)[56] o objetivo é reduzir a ocorrência de quedas de pacientes nos pontos de assistência e o dano delas decorrente, por meio da implantação/implementação de medidas que contemplem a avaliação de risco do paciente, garantam o cuidado multiprofissional em um ambiente seguro, e promovam a educação do paciente, familiares e profissionais. Sabemos que, de modo geral, a hospitalização aumenta o risco de queda, os pacientes se encontram em ambientes desconhecidos, podem possuir patologias que predispõem à queda (demência e osteoporose) ou a própria assistência com seus procedimentos terapêuticos, múltiplas prescrições de medicamentos.[57]

As quedas podem ser classificadas em:

- Com dano.
- Sem dano.

Reduzir o risco de lesão por pressão: Segundo a SOBEST – Sociedade Brasileira de Estomaterapia, lesão por pressão é um dano localizado na pele e/ou tecidos moles subjacentes, geralmente sobre uma proeminência óssea ou relacionada ao uso de dispositivo médico ou a outro artefato. A lesão pode se apresentar em pele íntegra ou como úlcera aberta e pode ser dolorosa. A lesão ocorre como resultado da pressão intensa e/ou prolongada em combinação com o cisalhamento. A tolerância do tecido mole à pressão e ao cisalhamento pode também ser afetada pelo microclima, nutrição, perfusão, comorbidades e pela sua condição, tendo sua classificação em: estágio 1, estágio 2, estágio 3, estágio 4, não classificável, tissular profunda.[58,59]

Como aplico essa meta no meu dia a dia?

Realizando a avaliação, reavaliação dos riscos e implementando barreiras para sua ocorrência, que podem iniciar nas medidas de prevenção universais (queda) até cuidados e necessidades específicas definidas por paciente (LPP).

Para avaliações dos riscos, normalmente utilizam-se ferramentas conforme Tabela 35.2.

Tabela 35.2. Critérios de avaliação

	Adulto	Pediatria
Avaliação do risco de queda	Morse STRATIFY	*
Avaliação do risco de LPP	Braden	Braden Q

**No Brasil, não temos ferramentas validadas e gratuitas para o paciente pediátrico; as instituições, normalmente, utilizam critérios internos de avaliação.*
Fonte: Adaptada de Brasil. Ministério da Saúde;[56] Florentino;[57] Sobest.[58]

O que devemos medir?

Proporção de pacientes com avaliação de risco de queda realizada na admissão.

- Número de quedas com dano.
- Número de quedas sem dano.
- Índice de quedas [(n.º de eventos/n.º de paciente-dia)*1.000]: este indicador pode ser monitorado utilizando um diagrama de controle, visando não só construir a série histórica do evento, como também auxiliar a estabelecer metas e parâmetros de avaliação.
- Incidência de lesão por pressão: porcentagem (%) de pacientes sem lesão por pressão na admissão e que a desenvolveram durante um período específico de tempo.[56-58]

Qualidade

O que significa qualidade em UTI?

Definir qualidade no ambiente da terapia intensiva é complexo. Os diversos danos em decorrência da falta de qualidade e cuidados inseguros induzem as instituições de saúde a buscarem qualidade e assistência segura aos seus pacientes.[23] Conforme o Instituto de Medicina Americano (IOM), qualidade do cuidado em saúde é o grau em que os serviços prestados aos pacientes diminuem a probabilidade de resultados desfavoráveis e aumentam a probabilidade de resultados favoráveis, de acordo com o conhecimento científico atualizado.[60] Ainda, O Ministério da Saúde (MS) brasileiro garante que qualidade em saúde é a marca da modernidade, sendo definida em relação ao grau de atendimento a padrões estabelecidos de acordo com normas e protocolos que organizam as ações práticas.[61]

A qualidade resulta na satisfação do cliente e na redução – a um mínimo aceitável – dos riscos inerentes à assistência à saúde, o que requer o compromisso de todos os atores envolvidos no processo de melhoria contínua.[62]

De que maneira a busca pela qualidade favorece pessoas e organizações?

Os profissionais que desempenham suas atividades em instituições reconhecidas pelo seu bom desempenho dispõem de instrumentos que tornam o ambiente organizacional saudável e seguro, favorecendo o crescimento profissional atualizado, gerando também a possibilidade de retorno financeiro, tanto para a organização, quanto para os trabalhadores. Nesse contexto, profissionais que são beneficiados com qualidade no ambiente laboral têm mais facilidade de desenvolver melhor a assistência aos seus pacientes, pois a qualidade na prestação de serviço é essencial para a recuperação da vida.

As atividades devem ser medidas, de modo a gerar a satisfação do gestor, trabalhadores e clientes. O papel do gestor é muito importante para criar e aperfeiçoar os mecanismos que possam garantir a qualidade do serviço oferecido. Entre eles, os mais utilizados para estímulo e busca da qualidade são: planejamento, padronização de processos (protocolos, rotinas, *checklist*), verificação de falhas e planos de ação (eventos adversos e incidentes) e mensuração de indicadores.[63]

Que medidas a enfermagem deve desenvolver para garantir e melhorar a qualidade da assistência prestada?

Programas de treinamento e capacitação dos profissionais alicerçados em subsídios e estratégias tais como: a utilização de protocolos e *checklists*, para realizar intervenções que possibilitem a assistência livre de danos aos pacientes, mais segura e com qualidade.[64]

O que são processos?

Pode-se dizer que são uma série de ações dirigidas a um fim.[65] Processos são tarefas organizadas de forma a tornarem-se interligadas, utilizando recursos da instituição para gerar resultados e objetivos definidos. Os processos compreendem as etapas que constituem o cuidado de saúde em si, incluindo diagnóstico, tratamento, reabilitação e educação do paciente. Em geral, o conceito se refere ao conjunto de atividades desenvolvidas pelos profissionais que participam diretamente do cuidado prestado ao paciente. Todos os processos possuem entradas, que são trabalhadas para produzir uma saída. Gestão de processos assegura que essas saídas sejam o melhor resultado desejado ao menor custo. O mapeamento de processos se torna fundamental na análise de valor gerada ao cliente.[66]

O que são indicadores?

Um indicador é uma medida qualitativa ou quantitativa que permite conhecer em que nível determinado objetivo foi atingido. Os indicadores fornecem informação sobre determinados atributos e dimensões do estado de saúde e do desempenho do sistema de saúde.[67] Um indicador não é uma medida absoluta de bom ou mau desempenho, mas sim um "sinalizador" que permite conhecer em que medida cumprimos determinado objetivo ou não. O monitoramento de indicadores é "uma atividade planificada e sistemática para identificar problemas ou situações que devem ser estudadas de forma profunda ou ser objeto de intervenção para melhorar".[43] Os indicadores devem ser de fácil aplicabilidade, ser relevantes e ter custo-efetividade; e para que se tenha validade científica, o indicador deve ser confiável, exato, objetivo, simples, pertinente, válido, sensível e específico. Um indicador pode ser expresso como uma taxa, uma razão, uma proporção ou um evento (um número absoluto). Para cada indicador, é importante que se elabore uma ficha técnica contendo informações que dispõem sobre suas características e ajudam na sua construção.[68]

Qual o objetivo de criarmos e acompanharmos indicadores?

Conforme Deming, não se gerencia aquilo que não se mede. Pensando dessa forma, não existe outra saída a não ser o gerenciamento por indicadores, ou gerenciamento com o seu apoio.[69] A especificidade de cada monitoramento pode trazer a segurança da gestão e na tomada de decisão, seja ela técnica ou assistencial. O monitoramento dos cuidados prestados aos pacientes, por meio de indicadores, permite:

- Orientar a formulação e a hierarquização de políticas.
- Monitorizar a melhoria de cuidados de saúde.
- Promover maior transparência das organizações de saúde.
- Que os usuários façam escolhas mais informadas.

Quais são os indicadores utilizados na UTI?

O modelo mais conhecido e amplamente utilizado é o proposto por Donabedian.[70] Conhecido como a tríade de Donabedian, ele é constituído de três componentes: estrutura, processo e resultado. A estrutura corresponde aos atributos dos setores em que os cuidados são prestados, o que inclui os recursos físicos, humanos, materiais e financeiros; o processo corresponde ao conjunto de atividades desenvolvidas durante a prestação de cuidados; e o resultado corresponde ao efeito do cuidado no estado de saúde do paciente e das populações.

Essa tríade não pode ser confundida como dimensões ou atributos da qualidade. As dimensões da qualidade do cuidado variam de autor para autor. Uma das configurações mais utilizadas são as da ANS (Agência Nacional de Saúde Suplementar) por meio do Qualis, que estão apresentadas a seguir com exemplos de indicadores associados.[70]

Ressalta-se que a criação dos indicadores, além dos relacionados às dimensões da qualidade e aos protocolos existentes, depende de peculiaridades próprias de cada UTIP (Tabela 35.3).

Tabela 35.3. Indicadores de qualidade da UTI

Dimensão	Indicador
Segurança	• Taxa de densidade de incidência de infecção de corrente sanguínea associada ao cateter venoso central na UTIP • Conformidade com os padrões de cirurgia segura
Efetividade	• Implantação de diretrizes e protocolos clínicos • Taxa de mortalidade na UTIP
Eficiência	• Taxa de ocupação da UTIP • Média de permanência na UTIP
Acesso	• Critérios de admissão na UTIP
Equidade	• Acessibilidade à pessoa com deficiência
Centralidade no paciente	• Satisfação do paciente • Permanência do pai ou mãe junto à criança em UTIP

Fonte: Adaptada de QUALIS.[71]

O que significa melhoria contínua?

As instituições utilizam a melhoria contínua para atingir sempre resultados cada vez melhores, em seus processos internos. Pode ser atingida por meio de diversas metodologias e boas práticas organizacionais. Temos como ferramentas da melhoria contínua: a ação corretiva com o objetivo de eliminar ou diminuir as causas de uma não conformidade ocorrida e a ação preventiva com foco na prevenção da ocorrência da não conformidade, eliminando a recorrência de problemas.

Quais são as ferramentas da qualidade? Por que utilizá-las?

As ferramentas da qualidade são um conjunto de metodologias que foram reunidas e amplamente difundidas como forma de melhorar os processos das instituições. São utilizadas para definir, mensurar, analisar e propor soluções aos problemas que interferem no desempenho e no resultado. Ajudam ainda a estabelecer métodos mais elaborados de resolução baseados em fatos e dados, o que aumenta a taxa de sucesso dos planos de ação.[72] Além do PDCA as ferramentas são as seguintes:

- Fluxograma.
- Diagrama de Ishikawa (espinha de peixe).
- Folhas de verificação.
- Diagrama de pareto.
- Histograma.
- Diagrama de dispersão.
- Controle estatístico de processo.
- MASP (método de análise e solução de problemas).

O que é o PDCA?

O PDCA é uma das ferramentas da qualidade mais utilizadas.[73] O foco da utilização está no controle de processos, que tem como objetivo a solução de problemas.[74] Sua aplicação consiste em quatro etapas:

- P (*plan*) – planejar o trabalho a ser realizado por meio de um plano de ação após a identificação, reconhecimento e descoberta das causas principais do problema.
- D (*do*) – realizar o trabalho planejado de acordo com o plano de ação.
- C (*check*) – medir ou avaliar o que foi feito, identificando a diferença entre o realizado e o que foi planejado no plano de ação.
- A (*act*) – atuar corretivamente sobre a diferença identificada (caso houver); caso contrário, haverá a padronização e a conclusão do plano.

O que significa a experiência do paciente?

A experiência do paciente pode ser traduzida em segurança, paixão por servir e atenção aos detalhes, sustentando o atendimento de excelência de um hospital que coloca o paciente como foco principal no seu sistema de gestão, responsável fruto do engajamento dos colaboradores e da preocupação com a assistência de qualidade.[75] Conforme Costa, a experiência do paciente abrange a gama de interações que os pacientes têm com os sistemas de saúde, incluindo planos de saúde, médicos, enfermeiros e demais profissionais em hospitais, práticas médicas e outros serviços de saúde; sendo a integração entre qualidade, segurança, custo e resultados assistenciais. O entendimento da experiência do paciente é um passo-chave na mudança em direção ao cuidado centrado no paciente. Nesse contexto, a avaliação, juntamente com outros componentes, como a eficácia e a segurança dos cuidados, é essencial para fornecer uma imagem completa da qualidade dos cuidados de saúde. A definição do "valor" do cuidado prestado na experiência do paciente possibilita que as instituições foquem seus esforços no que importa para eles e não apenas no que é o problema junto a eles. Como expectativas do paciente existem fatores determinantes para atender, tais como: tratamento humanizado, velocidade de atendimento, ambiente higienizado, disponibilidade.[76]

O que significa acreditação?

A acreditação é um processo no qual uma entidade, separada e distinta da organização de saúde, geralmente não governamental, avalia a organização de saúde para determinar se ela atende a um conjunto de requisitos (padrões) projetados para melhorar a segurança e a qualidade dos cuidados (forma de avaliação externa). De caráter voluntário, trabalha com padrões estabelecidos em um nível ótimo e alcançável e evidencia um compromisso da organização para melhorar a segurança e a qualidade do cuidado ao paciente, garantir um ambiente de cuidados seguro, e continuamente trabalhar a fim de reduzir os riscos para os pacientes e funcionários. A acreditação pode ser considerada como uma ferramenta para a avaliação da qualidade e para a gestão e, em especial, melhoria da segurança do paciente (Tabela 35.4).[77]

Tabela 35.4. Metodologias de acreditação aplicadas no Brasil

Instituição	Abrangência	Nível de acreditação	Prazo de validade	Aplicação
Organização Nacional de Acreditação (ONA)	Nacional	1. Segurança 2. Gestão integrada 3. Excelência em gestão	Níveis 1 e 2 – dois anos Nível 3 – três anos	Por meio de instituições credenciadas como acreditadoras
Joint Commission International (JCI)	Internacional	Acreditado (sem níveis)	3 anos	Por meio de acordo com o Consórcio Brasileiro de Acreditação (CBA)
Accreditation Canada	Internacional	Acreditado (sem níveis)	3 anos	Por meio de sociedade com o Instituto Qualisa de Gestão (IQG)
National Integrated Accreditation for Healthcare Organizations (NIAHO)	Internacional	Acreditado (sem níveis)	3 anos	Por meio da empresa Det Norske Veritas (DNV)

Fonte: Costa Junior.[78]

Referências bibliográficas

1. Conselho Regional de Medicina. Resolução CREMESP n. 71, de 08 de novembro de 1995.Diário Oficial do Estado; Poder Executivo, São Paulo, SP, 217, 14 nov. 1995. Seção 1. Disponível em: http://www.portalmedico.org.br/resolucoes/crmsp/.../1995/71_1995.htm. Acessado em: 18 jun 2019.

2. Vila VSC, Rossi LA. (2002). O significado cultural do cuidado humanizado em unidade de terapia intensiva: "muito falado e pouco vivido". Rev Latino-Am Enferm. 2002; 10(2):137-44. Disponível em: http://dx.doi.org/10.1590/S0104-11692002000200003. Acessado em: jun 2019.
3. Brasil. Ministério da Saúde-Agência Nacional de Vigilância Sanitária. Resolução nº 7, de 24 de fevereiro de 2010.
4. Fernandes HS, et al. Qualidade em terapia intensiva. Rev Bras Clin Med. 2010; 8(1):37-46.
5. Brasil. Ministério da Saúde. Portaria n. 895, de 31 de março de 2017. Institui o cuidado progressivo ao paciente crítico ou grave com os critérios de elegibilidade para admissão e alta, de classificação e de habilitação de leitos de Terapia Intensiva adulto, pediátrico, UCO, queimados e Cuidados Intermediários adulto e pediátrico no âmbito do Sistema Único de Saúde – SUS. Disponível em: https://portalarquivos2.saude.gov.br/images/pdf/2017/abril/07/106713-16-82-Minuta-Portaria-PROTOCOLO.pdf. Acessado em: 19 jun 2019.
6. Gonçalves MA, Zac JI, Amorim CA. Gestão estratégica hospitalar: aplicação de custos na saúde. Revista de Administração FACES Journal. 2009; 8(4).
7. Straube B. The CMS Quality Roadmap: quality plus efficiency. Millwood: Health Affairs. 2005; 3 (suppl Web exclusives), W5-555-7.
8. Knobel E, et al. Organização e funcionamento das UTIs. In: Knobel K (ed.). Condutas no paciente grave. 3 ed. São Paulo: Atheneu; 2006. p. 1953-67.
9. Chiavenato I, Sapiro A. Planejamento Estratégico. 7 reimpr. Rio de Janeiro: Elsevier; 2003.
10. Kawasaki G. A arte do começo: o guia definitivo para iniciar o seu projeto. Rio de Janeiro: Best Seller; 2006.
11. Couto RC, Pedrosa TM. Hospital: acreditação e gestão em saúde. 2 ed. Rio de Janeiro: Guanabara Koogan; 2007.
12. Francischini PG, Gurgel FA. Administração de materiais e do patrimônio. São Paulo: Pioneira Thonson; 2002.
13. Castilho V, Gonçalves VLM. Gerenciamento de recursos materiais. In: Kurcgant P (coord.). Gerenciamento em enfermagem. Rio de Janeiro: Guanabara Koogan; 2005. p. 157-70.
14. Martins D. Custos e Orçamentos Hospitalares. São Paulo: Atlas; 2000.
15. Kudlawicz C, Corbari EC. Custos na prestação de serviços: Uma aplicação do custo por departamento em uma organização hospitalar. In: Congresso Brasileiro de Custos. Porto de Galinhas; 2016. Disponível em: https://anaiscbc.emnuvens.com.br/anais/article/view/886/886. Acessado em: 6 jun 2019.
16. Toledo F. Administração de pessoal: Desenvolvimento de recursos Humanos. São Paulo: Atlas; 2004.
17. Chiavenato I. Administração de Recursos Humanos. 2 ed. São Paulo: Atlas; 1981.
18. Magalhães AMM, Dall'Agnol CM, Marck PB. Nursing work load and patient safety – a mixed method study with an ecological restorative approach. Rev Latino-Am Enferm. 2013; 21(n. esp).Disponível em: http://dx.doi.org/10.1590/S0104-11692013000700019. Acessado em: 18 jun 2019.
19. Brasília. Conselho Federal de Enfermagem. Resolução n.543/2017. Atualiza e estabelece parâmetros para o Dimensionamento do Quadro de Profissionais de Enfermagem nos serviços/locais em que são realizadas atividades de enfermagem. Brasília: COFEN; 2017. Disponível: http://www.cofen.gov.br/resolucao-cofen-5432017_51440.html. Acessado em: 18 mai 2019.
20. Ferreira PC, et al. Nursing measure in Intensive Care Unit: evidence about the Nursing Activities Score. Rev Rene. 2014; 15(5). Disponível em: http://www.revistarene.ufc.br/revista/index.php/revista/article/view/1685/pdf_1. Acessado em: 3 jun 2019.
21. Andrade MR. Gestão por resultados: características, vantagens e usos; 2016. Disponível em: https://blog.contaazul.com/gestao-por-resultados. Acessado em: 17 jun 2019.
22. Brasil, 2002. Portaria n.º 1101/GM – 12 de junho de 2002.
23. Caldana G, et al. Avaliação da qualidade de cuidados de enfermagem em hospital público. Semina: Cienc Biol Saúde. 2013; 34(2):187-94.
24. World Health Organization (WHO). Marco Conceptual de la Clasificación Internacional para la Seguridad del Paciente. Versión 1.1. Informe Técnico Definitivo. Geneva: WHO; 2009. Disponível em: http://www.who.int/patientsafety/ implementation/icps/icps_full_report_es.pdf. Acessado em: 15 jun 2019.
25. Miasso AI, et al. O processo de preparo e administração de medicamentos: identificação de problemas para propor melhorias e prevenir erros de medicação. Ribeirão Preto: Rev Latino-Am Enferm. 2006 mai/jun; 14(3).
26. Pedreira MLG. Enfermagem para segurança do paciente. In: Pedreira MLG, Harada MJCS. Enfermagem dia a dia: segurança do paciente. São Caetano do Sul: Yendis. 2009; p. 23-31.
27. Brasil. Ministério da Saúde. Documento de referência para o Programa Nacional de Segurança do Paciente. Brasília DF: Ministério da Saúde; 2014.
28. Raduenz AC, et al. Cuidados de enfermagem e segurança do paciente: visualizando a organização, acondicionamento e distribuição de medicamentos com método de pesquisa fotográfica. Ribeirão Preto: Rev Latino-Am Enferm. 2010 nov/dez; 18(6):1045-54.

29. Capucho HC, Cassiani SHB. Necessidade de implantar Programa de segurança do paciente no Brasil. São Paulo: Rev Saúde Pública. 2013; 47(4):791-8.
30. Paiva MCMS, Paiva SAR, Berti HW. Eventos adversos: análise de um instrumento de notificação utilizado no gerenciamento de enfermagem. São Paulo: Rev Esc Enferm USP. 2010; 44(2):287-94.
31. Conselho Federal de Enfermagem – Cofen. Resolução Cofen nº 564/2017; 2017. Disponível em: http://www.cofen.gov.br/resolucao-cofen-no-5642017_59145.html. Acessado em: 18 jun 2019.
32. Conselho Regional de Enfermagem de Sergipe (Coren-SE). Protocolos Assistenciais; 2017. Disponível em: http://se.corens.portalcofen.gov.br/wp-content/uploads/2017/02/MODELO-PROTOCOLOS-ASSISTENCIAIS.pdf. Acessado em: 18 jun 2019.
33. Honório RPP, Caetano JA. Elaboração de um protocolo de assistência de enfermagem ao paciente hematológico: relato de experiência. Goiânia: Rev Eletr Enf. 2009; 11(1):188-93.
34. World Health Organization (WHO). Clean Care is Safer Care; 2015. Disponível em: http://www.who.int/gpsc/5may/en. Acessado em: 20 jun 2019.
35. Ferraz EMA. Cirurgia segura: uma exigência do século XXI. Rio de Janeiro: Rev Col Bras Cir. 2009; 36(4):281-2.
36. Pancieri AP, et al. Checklist de cirurgia segura: análise da segurança e comunicação das equipes de um hospital escola. Porto Alegre: Rev Gaúcha Enferm. 2013; 34(1):71-8.
37. Vincent C. Segurança do paciente: orientações para evitar eventos adversos. São Caetano do Sul: Yendis; 2009.
38. The International Classification for Patient Safety (ICPS): taxonomy – more than words. Geneva: WHO; 2009. Disponível em: http://www.who.int/patientsafety/taxonomy/en. Acessado em: 3 jun 2019.
39. Brasil. Ministério da Saúde. Agência de Vigilância Sanitária (ANVISA). Programa Nacional de Segurança do Paciente (PNSP), Portaria nº 529, de 1º de abril de 2013. Brasília (DF): Diário Oficial da União; 2013.
40. Novaretti MCZ, et al. Sobrecarga de trabalho da enfermagem e incidentes e eventos adversos em pacientes internados em UTI. Brasília, DF: Rev Bras Enferm. 2014 set/out; 67(5):692-9.
41. Silva AEBC. Segurança do paciente: desafios para a prática e a investigação em enfermagem. Goiânia: Rev Eletr Enf. 2010; 12(3):422.
42. Reason J. Human error: models and management. BMJ; 2000. 320:768-70. Disponível em: http://www.safetymed.com.br/arquivo/errohumano_reason_bmj2000.pdf. Acessado em: 18 jun 2019.
43. ANVISA, Gerência de Vigilância e Monitoramento em Serviços de Saúde (GVIMS), Gerência Geral de Tecnologia em Serviços de Saúde (GGTES). Assistência segura: uma reflexão teórica aplicada à prática. Série Segurança do Paciente e Qualidade em Serviços de Saúde. Brasília, DF: Go; 2013.
44. Joint Commission International. Manual de acreditação hospitalar em hospitais. 5 ed. Joint Commission International; 2014.
45. Brasil. Ministério da Saúde. Agência de Vigilância Sanitária (ANVISA). Fiocruz. Anexo 02: Protocolo de identificação do paciente; 2014. Disponível em: https://portalarquivos2.saude.gov.br/images/pdf/2014/julho/03/Protocolo---Identifica----o-do-Paciente.pdf. Acessado em: 15 jun 2019.
46. Conselho Regional de Enfermagem – Coren – SP. Anotações de Enfermagem; 2009. em: https://www.portaldaenfermagem.com.br/downloads/manual-anotacoes-de-enfermagem-coren-sp.pdf. Acessado em: 10 jun 2019.
47. Bopsin PS, Ribas ER, Silva MS. Guia prático para segurança do paciente. Porto Alegre: Moriá; 2019.
48. Matsuda LM, et al. Anotações/registros de enfermagem: instrumento de comunicação para a qualidade do cuidado? Goiânia: Rev Eletr Enf. 2006, 8(3):415-21.
49. Moraes MV. Medicamentos Potencialmente Perigosos de uso Hospitalar. Boletim ISMP. 2019 fev; 8:3. Disponível em: https://www.ismp-brasil.org/site/wp-content/uploads/2019/02/615-boletim-ismp-fevereiro-2019.pdf. Acessado em: 14 jun 2019.
50. Brasil. Ministério da Saúde. Portaria nº 2.095 de 24 de setembro de 2013. Aprova os Protocolos Básicos de Segurança do Paciente. Anexo 03: Protocolo de segurança na prescrição, uso e administração de medicamentos. Diário Oficial da União. 2013 dez 25; Seção 1. p. 113.
51. De Vries EM, et al. The incidence and nature of in-hospital adverse events: a systematic review. Qual Saf Health Care. 2008; 216-23.
52. Rebasa P, et al. Adverse events in general surgery. A prospective analysis of 13,950 consecutive patients. Cir Esp. 89. Spain: A 2011 AEC. Published by Elsevier Espana; 2011. p. 599-605.
53. Organização Mundial da Saúde – OMS. Segundo desafio global para a segurança do paciente: Cirurgias seguras salvam vidas (orientações para cirurgia segura da OMS) / Organização Mundial da Saúde; tradução de Marcela Sánchez Nilo e Irma Angélica Durán – Rio de Janeiro: Organização Pan-Americana da Saúde; Ministério da Saúde; Agência Nacional de Vigilância Sanitária; 2009. p. 211.

54. Organização Mundial da Saúde – OMS. Guia Para Implementação: Um Guia para a implantação da estratégia multimodal da OMS para a melhoria da higienização das mãos a observadores: estratégia multimodal da OMS para a melhoria da higienização das mãos. Organização Mundial da Saúde; tradução de Sátia Marine – Brasília: Organização Pan-Americana da Saúde; Agência Nacional de Vigilância Sanitária; 2008. p. 63.
55. Rede Brasileira de Enfermagem e Segurança do Paciente. Rede Brasileira de Enfermagem e Segurança do Paciente. Estratégias para a segurança do paciente: manual para os profissionais de saúde. Porto Alegre: EDIPUCRS; 2013.
56. Brasil. Ministério da Saúde. Fiocruz. Protocolo de Prevenção de Quedas. Disponível em: http://proqualis.net/protocolo/protocolo-de-prevenção-de-quedas-0#.VV90E0_BzGc. Acessado em: 22 mai 2019.
57. Florentino FRA, Canabarro ST (org.). A criança e o adolescente: O que, como e por que cuidar? Porto Alegre: Moriá; 2014.
58. Sobest – Associação Brasileira de Estomaterapia. Classificação das lesões por pressão – Consenso NPUAP 2016 – Adaptada culturalmente para o Brasil. Disponível em: http://www.sobest.org.br/textod/3. Acessado em: 25 mai 2019.
59. Brasil. Ministério da Saúde. Anvisa. Nota Técnica GVIMS/GGTES No 03/2017. Práticas seguras para prevenção de Lesão por Pressão em serviços de saúde. Disponível em: http://portal.anvisa.gov.br/documents/33852/271855/Nota+T%C3%A9cnica+GVIMS-GGTES+n%C2%BA+03-2017/54ec39f-6-84e0-4cdb-a241-31491ac6e03e?version=1.0. Acessado em: 22 mai 2019.
60. Aspden P, et al. Patient safety: achieving a new standard for care. National Academies Press; 2004.
61. Silveira TVL, et al. Opinião dos enfermeiros sobre a utilização dos indicadores de qualidade na assistência de enfermagem. Rev Gaúcha Enferm. 2015; 36(2):82-8.
62. Vituri DW, Évora YDM. Total Quality Management and hospital nursing: an integrative literature review. Rev Bras Enferm. 2015; 68(5):945-52.
63. Fernandes CTS, et al. Importância da qualidade nos serviços hospitalares. Maiêutica – Cursos de Gestão. 2015; 3(1).
64. Luzia MF, Almeida MA, Lucena AF. Mapeamento de cuidados de enfermagem para pacientes com risco de quedas na Nursing Interventions Classification. São Paulo: Rev Esc Enferm USP. 2014; 48(4):632-9.
65. Gallesio AO. Improving quality and safety in the ICU: a challenge for the next years. Curr Opin Crit Care. 2008; 14:700-7.
66. Berenholtz SM, Pronovost PJ. Monitoring patient safety. Crit Care Clin. 2007; 23:659-73.
67. Rede Interagencial de Informações para a Saúde (RIPSA). Indicadores básicos para a saúde no Brasil: conceitos e aplicações. Brasília, DF: RIPSA; 2002.
68. Gouvea C. Indicadores de segurança do paciente. In: Sousa P, Mendes W (orgs.). Segurança do Paciente: criando organizações de saúde seguras. Rio de Janeiro: FIOCRUZ. 2014; 2:101-14. Disponível em: http://books.scielo.org/id/vtq2b/epub/sousa-9788575415948. Acessado em: 19 jun 2019.
69. Deming EW. Qualidade: a revolução na produtividade. Rio de Janeiro: Marques Saraiva; 1990.
70. Donabedian A. The quality of care: how can it be assessed? JAMA. 1988 set; 260(12):1743-8.
71. Agência Nacional de Saúde Suplementar – ANS. QUALISS – Indicadores Hospitalares Essenciais. Brasília, DF; 2013. Disponível em: http://www.ans.gov.br/prestadores/qualiss-programa-de-qualificacao-dos-prestadores-deservicos-de-saude/qualiss-programa-de-qualificacao-de-prestadores-de-servicos-desaude/monitoramento-da-qualidade-dos-prestadores-de-servicos-de-saude/modulos-eindicadores/qualiss-indicadores-hospitalares-essenciais. Acessado em: 10 jun 2019.
72. Peinado J, Graeml AR. Administração da produção: operações industriais e serviços. Curitiba: UnicenP; 2007.
73. Martins PG, Laugeni FP. Administração da Produção. São Paulo: Saraiva; 2005.
74. Campos VF. TQC – Controle da Qualidade Total (no estilo japonês). Belo Horizonte, MG: Desenvolvimento Gerencial; 1999.
75. Klajner S. Página pessoal. Disponível em: https://www.linkedin.com/in/sidney-klajner-b3b50043/?originalSubdomain=br.
76. Costa A. Você sabe o que é experiência do paciente? Instituto Brasileiro para Experiência em Saúde. Disponível em: http://www.ibes.med.br/voce-sabe-o-que-e-experiencia-do-paciente. Acessado em: 20 jun 2019.
77. Sousa MRG, et al. Eventos adversos em hemodiálise: relatos de profissionais de enfermagem. São Paulo: Rev Esc Enferm USP. 2013; 47(1):76-8.
78. Sousa P, Mendes W (org.). Segurança do paciente: criando organizações de saúde seguras. Rio de Janeiro: EAD/ENSP; 2014.
79. Costa Junior H. Qualidade e segurança em saúde: os caminhos da melhoria via Acreditação Internacional – relatos, experiências e práticas/Heleno - Costa Junior. Rio de Janeiro: DOC Content; 2015.

36 CAPÍTULO

Cuidados Paliativos em UTIP

Miriam Neis ■ Vânia Teresinha Viegas Latuada

Cuidados paliativos e terminalidade – são conceitos interdependentes?

Essa é uma confusão de conceitos que ainda se verifica muito nas equipes de saúde em geral, principalmente no campo da pediatria: a ideia de que cuidados paliativos devem ser recomendados e implementados somente quando se constata a situação de esgotamento terapêutico e terminalidade de um paciente. No entanto, cuidados paliativos são uma filosofia de cuidados que podem ser fornecidos desde o diagnóstico de doenças incuráveis até a morte, incluindo o suporte à família enlutada, pois significam o ajuste no foco do processo de tratamento: ao invés de centrar a terapêutica na doença e na cura, uma vez que ela deixa de ser possível, passa-se a focar as necessidades da pessoa doente, de seus familiares e cuidadores, de forma integral e holística. Assim, podem ser aplicados a inúmeras situações, mesmo antes de chegar à terminalidade.

Qual a definição de cuidados paliativos? Como, onde e quando surgiu essa filosofia?

A filosofia dos cuidados paliativos tem se difundido cada vez mais nas instituições de saúde em todo o mundo. Nascida a partir do movimento *hospice* moderno – iniciado na Inglaterra por Dame Cicely Saunders (enfermeiro, médico e assistente social) na década de 1960 – a filosofia dos cuidados paliativos centra seu foco no cuidado ao doente, e não na sua doença, promovendo principalmente a qualidade de vida e permitindo uma participação autônoma do paciente e família a respeito das intervenções. Integra em seus conceitos um tipo de cuidado global traduzido em medidas que aliviam a dor e outros sintomas angustiantes, encarando a morte como um processo natural do ser humano. Sendo assim, contrapõe-se ao uso continuado e sem critério de tecnologias para manutenção da vida em indivíduos com doenças incuráveis e avançadas, visando uma vida restante com mais qualidade e um processo de morrer sem sofrimentos.[1]

Na década de 1980, a filosofia do movimento *hospice* moderno chegou à Organização Mundial de Saúde (OMS), por meio da criação de um grupo de trabalho, dentro do Comitê de Câncer, para definir políticas para o alívio da dor e cuidados do tipo *hospice* para pacientes com câncer, que pudessem ser recomendados em todos os países. Assim, o termo "cuidados paliativos" passou a ser adotado pela OMS devido à dificuldade de tradução adequada do termo *hospice* para outros idiomas. Em 1990, foi publicada a primeira definição oficial de cuidados paliativos e, em 2002, ela foi revisada e substituída pela atual: "uma abordagem que melhora a qualidade de vida de pacientes (adultos e crianças) que estão sofrendo com problemas relacionados a doenças ameaçadoras à vida. Ela previne e alivia o sofrimento através da identificação precoce, avaliação e tratamento adequado para a dor e outros sintomas, sejam eles físicos, psicossociais ou espirituais".[2]

A partir desse marco, começaram a surgir serviços especializados em cuidados paliativos em diversos países. No Brasil, já havia iniciativas e discussões isoladas acerca do tema desde os anos 1970. Foi somente na década de 1980 que os primeiros serviços de medicina paliativa surgiram nos estados Rio Grande do Sul, São Paulo e Santa Catarina, ainda em formato experimental. Em 1998, desenvolveu-se no Rio de Janeiro um serviço estruturado com capacidade para atendimento em cuidados paliativos na área ambulatorial, internação hospitalar e assistência domiciliar. A fundação da Academia Nacional de Cuidados Paliativos (ANCP) ocorreu em 2005, fruto da iniciativa de um grupo de médicos com diferentes áreas de atuação, que se reuniu com o objetivo de esclarecer, divulgar e promover os cuidados paliativos em todo o Brasil. A aprovação da medicina paliativa como especialidade médica ocorreu somente em dezembro de 2011.[3]

Quando a filosofia dos cuidados paliativos foi estendida para o universo infantil?

Para o universo pediátrico, a filosofia dos cuidados paliativos chegou oficialmente bem mais tarde. O primeiro *hospice* infantil surgiu na Inglaterra somente em 1982. Nos Estados Unidos, foi em 1985 que uma unidade pediátrica do St. Mary's Hospital, em Nova York, inaugurou um serviço de cuidados paliativos pediátrico.[4]

A respeito da aplicabilidade de cuidados paliativos em pediatria, a American Academy of Pediatrics (AAP), por meio do seu Comitê de Bioética e Comitê de Cuidado Hospitalar, publicou, no ano 2000, um documento intitulado *Palliative Care for Children*, com a proposta de um modelo para a promoção de cuidados paliativos a crianças com doenças ameaçadoras à vida ou condições terminais. No documento, as diferenças entre as causas de morte de adultos e crianças são ressaltadas, justificando a necessidade de se adequar os *guidelines* para adoção de cuidados paliativos de acordo com as especificidades da pediatria.

Uma criança poderá se beneficiar de cuidados paliativos quando nenhum tratamento puder alterar substancialmente a esperada progressão da doença ou da sua condição clínica em direção à morte. Assim, o foco do cuidado paliativo pediátrico será melhorar a qualidade de vida em face da condição terminal, o alívio dos sintomas e das condições que causam angústia e que impedem a alegria de viver.[5]

São princípios para cuidados paliativos pediátricos:[5]

- Respeito pela dignidade dos pacientes e familiares, incluindo a sensibilidade para escutar e atender os desejos da família e da criança referentes a exames, monitorização e tratamento. Informações sobre suporte com equipe especializada em cuidados paliativos devem ser fornecidas prontamente para que a família possa manifestar seu desejo de iniciar o acompanhamento.

- Acesso a cuidados paliativos competentes e compassivos, que além de aliviar a dor e outros sintomas, oportunizem terapias com vistas a melhorar a qualidade de vida, como musicoterapia, psicoterapia para o paciente e para os pais e irmãos, suporte espiritual e atenção para o descanso dos membros da família. O documento utiliza um termo não empregado aqui no Brasil – o *respite care* – que é o cuidado de promover o descanso dos cuidadores familiares por meio da substituição deles por outros cuidadores qualificados, oportunizando um revezamento para permitir que a família descanse e se renove, seja por algumas horas ou por alguns dias.
- Suporte para os cuidadores, afinal os profissionais de saúde precisam de suporte do time de cuidados paliativos e da instituição para lidar com o processo terminal e a morte das crianças. São feitas sugestões de suporte, como dispensa remunerada para participar dos funerais, grupos de aconselhamento rotineiros com um psicólogo da instituição e organização de cerimônias de recordação, nas quais se poderia convidar a família enlutada para celebrar com a equipe a vida da criança falecida.
- Melhor suporte profissional e social para os cuidados paliativos pediátricos, para derrubar as barreiras burocráticas, econômicas e educacionais que frequentemente impedem o acesso aos serviços que os promovem.
- Melhoria continuada em cuidados paliativos pediátricos por meio de pesquisa e de educação.

No modelo proposto pela AAP (2000), não são somente as crianças que estão morrendo ou que se encontram em situação terminal que têm indicação para cuidados paliativos. Em uma definição mais ampla, eles incluem, nas indicações, as crianças acometidas por condições ameaçadoras à vida, desde o seu diagnóstico, e continuando durante todo o tratamento, quer ele se reverta em cura ou resulte na morte da criança. Assim, o cuidado paliativo pode ser prestado concomitantemente aos cuidados curativos, afinal não são excludentes, uma vez que o tratamento curativo visa reverter o processo da doença e o tratamento paliativo foca no alívio dos sintomas independentemente do seu impacto no processo da doença subjacente.[5]

A ideia de que não existe espaço para cuidados paliativos até que se excluam todas as possibilidades terapêuticas curativas é equivocada e pode gerar um atraso na discussão de assuntos paliativos importantes, como intervenções excessivamente invasivas no final de vida da criança, ao passo que a ordem para não reanimar e medidas de conforto podem dar à família (e à criança, se estiver lúcida), a impressão que a equipe está "desistindo" dela. Essa impressão pode inibir os familiares de verbalizarem seus medos sobre o ônus de se implementar intervenções que prolonguem a vida e o processo de morte.[5]

Um estudo publicado em 2001 evidenciou que entre os profissionais de neonatologia e pediatria, não é fácil admitir quando um cuidado de final de vida é necessário. A filosofia de que todos os bebês devem ser ressuscitados agressivamente ainda é difundida e os médicos seguem trabalhando com o modelo tradicional de cuidados paliativos, que entra em ação somente quando o processo de terminalidade está estabelecido. Provavelmente esse é o motivo pelo qual as consultorias em cuidados paliativos nessas áreas (neonatologia e pediatria) são solicitadas em uma média de 2,5 dias antes da morte do paciente, segundo os resultados obtidos pela pesquisa.[6]

O Manual de Cuidados Paliativos da Academia Nacional de Cuidados Paliativos (ANCP, 2012) brasileira, no capítulo que concerne à pediatria, também ressalta a importância de não se restringir a sua aplicabilidade somente a crianças em situação de terminalidade, recomendando:

> "O cuidado paliativo em pediatria deve ser considerado para uma gama de doenças que evoluem com condições clínicas complexas crônicas (...), definidas como sendo uma condição médica que apresenta ao menos 12 meses de sobrevida e envolve o acometimento de um ou mais sistemas de órgãos que necessitam do atendimento pediátrico especializado. (...) Várias são as condições em pediatria que podem se beneficiar do cuidado paliativo, como as doenças congênitas incompatíveis com a vida, desordens cromossômicas, desordens metabólicas, condições cardíacas complexas e doenças neuromusculares, doenças respiratórias crônicas, pacientes portadores de necessidades especiais, como traqueostomia, oxigenoterapia, suporte nutricional por via enteral ou parenteral, doenças oncológicas e a AIDS".[7]

Assim, uma das características do cuidado paliativo pediátrico é a de que a abordagem terapêutica é temporalmente mais longa, demandando ações multidisciplinares de natureza complexa.[7]

Sobre a definição de critérios de elegibilidade e padrões para cuidados paliativos em pediatria, existe muita discussão ainda em voga. Uma das primeiras publicações sobre o assunto datou de 1997, e foi intitulada *A Guide to the Delivery of Children's Palliative Care Services*, escrita pelo Royal College of Paediatrics and Child Health (RCPCH) do Reino Unido, em conjunto com a Association for Children with Life-Threatening or Terminal Conditions (ACT).[8] No texto publicado definia-se o conceito de cuidado paliativo para crianças e sugeria-se quais categorias de pacientes (Tabela 36.1) poderiam se beneficiar dele, a saber:

Tabela 36.1. Categorias de pacientes que requerem cuidados paliativos

Categoria 1	*Condições de ameaça à vida para as quais o tratamento curativo é factível, mas pode falhar.* O acesso aos serviços de cuidados paliativos pode ser necessário quando o tratamento falha ou durante uma crise aguda, independentemente da duração da ameaça à vida. Ao chegar a uma remissão de longo prazo ou seguimento de tratamento curativo bem-sucedido, não existe mais a necessidade de serviços de cuidados paliativos. Exemplos: câncer, falências irreversíveis de órgãos como coração, fígado, rim.
Categoria 2	*Condições nas quais a morte prematura é inevitável.* Podem haver longos períodos de tratamento intensivo com foco no prolongamento da vida e na possibilidade de participação em atividades normais. Exemplos: fibrose cística, distrofia muscular de Duchenne.
Categoria 3	*Condições progressivas sem opções de tratamento curativo.* O tratamento é exclusivamente paliativo e pode se estender, frequentemente, por muitos anos. Exemplos: doença de Batten, mucopolissacaridoses.
Categoria 4	*Condições irreversíveis, mas não progressivas, que causam grave deficiência e promovem suscetibilidade a complicações de saúde e probabilidade de morte prematura.* Exemplos: paralisia cerebral grave, deficiências múltiplas como seguimento de lesão cerebral ou da medula espinhal, necessidade de cuidados de saúde complexos, alto risco de evento ou episódio ameaçador da vida imprevisível.

Fonte: Adaptada de Harrop.[10]

Posteriormente, surge a definição de cuidado paliativo pediátrico pela OMS, em 1998, orientando que o cuidado paliativo deve iniciar desde o diagnóstico da doença da criança e permanecer sendo ofertado independentemente de ela continuar em tratamento curativo ou não.[9]

Mesmo com a orientação da OMS, o cuidado paliativo pediátrico especializado tem sido ofertado a crianças em situação de risco ou ameaça de vida, que possuem uma ampla gama de diagnósticos, e com uma sobreposição de deficiências graves e necessidades complexas, como as doenças metabólicas congênitas, doenças neuromusculares e lesão cerebral adquirida. O encaminhamento ao serviço de cuidados paliativos especializado geralmente ocorre tardiamente, com muitas crianças que poderiam se beneficiar deles sem, sequer, serem referenciadas a tempo[10]. Mesmo em países desenvolvidos esse encaminhamento tardio é observado, sendo que a Academia Americana de Pediatria recomenda, assim como a OMS, que o modelo a ser adotado em crianças considere, simultaneamente, a abordagem curativa entrelaçada com a abordagem paliativa, dando ênfase aos aspectos físicos, psíquicos e espirituais.[11]

Segundo um estudo realizado no Reino Unido, que entrevistou diversos profissionais – médicos, enfermeiros e psicólogos – a respeito de possíveis barreiras para referência de crianças a cuidados paliativos, apesar de a maioria dos profissionais reconhecerem a importância de referenciar os pacientes desde o momento do diagnóstico, reconhecendo os benefícios desta prática, quando questionados sobre o que primeiro vem à mente quando pensam em cuidados paliativos, grande parte deles associou cuidados paliativos com o período de final de vida e morte das crianças. Outra possível barreira para o encaminhamento precoce, levantada pelos autores no estudo em questão, encontra-se no fato de que alguns profissionais podem sentir-se competentes para prover cuidado paliativo sem o suporte de uma equipe especializada. Porém, alguns autores sugerem que o encaminhamento aos serviços de cuidados paliativos pediátricos deveria, idealmente, ocorrer com tempo suficiente para permitir que a equipe de cuidados paliativos construa um relacionamento com a criança e a família.[10,12]

Estudos têm mostrado quais são as necessidades atuais em cuidados paliativos em relação à pediatria: carência de rede de serviços; os serviços são mais disponíveis e mais ofertados para crianças com doenças oncológicas; existe necessidade de melhoria nos processos de comunicação entre os profissionais de saúde e na formação relacionada a cuidados paliativos para profissionais e voluntários, entre outros.[13]

Existem, também, as dificuldades relacionadas ao fato de que as crianças são representadas legalmente por adultos (em geral seus pais) em todos os aspectos das decisões clínicas e terapêuticas e nas decisões éticas e sociais, dificultando, por vezes, a liberdade de escolha, e demandando um cuidado centrado na família, que é uma das características mais marcantes da dimensão da pediatria.[7]

Exatamente por esse fato é que implementar cuidados paliativos a crianças criticamente enfermas nas UTI, mesmo antes de se tornarem terminais, pode ser uma valiosa oportunidade para estabelecer vínculo com os pacientes e suas famílias, de forma a beneficiá-los e beneficiar também a equipe de saúde. Assim, ganha-se tempo para promover a qualidade de vida, minimizar o sofrimento, otimizar funções e dar suporte às famílias para tomadas de decisão complexas, como as diretivas antecipadas.[14]

Quais são os princípios dos cuidados paliativos?[15]

Os princípios que sustentam a filosofia dos cuidados paliativos são:

- Promover o alívio da dor e outros sintomas desagradáveis.
- Afirmar a vida e considerar a morte como um processo normal da vida.
- Não acelerar nem adiar a morte.
- Integrar os aspectos psicológicos e espirituais no cuidado ao paciente.
- Oferecer um sistema de suporte que possibilite ao paciente viver tão ativamente quanto possível, até o momento da sua morte.
- Oferecer sistema de suporte para auxiliar os familiares durante a doença do paciente e a enfrentar o luto.
- Abordagem multiprofissional para focar as necessidades dos pacientes e seus familiares, incluindo acompanhamento no luto.
- Melhorar a qualidade de vida e influenciar positivamente o curso da doença.
- Ser iniciado o mais precocemente possível, juntamente com outras medidas de prolongamento da vida, como a quimioterapia e a radioterapia e incluir todas as investigações necessárias para melhor compreender e controlar situações clínicas estressantes.

O que é obstinação terapêutica?

Para definir a obstinação terapêutica, antes é necessário ter bem claro o conceito de terminalidade, que se refere àquele momento na evolução clínica do indivíduo no qual, mesmo que sejam ofertados todos os recursos disponíveis, o processo de morte em médio e curto prazo é inevitável. Assim, nesse momento, as medidas terapêuticas curativas não aumentam a sobrevida, apenas adiam e prolongam o processo de morte e, portanto, mantê-las é considerado uma futilidade (tratamento fútil). Emana daí o conceito de obstinação terapêutica: quando o profissional e/ou a equipe assistencial adota ou mantém medidas que não são efetivas para melhorar ou corrigir as condições que ameaçam a vida do paciente, servindo apenas para retardar o óbito.

No entanto, vários autores concordam no fato de que existe muita dificuldade em constatar e delimitar o processo de terminalidade de um indivíduo, especialmente se for uma criança. Assim, classificar o que é fútil ou não na terapêutica instituída é um desafio.[16] Saber o quanto e a partir de que momento um tratamento pode ser considerado fútil é uma questão de difícil juízo, e é necessário que em cada caso se esclareça qual o sentido que está sendo dado ao termo "fútil": se fútil por ser ineficaz ou se fútil por ser considerado negativo do ponto de vista ético. O que pode ajudar, nesses casos, é deixar de considerar o indivíduo somente a partir dos sistemas do seu corpo (em declínio ou não), e passar a percebê-lo como pessoa inteira, levando em consideração o seu estado de sofrimento.[1]

Qual a diferença entre eutanásia, distanásia, ortotanásia e suicídio assistido e suas implicações legais?

A *eutanásia* é entendida como o ato voluntário e deliberado de apressar ou provocar a própria morte, seja por via ativa (por meio de alguma ação que ocasione o óbito) ou passiva (pela supressão de algum ato ou terapia imprescindível para a manutenção da via). O termo eutanásia é originado do grego, tem por significado *boa morte* ou *morte digna*.[17] Pressupõe, em seu significado, uma morte misericordiosa, ou seja, uma morte oferecida a alguém visando o seu bem.[1] Já o *suicídio assistido* ocorre quando uma pessoa solicita o auxílio de outra para morrer caso não seja capaz ou habilitado para fazê-lo por conta própria. Ambos são proibidos na quase totalidade dos países, com exceção da Holanda, Bélgica e Suíça. No Uruguai e na Colômbia existe jurisprudência inocentando ou eximindo de pena pessoas que praticam o homicídio piedoso. Na legislação brasileira, a eutanásia e o suicídio assistido são vistos como homicídio com base na definição de óbito, sujeitos a pena de reclusão de 2 a 5 anos.[17]

O conceito de *distanásia* confunde-se muito com o conceito, já discutido anteriormente, de obstinação terapêutica. Distanásia é o prolongamento do processo de morrer quando não há mais esperança de cura, também conhecido como futilidade médica ou tratamento fútil.[18]

Apesar de a eutanásia ser vedada, a distanásia é fortemente combatida pelo movimento *hospice* moderno e pelo Código de Ética Médico, segundo o qual é vedado ao médico:[19]

> "**Art. 41**. Abreviar a vida do paciente, ainda que a pedido deste ou de seu representante legal.
> Parágrafo único. Nos casos de doença incurável e terminal, deve o médico oferecer todos os cuidados paliativos disponíveis sem empreender ações diagnósticas ou terapêuticas inúteis ou obstinadas, levando sempre em consideração a vontade expressa do paciente ou, na sua impossibilidade, a de seu representante legal.
>
> **Art. 130.** Realizar experiências com novos tratamentos clínicos ou cirúrgicos em paciente com afecção incurável ou terminal sem que haja esperança razoável de utilidade para o mesmo, não lhe impondo sofrimentos adicionais."

O Código de Ética da Enfermagem também discorre sobre o assunto, trazendo como responsabilidades do enfermeiro:[20]

> "**Art. 42.** Respeitar o direito do exercício da autonomia da pessoa ou de seu representante legal na tomada de decisão, livre e esclarecida, sobre sua saúde, segurança, tratamento, conforto, bem-estar, realizando ações necessárias, de acordo com os princípios éticos e legais.
> Parágrafo único. Respeitar as diretivas antecipadas da pessoa no que concerne às decisões sobre cuidados e tratamentos que deseja ou não receber no momento em que estiver incapacitado de expressar, livre e autonomamente, suas vontades.
>
> **Art. 43.** Respeitar o pudor, a privacidade e a intimidade da pessoa, em todo seu ciclo vital e nas situações de morte e pós-morte.
>
> **Art. 48.** Prestar assistência de enfermagem promovendo a qualidade de vida à pessoa e família no processo do nascer, viver, morrer e luto.
> Parágrafo único. Nos casos de doenças graves incuráveis e terminais com risco iminente de morte, em consonância com a equipe multiprofissional, oferecer todos os cuidados paliativos disponíveis para assegurar o conforto físico, psíquico, social e espiritual, respeitada a vontade da pessoa ou de seu representante legal."

Assim, apesar de a eutanásia ser proibida em nosso contexto sociocultural brasileiro, existem claras disposições éticas e legais condenando a distanásia, o que abre um largo espaço para a introdução dos cuidados paliativos, cujos princípios contemplam uma outra forma de lidar com a morte, chamada ortotanásia.

A *ortotanásia* ocorre quando o autor pratica um ato de omissão: ele não provoca a morte do doente, apenas o deixa morrer; assim, constitui a maneira mais natural de lidar com a morte: não apressá-la nem impedi-la, apenas aceitá-la como natural e inevitável e permitir que ela ocorra. No capítulo intitulado "Quando deixar morrer não é matar" do Manual de Cuidados Paliativos da ANCP, alguns autores esclarecem detalhadamente a legalidade da ortotanásia, explicando que se o médico limitou ou suspendeu determinado procedimento ou tratamento que estava sendo ofertado a um doente, ele somente será considerado o causador da morte desse doente se aqueles tratamentos ou medicamentos tivessem potencial para evitar a morte do mesmo. Assim, se o médico não tem a possibilidade material de evitar a morte do doente, a sua conduta de suspender ou limitar determinados procedimentos destinados apenas para prolongamento da vida não pode ser enquadrada como homicídio.[21]

O que significa limitação de suporte de vida?

Limitar suporte de vida pode significar tanto a não adoção de novas terapias ou medidas de manutenção dos sistemas corporais quanto a retirada de terapias ou medidas já instituídas em indivíduos com doença incurável e prognóstico reservado, cujos tratamentos para reverter o processo de adoecimento se configuraram como ineficazes.

Não existe ainda consenso sobre essa prática ao redor do mundo, mesmo entre os países desenvolvidos, e a grande variedade de atitudes médicas relacionadas a isso tem origem nas diferenças culturais, econômicas, religiosas, sociais e legais que existem em cada comunidade humana. Apesar de não haver diferença ética, moral ou legal em relação a suspender um tratamento ou não introduzir novos, existe uma prevalência nas decisões de não introduzir novas terapias porque se considera essa atitude menos agressiva ou comprometedora (não agir seria considerado menos agressivo que agir).[18]

Entre as formas de limitação terapêutica, a ordem de não reanimar é a mais comum no Brasil, seguida pela suspensão ou não introdução de métodos dialíticos, administração de hemoderivados, uso de vasopressores, administração de antibioticoterapia e nutrição parenteral total.[22]

Por que limitação de suporte de vida não caracteriza eutanásia?

Ainda existe em nosso meio muita resistência na adoção de limitação de suporte de vida devido ao medo ou preocupação que os profissionais têm a respeito de suas decisões serem interpretadas como eutanásia. Isso ocorre pela deficiência de esclarecimentos e discussões acerca desses temas tanto na formação acadêmica quanto no cotidiano profissional. No entanto, não há como classificar a interrupção ou não introdução de tratamento fútil como eutanásia, uma vez que a intenção para tal não é a de provocar a morte do indivíduo e, sim, livrá-lo do sofrimento acarretado por um tratamento infrutífero, permitindo que a morte ocorra, sem, contudo, almejá-la. É o caso, igualmente, da sedação terminal paliativa, cujo objetivo não é provocar a morte, mas aliviar a angústia e a dor que o processo dela acarreta no indivíduo.[1]

Diante de dores intensas sofridas pelo paciente terminal, consideradas como intoleráveis e inúteis, o médico deve agir para amenizá-las, mesmo que a consequência venha a ser, indiretamente, a morte do paciente.[23] Outros autores também salientam que, do ponto de vista ético, moral e legal, não há como aceitar que o receio de efeitos colaterais impeça o uso de doses crescentes de opioides nessa situação (doença avançada).[11]

O que é extubação paliativa e como se implementa?

Medidas de suporte artificial de vida, como oxigenação por membrana extracorpórea (ECMO), ventilação mecânica, administração contínua de substâncias vasoativas, hemodiálise e ressuscitação cardiopulmonar-cerebral, não são consideradas primariamente como um tratamento específico a uma doença, mas sim medidas que dão suporte a órgãos e sistemas que não conseguem executar adequadamente suas funções. Quando utilizadas em situações nas quais há esperança de se reverter uma doença aguda ou crônica descompensada, sua implementação é seguramente adequada e não há nenhum dilema ético envolvido. No entanto, quando as expectativas de cura e reversão não são mais viáveis, tais medidas configuram-se como uma forma de prolongar de forma dolorosa o processo de morte do indivíduo e sua manutenção ou implementação pode ser classificada como obstinação terapêutica ou distanásia.[24]

A *extubação paliativa* é o ato de retirada do suporte de ventilação mecânica de um paciente em situação de terminalidade, com o objetivo de oferecer uma condição mais natural e com menor sofrimento ao seu processo de morte. Para ser considerada ética e adequada, é imprescindível que o paciente ou seu representante legal estejam de acordo com essa iniciativa. Isso porque, em uma visão não paternalista da relação médico-paciente, o melhor para o paciente não deve ser julgado unilateralmente pelo saber médico, mas sim pelo conjunto das informações trazidas pelo conhecimento médico e pela biografia, crenças e valores do paciente e sua família.[24]

Assim, o primeiro passo para o processo de decisão acerca da extubação paliativa é o consenso por parte de todos os profissionais da equipe multiprofissional a respeito dos benefícios dessa decisão para o paciente. Em segundo lugar, e não menos importante, vem a comunicação com o paciente e a família a respeito do seu entendimento, crenças, valores e desejos relativos à situação de terminalidade daquele indivíduo e a possibilidade de retirada do suporte ventilatório. Uma vez consentido, é importante fazer o registro dessa decisão em prontuário e preparar o ambiente, a família e a equipe para o procedimento. Não existe uma padronização para isso. Cada instituição e equipe assistencial deve escolher e elaborar seus protocolos e métodos, respeitando os princípios dos cuidados paliativos.[11,27]

Na UTIP do Hospital de Clínicas de Porto Alegre a extubação paliativa é realizada na presença dos familiares, se estes assim o desejarem. Prepara-se o ambiente colocando o paciente em *box* privativo para oportunizar maior privacidade para a família. Agenda-se um horário para o procedimento para que a família possa se preparar e chamar as pessoas que deseja estarem presentes. Conversa-se com a equipe de enfermeiros e técnicos de enfermagem responsáveis pelo paciente, permitindo a livre expressão do seu desejo ou não de participar do procedimento. No momento agendado, o *box* já está preparado com a máscara de Hudson para fornecer suporte ventilatório de conforto após a extubação. Geralmente o paciente já está com via intravenosa garantida, para receber sedação contínua ou intermitente, conforme manifestar desconforto muito intenso após a extubação.[27]

No horário agendado, o responsável médico faz a extubação e o enfermeiro instala a oxigenoterapia através da máscara de Hudson e mantém o paciente monitorado, porém com os alarmes em silêncio ou volume muito baixo, para não causar estresse adicional ao momento. Geralmente se oferta aos pais a possibilidade de dar colo para a criança, algo que é muito difícil quando o paciente está em ventilação mecânica. Na maior parte das vezes, os pais aceitam essa oferta, protagonizando um momento de bastante afeto e comoção para todos. Não há como prever o tempo que o paciente permanecerá vivo após a extubação paliativa; portanto, o plano de cuidados a partir desse momento terá de ser avaliado a cada alteração apresentada.

Como desenvolver um cuidado humanizado para crianças em cuidados paliativos na UTIP?

Um dos grandes desafios de manter uma assistência compassiva e de qualidade a crianças em cuidados paliativos nas UTI é o tipo de demanda característica dessas unidades: pacientes muito graves em cuidado curativo, necessitados de uma atenção muito intensa da equipe assistencial, com intercorrências a todo momento, convivendo com pacientes crônicos menos complexos e alguns em cuidados paliativos. Equilibrar a atenção para todas essas demandas é bastante difícil, mas imprescindível para o bem-estar de todos: pacientes, familiares e equipe. É preciso ter em mente que a família da criança em cuidados paliativos está ávida por solidariedade, carinho e atenção. A demanda deles com relação à equipe é muito mais afetiva e relacional que de procedimentos.[27]

Assim, é importante:

- Não subvalorizar as queixas da criança e dos familiares, para não dar a impressão de abandono da equipe em relação à criança.
- Avaliar constantemente o conforto da criança. Cada manifestação de desconforto deve ser avaliada e tratada adequadamente, de forma a evitar o sofrimento da criança e a consequente angústia dos pais e da própria equipe.
- Permitir que a família participe dos cuidados simples conforme o seu desejo, como higiene e alimentação. Estimular manifestações de carinho, como pegar no colo, se as condições da criança permitirem.
- Escutar atentamente as dúvidas, reflexões e comentários dos pais. Muitas vezes eles manifestam sentimentos controversos em relação às decisões tomadas. É preciso, com muita paciência, reforçar tudo o que foi decidido e combinado em nome do bem-estar da criança, e, se for preciso, chamar novamente a família para uma reunião com a equipe assistencial e a consultoria em cuidados paliativos para revisar e esclarecer os pormenores do plano de cuidados estabelecido.
- Flexibilizar as regras para visitas, permitindo a entrada de irmãos, familiares e amigos conforme a disponibilidade deles de chegada ao hospital.
- Oferecer assistência psicológica e espiritual conforme a família desejar, permitindo as visitas e celebrações religiosas dentro das possibilidades da unidade.
- Avaliar constantemente a adequação dos cuidados de rotina conforme a situação que se encontra a família e o paciente e flexibilizar a sua aplicação para favorecer o conforto da criança e da família. Por exemplo: a verificação horária de sinais vitais, como pressão arterial e temperatura, passa a não fazer muito sentido quando houve a limitação do uso de substâncias vasoativas.

Relato de experiência com cuidados paliativos em pediatria e reflexões.

O relato a seguir, formulado a partir da convivência no cuidado a famílias de crianças em processo de cuidados paliativos e terminalidade, tem por objetivo fornecer subsídios para reflexões sobre esse tema.

L.P. tinha 5 anos, masculino, portador de neuroblastoma. Em dois anos passou pelo processo de cirurgia, quimioterapia e transplante de medula óssea autogênico, porém a doença acabou apresentando recidiva, conduzindo-o aos cuidados paliativos e subsequentemente à morte. A família era bastante presente, pais muito amorosos, participantes ativos nos cuidados. A mãe era professora primária, contadora de histórias; o pai agricultor; católicos praticantes e fervorosos. Algumas horas antes do óbito, o menino encontrava-se sedado, respirando com dificuldade, característica dos momentos finais. Os pais estavam chorosos, abatidos, curvados, carregando o peso de todas as dores do mundo. Diante desse cenário, a enfermeira aproximou-se do casal, que encontrava-se rezando junto ao menino, e contou-lhes a seguinte história: "Deus, em um momento de extremo amor, explodiu de felicidade, fragmentando-se em milhões de pedacinhos e cada pedacinho, refere-se a cada um de nós: a centelha divina que existe em cada ser. Por isso, durante nossa vida, buscamos uma unicidade que somente acabamos por encontrar ao morrermos, quando voltamos para Deus. Nós somos uma borboleta que, no seu processo de vida, passa por diferentes etapas. Alguns autores acreditam que quando fizermos todo o trabalho que fomos enviados à terra para fazer, temos a permissão para deixar o nosso corpo, que aprisiona a nossa vida, como um casulo encerra a futura borboleta. Quando chega o tempo certo, podemos deixá-lo e, então, seremos libertados da dor, dos medos e das preocupações – estaremos livres como uma linda borboleta, voltando para casa, para Deus, para um lugar onde nunca estaremos sozinhos, onde continuamos a crescer, a cantar, onde estamos com aqueles que amamos (que deixaram seus casulos antes de nós) e onde estamos cercados de mais amor do que vocês jamais conseguem imaginar".[25]

Após essa fala, a enfermeira deixou-os, colocando a equipe de enfermagem à disposição para tudo o que fosse necessário. Algumas horas após, nos momentos finais, de mãos dadas com o menino estavam, além dos pais, uma técnica de enfermagem e a enfermeira designadas para atendê-lo naquela manhã. Todos em um momento de extremo respeito, amor e compaixão, auxiliaram o menino em sua travessia, libertando-o para sua nova vida. Momentos após, a enfermeira retornou para junto dos pais, ainda chorosos, com o semblante triste. Mas algo havia mudado, havia uma leveza no ar e as primeiras palavras da mãe foram: "A nossa borboletinha voou, colorida leve, alegre e feliz, como meu filho um dia fora".

Essas memórias trazem à tona a reflexão de que tais ações só são possíveis através da ótica da compaixão, que ao invés de paralisar o ser que cuida, o impulsiona ao exercício ativo de uma ajuda efetiva e empática à dor do outro. Sentimentos como profunda tristeza e dor são característicos dessa crise de vida deflagrada. A vulnerabilidade que a família vivencia junto ao paciente pediátrico paliativo reforça a ideia de que é imprescindível que a mesma seja alvo de uma atenção singular. Cada paciente e família merece um olhar ímpar capaz de gerar um cuidado holístico, que abrange a totalidade desse ser. A compaixão só é verdadeira quando é ativa. Não é somente uma sensação de simpatia ou cuidado com a pessoa que sofre; não é apenas uma ternura que vem do coração para a pessoa que está à sua frente; ou um reconhecimento nítido de suas necessidades e da sua dor. É, também, uma determinação prática e contínua de fazer tudo o que for possível e necessário para aliviar o seu sofrimento. A prática da compaixão ao invés de paralisar o ser que cuida, o impulsiona ao exercício ativo de uma ajuda efetiva e empática à dor do outro. Lidar com ela de modo saudável significa ter mais realizações, finalizar mais tarefas e pedir mais perdões ao longo da vida. Só assim se pode viver de modo mais pleno e morrer mais serenamente, vivendo um dia de cada vez, rompendo com o hábito de deixar tudo para amanhã. Ficar atento e fazer o que lhe compete e está ao seu alcance naquele momento, traz a certeza do dever cumprido. A experiência, se bem vivida, fortalecerá e o deixará pronto, para continuar a sua caminhada.[26]

O sabor da vida, que emerge da convivência com pacientes paliativos e suas famílias, é tão intenso, rico e único que remete a uma reflexão e uma mudança significativa na forma como se enxerga o real significado da vida e de como vivê-la.

Referências bibliográficas

1. Floriani CA, Schramm FR. Cuidados Paliativos: interfaces, conflitos e necessidades. Ciência & Saúde Coletiva. 2008; 13(supl. 2):2123-32.
2. Matsumo DY. Cuidados Paliativos: conceitos, fundamentos e princípios. In: Carvalho RT, Parsons HA (orgs.). Manual de Cuidados Paliativos ANCP. 2 ed. 2012; p. 23-30. Disponível em: http://formsus.datasus.gov.br/novoimgarq/24326/4052575_345331.pdf. Acessado em: 2 jan 2018.
3. Schwarz ED, Baggio SO, Bueno D. Prescrições de medicamentos em unidade de Cuidados Paliativos de um hospital universitário de Porto Alegre. Clin Biomed Res. 2016; 36(1):27-36.
4. Calasans MTA, Amaral JB. A Enfermagem e os Cuidados Paliativos ao Recém-Nascido, a Criança e ao Adolescente. In: Silva RS, Amaral JB, Malagutti W (orgs.). Enfermagem em Cuidados Paliativos cuidando para uma boa morte. São Paulo: Editora Martinari; 2013. p. 195-204.
5. AAP, American Academy of Pediatrics. Palliative Care for Children. Pediatrics. 2000; 106(351). Disponível em: http://pediatrics.aappublications.org/content/106/2/351.full.html. Acessado em: mar 2015.
6. Pierutti RL, Kirby RS, Leuthner SR. End-of-Life Care for Neonates and Infants: The Experience and Effects of a Palliative Care Consultation Service. Pediatrics. 2001; 108(3).
7. Barbosa SMM. Cuidado Paliativo em Pediatria. In: Carvalho RT, Parsons HA (orgs.). Manual de Cuidados Paliativos ANCP. 2 ed. 2012; p. 461-73. Disponível em: http://formsus.datasus.gov.br/novoimgarq/24326/4052575_345331.pdf. Acessado em: jan 2018.
8. A guide to the development of children's palliative care services. Association for Children with life threatening or terminal conditions and their families (ACT) and RCPCH; Report of the joint working party. Bristol, UK; 1997.
9. WHO, World Health Organization. Cancer pain relief and palliative care in children. Geneva: WHO; 1998.
10. Harrop E, Edwards C. How and when to refer a child for specialist paediatric palliative care. Arch Dis Child Educ Pract Ed; 2013. Disponível em: http://dx.doi.org/10.1136/archdischild-2012-303325. Acessado em: jan 2018.
11. Piva JP, Garcia PCR, Lago PM. Dilemas e dificuldades envolvendo decisões de final de vida e oferta de Cuidados Paliativos em pediatria. Rev Bras Ter Intensiva. 2011; 23(1):78-86.
12. Twaley K, Craig F, Kelly P, et al. Underlying barriers to referral to paediatric palliative care services: knowledge and attitudes of health care professionals in a paediatric tertiary care centre in the United Kingdom. J Child Health Care. 2014; 18(1):19-30.
13. Benini F, Spizzichino M, Trapanotto M, et al. Pediatric Pa!liative Care. Ital J Pediatr. 2008; 34(4).
14. Moritz RD, Lago PM, Souza RP, et al. Terminalidade e Cuidados Paliativos na unidade de terapia intensiva. Rev Bras Ter Intensiva. 2008; 20(4):422-8.
15. Radbruch L, Downing J. Principles of Palliative Care. In: Kopf A, Patel NB. Guide to Pain Management in Low-Resource Settings. IASP: Seattle; 2009. Disponível em: https://www.researchgate.net/profile/Harald_Traue/publication/283087381_Psychological_factors_of_chronic_pain/links/5641ed3b08ae24cd3e4293ff/Psychological-factors-of-chronic-pain.pdf#page=59. Acessado em: jan 2018.
16. Faber-Langendoen K, Bartels D. Process of forgoing life-sustaining treatment in a university hospital: an empirical study. Crit Care Med. 1992; 20:570-7.
17. Siqueira-Batista R, Schramm FR. Eutanásia: pelas veredas da morte e da autonomia. Ciência & Sáude Coletiva. 2004; 9(1):31-41.

18. Bitencourt AGV, Dantas MP, Neves FBC, et al. Condutas de limitação terapêutica em pacientes internados em unidade de terapia intensiva. Rev Bras Ter Intensiva. 2007; 19(2):137-43.
19. Código de Ética Médico. Disponível em: http://www.portalmedico.org.br.
20. Resolução C COFEN N.564/2017. Código de Ética dos Profissionais de Enfermagem. Disponível em: http://www.cofen.gov.br/resolucao-cofen-no-5642017_59145.html. Acessado em: 24 set 2019.
21. Torres JHR. Ortotanásia não é homicídio, nem eutanásia. Quando deixar morrer não é matar. In: Carvalho RT, Parsons HA (orgs.). Manual de Cuidados Paliativos ANCP. 2 ed. 2012; p. 415-38. Disponível em: http://formsus.datasus.gov.br/novoimgarq/24326/4052575_345331.pdf. Acessado em: 2 jan 2018.
22. Athanazio RA, Barbetta MC, Bitencourt AGV, et al. Decisão de não introduzir ou de retirar tratamentos de suporte para pacientes terminais internados em unidades de terapia intensiva. Rev Bras Ter Intensiva. 2005; 17:181-4.
23. Vieira TR. Bioética e direito. São Paulo: Jurídica brasileira; 1999.
24. Forte DN. Procedimentos sustentadores de vida em UTI. In: Carvalho RT, Parsons HA (orgs.). Manual de Cuidados Paliativos ANCP. 2 ed; 2012. p. 439-49. Disponível em: http://formsus.datasus.gov.br/novoimgarq/24326/4052575_345331.pdf. Acessado em: 2 jan 2018.
25. Kubler-Ross E. Sobre a morte e morrer. 10 ed. São Paulo: Martins Fontes; 2001. p. 290.
26. Rinpoche S. O livro tibetano do viver e do morrer. Tradução Luis Carlos Lisboa. São Paulo: Palas Atena; 1999. p. 530.
27. Coelho CBT, Yankaskas JR. Novos conceitos em cuidados paliativos na unidade de terapia intensiva. Rev Bras Ter Intensiva. 2017; 29(2):222-30.

37 CAPÍTULO

Como Dar Más Notícias?

Cristine Nilson

Introdução

Transmitir más notícias aos pacientes e familiares é um processo complexo e talvez seja uma das mais difíceis e importantes tarefas com que se deparam as equipes de saúde. Em se tratando de pacientes pediátricos, a avaliação da capacidade de entendimento da mensagem pela criança ou adolescente merece atenção redobrada.

A despeito de sua importância, muitos profissionais ainda carecem de informação e preparação suficientes para lidar com as situações que envolvem más notícias. Durante a formação, pouco se discute como informar o paciente e sua família que não há cura, que uma incapacidade é permanente ou que a morte é inevitável.[1] Nesse sentido, faz-se necessário ao profissional de saúde se instrumentalizar com conhecimento técnico e estratégias de comunicação de uma forma humanista que lhe conduza na abordagem dos pacientes e familiares. Comunicar más notícias pode fazer com que os profissionais de saúde experimentem sentimentos como tristeza, culpa e frustração, desconforto, medo e ansiedade.[2,3]

Entre as habilidades essenciais para a boa prática dos profissionais de saúde, tem-se destacado o relacionamento interpessoal, com ênfase na comunicação.

Portanto, depende de nossa atuação individual e enquanto equipe de saúde o resultado da comunicação da má notícia aos pacientes pediátricos críticos e suas famílias.

Quais os fatores envolvidos na comunicação?

Toda comunicação tem duas partes: o conteúdo – o fato ou informação que queremos ou necessitamos transmitir – e o sentimento que temos em relação à própria notícia, à pessoa para quem estamos transmitindo a mensagem e a situação/contexto em que a interação está ocorrendo.[4]

A comunicação entre seres humanos é complexa e ocorre em três níveis:

- Verbal: traduzido em palavras.
- Paraverbal: refere-se à forma como falamos – silêncios, sons, ênfases, pausas entre frases e palavras.
- Não verbal: inclui expressões faciais, posturas corporais, toques, atitudes, distâncias interpessoais e gestos.

Essas dimensões podem se complementar: dizer "sinto muito" e estar com a fisionomia séria, olhando nos olhos da pessoa, por exemplo; contradizer-se: dizer "sinto muito" e sair andando imediatamente, sem dar tempo para a outra pessoa se expressar; e podem expressar sentimentos: dizer "sinto muito" e demonstrar tristeza no tom de voz e na expressão facial.[5] Para que tenhamos uma comunicação eficaz é preciso que haja coerência entre as palavras e a comunicação não verbal sem ambiguidades (Tabela 37.1).

Tabela 37.1. Modelos não verbais de comunicação dos profissionais de saúde

Comunicação não verbal	Uso eficaz	Uso ineficaz
Postura	Relaxada e atenta	Rígida
Móveis	Usados para unir	Usados como barreira
Roupas	Simples	Provocativas, extravagantes
Expressão facial	Mostrando seus sentimentos	Rosto inexpressivo
Maneirismos	Sem maneirismos	Distração
Volume da voz	Claramente audível	Alto ou baixo
Ritmo da voz	Médio	Impaciente, hesitante, lento
Nível de energia	Em alerta	Apático, sonolento, cíclico, irrequieto
Distância interpessoal	Aproximação	Distanciamento
Toque	Presente	Ausente
Cabeça	Meneio positivo	Meneio negativo
Postura corporal	Voltada para a pessoa	Lateral ou de costas
Comunicação paraverbal	Responde prontamente	Uso de pausas ou respostas inaudíveis

Fonte: Iglesias.[1]

Torna-se relevante saber que é a dimensão não verbal da comunicação que qualifica a relação, que demonstra respeito, empatia, compaixão, solidariedade, acolhimento e, portanto, ela precisa ser aprendida e ensinada.

Entre as necessidades de comunicação dos familiares de pacientes críticos[6] podemos citar:

- Ser chamado se houver alterações na condição do paciente.
- Receber informações a respeito do prognóstico do paciente.

- Ter suas perguntas respondidas com honestidade.
- Receber informações diárias sobre o estado do paciente.
- Receber informações em termos compreensíveis.

O que caracteriza uma má notícia?

Más notícias são aquelas que afetam de forma negativa a visão do paciente sobre o futuro, ameaçam seu bem-estar e reduzem a possibilidade de escolhas. Em um conceito ampliado podem ser simplesmente as notícias que causam tristeza, sofrimento, angústia e medo da pessoa que a recebe. Assim, tanto situações graves com possibilidade de morte, quanto procedimentos desconfortáveis ou dolorosos, internações prolongadas e tratamentos que acarretam prejuízos para a qualidade de vida são considerados más notícias.[3]

A realização de uma traqueostomia, situação usual em pediatria, que muitas vezes é temporária, pode gerar muita angústia na família, com um grau de rejeição elevado e com necessidade de muitas conversas até a aceitação pela família.

Como planejar o momento de dar uma má notícia?

O momento ideal para dar a má notícia deve ser atenciosamente planejado, considerando o tempo que as partes envolvidas dispõem para a conversa, o local apropriado e uma avaliação prévia do caso e da vulnerabilidade do paciente e da família. Dessa forma, há que se preparar o paciente e a família dizendo ter um assunto difícil e delicado para discutir, no momento em que todos os envolvidos estejam descansados e tenham tempo disponível para a conversa, em um local reservado para evitar interrupções. Importante também a diligência, ou seja, deve-se evitar a angústia da espera, sendo que a comunicação deve ser feita o mais precocemente possível.

O profissional deve informar-se detalhadamente do caso, buscando previamente as informações pertinentes ao caso e a maneira como o paciente e a família percebem o que estão vivenciando e seu grau de prontidão para ouvir as más notícias.

No caso de crianças, a comunicação de más notícias exige concordância e cumplicidade dos pais. Algumas vezes, estes podem desejar que informações sejam omitidas da criança ou adolescente na intenção de protegê-los. O profissional de saúde deve compreender a situação, ser solidário aos pais, ajudá-los nessa decisão, avaliar o nível de compreensão da criança e facilitar a comunicação entre os pais e a criança.

Qual o modelo de comunicação de más notícias a ser utilizado?

Não existe uma técnica que sirva para todas as situações. A maneira de dar uma má notícia varia de acordo com a idade, o sexo, o contexto cultural, social, educacional, a doença que acomete o indivíduo e seu contexto familiar.[4]

Os protocolos têm por objetivo auxiliar os profissionais na tarefa de dar más notícias, visando alcançar uma comunicação eficaz, sem os riscos e prejuízos da comunicação não empática.

O Protocolo SPIKES, elaborado por um grupo de oncologistas americanos, é uma ferramenta didática, com seis passos que podem proporcionar mais segurança ao profissional de saúde, e que apresenta quatro objetivos principais: saber o que o paciente e seus familiares estão entendendo da situação como um todo; fornecer as informações de acordo com o que o paciente e sua família suportam ouvir; acolher qualquer reação que pode vir a acontecer; e, por último, ter um plano (Tabela 37.2).

Tabela 37.2. O protocolo SPIKES

S	*Setting up*	Preparando-se para o encontro
P	*Perception*	Percebendo o paciente
I	*Invitation*	Convidando para o diálogo
K	*Knowledge*	Transmitindo as informações
E	*Emotions*	Expressando emoções
S	*Strategy and Summary*	Resumindo e organizando estratégias

Fonte: Cruz & Rieira.[7]

A seguir será abordado o conceito de cada passo:[1,7]

- Primeiro passo: S – *Setting up the interview*. Preparando-se para o encontro, refere-se ao contexto. Apesar de a notícia ser triste, é importante manter a calma, pois as informações dadas podem ajudar o paciente a planejar seu futuro. Procure por um lugar calmo e que permita que a conversa seja privativa. Mantenha um acompanhante com seu paciente; isso costuma deixá-lo mais seguro. Sente-se e procure não ter objetos entre você e o paciente e seus familiares. Escute atentamente o que todos têm a dizer e demonstre atenção e compaixão.
- Segundo passo: P – *Assessing the patient's perception*. Percebendo o paciente. Investigue o que o paciente e a família já sabem em relação ao que está acontecendo. Procure usar perguntas abertas.
- Terceiro passo: I – *Obtaining the patient's invitation*. Convidando para o diálogo. Identifique até que ponto o paciente quer saber sobre o que está acontecendo, se quer ser totalmente informado ou se prefere que um familiar tome as decisões por ele. Isso acontece! Se o paciente deixar claro que não quer saber detalhes, mantenha-se disponível para conversar no momento que ele quiser.
- Quarto passo: K – *Giving knowledge and information to the patient*. Transmitindo as informações. Introduções como "infelizmente não trago boas notícias" podem ser um bom começo. Use sempre palavras adequadas ao vocabulário do paciente. Use frases curtas e pergunte, com certa frequência, como o paciente está e o que está entendendo. Se o prognóstico for muito ruim, evite termos como "não há mais nada que possamos fazer". Sempre deve existir um plano!
- Quinto passo: E – *Addressing the patient's emotions with empathic responses*. Expressando emoções. Aguarde a resposta emocional que pode vir; dê tempo ao paciente e seus familiares, eles podem chorar, ficar em silêncio, em choque. Aguarde e mostre compreensão. Mantenha sempre uma postura empática.
- Sexto passo: S – *Strategy and summary*. Resumindo e organizando estratégias. É importante deixar claro para o paciente e sua família que eles não serão abandonados, que existe um plano ou tratamento, curativo ou não.

Importante lembrar que em um contexto de terapia intensiva pediátrica, provavelmente os passos acima citados ocorrerão na relação com os pais da criança ou adolescente. No caso de intervenções ou procedimentos de menor porte, os mesmos cuidados devem ser tomados para preparar o paciente para o que virá, usando uma linguagem adequada ao seu entendimento.

Como a bioética se relaciona com a comunicação da má notícia?

A veracidade é o fundamento da confiança nas relações interpessoais. Tendo como fundamentos os princípios da bioética, diz-se que a comunicação da verdade diagnóstica ao paciente e seus familiares constitui um benefício para os mesmos (princípio da beneficência), pois possibilita sua participação ativa do processo de tomada de decisões (autonomia).[8]

Como o profissional de saúde enfrenta a tarefa de dar uma má notícia?

Como profissionais de saúde, somos mensageiros de "más notícias"; daquelas notícias que também não gostaríamos de dar por nos lembrar dos nossos próprios desafios e finitude. Poucos de nós aprendemos a ser profissionais de saúde que podem auxiliar o indivíduo a ter uma morte serena ou a conviver/elaborar o luto de alguém amado que encerra seu ciclo e morre. A "morte", geralmente, é uma "má notícia", embora deixar de ver alguém sofrer, de ver alguém cada vez mais dependente e triste, possa, às vezes, ser um alívio, mesmo gerando sofrimento.[4]

Devemos estar atentos aos fatores intrínsecos ao profissional de saúde que podem limitar a comunicação de más notícias, ou seja, sua saúde mental, a qualidade de vida, o suporte familiar, bem como as expectativas e experiências prévias. Questões como a convicção de que se chegou ao limite terapêutico, sem que isso signifique fracasso profissional, tende a facilitar a comunicação. Da mesma forma, é imprescindível que os profissionais não temam demonstrar suas próprias emoções, entendendo sua exposição como fundamental para uma comunicação empática e honesta, sem que soe como desequilíbrio emocional. A não manifestação dos sentimentos pode se tornar uma barreira de comunicação, uma vez que a empatia requer o envolvimento emocional de todos os agentes inter-relacionados.

O estresse profissional, caracterizado por irritabilidade, fadiga, depressão e baixa satisfação com a rotina e o *burnout*, definido como a perda progressiva de idealismo e energia, sensação de despersonalização e exaustão emocional experimentados por profissionais da saúde, podem comprometer profundamente a comunicação de más notícias. Os profissionais podem ter dificuldades em lidar com os sentimentos e reações que podem emergir da família e do paciente ao ouvir a má notícia. Reações adversas, entre elas, choque, raiva, medo, negação, culpa, tristeza e eventualmente até agressividade, demandam um suporte emocional por parte do profissional, que muitas vezes não está preparado para isso. Pesquisas associam altos níveis de estresse com a diminuição da capacidade de comunicação e uma tendência a dar menos explicações ao paciente.[2]

A habilidade emocional do profissional de saúde é fundamental para perceber as necessidades e reações do paciente e seus familiares às situações vivenciadas. Ser honesto e não obstante manter a esperança da família e do paciente, permite que os mesmos permaneçam envolvidos com o tratamento, seja ele curativo ou paliativo, de acordo com o plano definido.

Considerando toda essa demanda emocional no momento de dar a má notícia, torna-se prudente e imprescindível que vários integrantes da equipe de saúde, entre eles o médico, o enfermeiro, o psicólogo, o bioeticista, o técnico de enfermagem, entre outros, estejam presentes na reunião com a família e o paciente para comunicação da má notícia.

Como amenizar o efeito da má notícia?

A fim de tornar o processo de comunicação da má notícia mais eficaz e compassivo, o profissional de saúde deve seguir algumas premissas básicas:

- Buscar informações sobre o caso e conhecer o limite do que o paciente e família desejam saber.
- Saber anteriormente se o paciente irá participar da conversa, para definir o local apropriado, que pode ser a cabeceira do leito ou uma sala de reuniões. Considerando que estamos tratando de pacientes pediátricos, talvez seja de escolha da família fazer a interlocução da mensagem da forma que entenda mais apropriada. Cabe à equipe de saúde dar suporte aos pais e, se for de escolha da família, fazer-se presente em um segundo momento, quando da comunicação para a criança ou adolescente.
- Garantir a privacidade do paciente e da família é um desafio, em especial se a comunicação ocorrer à beira do leito. Se não for possível manter um leito privativo, a equipe deve manter um tom de voz baixo durante a conversa.
- Considerar o controle da dor e outros sintomas do paciente, visto que a angústia e o estresse gerado pela observação da criança ou adolescente com dor podem se tornar uma barreira na comunicação com a equipe. A impressão de que a criança está confortável é parte essencial do cuidado e é indicativo de sensibilidade dos profissionais de saúde.
- Devem estar presentes na reunião o médico responsável, o enfermeiro e outros membros da equipe assistencial e consultores. Profissionais de apoio, como assistentes sociais e capelães podem ser relevantes. É essencial escolher um momento em que todos possam se fazer presentes, sem que haja interrupções. Inclusive um aviso na porta informando "reunião de família em andamento" pode ser útil.
- A reunião deve transcorrer em um ambiente terapêutico: todos os integrantes devem estar sentados, proporcionando contato visual e minimizando as barreiras psicológicas.
- Usar uma abordagem direta, questionando inicialmente o que o paciente e os familiares já sabem a respeito do assunto proposto. Uma escuta atenta permitirá saber o nível de conhecimento dos familiares e do paciente sobre a doença, indicando respeito e valorização.
- Apresentar o objetivo da conversa de forma clara e honesta, visto que a maioria dos pacientes e familiares prefere esta abordagem: "É nosso procedimento sermos claros e honestos, mesmo quando estamos dando más notícias".[4]
- Comunicar diagnóstico e prognóstico, utilizando uma linguagem simples e clara, evitando terminologia médica, jargões ou termos ambíguos. Importante questionar se a explicação foi compreendida, esclarecendo equívocos ou confusões.
- Usar termos como "morrendo" ou "morte", se essa for a mensagem, já que eufemismos como "declínio" podem não ser suficientemente claros para que a família aproveite o tempo que resta para se despedir do paciente e não se surpreenda

desnecessariamente quando a morte ocorrer: "Lamento informar-lhe que essa doença não tem cura. Ela piora com o tempo, até que leva o paciente a morte".[4]

- Demostrar empatia descrevendo o quão incômodo o profissional de saúde se sente ao comunicar as más notícias torna a assistência mais humanizada e o momento mais verdadeiro.

O que não deve ser feito na comunicação da má notícia?

Inicialmente, não se pode dar uma má notícia sem que haja um planejamento prévio. Isso inclui buscar todas as informações pertinentes ao caso e a forma como o paciente e família estão percebendo a situação vivenciada, o que minimiza enfrentar situações e reações inesperadas dos familiares e pacientes. Conhecer as possíveis reações permite definir os profissionais da equipe que irão compor a reunião. A equipe deve estar alinhada, evitando informações inconsistentes ou contraditórias entre seus integrantes.

Em um segundo momento, deve-se evitar ocasiões e locais inapropriados para uma conversa séria, já que interrupções não são bem-vindas. Também se deve reservar tempo para a conversa, jamais parecendo estar com pressa. Não se deve falar com um único familiar e nunca somente com o paciente.

No momento da comunicação propriamente dita, deve-se evitar informações abruptas ou erradas, linguagem técnica, postura irreverente e a transmissão da ideia de que não há esperanças ou que não exista um prognóstico ou plano.

Por que o enfermeiro deve participar do momento de dar a má notícia?

Os profissionais de enfermagem passam mais tempo com o paciente do que qualquer outro profissional da equipe. Esse fato proporciona-lhes uma ampla visibilidade e acesso para conhecer e atender as necessidades de convívio social, o sofrimento psicológico e a espiritualidade do doente. Além disso, os enfermeiros estão presentes nas comissões e conselhos hospitalares, sendo capazes de representar as perspectivas do paciente quando as normas do hospital são propostas ou editadas.[6]

Os enfermeiros têm habilidade e oportunidade para resolver os problemas de comunicação, tendo em vista seu contato frequente com o paciente e seus familiares e a confiança depositada por eles nesses profissionais. Sabe-se que a melhor maneira de lidar com a insegurança dos familiares do paciente em situações-limite é promovendo uma comunicação eficaz.

Cabe, portanto, ao enfermeiro fazer a interface entre o paciente, a família e a equipe de saúde, buscando esclarecer pontos duvidosos da comunicação e oferecendo *feedback* à equipe sobre o que foi realmente absorvido pelo paciente e familiares após a comunicação das más notícias.

Como o paciente e seus familiares entendem a má notícia?

O conhecimento e a compreensão das fases do processo de entendimento de uma má notícia são essenciais para que o profissional de saúde se sinta capacitado a enfrentar essas situações, que fazem parte do dia a dia da sua atuação junto a pacientes e familiares. Independentemente dos fatores que podem dificultar o profissional de saúde na comunicação da má notícia: a preocupação em como a má notícia irá afetar o paciente e família, o receio de causar dor ao paciente ou de ser culpado pelo mesmo, o receio de falha terapêutica, de problema judicial, do desconhecido, de dizer "não sei" e expressar suas emoções – a questão que deve ser colocada é "Qual a melhor maneira de contar esta má notícia?", ou ainda "Como posso dividir essas informações de forma adequada?".

Sabe-se que a habilidade de comunicação de notícias nos encontros iniciais desse processo pode produzir duas grandes reações: se adequada, a família e o paciente "nunca o esquecerão"; se inadequada, eles "nunca o perdoarão".[4]

O entendimento de uma má notícia percorre uma trajetória, desde o choque inicial até a integração de uma nova perspectiva de futuro, que deve ser entendida pelo profissional de saúde, a fim de possibilitar um acolhimento clínico e individualizado para o receptor da mesma. Essa trajetória do processo de comunicação e entendimento de uma má notícia ocorre, habitualmente, ao longo de seis fases: choque inicial, negação, raiva, barganha, reconhecimento da perda e integração.[9]

Choque inicial

O choque inicial faz com que muitas pessoas paralisem ao receber a má notícia. Elas ficam sem poder de reação. Para tanto se faz necessário um adequado suporte profissional, a fim de minimizar o impacto. Em sequência ao choque inicial surge a negação dessa má notícia.

Negação

A fase da negação se caracteriza quando as pessoas, ao receberem a má notícia, negam a sua existência e, justamente por isso, não procuram mais ajuda, não aderem ao tratamento indicado, ou ainda, não compartilham com a rede de apoio familiar.

Raiva

A raiva surge quando não é mais possível negar. A raiva, muitas vezes, pode ser dirigida ao portador da má notícia, ou seja, o paciente inverte a relação de causa e efeito, culpando o profissional de saúde pelo ocorrido. A raiva pode também ser direcionada a outras pessoas envolvidas, ocasionando desde agressão a até mesmo abandono dessa relação anteriormente existente. Os profissionais de saúde podem auxiliar os pacientes e familiares a associar a esperança à má notícia, com base na realidade. Da esperança pode surgir a superação da raiva.

Barganha

Na fase da barganha a esperança ainda se fixa na possibilidade de alterar o passado e não na possibilidade de enfrentar um futuro antes não previsto. O paciente já reconhece que a má notícia é real, mas tenta achar uma maneira de evitar que ela afete o seu futuro anteriormente planejado. A superação da barganha gera o reconhecimento de que a má notícia é verdadeira e que tem repercussões negativas.

Reconhecimento da perda

Essa fase é também denominada "depressão" por alguns autores e é caracterizada pelo reconhecimento da perda do futuro anteriormente planejado. Nessa fase as pessoas podem expressar tristeza pelo reconhecimento da perda, o que equivale ao luto por uma alternativa de futuro planejada que reconhecidamente não virá a se realizar. Da superação da perda surge o entendimento de que existem outras alternativas.

Integração na perspectiva de futuro

Essa fase é a que permite o entendimento adequado de uma má notícia. Também denominada aceitação, é o momento em que ocorre a integração da má notícia na perspectiva de futuro do paciente e a possibilidade de concretização de uma esperança. Essa fase permite uma perspectiva de enfrentamento da doença perante a si mesmo e em relação aos outros, com uma abordagem da notícia de forma estratégica, ou seja, maximizando o benefício da revelação e minimizando os riscos e impactos a ela associados.

Partindo de todos esses pressupostos, os profissionais de saúde podem conduzir a comunicação da má notícia com vistas ao melhor resultado na integração da nova realidade ao futuro do paciente e sua família.

Conclusão

Recomenda-se na comunicação de más notícias uma abordagem sensível, honesta, clara e focada nas necessidades individualizadas de cada paciente e sua família. Deve-se respeitar as diferenças individuais, reconhecendo-as e abordando-as de formas distintas.

Apresentamos aspectos da comunicação de más notícias que podem tornar esse momento mais suportável e acolhedor, bem como questões da comunicação interpessoal que permitem reduzir o estresse e ansiedade do paciente, da família e do próprio profissional.

O impacto de comunicar uma má notícia para o profissional se atenua com o preparo individual e com a habitualidade com que esse tipo de situação ocorre. Na medida em que essa situação se torna frequente, o impacto a ela associado diminui. Mas é sempre adequado lembrar que para o paciente e a família essa situação não é habitual e costuma ser muito dolorosa.

Referências bibliográficas

1. Iglesias S, et al. É possível comunicar notícias difíceis sem Iatrogenia? Departamento Científico de Medicina da Dor e Cuidados Paliativos. 2018; p. 1-8 Disponível em: https://www.sbp.com.br/fileadmin/user_upload/20291d-DocCient_-_E_possivel_comunicar_noticias_sem_iatrogenia.pdf.
2. Traiber C, Lago PM. Comunicação de más notícias em pediatria. Boletim Científico de Pediatria. 2012; 1(1):3-7. Disponível em: http://www.sprs.com.br/sprs2013/bancoimg/131210152030bcped_12_01_02.pdf.
3. Gonçalves SP, et al. Comunicação de más notícias em pediatria: a perspectiva do profissional. Arq Cienc Saúde. 2015; 22(3):74-8.
4. Silva M. Comunicação de Más Notícias. O Mundo da Saúde. 2012; 36(1):49-53. Disponível em: http://bvsms.saude.gov.br/bvs/artigos/mundo_saude/comunicacao_mas_noticias.pdf.
5. Silva M. Comunicação tem remédio: a comunicação nas relações interpessoais em saúde. São Paulo/SP: Edições Loyola; 2010.
6. Campbell ML. Nurse to nurse: cuidados paliativos em enfermagem. Porto Alegre/RS: McGraw-Hill/Artmed; 2011.
7. Cruz C, Riera R. Comunicando más notícias: o protocolo SPIKES. Diagn Tratamento. 2016; 21(3) 106-8.
8. Caleffi M, et al. A repercussão da comunicação de más notícias para pacientes com câncer. Psychiatry On-line Brazil (Part of The International Journal of Psyquiatry). 2016; 21(12). Disponível em: https://www.polbr.med.br/ano16/art1216-2.php.
9. Kübler-Ross E. Sobre a morte e o morrer: o que os doentes terminais têm para ensinar a médicos, enfermeiras, relogiosos e aos seus próprios parentes. 7 ed. São Paulo/SP: Martins Fontes; 1996.

38 CAPÍTULO

Nutrição e Intensivismo

Tatiana Maraschin

Qual o papel do nutricionista em UTIP?

Segundo a Lei Federal 8234, de 17 de setembro de 1991, que regulamenta a profissão de nutricionista: "são atividades privativas do nutricionista a assistência dietoterápica hospitalar, ambulatorial e em nível de consultórios de nutrição e dietética, prescrevendo, planejando, analisando, supervisionando e avaliando dieta para enfermos".

O nutricionista visa à manutenção ou recuperação do estado nutricional dos pacientes, com base no diagnóstico médico prévio e atual, sua evolução clínica e nutricional diária, por meio de uma assistência nutricional individualizada.

A avaliação nutricional completa na admissão do paciente contribui para definir as estratégias nutricionais e a meta com a terapia nutricional instituída.[2]

Competências do profissional nutricionista.[3]

- Realizar a avaliação do estado nutricional do paciente, utilizando indicadores nutricionais subjetivos e objetivos, com base em protocolo preestabelecido, de forma a identificar o risco ou a deficiência nutricional.
- Elaborar a prescrição dietética com base nas diretrizes estabelecidas na prescrição médica.
- Formular a NE estabelecendo a sua composição qualitativa e quantitativa, seu fracionamento segundo horários e formas de apresentação.

- Acompanhar a evolução nutricional do paciente em TNE, independentemente da via de administração.
- Adequar a prescrição dietética, em consenso com o médico, com base na evolução nutricional e tolerância digestiva apresentada pelo paciente.
- Garantir o registro claro e preciso de todas as informações relacionadas à evolução nutricional do paciente.

Avaliação do estado nutricional, qual sua importância?

A avaliação do estado nutricional tem por objetivo determinar o crescimento e as proporções corporais. Permite identificar pacientes desnutridos ou em risco nutricional.

Segundo o *guideline* da ASPEN 2017,[4] a desnutrição, incluindo a obesidade, está associada a resultados clínicos adversos, como maior risco de infecção adquirida no hospital, aumento no tempo de ventilação, na permanência hospitalar e mortalidade. A recomendação é da avaliação nutricional detalhada ser realizada até 48 horas da admissão, com reavaliação semanal do estado nutricional durante a internação na unidade de tratamento intensivo, devido ao risco de deterioração da nutrição.

A antropometria é o método mais utilizado para avaliar a condição nutricional, por ser de baixo custo, fácil de executar e inócuo. O peso e a estatura são os parâmetros usualmente utilizados. Embora sejam procedimentos habituais e simples, devem ser feitos de forma padronizada, e com instrumentos calibrados e aferidos periodicamente.

Com base na aferição de peso e estatura, podem ser calculados os índices antropométricos – peso/idade (P/I), estatura/idade (E/I), peso/estatura (P/E), índice de massa corporal (IMC)/idade (IMC/I), conforme a Tabela 38.1.

Tabela 38.1. Índices antropométricos do Ministério da Saúde

Faixa etária	Crianças (0 a 5 anos incompletos)	Crianças (5 a 10 anos incompletos)	Adolescentes (10 a 19 anos)
Índice antropométrico	Peso/idade (P/I)	Peso/idade (P/I)	–
	Peso/estatura (P/E)	–	–
	IMC/idade (IMC/I)	IMC/idade (IMC/I)	IMC/idade (IMC/I)
	Estatura/idade (E/I)	Estatura/idade (E/I)	Estatura/idade (E/I)

Fonte: OMS, 2006/2007.[5-8]

Por meio dos índices antropométricos (peso, comprimento e estatura), faixa etária e sexo, podemos determinar a avaliação do estado antropométrico utilizando tabelas e gráficos ou curvas, que permitem predizer individualmente qual o padrão normal de crescimento da criança e do adolescente. Na Tabela 38.2 estão descritos os pontos de corte de peso/idade (0-10 anos), peso/estatura (0-5 anos), IMC/I (0-19 anos) e estatura/idade (0-19 anos) definidos pelo Ministério da Saúde.[5-8]

Tabela 38.2. Pontos de corte peso/idade (0-10 anos), peso/estatura (0-5 anos), índice de massa corporal/idade (0-19 anos), estatura/idade (0-19 anos)

Valores críticos		Índices antropométricos								
		Crianças de 0 a 5 anos incompletos				Crianças de 5 a 10 anos incompletos			Adolescente 10 a 19 anos	
		P/I	P/E	IMC/I	E/I	P/I	IMC/I	E/I	IMC/I	E/I
< Percentil 0,1	< Escore Z -3	Muito baixo	Magreza acentuada	Magreza acentuada	Muito baixo	Muito baixo	Magreza acentuada	Muito baixa	Magreza acentuada	Muito baixa
> Percentil 0,1 e < percentil 3	≥ Escore Z -3 e < escore Z -2	Baixo	Magreza	Magreza	Baixa	Baixo	Magreza	Baixa	Magreza	Baixa
≥ Percentil 3 e < percentil 15	≥ Escore Z -2 e < escore Z -1	Adequado	Eutrofia	Eutrofia	Adequada	Adequado	Eutrofia	Adequada	Eutrofia	Adequada
≥ Percentil 15 e < percentil 85	≥ Escore Z -1 e < escore Z +1									
≥ Percentil 85 e < percentil 97	≥ Escore Z +1 e < escore Z +2		Risco para sobrepeso	Risco para sobrepeso			Sobrepeso		Sobrepeso	
> Percentil 97 e ≤ percentil 99,9	> Escore Z +2 e ≤ escore Z +3	Elevado	Sobrepeso	Sobrepeso		Elevado	Obesidade		Obesidade	

https://www.who.int/childgrowth/en/ (0 a 5 anos)
https://www.who.int/growthref/en/ (5 a 19 anos)
Fonte: Ministério da Saúde.[6,7]

Quais os objetivos da terapia nutricional?

- Fornecer aporte nutricional adequado.
- Evitar a má nutrição visceral.
- Atenuar a perda de massa magra.
- Promover a cicatrização das feridas.

Recomendações para terapia nutricional no paciente crítico.

A via preferencial é a nutrição enteral, por manter íntegra a motilidade da mucosa gastrointestinal. Deve ter início precoce, entre 24 a 48 horas após a admissão na UTIP, e alcançar até dois terços da meta nutricional na primeira semana.

Para determinar as necessidades de energia, o gasto energético deve ser medido por calorimetria indireta (IC). Não sendo possível, sugere-se utilizar equações de Schofield ou da OMS[4] sem adição de fatores de estresse para estimar o gasto de energia (Tabela 38.3).

Tabela 38.3. Equações preditivas

Idade (anos)	Sexo	Schofield	OMS
0-3	Feminino	16.252P + 10.232E + 413.5	61P – 51
	Masculino	0.167P + 15.174E + 617.6	60.9P – 54
3-10	Feminino	16.969P + 1.618E + 371.2	22.5P – 499
	Masculino	19.59P + 1.303E + 414.9	22.7P + 495
10-18	Feminino	8.365P + 4.65E + 200.0	12.2P + 746
	Masculino	16.25P + 1.372E + 515.5	17.5P – 651

P: peso; E: estatura.
Fonte: Adila Gómez.[1]

O aporte calórico definido na internação poderá sofrer mudanças conforme o estado clínico, o comprometimento nutricional evidenciado nas reavaliações, sendo necessário redefinir o plano terapêutico.

A proteína é dos macronutrientes o mais importante na criança criticamente enferma. O equilíbrio nitrogenado negativo pode resultar em perda de massa muscular magra; tem sido associado a maus resultados.

Segundo o *guideline* da ASPEN 2017,[4] a recomendação é de uma ingestão mínima de 1,5 g/kg/dia. Já para bebês, crianças pequenas e desnutridas gravemente enfermas, a ingestão ideal de proteínas para obter um equilíbrio nitrogenado positivo é de 2 a 3 g/kg/dia.

Qual a importância da participação do nutricionista no *round* e nas tomadas de decisão?

O paciente crítico deve ser avaliado e reavaliado diariamente para manter ou rever as metas e plano terapêutico em consonância com o estado clínico e nutricional.

Para pacientes com equilíbrio hídrico positivo, com repercussão clínica, é necessário otimizar todo o volume infundido com medicações e com a dieta. Na dieta pode ser concentrada e aumentada a densidade calórica para reduzir o volume sem comprometer a terapia nutricional. Nesse momento poderá ser necessária a inclusão de módulos para atingir a meta calórica e proteica.

Os pacientes em pós-operatório de cirurgias gastrointestinais com plano de jejum prolongado, pacientes desnutridos que não toleram a progressão da dieta enteral ou com necessidade de jejum para exames de diagnóstico devem ter avaliada a necessidade de início de nutrição parenteral total ou parcial.

Em pacientes em plano de extubação e extubados: rever o aporte calórico para essa nova fase.

Referências bibliográficas

1. Gómez IJA, et al. Nutritional Support of the Critically Ill Pediatric Patient: Foundations and Controversies. Clinical Medicine Insights: Trauma and Intensive Medicine; 2017. Disponível em: https://doi.org/10.1177/1179560317701108.
2. Cordelini S. Triagem e avaliação nutricional em pediatria. Caruso L, Sousa AB (orgs.). Manual da equipe multidisciplinar de terapia nutricional (EMTN) do Hospital Universitário da Universidade de São Paulo - HU/USP. São Paulo: Hospital Universitário da Universidade de São Paulo; 2014. p. 29-32. Disponível em: http://www.producao.usp.br/handle/BDPI/46777.
3. Ferraz LF, Campos ACF. O Papel do Nutricionista na Equipe Multidisciplinar em Terapia Nutricional. Rev Bras Nutr Clin. 2012; 27(2):119-23.
4. Mehta NM, et al. Guidelines for the Provision and Assessment of Nutrition Support Therapy in the Pediatric Critically Ill Patient: Society of Critical Care Medicine and American Society for Parenteral and Enteral Nutrition. J Parenter Enter Nutr (JPEN); 2017.
5. Ministério da Saúde. Secretaria de Atenção à Saúde. Departamento de Atenção Básica. Coordenação-Geral da Política de Alimentação e Nutrição. Incorporação das curvas de crescimento da Organização Mundial da Saúde de 2006 e 2007 no SISVAN.
6. Ministério da Saúde. Vigilância Alimentar e Nutricional (SISVAN). Orientações para a coleta e análise de dados antropométricos em serviços de saúde: norma técnica. Brasília: Editora MS; 2011.
7. Ministério da Saúde. Secretaria de Atenção à Saúde. Departamento de Atenção Básica. Saúde da criança: crescimento e desenvolvimento/Ministério da Saúde. Secretaria de Atenção à Saúde. Departamento de Atenção Básica. Brasília: Ministério da Saúde; 2012. p. 272: il. – (Cadernos de Atenção Básica, nº 33).
8. World Health Organization (WHO). WHO Child Growth Standards: Length/height-for-age, weight-forage, weight-for-length, weight-for-height and body mass index-for-age. Methods and development. Geneva: WHO; 2006.

39

CAPÍTULO

Terapia de Nutrição Enteral e Parenteral no Tratamento do Paciente Crítico Pediátrico

Geovana Rhoden Estorgato ■ Luma Maiara Ruschel ■ Valdirene Rocha

O que é nutrição parenteral?

A terapia de nutrição parenteral (TNP) tem o objetivo de manter e recuperar o estado nutricional do paciente por meio da instalação da nutrição parenteral (NP).[1] Essa modalidade terapêutica é realizada a partir da oferta nutricional por via endovenosa, seja central ou periférica, devido à indisponibilidade ou comprometimento da manutenção de nutrientes pelo trato gastrointestinal ou quando as demandas metabólicas não forem atendidas completamente pela via enteral.[2] A NP trata-se de uma solução estéril e apirogênica, composta por carboidratos, aminoácidos, lipídeos, vitaminas e minerais.[1] Geralmente é disponibilizada como uma formulação comercial padrão, com o objetivo de atender às demandas nutricionais de pacientes que apresentam semelhante faixa etária ou condição de saúde. Além disso, a padronização da NP melhora a segurança do paciente, reduz incidentes processuais e otimiza a eficiência dos recursos disponíveis.[2] Já a NP formulada individualmente tem a finalidade de suprir as necessidades metabólicas do paciente de acordo com os diferentes processos fisiopatológicos, proporcionando, assim, uma melhor biodisponibilidade de nutrientes no tratamento. Sendo assim, a prescrição pode ser alterada diariamente, de acordo com as mudanças do estado de saúde do paciente e conforme os resultados de exames laboratoriais.[3-6]

Quando a nutrição parenteral deve ser instituída?

O objetivo da TNP é restaurar a composição corporal do paciente em relação à massa magra metabolicamente ativa.[7] A desnutrição proteica e calórica é consequência de vários fatores, como diminuição da ingesta alimentar, má absorção, perdas elevadas ou aumento das necessidades nutricionais. A administração da NP na prática clínica de crianças gravemente enfermas tem contribuído para o aumento da sobrevida e melhor recuperação dos estados de saúde.[6]

Preferencialmente, a NP deverá ser instituída nos casos de intolerância da via enteral, disfunção prolongada do trato gastrointestinal sem indicação de via enteral ou pela necessidade de complementação calórico-proteica. Sendo assim, os principais estados de saúde com indicação para a administração de NP em crianças gravemente enfermas são: pré e pós-operatório; traumas e queimados; doenças gastrointestinais com comprometimento da absorção de nutrientes ou do trânsito gastrointestinal; insuficiência renal e hepática com desnutrição; e nos casos de inconsciência que não permitam a administração de dieta por via enteral unicamente. A NP também está indicada nos casos em que há nutrição enteral insuficiente, como na anorexia nervosa, caquexia e câncer; e em certas condições pediátricas, como onfalocele e gastrosquise, enterocolite necrosante e na prematuridade.[8,9]

Quais as complicações relacionadas à terapia de nutrição parenteral?

As principais complicações relacionadas à NP envolvem questões técnicas, metabólicas ou infecciosas e serão descritas a seguir.

Considerações sobre complicações técnicas.

As complicações técnicas estão relacionadas às alterações que ocorrem durante a infusão da NP como extravasamento em tecido cutâneo, pericárdio, peritônio, tórax, parênquima pulmonar, mediastino, pelve renal, retroperitônio, espaço subdural, espaço epidural e fígado. Além dessas, podem ocorrer complicações envolvendo pneumotórax, hemotórax, lesões vasculares, embolia aérea, embolia por fragmento de cateter, infecções locais e sistêmicas, tromboses venosas e de átrio direito, flebites e oclusão do cateter.[9]

Como proceder nos casos de extravasamento da nutrição parenteral?

É recomendada a infusão da NP em via venosa central para minimizar os riscos de tromboflebite e extravasamento. Quando não for possível o acesso em via central, a administração poderá ser realizada em via periférica por curto período de tempo. Nesses casos, as soluções de NP deverão ter concentração inferior a 900 mmol/L, reduzindo os riscos de tromboflebite.[10-13]

Casos de extravasamento maciço subcutâneo têm sido tratados com a administração de hialuronidase humana recombinante,[14] fármaco aprovado pelo Food and Drug Administration (FDA), que aumenta a absorção subcutânea de substâncias endovenosas em adultos e crianças. Estudos mostram esse medicamento como sendo seguro e bem tolerado quando usado para facilitar a absorção de fluidos de hidratação e substâncias endovenosas que extravasaram para o tecido subcutâneo.[15]

Em suma, sempre que houver suspeita de ruptura, mal posicionamento do cateter ou extravasamento de fluidos, deve-se interromper imediatamente a infusão da NP e investigar o posicionamento da ponta do cateter, prevenindo complicações.

Como proceder nos casos de obstrução do cateter venoso central?

Nos casos de oclusão do cateter por trombo, os fibrinolíticos são a classe de substâncias de escolha para o tratamento. O ativador de plasminogênio tecidual (tPA, Alteplase) é atualmente o agente recomendado, mas a uroquinase e a uroquinase recombinante (rUK) também podem ser usadas. Estudos anteriores utilizaram doses de Alteplase de 0,5 a 2 mg no lúmen do cateter com tempos de permanência variando de 30 a 240 minutos. A eficácia global variou de 50% a 90%, com melhores resultados relatados para doses maiores e maior tempo de permanência.[16,17]

Não é recomendada a utilização rotineira de solução de heparina para prevenir oclusão por trombo em cateteres que recebem infusões regularmente. Nesses casos recomenda-se a utilização de *flush* de solução salina. Já em cateteres venosos centrais que são acessados intermitentemente é recomendada, para manter o dispositivo pérvio, a administração de 5 a 10 U/mL de solução salina heparinizada, 1 a 2 vezes por semana.[18]

Considerações sobre complicações infecciosas.

As complicações infecciosas geralmente estão vinculadas às infecções de corrente sanguínea relacionadas ao cateter venoso central (ICSRC), constituindo uma importante causa de morbidade e mortalidade no paciente pediátrico. A incidência de ICSRC em pediatria varia entre 3,8 e 11,3 infecções por 1.000 cateteres/dia, dependendo do paciente e das variáveis do cateter. Nesses casos não é recomendado selar unicamente o cateter com antibiótico, e sim, preconiza-se a selagem do cateter com antibiótico combinado à terapia antimicrobiana sistêmica. A taurolidina tem se mostrado eficaz na prevenção de infecção de cateter e deve ser instituída durante o uso prolongado do dispositivo. Outras complicações infecciosas incluem endocardite bacteriana e sepse.[18]

Considerações sobre complicações metabólicas.

As complicações metabólicas estão vinculadas, principalmente, à formulação dos componentes ofertados na solução da NP, resultando em deficiência ou excesso de oligoelementos, vitaminas e minerais; distúrbios hidreletrolíticos; hiperglicemia ou hipoglicemia; hipoalbuminemia; e elevação dos triglicerídeos e ácidos graxos livres.

A NP também está associada ao comprometimento do sistema hepático por meio da manifestação de sintomas como: hepatomegalia, esteatose, elevação de enzimas hepáticas e colestase. Os principais fatores de risco para o desenvolvimento de alterações hepáticas são o jejum prolongado,[9,13,19] episódios recorrentes de sepses, translocação bacteriana e patologias do sistema gastrointestinal.[20-22] Além disso, crianças que recebem NP por períodos prolongados possuem maior risco de desenvolver doença óssea, apresentando sinais e sintomas de redução da mineralidade óssea como osteoporose, dor e fraturas.[23-25]

Considerações sobre a estabilidade da nutrição parenteral.

As complicações relacionadas à composição e estabilidade da solução da NP devem ser rigorosamente observadas. As formulações “3 em 1” possuem todos os componentes, incluindo os lipídeos, armazenados em uma única bolsa. É imprescindível o controle rigoroso da estabilidade de todos os elementos que compõem a emulsão. Já as formulações "2 em 1" contêm aminoácidos, carboidratos e eletrólitos em uma única bolsa e a emulsão de lipídeos é armazenada separadamente. No entanto, o que se observa seguidamente na rotina assistencial é a administração da emulsão de lipídeos em uma linha do cateter conectada em "Y" à solução de NP. Essa prática não garante a estabilidade dos componentes, sendo recomendado que a solução de lipídeos seja administrada em uma via separadamente.[13,19,26-28]

Deve-se observar, também, a incompatibilidade de substâncias com a NP. A administração de fármacos na via do cateter da NP deve ser evitada e uma via exclusiva deverá ser reservada para a sua infusão.[19] Exceções devem ser criteriosamente avaliadas após validação do fabricante, pois a infusão simultânea de medicamentos com a NP pode causar interações químicas diretas no trajeto do cateter, resultando na precipitação da formulação. A cristalização de medicações e precipitação no lúmen do cateter venoso central geralmente ocorrem quando medicamentos incompatíveis são administrados simultaneamente. A interação de fluidos e fármacos combinados à NP pode ocasionar alteração de baixo fluxo de infusão ou, até mesmo, a administração de bólus da NP, dependendo da velocidade que são administradas as substâncias. Componentes como lipídeos, cálcio ou fósforo e, menos frequentemente, substâncias incompatíveis, podem precipitar e causar a oclusão do cateter.[29]

A emulsão de lipídeos, quando armazenada de forma inadequada, pode sofrer peroxidação dos componentes pelos seguintes fatores: exposição da solução ao oxigênio ambiental pelo tipo de bolsa usada para o acondicionamento; fotodegradação pela exposição à luz natural e artificial; aumento da temperatura ambiental; e interação dos diferentes elementos que compõem a formulação. Sendo assim, é preconizado o correto acondicionamento em bolsas impermeáveis ao oxigênio e com fotoproteção pelo responsável pela formulação da NP ou utilizar invólucros fotoprotetores quando fornecidos pelo fabricante.[19]

Qual a função do enfermeiro na terapia de nutrição parenteral?

O enfermeiro possui papel fundamental na assistência ao paciente em TNP no âmbito ambulatorial, hospitalar ou domiciliar, por meio da prescrição e implementação dos cuidados de enfermagem relacionados à instalação, manutenção e monitorização de reações adversas que envolvam a NP.[32]

Em relação ao acesso venoso, compete ao enfermeiro realizar a punção venosa periférica com cateter intravenoso de teflon ou poliuretano e, quando habilitado, inserir o cateter central de inserção periférica (PICC), conforme a Resolução COFEN Nº 260/2001. Participa, também, da inserção do cateter venoso central com a equipe médica.[33]

Compete ao enfermeiro assegurar a manutenção e permeabilidade da via de administração da NP. Além disso, é responsável por receber o frasco da farmácia, averiguar se as informações contidas no rótulo estão de acordo com a prescrição médica, inspecionar visualmente a NP antes de iniciar a infusão e assegurar a sua conservação durante todo o período de administração. O enfermeiro deve, ainda, instalar a NP de forma asséptica conforme prescrição médica, em via exclusiva do acesso venoso, sem que haja o manuseio da linha após o início da infusão ou a administração simultânea de soluções com a NP. Deve assegurar a infusão do volume prescrito com controle rigoroso do gotejamento, preferencialmente utilizando bomba de infusão, e manter registro do procedimento. Intercorrências deverão ser registradas e comunicadas aos respectivos profissionais responsáveis.[33,34]

Em relação às questões gerenciais, cabe ao enfermeiro participar e promover atividades de capacitação operacional e educação continuada da equipe; além de padronizar procedimentos de enfermagem relacionadas à TN e supervisionar o correto funcionamento dos equipamentos que envolvem a TNP. O enfermeiro deverá, também, participar da seleção, padronização, licitação e aquisição de equipamentos e materiais utilizados na administração da TNP.[33,34]

A legislação que regulamenta a atuação da enfermagem no contexto da TN inclui a Portaria nº 272, do Ministério da Saúde, de 8 de abril de 1998 e a Resolução nº 63, da Agência Nacional de Vigilância Sanitária (ANVISA), de 6 de julho de 2000. As normativas direcionam para as boas práticas da administração da terapia de nutricional parenteral e enteral pela equipe de enfermagem sob supervisão do enfermeiro e regulamentam a obrigatoriedade de formação de equipe multidisciplinar de terapia nutricional (EMTN) nos hospitais brasileiros. Já a Resolução do COFEN nº 0453/2014 aprova a norma técnica para a atuação da equipe de enfermagem em terapia nutricional.[1,33,34]

O que é nutrição enteral?

A nutrição enteral é definida como a ingestão de nutrientes, seja por meio de fórmulas ou suplementos nutricionais, por via oral ou por meio de sondas.[35,36]

Quais são as indicações da nutrição enteral?

A nutrição enteral é indicada mediante o risco ou diagnóstico de desnutrição em decorrência da incapacidade de alimentação por via oral (neuropatias, neoplasias, lesões orais e esofágicas), quando a ingesta oral é baixa (sepse, doenças crônicas, trauma) ou quando existe disfunção do trato gastrointestinal.[35,36]

Com frequência, a criança criticamente doente não pode ser alimentada por via oral; consequentemente, pode desenvolver deficiência nutricional em poucos dias. Essas deficiências podem acarretar em aumento na incidência de infecções, fraqueza muscular e prolongamento do tempo de ventilação pulmonar mecânica. As diretrizes atuais sugerem que o suporte nutricional seja iniciado de maneira precoce no paciente pediátrico crítico.[42] Entre as principais indicações de nutrição enteral em UTI podemos citar:[43]

- Paciente intubado.
- Paciente mesmo não intubado que apresente alteração neurológica ou sensorial não permitindo alimentação oral adequada.
- Paciente com anorexia sem manter uma ingestão minimamente adequada.
- Paciente com disfunção respiratória pelo risco de aspiração.
- Paciente com patologias que se beneficiem de alimentação pós-gástrica e eventualmente realizada com fórmulas especializadas.
- Paciente que não consegue atender, espontaneamente, a demanda energética imposta por sua doença, razão pela qual necessita de aporte nutricional complementar.

Quais são as principais vias de administração da nutrição enteral?

As principais vias de administração da nutrição enteral são a gástrica e a pós-pilórica ou jejunal. A escolha pela via e o material da sonda adequado às necessidades do paciente pediátrico deve considerar aspectos importantes do cuidado. Entre eles, citamos:[36,37]

- O estado nutricional, a situação do trato gastrointestinal, as condições clínicas do paciente, o tempo de terapia e as metas assistenciais da equipe.
- A equipe, também, deve estar atenta ao risco de aspiração pulmonar no momento de optar pela via de administração.

A via gástrica é considerada a primeira escolha em pediatria, por ser mais fisiológica, devido à possibilidade de infusão de maiores volumes, por aumentar a tolerância às fórmulas lácteas, por inibir a atrofia da mucosa intestinal, diminuindo, assim, a translocação bacteriana; e em função de ser mais barata quando comparada às demais vias de administração. Pode ser realizada em curto prazo (via sonda nasogástrica – SNG) ou em longo prazo (via gastrostomia – por *botton* ou sonda PEG).[36-38]

A via pós-pilórica ou jejunal é indicada em casos nos quais não há tolerância da dieta por via gástrica, como, por exemplo, em casos de refluxo gastroesofágico ou em condições que dificultem o esvaziamento gástrico (gastroparesia, dismotilidade ou obstrução). Além disso, é indicada quando existe um elevado risco para broncoaspiração (em anomalias do trato digestivo alto e em pancreatites). Pode ser realizada, também, em curto prazo (via sonda nasoentérica – SNE) ou em longo prazo (via jejunostomia – sonda PEGJ).[36,37]

Qual material é necessário para a inserção da sonda gástrica ou entérica?[45]

- Sonda de calibre adequado às características do paciente.
- Luvas de procedimento.
- Esparadrapo e/ou caneta.
- Gel lubrificante.
- Seringa de 20 mL.
- Adesivo microporoso hipoalergênico.
- Gazes não estéreis.
- Tesoura.
- Estetoscópio.
- Bandeja.
- EPI (equipamento de proteção individual).

Como é realizada a introdução da sonda nasogástrica (SNG)?[44,45]

- Confirme o paciente e o procedimento a ser realizado.
- Higienize as mãos.
- Reúna o material necessário em uma bandeja e leve ao leito do paciente.
- Confira o nome do paciente e o procedimento a ser realizado, verificando a pulseira de identificação e a prescrição médica.

- Explique o procedimento ao paciente e/ou ao acompanhante.
- Higienize as mãos.
- Coloque as luvas.
- Manter precaução padrão.
- Coloque o paciente na posição sentada ou eleve a cabeceira da cama. Se houver contraindicação clínica, o paciente pode ser posicionado em decúbito lateral direito.
- Retirar a sonda da embalagem.
- Medir a sonda. A medida mais usada (distância nariz-ouvido-xifoide) é muitas vezes muito curta para localizar toda a extensão dos furos da sonda. No entanto, a distância nariz -orelha-ponto médio entre o xifoide e o umbigo se aproximou da precisão das equações de predição específicas para a idade. Portanto, o melhor é fazer a medida do lóbulo da orelha à ponta do nariz e então até o ponto médio entre o final do processo xifoide e o umbigo. Marque este ponto com fita adesiva ou caneta.
- Lubrificar a ponta da sonda utilizando o gel com o auxílio de gazes ou com água.
- Introduzir a sonda lentamente.
- Solicitar ou auxiliar o paciente a fletir o pescoço.
- Se possível peça ao paciente que realize movimentos de deglutição ou que engula a água injetada por meio de seringa.
- Inserir o restante da sonda até o ponto marcado.
- Testar a sonda à beira do leito: aspirar a sonda para observar a permeabilidade e a presença de possível conteúdo gástrico; após, posicionar a campânula do estetoscópio à altura do estômago e inflar rapidamente 5 mL de ar ouvindo-se o ruído.
- Fixar a sonda com adesivo microporoso.
- Deixar o paciente confortável.
- Descartar os resíduos conforme rotina de descartes do hospital.
- Retirar EPI.
- Higienizar as mãos antes de sair da unidade do paciente.
- Registrar o procedimento.
- Aguardar avaliação radiográfica pelo médico antes de começar a dieta.

Como é realizada a introdução da sonda nasoentérica (SNE)?[45]

- Confirme o paciente e o procedimento a ser realizado.
- Higienize as mãos.
- Reúna o material necessário em uma bandeja e leve ao leito do paciente.
- Confira o nome do paciente e o procedimento a ser realizado, verificando a pulseira de identificação e a prescrição médica.
- Explique o procedimento ao paciente e/ou ao acompanhante.
- Higienize as mãos.
- Coloque as luvas.
- Manter precaução padrão.
- Coloque o paciente na posição sentada ou eleve a cabeceira da cama. Se houver contraindicação clínica, o paciente pode ser posicionado em decúbito lateral direito.

- Retirar a sonda da embalagem.
- Medir a sonda. Medida da extremidade distal da sonda – ponta do nariz ao lóbulo da orelha, desse ao apêndice xifoide e após até a cicatriz umbilical. Marque este ponto com fita adesiva ou caneta.
- Lubrificar a ponta da sonda utilizando o gel com o auxílio de gazes ou com água.
- Introduzir a sonda lentamente.
- Solicitar ou auxiliar o paciente a fletir o pescoço.
- Se possível peça ao paciente que realize movimentos de deglutição ou que engula água injetada por meio de seringa.
- Inserir o restante da sonda até o ponto marcado.
- Testar a sonda à beira do leito: aspirar a sonda para observar a permeabilidade e a presença de possível conteúdo gástrico. Após, posicionar a campânula do estetoscópio à altura do estômago e inflar rapidamente 5 mL de ar, ouvindo-se o ruído.
- Fixar a sonda com adesivo microporoso.
- Deixar o paciente confortável.
- Descartar os resíduos conforme rotina de descartes do hospital.
- Retirar EPI.
- Higienizar as mãos antes de sair da unidade do paciente.
- Registrar o procedimento.
- Aguardar avaliação radiográfica pelo médico antes de começar a dieta.

O que devemos observar durante a passagem da sonda?

Fique atento às reações do paciente: se ficar agitado, tossir, apresentar dificuldade respiratória, cianose, a sonda deve estar no trato respiratório. Neste caso, a sonda deverá ser removida e reintroduzida.

Como deverá ser feita a higiene oral do paciente com sonda?

Uma vez ao turno ou quando necessário. Deve ser feita com maior frequência em virtude do aumento de bactérias na região da orofaringe por jejum prolongado.[44]

Qual a diferença do pH gástrico e intestinal, e qual a sua eficácia na verificação da posição da sonda?

O pH do suco gástrico do paciente em jejum é inferior a 6 (ácido), enquanto o do suco enteral é maior que 7 (básico). As características também diferem: enquanto o suco gástrico é turvo, de cor clara, bege, esbranquiçado, às vezes amarronzado se tiver presença de sangue; o suco enteral apresenta muitas vezes a cor da bile: amarelo-claro a amarelo -escuro ou marrom-esverdeado. Porém, os medicamentos e a própria dieta alteram o valor do pH, devendo ele ser medido com intervalo de 1 hora entre as dietas e das medicações orais e por sonda. Portanto, o método de verificação mais seguro é por meio da realização de raios X.[44]

O que é e quais as indicações de uma sonda de gastrostomia?

É uma construção cirúrgica de uma passagem que coloca o estômago em contato com o meio externo.

A gastrostomia é indicada como via de acesso prolongada para pacientes com o trato gastrointestinal com função normal, mas com problemas de deglutição, doenças graves na orofaringe ou pela dificuldade de manter a sonda por longos períodos, aumentando o risco de aspiração da dieta.[44]

Quais são os cuidados com a gastrostomia?

Manter a área ao redor da gastrostomia limpa e seca para evitar escoriações e infecções. Fixe a sonda de gastrostomia para evitar repuxamento excessivo sobre o cateter, o que pode causar aumento da largura da abertura e vazamento subsequente de sucos gástricos altamente irritantes. Se houver hiperemia ou lesão na pele, use pomada de barreira: como óxido de zinco, pomada à base de petrolato e/ou um filme de barreira não alcoólico.[45,47]

Quais são as indicações de uma jejunostomia?

A jejunostomia é indicada para pacientes com problema de esôfago ou estômago, como refluxo gástrico importante, hiperemese, pancreatite e outros que inviabilizam a utilização direta da via gástrica.[46]

Quais são os cuidados de enfermagem com a administração da nutrição enteral?

A administração da nutrição enteral necessita de cuidados específicos com o intuito de promover a instalação da terapia por via correta e com técnica asséptica, garantindo

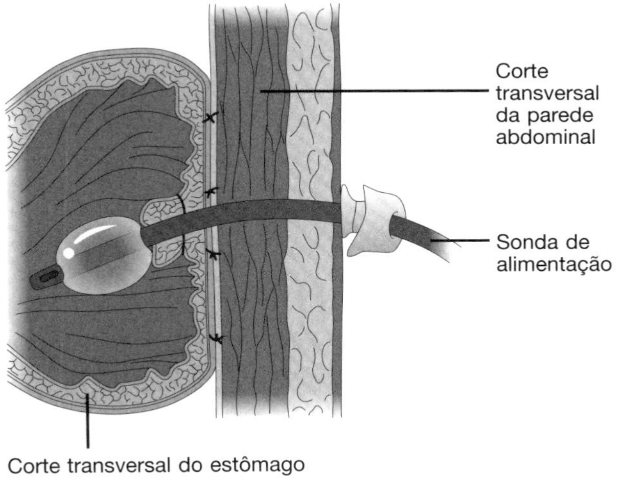

Figura 39.1. Sonda de gastrostomia.
Fonte: Gastrostomia.[47]

segurança ao paciente pediátrico. Entre esses cuidados, destacamos a higienização das mãos antes e após a instalação da terapia, o cuidado com a fixação adequada da sonda durante a terapia, a verificação da localização da sonda antes da administração das dietas e a conferência da prescrição médica com o rótulo da dieta.[36,38,39]

Além disso, ressalta-se a utilização de equipos de dieta adequados à sonda (normalmente, são equipos coloridos em azul ou lilás e que possuem ponteira distal que se adapta exclusivamente às sondas), a realização de dupla checagem na instalação da terapia (para minimizar erros), o controle do gotejamento da dieta (seja gravitacional ou por bomba de infusão), a elevação do decúbito do paciente entre 30-45° durante a infusão (para reduzir riscos de broncoaspiração), a irrigação da sonda após administração da terapia e dos medicamentos (com o intuito de minimizar obstruções) e a troca dos equipos de dieta a cada 24 horas ou antes caso seja necessário (manter equipos datados).[36,39,40]

Quais são as contraindicações da nutrição enteral?

O jejum prolongado pode apresentar graves efeitos deletérios no epitélio intestinal (atrofia da mucosa, diminuição da absorção e ausência de competição de flora intestinal), sendo importante a manutenção de uma nutrição enteral mínima.

Considera-se que, até mesmo, pequenas ofertas de nutrição enteral ao trato gastrointestinal proporcionam benefícios ao paciente. Apesar de tais recomendações, há algumas condições clínicas que contraindicam, condicional ou totalmente, a terapia de nutrição enteral, tais como:[38,40]

- Total: íleo paralítico, obstrução, perfuração e enterocolite necrosante.
- Condicional: dismotilidade intestinal, megacólon tóxico, peritonite, sangramento do trato gastrointestinal, fístulas enterais, vômitos incoercíveis graves e diarreia intratável.

Quais as complicações da nutrição enteral?

As principais complicações da terapia nutricional estão diretamente relacionadas à realização adequada dos cuidados com sua administração. Nesse sentido, podem ser contraindicações classificadas como gastrointestinais, mecânicas, metabólicas, infecciosas e respiratórias:[36,38-41]

- Gastrointestinais: diarreia, náuseas/vômitos, constipação, distensão abdominal, estase gástrica e refluxo gastroesofágico.
- Mecânicas: lesão nasal/necrose, perda/migração acidental da sonda e obstrução da sonda.
- Metabólicas: hiperglicemia e hipoglicemia.
- Respiratórias: pneumonia por aspiração pulmonar.

Nesse sentido, a realização dos cuidados anteriormente citados se faz essencial para garantir um cuidado seguro e qualificado ao paciente pediátrico em uso de terapia de nutrição enteral. A qualificação da equipe de enfermagem, com a padronização de seus cuidados, permite o cumprimento das metas assistenciais previamente estabelecidas pela equipe.[36,38,39]

Referências bibliográficas

1. Brasil. Ministério da Saúde. Secretaria de Vigilância Sanitária. Portaria MS/SNVS nº 272, de 8 abril de 1998. Aprova o Regulamento Técnico que fixa os requisitos mínimos exigidos para a Terapia de Nutrição Parenteral. Diário Oficial da União da República Federativa do Brasil. Brasília; 1998 abr.
2. Kochevar M, Guenter P, Holcombe B, Malone A, Mirtallo J. A.S.P.E.N. Statement on Parenteral Nutrition Standardization. J Parenter Enteral Nutr. 2007; 31(5):441-8.
3. Bethune K. The use of standard parenteral nutrition solutions in pediatrics: a UK perspective. Nutrition. 2001; 17(4):357-9.
4. Villares JMM, et al. Pediatric parenteral nutrition: are standard solutions better than individualized ones? An Esp Pediatr. 2002; 57(1):29-33.
5. Beecroft C, Martin H, Puntis JW. How often do parenteral nutrition prescriptions for the newborn need to be individualized? Clin Nutr. 1999; 18(2):83-5.
6. Riskin A, Picaud JC, Shamir R. ESPGHAN/ESPEN/ESPR guidelines on pediatric parenteral nutrition: Standard versus individualized parenteral nutrition. Clin Nutr. 2018; 37:2409-17.
7. Delgado AF, Falcão MC, Carrazza FR. Princípios do suporte nutricional em Pediatria. J Pediatr. 2000; 76 (3):330-8.
8. Spolidoro JVN. Nutrição parenteral em Pediatria. J Pediatr. 2000; 76(3):339-48.
9. Silva SLC, et al. Nutrição parenteral em Pediatria: revisão da literatura. Rev Med Minas Gerais. 2014; 24(2):66-74.
10. Pittiruti M, et al. ESPEN Guidelines on Parenteral Nutrition: central venous catheters (access, care, diagnosis and therapy of complications). Clin Nutr. 2009; 28(4):365-77.
11. Dugan S, Le J, Jew RK. Maximum Tolerated Osmolarity for Peripheral Administration of Parenteral Nutrition in Pediatric Patients. JPEN J Parenter Enteral Nutr. 2014; 38(7):847-51.
12. Cies JJ, Moore WS. Neonatal and pediatric peripheral parenteral nutrition: what is a safe osmolarity? Nutr Clin Pract. 2014; 29(1):118-24.
13. Koletzko B, et al. Espen/ESPGHAN. Guidelines on paediatric parenteral nutrition. Complications. J Pediatr Gastroenterol Nutr. 2005; 41(2):76-84.
14. Wiegand R, Brown J. Hyaluronidase for the management of dextrose extravasation. Am J Emerg Med. 2010; 28(2):257:1-2.
15. Allen CH, et al. Recombinant Human Hyaluronidase-Enabled Subcutaneous Pediatric Rehydration. Pediatrics. 2009; 124(5):858-67.
16. Ponec D, et al. COOL Investigators. Recombinant tissue plasminogen activator (alteplase) for restoration of flow in occluded central venous access devices: a double-blind placebo-controlled trial--the Cardiovascular Thrombolytic to Open Occluded Lines (COOL) efficacy trial. J Vasc Interv Radiol. 2001; 12(8):951-5.
17. Deitcher SR, et al. Safety and efficacy of alteplase for restoring function in occluded central venous catheters: results of the cardiovascular thrombolytic to open occluded lines trial. J Clin Oncol. 2002; 20(1):317-24.
18. Kolacek S, Puntis JWL, Hojsak I. ESPGHAN/ESPEN/ESPR guidelines on pediatric parenteral nutrition: Venous access. Clin Nutr; 2018. Disponível em: https://doi.org/10.1016/j.clnu.2018.06.952.
19. Hartman C, et al. ESPGHAN/ESPEN/ESPR guidelines on pediatric parenteral nutrition: Complications. Clin Nutr; 2018. Disponível em: https://doi.org/10.1016/j.clnu.2018.06.956.
20. Bryowsky JJ, et al. Pamidronate treatment for hypercalcemia in an infant receiving parenteral nutrition. Pharmacotherapy. 2004; 24(7):939-44.
21. Lauriti G, et al. Incidence, prevention, and treatment of parenteral nutrition-associated cholestasis and intestinal failure-associated liver disease in infants and children: a systematic review. JPEN Journal of Parenter and Enteral Nutr. 2014; 38(1):70-85.
22. Rangel SJ, et al. Parenteral nutrition–associated cholestasis: an American pediatric surgical association outcomes and clinical trials committee systematic review. J Pediatr Surg. 2012; 47(1):225-40.
23. Boullata JI, et al. A.S.P.E.N. clinical guidelines: parenteral nutrition ordering, order review, compounding, labelling, and dispensing. JPEN J Parenter Enteral Nutr. 2014; 38(3):334-77.
24. Diamanti A, et al. How does long-term parenteral nutrition impact the bone mineral status of children with intestinal failure? J Bone Miner Metab. 2010; 28(3):351-8.
25. Pichler J, et al. Growth and bone health in pediatric intestinal failure patients receiving long-term parenteral nutrition. Am J Clin Nutr. 2013; 97(6):1260-9.
26. Minton A, et al. The compatibility of selected drugs on Y-sited delivery of total parenteral nutrition (TPN) admixtures. Clin Nutr. 1997; 16:45.

27. Murphy S, et al. An investigation into the physical stability of a neonatal parenteral nutrition formulation. Acta Paediatr. 1996; 85(12):1483-6.
28. Fox LM, et al. Physical compatibility of various drugs with neonatal total parenteral nutrient solution during simulated Y-site administration. Am J Health-Syst Pharm. 2013; 70(6):520-4.
29. Leff RD, Roberts RJ. Practical Aspects of Drug Administration: Principles and Techniques of Intravenous Administration for Practicing Nurses, Pharmacists and Physicians. Bethesda: Am Soc Hosp Pharm; 1992.
30. Steger PJ, Muhlebach SF. Lipid peroxidation of intravenous lipid emulsions and all-in-one admixture in total parenteral nutrition: the influence of trace elements. JPEN J Parenter Enteral Nutr. 2000; 24(1):37-41.
31. Ferguson TI, et al. A review of stability issues associated with vitamins in parenteral nutrition. E-Spen. 2014; 9:49-53.
32. Santos I, et al. Caring: building a new history of sensibility. Online Braz J Nurs. 2012; 20:3.
33. Brasil. COFEN. Resolução COFEN N° 453, de 16 de janeiro de 2014. Aprova a norma técnica que dispõe sobre a atuação da equipe de enfermagem em terapia nutricional. Disponível em: http://www.cofen.gov.br/resolucao-cofen-no-04532014_23430.html. Acessado em: 10 abr 2016.
34. Brasil. Ministério da Saúde. Agência Nacional de Vigilância Sanitária. Resolução da Diretoria Colegiada da ANVISA - RCD n° 63, de 6 de julho de 2000. Aprova o Regulamento Técnico que fixa os requisitos mínimos exigidos para a Terapia de Nutrição Enteral. Brasília; 2000 jul.
35. Braegger C, et al. Practical approach to paediatric enteral nutrition: a comment by the ESPGHAN Committee on Nutrition. J Pediatr Gastroenterol Nutr. 2010; 51(1):110-22.
36. Feferbaunm R, da Silva APA, Marco D. Nutrição Enteral em Pediatria. São Caetano do Sul, SP: Yendis Editora; 2012.
37. Volpe A, Malakounides G. Feeding Tubs in Children. Gastroenterology and Nutrition. 2018; 30 (0).
38. da Silva FM, et al. O impacto da introdução precoce da terapia nutricional enteral na redução da morbimortalidade na Terapia Intensiva Pediátrica: uma revisão sistemática. Rev Assoc Med Bras. 2013; 59(6):563-70.
39. Hockenberry MJ, Wilson D. Wong Fundamentos de Enfermagem Pediátrica. Rio de Janeiro: Elsevier; 2011.
40. Vermylea S, Goh VL. Enteral Feedings in Children: Sorting Out Tubes, Buttons and Formulas. Nutrition in Clinical Practice; 2015.
41. Souza MRNS, et al. Obstrução do cateter de nutrição enteral e a administração de fármacos sólidos na unidade de terapia intensiva adulto. Rev Perspectivas Online: Biológicas & Saúde. 2018; 8(26):42-53.
42. de Carvalho WB, Piva JP. Protiped: Programa de Atualização em Terapia Intensiva pediátrica. 9 ed. Porto Alegre: Artmed; 2017.
43. Guimarães HP, et al. Manual de Medicina Intensiva: Associação de Medicina Intensiva Brasileira. São Paulo: Atheneu; 2014.
44. Carmagnani MIS, et al. Procedimento de Enfermagem: Um Guia prático. 2 ed. Rio de Janeiro: Guanabara; 2017.
45. Hockenberry MJ, Wilson D, Rodgers CC. Wong fundamentos de enfermagem pediátrica: Fundamentos de enfermagem pediátrica. 10 ed. rev. Rio de Janeiro: Elsevier; 2018.
46. Potter PA, et al. Procedimentos e Intervenções de Enfermagem. 5 ed. Rio de Janeiro: Elsevier; 2013.
47. Gastrostomia: 3 pontos importantes sobre esse procedimento [Internet]; 2019. Disponível em: https://leviva.com.br/gastrostomia-pontos-importantes-sobre/. Acessado em: 23 set 2019.

CAPÍTULO 40

Escalas Utilizadas em Unidade de Terapia Intensiva Pediátrica (UTIP)

Betina Bittencourt ▪ Camila Reuter ▪ Marina Ramos Batista

Para exercer o cuidado a crianças e adolescentes hospitalizados, os enfermeiros contam com diversos instrumentos que traduzem o conhecimento técnico e científico na área, podendo estes ser ferramentas, processos ou materiais produzidos e utilizados, permitindo assim a sistematização do cuidado.[1]

Entre as escalas utilizadas no ambiente da terapia intensiva pediátrica, podemos citar escalas de dor, escala de avaliação neurológica e escalas utilizadas para avaliação do risco de lesão por pressão.

Escalas de dor

O que se define por dor?

Dor é descrita pela International Association for the Study of Pain (IASP) como: "uma experiência sensorial e emocional desagradável associada a dano tecidual real ou potencial, ou descrita em termos de tal dano".[2] Anos após, Williams e Craig propuseram uma nova definição para dor como sendo uma "experiência angustiante associada a dano tecidual real ou potencial com componentes sensoriais, emocionais, cognitivos e sociais".[3]

Como avaliar a dor em crianças?

Considerando as peculiaridades da avaliação da dor em crianças, o processo torna-se um desafio para os profissionais que prestam a assistência, já que demanda conhecimento técnico-científico e prática. Diante disso, a dor torna-se, muitas vezes, subtratada ou não tratada, não somente pela dificuldade em avaliá-la de forma adequada, mas também pela falta de capacidade de perceber a dor e de lembrar as experiências dolorosas como ocorre com as crianças.[4,5]

Didaticamente falando, a avaliação de dor ocorre por meio da análise de três fatores: fisiológicos, comportamentais e/ou o autorrelato. Os fisiológicos envolvem as alterações dos sinais vitais (taquicardia, hipertensão, taquipneia etc.), já os comportamentais remetem aos que os profissionais de saúde observam, e que indicam sinais de dor: angústia, choro, inquietação.[6] E, por último, o autorrelato, que é considerado o padrão-ouro para mensuração de dor em crianças a partir de 6 anos.[7]

Nesse sentido existem diversas ferramentas e/ou escalas que foram desenvolvidas com base em um ou mais dos fatores citados anteriormente.[6] Essas ferramentas/escalas são mais comumente classificadas principalmente em dois tipos:

1. Comportamentais/observacionais: integram as reações de dor do paciente e geralmente são empregadas em crianças pré-verbais que ainda não desenvolveram as ferramentas necessárias para expressar e/ou quantificar a dor, como também em pacientes com comprometimento cognitivo e/ou sedadas.
2. Autorrelatos: em que o paciente irá quantificar e descrever a dor.

Sendo assim torna-se essencial selecionar o melhor instrumento de avaliação de dor, seja ele comportamental-observacional ou autorrelato, a fim de se elencar um tratamento para esta como mensurar se este tratamento está sendo efetivo ou não. Avaliar a dor é essencial para quantificá-la e assim elencar o tratamento.[8]

Quais são as escalas de mensuração de dor comportamental-observacional em pediatria?

Há diversas escalas comportamentais-observacionais elaboradas para a pediatria com inúmeras particularidades; estas se especificam conforme a idade, o tipo de dor (aguda ou crônica), entre outros. De acordo com alguns estudos, elencamos as mais conhecidas e utilizadas que estão descritas na Tabela 40.1.[9,10]

Tabela 40.1. Escalas comportamentais-observacionais de avaliação da dor conforme a idade

Escala	Idade											
	RN	1 m	2 m	3 m	6 m	12 m	18 m	24 m	5 a	6 a	> 7 a	> 16 a
PIPP	X											
NIPS	X											
DAN	X	X	X	X								
NFCS	X	X	X	X	X	X	X					
CHIPPS	X	X	X	X	X	X	X	X	X			
ENVENDOL	X	X	X	X	X	X	X	X	X	X		
FLACC			X	X	X	X	X	X	X	X		
CHEOPS						X	X	X	X	X		
COMFORT	X	X	X	X	X	X	X	X	X	X	X	X
BPS												X

Fonte: Acervo das autoras.

Escala do Perfil de Dor do Recém-nascido Prematuro (PIPP)

Escala utilizada em neonatos prematuros a partir de 28 semanas de idade gestacional e a termo. Em sua avaliação inclui sete parâmetros comportamentais e medidas fisiológicas no contexto de idade gestacional e do estado do RN. A escala varia de 0 a 21 pontos, sendo que valores acima de 6 indicam dor leve e acima de 12 dor moderada a intensa (Tabela 40.2).[11-13]

Escala de Dor no Recém-nascido e no Lactente (NIPS)

A *neonatal infant pain scale* (NIPS) é um dos instrumentos mais utilizados na prática clínica, sendo que muitos dos outros instrumentos desenvolvidos para mensuração de dor em RNs foram comparados à escala NIPS (Tabela 40.3).[14]

Utilizada para recém-nascidos prematuros (idade gestacional < 37 semanas) e a termo (idade gestacional de 37 semanas até 6 semanas de vida), a escala é composta por cinco variáveis comportamentais: expressão facial, choro, braços, pernas e estado de alerta; e uma fisiológica, que é o padrão respiratório. Cada variável pontua de 0 a 1 com exceção da variável choro, que deve ser pontuada de 0 a 2. A escala soma de 0 a 7 pontos, sendo o escore superior a 3 considerado como ponto de corte para presença de dor.[14,15]

Tabela 40.2. Escala do Perfil de Dor do Recém-nascido Prematuro (Premature Infant Pain Profile – PIPP)

Processo	Indicador	0	1	2	3	Total
Prontuário ______ Observe o recém-nascido por 15 s Observe FC: ___ $SatO_2$: ___ basais	Idade gestacional	36 semanas ou mais	32-35 semanas, 6 dias	28-38 semanas, 6 dias	Menos de 28 semanas	
	Estado comportamental	Ativo/ acordado; olhos abertos; movimentos faciais	Quieto/ acordado; olhos abertos; movimentos faciais ausentes	Ativo/sono; olhos fechados; movimentos faciais	Quieto/sono; olhos fechados; movimentos faciais ausentes	
Observe o recém-nascido por 30 s	FC máxima ___	Aumento de 0-4 bpm	Aumento de 5-14 bpm	Aumento de 15-24 bpm	Aumento de 25 bpm ou mais	
	$SatO_2$ mínima ___	Queda de 0-2%	Queda de 2,5-4,9%	Queda de 5-7,4%	Queda de 7,5% ou mais	
	Sobrancelhas salientes	Nenhum, 0-9% do tempo	Mínimo, 10-39% do tempo	Moderado, 40-69% do tempo	Máximo, 70% do tempo ou mais	
	Olhos espremidos	Nenhum, 0-9% do tempo	Mínimo, 10-39% do tempo	Moderado, 40-69% do tempo	Máximo, 70% do tempo ou mais	
	Suco nasolabial	Nenhum, 0-9% do tempo	Mínimo, 10-39% do tempo	Moderado, 40-69% do tempo	Máximo, 70% do tempo ou mais	
						___

Fonte: Bueno.[14]

Tabela 40.3. Escala de Dor no Recém-nascido e no Lactente (Neonatal Infant Pain Scale – NIPS)

	0	1	2	Total
Expressão facial	*Músculos relaxados* Face descansada, expressão neutra	*Careta* Músculos faciais contraídos; testa, queixo e maxilar franzidos	–	
Choro	*Sem choro* Tranquilo, não está chorando	*Choro fraco* Gemido fraco, intermitente	*Choro vigoroso* Choro alto, crescente, estridente, contínuo	
Padrão respiratório	*Relaxado* Padrão usual para este bebê	*Alteração da respiração* Retrações, respiração irregular, mais rápida que o usual, engasgo, pausa respiratória		
Braços	*Relaxados/contidos* Sem rigidez muscular; movimentos ocasionais dos braços	*Flexionados/estendidos* Braços tensos, esticados, rígidos e/ou rápida extensão e flexão		
Pernas	*Relaxadas/contidas* Sem rigidez muscular; movimentos ocasionais das pernas	*Flexionadas/estendidas* Pernas tensas, esticadas, rígidas e/ou rápida extensão e flexão		
Estado de consciência	*Dormindo/acordado* Tranquilo, quieto, dormindo ou alerta e calmo	*Agitado* Alerta, inquieto e se debatendo		
				___

Fonte: Motta.[15]

Douleur Aiguë du Nouveau-né (DAN)

Escala desenvolvida em 1997 para avaliar a dor aguda e breve nos recém-nascidos prematuros e a termo até aos 3 meses de vida, incluindo a criança em ventilação mecânica por tubo endotraqueal. Baseia-se em três medidas: (1) expressão facial; (2) movimento dos membros e (3) expressão vocal. A expressão facial varia de 0 a 4 e as demais medidas de 0 a 3; por seguinte a escala pontua de 0 a 10.[10,16] A sua simples aplicação permite avaliações momentâneas, repetidas e próximas, assim como torna possível avaliar a eficácia das medidas preventivas da dor (sacarose, anestésico tópico), quando do ato doloroso. Entretanto, mesmo sendo uma escala confiável e fácil de se utilizar, ainda não foi validada para o inglês nem para o português, restringindo-se assim a sua utilização às unidades de terapia intensiva na França (Tabela 40.4).[7]

Neonatal Facial Coding System (NFCS)

Elaborada por Grunau e Craig em 1987, a escala analisa expressões faciais dos neonatos pré-termo e a termos até 18 meses frente à dor à beira do leito. Inicialmente foi dividida em 10 faces; contudo a protrusão da língua foi omitida, pois não é indicativa de dor em neonato em médio prazo. O alongamento vertical da boca e alongamento horizontal da boca foram simplificados para um julgamento do alongamento bucal.[17,18] Por conseguinte, a escala conta atualmente com um escore máximo de 8 pontos e considera-se a presença

Tabela 40.4. Douleur Aiguë du Nouveau-né (DAN)

<table>
<tr><th></th><th>0</th><th>1</th><th>2</th><th>3</th><th>4</th><th>Total</th></tr>
<tr><td rowspan="2">Respostas faciais</td><td rowspan="2">Calmo</td><td rowspan="2">Choraminga com alternância do fechamento e abertura dos olhos lentamente</td><td colspan="3">Determinar a intensidade de um ou mais sinais seguintes: contração das pálpebras, franzimento dos supercílios ou acentuação do sulco nasolabial</td><td></td></tr>
<tr><td>Rápidas, intermitentes, com retorno à calma</td><td>Moderadas</td><td>Muito marcadas, permanentes</td><td></td></tr>
<tr><td rowspan="2">Movimentos dos membros</td><td rowspan="2">Calmo ou movimentos lentos</td><td colspan="4">Determinar a intensidade de um ou mais sinais seguintes: movimento de pedalar, separação dos dedos dos pés, membros inferiores rígidos e elevados, agitação dos braços, reação de retirada</td><td></td></tr>
<tr><td>Moderados</td><td>Rápidos, intermitentes, com retorno à calma</td><td>Muito marcados, permanentes</td><td>–</td><td></td></tr>
<tr><td>Expressão vocal da dor</td><td>Ausência de lamentação</td><td>Geme brevemente (para o bebê intubado: parece inquieto)</td><td>Gritos intermitentes (para o bebê intubado: mímica de gritos intermitentes)</td><td>Gritos de longa duração, urros constantes (para o bebê intubado: mímica de gritos)</td><td>–</td><td></td></tr>
<tr><td colspan="6"></td><td>——</td></tr>
</table>

Fonte: Carbajal.[16]

de dor quando a pontuação é superior a 3.[19] É considerada uma ferramenta fácil de utilizar, rápida, confiável, além dos resultados serem fáceis de reproduzir (Tabela 40.5).[6]

Seguem as definições operacionais da NFCS:[20]

- Fronte saliente: abaulamento e sulcos acima e entre as sobrancelhas.
- Olhos espremidos: compressão total ou parcial da fenda palpebral.
- Sulco nasolabial aprofundado: aprofundamento do sulco que se inicia em volta das narinas e se dirige à boca.
- Lábios entreabertos: qualquer abertura dos lábios.
- Boca esticada: vertical (com abaixamento da mandíbula) ou horizontal (com estiramento das comissuras labiais).
- Lábios franzidos: parecem estar emitindo um "úúúú".
- Língua tensa: em protrusão, esticada e com as bordas tensas.
- Tremor do queixo.

Children's and Infants' Postoperative Pain Scale (CHIPPS)

A escala CHIPPS foi desenvolvida por Büttner e Finke nos anos 2000 e validada para o português em 2008. Foi criada para crianças de 0 a 5 anos de idade e é composta por cinco itens: choro, expressão facial, postura do tronco, postura das pernas, inquietação

Tabela 40.5. Neonatal Facial Coding System (NFCS)

Movimento facial	0	1	Total
Fronte saliente	Ausente	Presente	
Olhos espremidos	Ausente	Presente	
Sulco nasolabial aprofundado	Ausente	Presente	
Lábios entreabertos	Ausente	Presente	
Boca esticada	Ausente	Presente	
Lábios franzidos	Ausente	Presente	
Língua tensa	Ausente	Presente	
Tremor de queixo	Ausente	Presente	
			___

Fonte: Balda & Guinsburg.[20]

Tabela 40.6. Children's and Infants' Postoperative Pain Scale (CHIPPS)

Item	0	1	2	Total
Choro	Nenhum	Gemido	Grito	
Expressão facial	Relaxada/sorrindo	Boca retorcida	Careta (olhos e boca)	
Postura do tronco	Neutra	Variável	Arqueado para trás	
Postura das pernas	Neutra, solta	Chutando	Pernas tensionadas	
Inquietação motora	Nenhuma	Moderada	Inquieta	
				___

Fonte: Alves.[22]

motora. Cada um desses itens tem um valor de 0 a 2 pontos; o intervalo da pontuação total é de 0 (sem dor) a 10 (dor máxima) (Tabela 40.6).[21,22]

Evaluation Enfant Douleur (EVENDOL)

Desenvolvida para uso em situações de emergência extra e intra-hospitalar, a EVENDOL pode ser aplicada em crianças de 0 a 7 anos em situações de dor aguda devido a doença, lesão ou tratamento de emergência.[23] A escala, ainda não validada para o português do Brasil, avalia cinco itens: expressão verbal/vocal, expressão facial, movimentos, postura e interação com o ambiente, em que cada item pode pontuar de 0 a 3 pontos, compondo um escore máximo de 15. O instrumento ainda possui a proposta de avaliar a criança em três momentos: (1) "em repouso", ou seja, antes do exame, (2) durante a avaliação/exame físico e (3) após a analgesia (Tabela 40.7).[24]

Tabela 40.7. Evaluation Enfant Douleur (EVENDOL)

	Sinal ausente	Sinal fraco ou transitório	Sinal moderado ou presente na metade do tempo	Sinal forte ou presente quase o tempo todo	Avaliação na admissão		Avaliações posteriores e/ou após analgésicos			
					Em repouso (R)	Durante o exame ou mobilização (M)	R/M	R/M	R/M	R/M
Expressão vocal ou verbal Gritos e/ou gritos e/ou gemidos e/ou queixas de dor	0	1	2	3						
Expressão facial Testa franzida e/ou carranca, sobrancelhas franzidas ou protuberantes e/ou boca tensa	0	1	2	3						
Movimentos Inquietação, agitação e/ou rigidez e/ou tensão muscular	0	1	2	3						
Posturas Postura incomum e/ou antálgica e/ou proteção da área dolorosa e/ou imobilidade	0	1	2	3						
Interação com o meio ambiente Pode ser confortado e/ou interessado em brincar e/ou interagir com pessoas	0 Normal	1 Pouco	2 Muito pouco	3 Ausente						
Total:										

Fonte: Fournier-Charrière E, et al. EVENDOL, a new behavioral pain scale for children ages 0 to 7 years in the emergency department: Design and validation. Pain 2012; 153:1573- 158.

Face, Legs, Activity, Cry, Consolability *(FLACC)*

A escala FLACC foi desenvolvida em 1997 com o objetivo de implementar um método simples e consistente para médicos e enfermeiros identificarem e registrarem a dor para aquelas crianças que não conseguiam verbalizar a presença ou a gravidade desta. Esse instrumento foi validado em crianças de 2 meses a 7 anos após serem submetidas a procedimento operatório eletivo (Tabela 40.8).[25]

Tabela 40.8. *Face, Legs, Activity, Cry, Consolability* (FLACC)

Categorias	0	1	2	Total
Face	Nenhuma expressão especial ou sorriso	Caretas ou sobrancelhas franzidas de vez em quando, introversão, desinteresse	Tremor frequente do queixo, mandíbulas cerradas	
Pernas	Normais ou relaxadas	Inquietas, agitadas, tensas	Chutando ou esticadas	
Atividade	Quieta, na posição normal, movendo-se facilmente	Contorcendo-se, movendo-se para frente e para trás, tensa	Curvada, rígida ou com movimentos bruscos	
Choro	Sem choro (acordada ou dormindo)	Gemidos ou choramingos; queixa ocasional	Choro continuado, grito ou soluço; queixa com frequência	
Consolabilidade	Satisfeita, relaxada	Tranquilizada por toques, abraços ou conversas ocasionais; pode ser distraída	Difícil de consolar ou confortar	
				___

Fonte: Bussotti.[4]

A escala é composta por cinco categorias: face, pernas, atividade, choro e consolabilidade. Cada categoria varia de 0-2; portanto os escores somados variam de 0 a 10. A autora classificou os escores da seguinte forma: 0 a 3 (dor leve); 4 a 6 (dor moderada) e 7 a 10 (dor intensa).[4]

Children's Hospital of Eastern Ontario Pain Scale (CHEOPS)

Desenvolvida por McGrath, em 1985, com o objetivo de avaliar a dor no pós-operatório, a escala avalia seis comportamentos: choro, expressão facial, expressão verbal, movimentação do tronco, movimentação ao toque e posição das pernas. A CHEOPS varia do escore mínimo de 4 pontos (sem dor) ao escore máximo de 13 pontos (dor máxima). O instrumento foi validado para crianças de 1 a 7 anos (Tabela 40.9).[26-28]

Tabela 40.9. Children's Hospital of Eastern Ontario Pain Scale (CHEOPS)

Comportamento observado	0	1	2	Total
Choro	Sem choro	Gemido	Grito	
Face	Sorrindo	Composta	Careta	
Fala	Presente	Nenhuma resposta	Queixa de dor	
Tronco	Neutro	Instável, tenso, ereto	Reprimido	
Pernas	Neutras	Chutando, torcendo	Reprimido	
				___

Fonte: Martins.[28]

Comfort Behavior (Comfort-B)

A escala Comfort-B é uma adaptação da escala Comfort. Nessa adaptação houve a exclusão dos itens fisiológicos (frequência cardíaca e pressão arterial) e se mantiveram seis itens comportamentais, que se referem ao estado de despertar, níveis de agitação, ventilação espontânea, características dos movimentos, tônus muscular e face.[29] É um instrumento confiável, de fácil compreensão que possibilita a avaliação das crianças em uso de sedativos e ventilação mecânica de forma objetiva, permitindo padronização internacional para a avaliação desses pacientes (Tabela 40.10).[30,31]

No Brasil, o instrumento foi validado em 2008, e os escores sugeridos foram os seguintes: escore ≤ 10 corresponde a sedação excessiva; escore ≥ 23 corresponde a pouca sedação; e escores intermediários (11 a 22) predizem grau moderado de sedação, e necessitam de observação mais cuidadosa.[29]

Tabela 40.10. Comfort Behavior (Comfort-B)

	1	2	3	4	5	Total
Nível de consciência: alerta	Sono profundo	Sono superficial	Letárgico	Acordado e alerta	Hiperalerta	
Calma/ agitação	Calma	Ansiedade leve	Ansioso	Muito ansioso	Amedrontado	
Resposta respiratória (apenas se paciente em ventilação mecânica)	Ausência de tosse e de respiração espontânea	Respiração espontânea com pouca ou nenhuma resposta a ventilação	Tosse ou resistência ocasional ao ventilador	Respirações ativas contra o ventilador ou tosse regular	Compete com o ventilador, tosse	
Choro (apenas se paciente com respiração espontânea)	Respiração silenciosa, sem som de choro	Resmungando/ choramingando	Resmungando/ choramingando	Choro	Gritando	
Movimento físico	Ausência de movimento	Movimento leve ocasional	Movimento leve frequente	Movimento vigoroso limitado às extremidades	Movimento vigoroso que inclui tronco e cabeça	
Tônus muscular	Totalmente relaxado	Hipotônico	Normotônico	Hipertônico com flexão dos dedos e artelhos	Rigidez extrema com flexão de dedos e artelhos	
Tensão facial	Músculos faciais totalmente relaxados	Tônus facial normal, sem tensão evidente	Tensão evidente em alguns músculos faciais	Tensão evidente em toda a face	Músculos faciais contorcidos	
						___

Fonte: Amoretti.[30]

Quando se utiliza sedação em pediatria? Quais os seus níveis ideais?

Sedativos são utilizados para promover conforto e reduzir a ansiedade das crianças em uso de ventilação mecânica, sendo que seus objetivos variam conforme cada paciente, seu estado de saúde-doença e fatores ambientais, como o ruído.[32] Quando a criança está consciente, respira em sinergia com o ventilador, tolera os demais procedimentos terapêuticos e não apresenta movimentos excessivos, considera-se que esta está com nível adequado de sedação. Porém, deve-se avaliar individualmente cada paciente, visto que o nível ideal de sedação varia de acordo com o tipo e a gravidade da doença na criança e com a necessidade de procedimentos invasivos.[32-35]

Como monitorar nível de sedação em pediatria?

Para que se acompanhe o nível ideal de sedação é necessária a utilização de escalas observacionais que possam mensurar a sedação.[34] A escala Comfort-B é o instrumento utilizado na avaliação da criança em uso de ventilação mecânica e sedativos para a manutenção do nível de sedação ideal.[36]

Behavioral Pain Scale (BPS)

Utilizada para pacientes com 16 anos ou mais, é uma escala observacional de avaliação da dor[9] que pode ser utilizada em pacientes críticos, sedados, inconscientes ou com dificuldade de comunicação verbal, especialmente os que se encontram em uso de ventilação mecânica.[9,37] Possui três domínios: expressão facial, movimentos de membros superiores e conformidade com o ventilador mecânico. Cada domínio possui pontuação que varia de 1 (sem resposta) a 4 (resposta completa), portanto o escore total varia de 3 (sem dor) a 12 pontos (máxima dor) (Tabela 40.11).[9]

A BPS foi validada no ano de 2017 no Brasil, em que recebeu o nome de escala comportamental de dor (ECD), apresentando índices satisfatórios de consistência interna, confiabilidade interavaliador, responsividade e validade. Durante o período de estudo não se obtiveram correlações significativas entre intensidade da dor e parâmetros fisiológicos, níveis de sedação e gravidade da doença.[38]

Tabela 40.11. Behavioral Pain Scale (BPS)

	1	2	3	4	Total
Expressão facial	Relaxada	Parcialmente contraída (p. ex., abaixamento palpebral)	Completamente contraída (olhos fechados)	Contorção facial	
Movimento dos membros superiores	Sem movimento	Movimentação parcial	Movimentação completa com flexão dos dedos	Permanentemente contraídos	
Conforto com o ventilador mecânico	Tolerante	Tosse, mas tolerante à ventilação mecânica na maior parte do tempo	"Brigando" com o ventilador	Sem controle da ventilação	
					___

Fonte: Azevedo-Santos.[38]

Quais são as escalas utilizadas em pacientes pediátricos com comprometimento neurológico?

Escala Face, Legs, Activity, Cry, Consolability Revised (FLACCr)

Em 2006, a escala passou por uma revisão, sendo intitulada FLACC revised (FLACCr) ou revised FLACC (rFLACC). Os autores não modificaram as categorias, no entanto foram adicionados descritores, além de permitir que o enfermeiro revise com os pais ou cuidadores os descritores, podendo adicionar conforme cada categoria, auxiliando desse modo na avaliação individualizada de crianças com comprometimento cognitivo.[39]

A escala foi validada para o português em 2015 e a autora sugere que a escala seja aplicada para crianças de 4 a 19 anos com comprometimento cognitivo (Tabela 40.12).[4]

Tabela 40.12. Escala Face, Legs, Activity, Cry, Consolability Revised (FLACCR)

Categorias	0	1	2	Total
Face	Sem expressão particular ou sorriso	Presença ocasional de careta ou sobrancelhas salientes, introspecção, desinteresse. Parece triste ou preocupado	Sobrancelhas esporadicamente ou constantemente salientes, mandíbula cerrada, queixo trêmulo. Face aparentando estresse: expressão assustada ou de pânico	
Pernas	Posição normal ou relaxada	Desconforto, inquietação, tensão. Tremores ocasionais	Chutes ou pernas soltas. Aumento considerável da espasticidade, tremores constantes ou sacudidelas	
Atividade	Em silêncio, posição normal, movimentando-se facilmente	Contorcendo-se, movimentando o corpo para frente e para trás, tensão. Moderadamente agitado (p. ex., movimentando a cabeça de frente para trás, comportamento agressivo); respiração rápida, superficial, suspiros intermitentes	Corpo arqueado, rígido ou trêmulo. Agitação intensa, cabeça chacoalhando (não vigorosamente), tremores, respiração presa em *gaspings* ou inspiração profunda, intensificação da respiração rápida e superficial	
Choro	Sem choro (acordado ou dormindo)	Gemidos ou lamúrias, reclamações ocasionais, impulsos verbais ou grunhidos ocasionais	Choro regular, gritos ou soluços, reclamações frequentes. Repetidos impulsos verbais, grunhidos constantes	
Consolabilidade	Contente, relaxado	Tranquilizado por toques ocasionais, abraços ou conversa e distração	Difícil consolar ou confortar. Rejeita o cuidador. Resistente ao cuidado ou às medidas de conforto	
				___

Fonte: Bussoti.[4]

Inventário de Comportamento de Dor na Deficiência Neurológica (ICDDN)

Considerado o padrão-ouro para avaliar a dor em crianças com comprometimento neurológico, esse instrumento incentiva a participação dos cuidadores no seu preenchimento (Tabela 40.13).[40,41]

É produto da validação da *paediatric pain profile* (PPP) em 2011. A PPP foi desenvolvida para avaliar a dor em crianças com déficit neurológico, incluindo crianças com

Tabela 40.13. Inventário de Comportamento de Dor na Deficiência Neurológica (ICDDN)

( ) Em um bom dia... ( ) Em um mau dia...	Nem um pouco	Um pouco	Bastante	Muito	Total
1. Está alegre	3	2	1	0	
2. Está sociável, interagindo	3	2	1	0	
3. Parece retraída, deprimida	0	1	2	3	
4. Chora, choraminga, resmunga ou grita	0	1	2	3	
5. Está difícil de consolar ou confortar	0	1	2	3	
6. Bate com a cabeça, machuca-se, morde-se	0	1	2	3	
7. Não quer comer ou é difícil de alimentá-la (por sonda ou gastrostomia)	0	1	2	3	
8. Não dorme, tem sono agitado ou dificuldade para dormir	0	1	2	3	
9. Faz careta, franze o rosto ou aperta os olhos	0	1	2	3	
10. Franze a testa, parece preocupada ou tensa	0	1	2	3	
11. Parece assustada, com olhos arregalados	0	1	2	3	
12. Range os dentes ou faz movimentos com a boca	0	1	2	3	
13. Está inquieta, agitada ou aflita	0	1	2	3	
14. Está tensa, rígida ou com espasmos	0	1	2	3	
15. Curva-se para frente ou puxa as pernas em direção ao peito	0	1	2	3	
16. Tende a tocar ou esfregar áreas específicas	0	1	2	3	
17. Resiste a ser mobilizada ou movimentada	0	1	2	3	
18. Afasta-se ou se encolhe ao ser tocada	0	1	2	3	
19. Debate-se, balança a cabeça, retorce ou arqueia as costas	0	1	2	3	
20. Tem aumento dos movimentos involuntários ou estereotipados	0	1	2	3	
					___

Fonte: Pasin.[41]

paralisia cerebral. Os comportamentos avaliados incluem: mudanças na expressão facial, sons vocais, postura e movimentos, assim como rotinas diárias (dormir, comer), e estado de humor.[42]

Composta por 20 itens (comportamentos), em que cada item varia de 0 de 4 pontos. A pontuação mínima 0, não se evidenciando comportamentos de dor pela criança, e a pontuação máxima é 60 para aquela que demonstra todos os comportamentos de dor. Os autores definiram que escores iguais e acima de 14 estão associados a dor moderada ou intensa.[43]

Quais são as escalas de autorrelato da dor?

Verbal Numeric Scale (VNS) ou Numeric Rating Scale (NRS)

A escala numérica verbal ou também conhecida como escala de avaliação numérica é a escala em que o profissional de saúde, usualmente enfermeiro ou enfermeira, pede ao paciente para classificar a sua dor de 0 a 10, sendo 0 sem dor e 10 equivalente à pior dor. É considerado um instrumento confiável e validado para crianças maiores de 8 anos (Figura 40.1).[9,44]

Visual Analog Scale (VAS)

A escala visual analógica (EVA) consiste em uma linha vertical ou horizontal pré-medida, na qual as extremidades da linha representam os limites extremos de intensidade de dor, pedindo que ele considere 10 a lembrança da dor mais forte que já sentiu.[45]

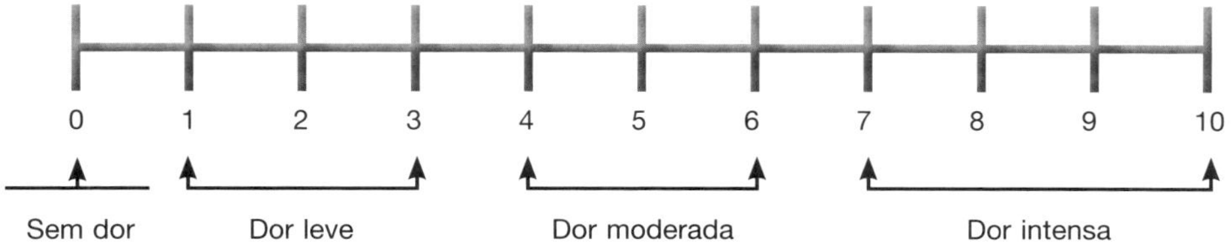

Figura 40.1. Escala numérica verbal (ENV).
Fonte: Fortunato.[55]

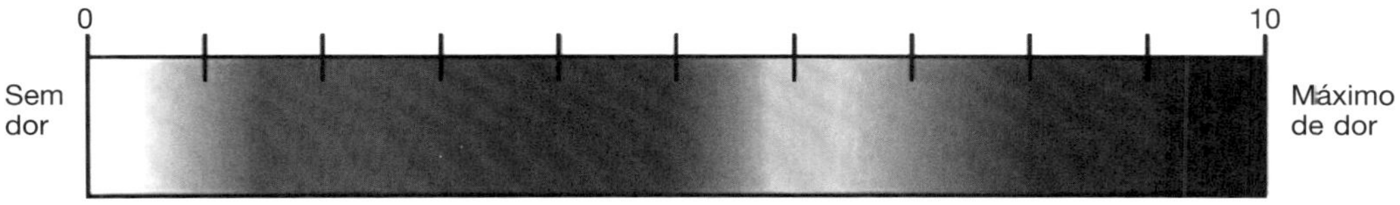

Figura 40.2. Escala visual analógica (EVA).
Fonte: Joestlein.[49]

Verbal Descriptor Scale

Muito semelhante à EVA, a escala de descrição verbal compreende as palavras: sem dor, pouca dor, dor mediana, dor forte e pior dor, escritas em uma linha de 100 mm. O paciente, então, aponta qual ele acredita ser sua dor e assim se pontua a dor. A escala pode ser utilizada para crianças acima de 5 anos, mas uma peculiaridade é que a criança precisa conhecer e entender o significado das palavras (Figura 40.3).[9]

Faces Pain Scale Revised (FPS-R)

A escala de dor de faces englobava sete rostos, os quais representavam da expressão neutra (sem dor) até a expressão mais tensa (com muita dor) em um intervalo horizontal, pontuando assim de 0 a 6. Contudo, para facilitar a compatibilidade com as demais escalas foi elaborada a escala de dor de faces revisada, na qual houve redução para seis rostos. Assim o escore variava de 0 a 5 pontos. A escala pode ser aplicada para crianças a partir de 4 anos (Figura 40.4).[9,45,46]

Wong-Baker FACES® Pain Rating Scale

Desenvolvida nos anos 80, a escala de avaliação de dor de faces de Wong-Baker conta com seis desenhos de faces que variam do sorriso ao choro em uma linha horizontal, bem como inclui palavras que descrevem a dor que variam de sem dor a pior dor. O escore da escala varia de 0 a 5 pontos (Figura 40.5).[9,45,47]

OUCHER Scale

A escala OUCHER fundamenta-se a partir da combinação de duas escalas: a escala fotográfica de faces e a escala de avaliação numérica. O instrumento se resume então em

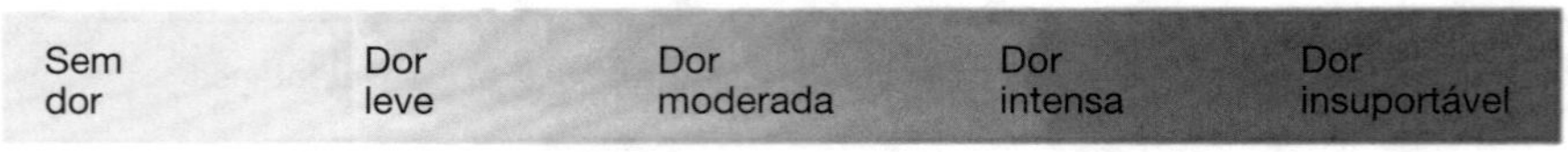

Figura 40.3. Escala de descritores verbais.
Fonte: Wiermann.[56]

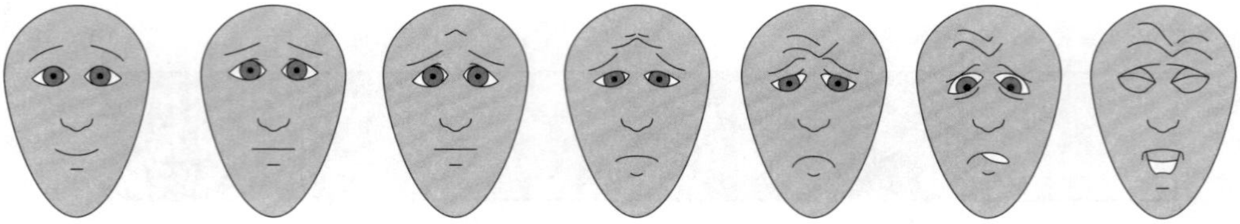

Figura 40.4. Faces Pain Scale Revised (FPS-R).
Fonte: Hicks.[46]

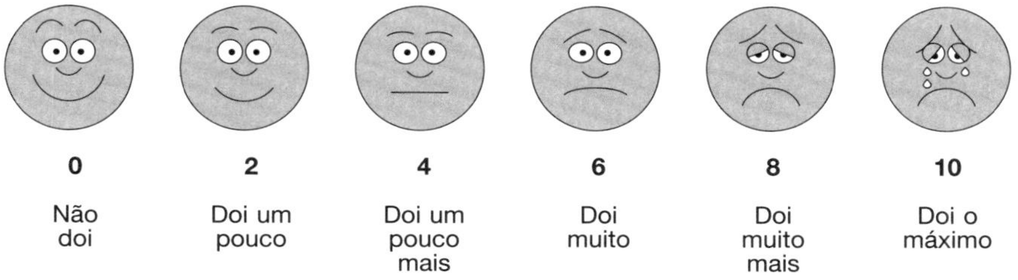
0
Não doi
2
Doi um pouco
4
Doi um pouco mais
6
Doi muito
8
Doi muito mais
10
Doi o máximo

Figura 40.5. Wong-Baker FACES® Pain Rating Scale.
Fonte: Wong & Baker.[47]

duas lâminas na vertical em que há uma sequência de 0 a 100 atreladas a seis fotografias de crianças que representam sinais de intensidade de dor. A escala é validada para crianças de 3 a 12 anos e seu escore varia de 0 a 100 (Figura 40.6).[48,49]

Diante disso, quais são escalas mais utilizadas na UTIP?

Em um estudo realizado nos Estados Unidos em 12 hospitais pediátricos cujo objetivo era descrever a avaliação de dor nas UTIP mostrou que há um total de 12 escalas de avaliação de dor utilizadas nesses espaços, sendo cinco de autorrelato da dor e sete comportamentais. Entre as mais utilizadas, destacam-se o autorrelato numérico e a escala FLACC. O estudo ainda trouxe que em 81% das vezes utilizam-se as escalas comportamentais para avaliação da dor, como: FLACC, FLACCr e Comfort-B.[9]

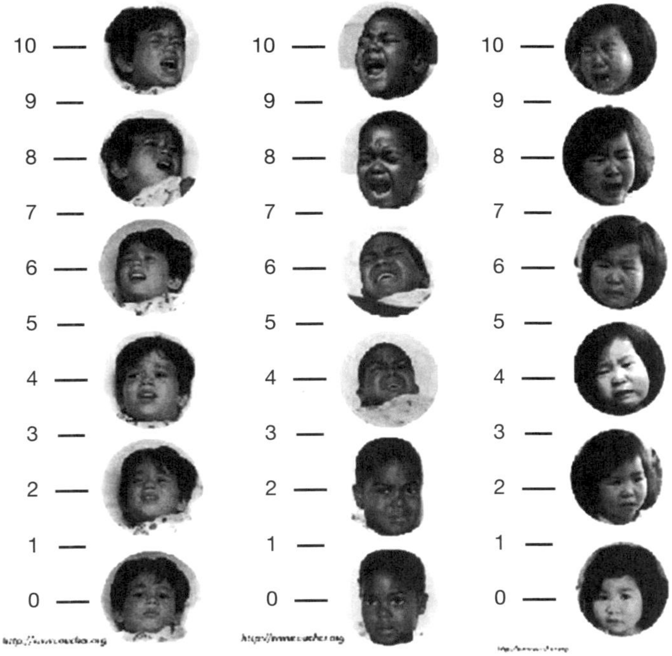

Figura 40.6. OUCHER Scale.
Fonte: Ramalho.[57]

Escala de avaliação neurológica

Escala de Coma de Glasgow

É uma escala utilizada para avaliar o nível de gravidade de pacientes com lesão cerebral. Ela é dividida em avaliação da abertura ocular, da resposta verbal e da resposta motora. Devido à limitação da capacidade verbal em crianças menores de 4 anos, deve-se utilizar a escala adaptada para essa faixa etária.[2] A escala varia em pontuação de 3 a 15, sendo a menor pontuação indicativa de maior gravidade.[50,51]

Uma pontuação igual ou inferior a 8 indica coma ou lesão grave, indicando a necessidade de intubação orotraqueal.[50,51] Pontuações iguais ou inferiores a 8, assim como pontuações de 1 ou 2 na avaliação motora, também podem indicar a necessidade de monitorização da pressão intracraniana.[51] Pontuações entre 9 e 12 indicam traumatismo moderado e entre 13 e 15, traumatismo leve (Tabela 40.14).[50]

Tabela 40.14. Escala de Coma de Glasgow

Medida	Crianças > 1 ano	Criança < 2 anos	Escore
Abertura ocular	Espontânea	Espontânea	4
	Ao chamado	Ao chamado	3
	À dor	À dor	2
	Nenhuma resposta	Nenhuma resposta	1
Resposta verbal	Orientada	Palavras apropriadas ou sorriso social. Fixa e segue objetos	5
	Confusa	Chora, mas é consolável	4
	Palavras inapropriadas	Persistentemente irritada	3
	Sons incompreensíveis	Inquieta, agitada	2
	Nenhuma resposta	Nenhuma resposta	1
Resposta motora	Obedece aos comandos	Obedece aos comandos	6
	Localiza estímulo doloroso	Localiza estímulo doloroso	5
	Retirada do membro à dor	Retirada do membro à dor	4
	Flexão anormal à dor (decorticação)	Flexão anormal (decorticação)	3
	Extensão anormal à dor (descerebração)	Extensão anormal (descerebração)	2
	Nenhuma resposta	Nenhuma resposta	1
			___

Fonte: Zeitel.[51]

Escalas de avaliação de risco de lesão por pressão

O que é uma lesão por pressão?

A lesão por pressão caracteriza-se por um dano que ocorre na pele e/ou em tecidos moles subjacentes. Geralmente, estão associadas ao uso de dispositivos médicos, a presença de artefatos ou a proeminências ósseas. Essas lesões ocorrem devido a uma pressão intensa ou prolongada associada ao cisalhamento.[52]

Uma das atribuições dos enfermeiros é o cuidado com a pele, devendo estes trabalhar em conjunto com a equipe multiprofissional para prevenir e tratar lesões por pressão. Para auxiliar nesse cuidado, os enfermeiros têm à disposição instrumentos que auxiliam no planejamento de um plano de cuidados baseado em evidências científicas.[1]

Quais as escalas utilizadas para avaliação do risco de lesão por pressão?

Uma das escalas mais utilizadas é a escala de Braden, sendo que possui adaptação para a população pediátrica, denominada Braden Q. Ainda, existem outras escalas como a Braden Q+P, adaptada para o público de crianças submetidas a cirurgia cardíaca, escala de Glamorgan, para crianças e adolescentes, a Garvin Scale e a Pressure Ulcer Predictor And Evaluation Tool (PPUPET).[1]

Escala de Braden

Essa escala avalia fatores que contribuem para diminuição da tolerância tecidual frente a uma compressão prolongada. Os fatores avaliados dividem-se em percepção sensorial, umidade, atividade, mobilidade e fricção e cisalhamento (Tabela 40.15).[1]

Escala de Braden Q

Consiste em uma adaptação da escala de Braden voltada para o público pediátrico, sendo utilizada entre 21 dias de vida e 8 anos de idade.[53] Ela é composta por oito subescalas: percepção sensorial, mobilidade, atividade, umidade, fricção e cisalhamento, nutrição, e perfusão tecidual e oxigenação.[54] Essas subescalas são pontuadas de 1 a 4, totalizando uma pontuação que pode variar de 7 a 28, sendo a menor pontuação associada ao maior risco de desenvolver lesão por pressão (sobre a escala de Braden, ver Capítulo 26 – Avaliação e Tratamento das Principais Lesões de Pele no Paciente Pediátrico).[1]

Referências bibliográficas

1. Ferreira MKM, et al. Instrumentos para cuidado de lesão por pressão na pediatria e hebiatria: revisão integrativa da literatura. Rev Latino-Am Enferm. 2018 ago; 26:e3034.
2. Merskey H, Bogduk N. Classification of chronic pain: descriptions of chronic pain syndromes and definitions of pain terms. 2 ed. Seattle: International Association for the Study of Pain (IASP); 1994 [acesso em 2 set 2019]. Disponível em: https://s3.amazonaws.com/rdcms-iasp/files/production/ public/Content/ContentFolders/Publications2/FreeBooks/Classification-of-Chronic-Pain.pdf.
3. Williams AC, Craig KD. Updating the definition of pain. Pain. 2016 nov; 157(11):2420-3.
4. Bussoti EA, et al. Adaptação cultural para o português do Brasil da escala de avaliação de dor Face, Legs, Activity, Cry, Consolability revised (FLACCr). Rev Latino-Am Enferm. 2015 jul-ago; 23(4):651-9.
5. Chiaretti A, et al. Current practice and recent advances in pediatric pain management. Eur Rev Med Pharmacol Sci. 2013 fev; 17(Suppl 1):112-26.
6. Freund D, Bolick BN. Assessing a Child's Pain. AJN. 2019 mai; 119(5):34-41.
7. Beltramini A, et al. Pain Assessment in Newborns, Infants, and Children. Pediatr Ann. 2017. 46(10): e387-e395.
8. Gaglani A, Gross T. Pediatric Pain Management. Emerg Med Clin North Am. 2018 mai; 36(2):323-34.
9. Laures E, et al. Pain assessment practices in the pediatric intensive care unit. J Pediatr Nurs. 2019 jul; 48:55-62.
10. Silva TP, Silva LJ. Escalas de avaliação da dor utilizadas no recém-nascido - revisão sistemática. Acta Med Port. 2010; 23(3):437-54.

11. Stevens B, et al. Premature Infant Pain Profile: Development and Initial Validation. Clin J Pain. 1996 mai; 12(1):13-22.
12. Ballantyne M, et al. Validation of the premature infant pain profile in the clinical setting. Clin J Pain. 1999 dez; 15(4):297-303.
13. Bueno M, et al. Tradução e adaptação do Premature Infant Pain Profile para a língua portuguesa. Texto Contexto Enferm. 2013 mar; 22(1):29-35.
14. Motta GCP. Adaptação Transcultural e Validação Clínica da Neonatal Infant Pain Scale para Uso no Brasil. Porto Alegre. Dissertação [Mestrado em Enfermagem]. Universidade Federal do Rio Grande do Sul; 2013.
15. Lawrence J, et al. The development of a tool to assess neonatal pain. Neonatal Netw. 1993 set; 12(6):59-66.
16. Carbajal R, et al. APN: evaluation behavioral scale of acute pain in newborn infants. Arch Pediatr. 1997 jul; 4(7):623-8.
17. Grunau RVE, Craig KD. Pain expression in neonates: facial action and cry. Pain. 1987; 28:395-410.
18. Grunau RVE, et al. Neonatal facial and cry responses to invasive and non-invasive procedures. Pain. 1990; 42:295-305.
19. Grunau RVE, et al. Bedside application of the Neonatal Facial Coding System in pain assessment of premature neonates. Pain. 1998; 76:277-86.
20. Balda RCX, Guinsburg RA linguagem da dor no recém-nascido [documento na Internet]. Sociedade Brasileira de Pediatria, Departamento de Neonatologia; 2018 [acesso em 2 set 2019]. Disponível em: https://www.sbp.com.br/fileadmin/user_upload/DocCient-Neonatol-Linguagem_da_Dor_atualizDEz18.pdf.
21. Büttner W, Finke W. Analysis of behavioural and physiological parameters for the assessment of postoperative analgesic demand in newborns, infants and young children: a comprehensive report on seven consecutive studies. Paediatr Anaesth. 2000; 10:303-18.
22. Alves MMO, et al. Cross-validation of the Children's and Infants' Postoperative Pain Scale in Brazilian Children. Pain Pract. 2008; 8(3):171-6.
23. Beltramini A, et al. Pain assessment in children younger than 8 years in out-of-hospital emergency medicine reliability and validity of EVENDOL score. Pediatr Emerg Care. 2019 fev; 35(2):125-31.
24. Fournier-Charrière E, et al. EVENDOL, a new behavioral pain scale for children ages 0 to 7 years in the emergency department: design and validation. Pain. 2012; 153:1573-82.
25. Merkel SI, et al. The FLACC: a behavioral scale for scoring postoperative pain in young children. Pediatr Nurs. 1997 mai-jun; 23(3):293-7.
26. McGrath PA. An assessment of children's pain a review of behavioral, physiological and direct scaling techniques. Pain. 1987; 31:147-76.
27. Rodríguez MC, et al. Assessment and management of pain in pediatric otolaryngology. Int J Pediatr Otorhinolaryngol. 2016 nov; 90:138-49.
28. Martins ACO, et al. Analgesia pós-operatória em cirurgia otorrinolaringológica pediátrica. Rev Med Minas Gerais. 2017; 27(Suppl 4):S9-S15.
29. Dreyfus L, et al. Implementation and evaluation of a paediatric nurse-driven sedation protocol in a paediatric intensive care unit. Ann Intensive Care. 2017 dez; 7(1):36.
30. Amoretti CF, et al. Validation of sedation scores in mechanically ventilated children admitted to a tertiary pediatric intensive care unit. Rev Bras Ter Intensiva. 2008 dez; 20(4):325-30.
31. Boerlage AA, et al. The COMFORT behaviour scale detects clinically meaningful effects of analgesic and sedative treatment. Eur J Pain. 2015 abr; 19(4):473-9.
32. Harris J, et al. Clinical recommendations for pain, sedation, withdrawal and delirium assessment in critically ill infants and children: an ESPNIC position statement for healthcare professionals. Intensive Care Med. 2016 jun; 42(6):972-86.
33. Brasil. Associação de Medicina Intensiva Brasileira. Diretrizes Brasileiras de Ventilação Mecânica [documento na Internet]; 2013 [acesso em 22 jun 2019]. Disponível em: https://www.interfisio.com.br/imagens/artigos/2013/Diretrizes-AVM-AMIB-SBPT-2013.pdf.
34. Vet NJ, et al. Sedation in Critically Ill Children with Respiratory Failure. Front Pediatr. 2016 ago; 4(89):1-15.
35. Saelim K, et al. Effectiveness of Protocolized Sedation Utilizing the COMFORT-B Scale in Mechanically Ventilated Children in a Pediatric Intensive Care Unit. J Pediatr Intensive Care. 2019 set; 8(3):156-63.
36. Silva CC, et al. A Comparison of sedation levels graded by the Comfort-B scale and by the bispectral index of children on mechanical ventilation in the pediatric intensive care unit. Rev Bras Ter Intensiva. 2013; 25(4):306-11.

37. Kawagoe CK, et al. Instrumentos de avaliação da dor em pacientes críticos com dificuldade de comunicação verbal: revisão de escopo. Rev Dor. 2017 abr; 18(2):161-5.
38. Azevedo-Santos IF, et al. Validação da versão Brasileira da Escala Comportamental de Dor (Behavioral Pain Scale) em adultos sedados e sob ventilação mecânica. Rev Bras Anestesiol. 2017 jun; 67(3):271-7.
39. Malviya S, et al. The revised FLACC observational pain tool: improved reliability and validity for pain assessment in children with cognitive impairment. Paediatr Anaesth. 2006 mar; 16(3):258-65.
40. Hunt KA, Franck LS. Special needs require special attention: A pilot Project implementing the paediatric pain profile for children with profound neurological impairment in an in-patient setting following surgery. J Child Health Care. 2011 set; 15(3):210-20
41. Pasin S, et al. Cross-cultural translation and adaptation to Brazilian Portuguese of the paediatric pain profile in children with severe cerebral palsy. J Pain Symptom Manage. 2013 jan; 45(1):120-8.
42. Hunt A, et al. Development of the Paediatric Pain Profile: Role of Video Analysis and Saliva Cortisol in Validating a Tool to Assess Pain in Children with Severe Neurological Disability. J Pain Symptom Manage. 2007 mar; 33(3):276-89.
43. Hauer J, Houtrow AJ. Pain Assessment and Treatment in Children With Significant Impairment of the Central Nervous System. Pediatrics. 2017 jun; 139(6):e20171002.
44. Bailey B, et al. Validation and properties of the verbal numeric scale in children with acute pain. Pain. 2010; 149(2):216-21.
45. Stinson JN, et al. Systematic review of the psychometric properties, interpretability and feasibility of self-report pain intensity measures for use in clinical trials in children and adolescents. Pain. 2006; 125:143-57.
46. Hicks CL, et al. The Faces Pain Scale-Revised: Toward a common metric in pediatric pain measurement. Pain. 2001; 93(2):173-83.
47. Wong DL, Baker CM. Pain in children: Comparison of assessment scales. Pediatric Nursing. 1988; 14(1):9-17.
48. Knott C, et al. Using the Oucher: Developmental approach to pain assessment in children. MCN. 1994; 19:314-20.
49. Joestlein L. Pain, Pain, Go Away! Evidence-Based Review of Developmentally Appropriate Pain Assessment for Children in a Postoperative Setting. Orthop Nurs. 2015 set-out; 34(5):252-9.
50. American College of Surgeons. ATLS – Advanced Trauma Life Support. 10 ed. Chicago: American College of Surgeons; 2018.
51. Zeitel RS, Flintz RA, Nogueras CC. Traumatismo craniano em pediatria. Rev Ped SOPERJ. 2017 dez; 17(Supl. 1):63-71.
52. Associação Brasileira de Estomoterapia – SOBEST; Associação Brasileira de Enfermagem em Dermatologia – SOBENDE. Classificação das lesões por pressão – Consenso NPUAP 2016 – Adaptada culturalmente para o Brasil. São Paulo; 2016.
53. Curley MA, Quigley SM, Lin M. Pressure ulcers in pediatric intensive care: incidence and associated factors. Pediatr Crit Care Med. 2003; 4:284-90.
54. Maia ACAR, et al. Tradução para a língua portuguesa e validação da escala de Braden Q para avaliar o risco de úlcera por pressão em crianças. Rev Paul Pediatr. 2011; 29(3):406-14.
55. Fortunato JGS, et al. Escalas de dor no paciente crítico: uma revisão integrativa. Rio de Janeiro: Rev HUPE. 2013; 12(3):110-7.
56. Wiermann EG, et al. Consenso Brasileiro sobre Manejo da Dor Relacionada ao Câncer. Rev Bras Oncol Clin. 2014; 10(38):132-43.
57. Ramalho CE, et al. Sedation and analgesia for procedures in the pediatric emergency room. J Pediatr. 2017; 93(Suppl 1):2-18.
58. Paranhos WY, Santos VLCG. Avaliação de risco para úlceras de pressão por meio da escala de Braden, na língua portuguesa. Rev Esc Enferm USP. 1999; 33:191-206.

41 CAPÍTULO

Transporte do Paciente Pediátrico Crítico

Taynan Dutra

Considerações iniciais.

O objetivo deste capítulo é dispor das atualidades sobre o transporte do paciente pediátrico crítico, com o intuito de ser uma ferramenta básica que possa auxiliar os profissionais que atuam na prática, e que eles possam realizar um transporte seguro e de qualidade aos pacientes.

O que compreende o transporte do paciente crítico na pediatria e qual é a sua finalidade?

O transporte do paciente crítico é um processo comum no qual o paciente é mobilizado para outra unidade, para fins diagnósticos ou terapêuticos.[1-2] É um procedimento complexo, e a equipe deve garantir a preservação das condições clínicas,[3] com qualidade e segurança, assim como é oferecido da Unidade de Terapia Intensiva (UTI),[4] durante todo o trajeto.[3]

Para ter sucesso no transporte do paciente pediátrico é fundamental: planejamento, trabalho em equipe, equipamentos adequados para a criança e uma comunicação efetiva, tanto entre a equipe que transporta, quanto entre os profissionais do local de origem com o setor que irá receber o paciente.

Quais são os tipos de transporte no ambiente hospitalar?

Transportar um paciente grave está incluído na gestão do cuidado.[4] Quando o transporte é realizado dentro do hospital, é chamado de transporte intra-hospitalar,[2] e o transporte inter-hospitalar é quando há transferência do paciente de um hospital para outra instituição.[4]

Riscos × benefícios

Muitos procedimentos diagnósticos, tais como ecografia, ultrassonografia, endoscopia, e procedimentos terapêuticos como realizar uma traqueostomia, podem ser feitos à beira do leito, poupando o paciente de ser transportado. Contudo, há vários métodos diagnósticos como a tomografia computadorizada e ressonância magnética, que necessitam levar o paciente até o local para ser feito.[4] Muitos desses locais que receberão o paciente têm recursos limitados.[4] Por isso, é fundamental ter em mãos tudo que possa ser preciso, de acordo com a condição de cada paciente.

Definir se o transporte é indispensável é o primeiro passo.[4] Transportar um paciente grave é uma decisão que precisa ter um bom senso clínico,[5] e ser baseada na avaliação entre os riscos e benefícios que poderá acarretar.[2,6,7] Quando os benefícios forem maiores que os riscos, o transporte pode ser indispensável.[4,7]

Geralmente, a equipe multidisciplinar discute nos *rounds*, e de acordo com cada paciente, é decidido sobre o procedimento que irá ser realizado. Se for um local fora da UTI, o processo de transportar o paciente começa a ser planejado. Quando o transporte é eletivo, a equipe de enfermagem consegue organizar o paciente, e tudo que será preciso levar no transporte, com calma e eficiência. Porém, muitas vezes é solicitado um exame diagnóstico ou terapêutico a ser realizado em caráter de urgência, e para isso precisamos de atenção e calma para organizar o transporte de forma plena.

Devido à gravidade do paciente, existe um potencial tanto no agravo da morbidade, quanto na mortalidade no momento do transporte.[2] No entanto, o transporte pode levar a uma mudança tanto na terapia antibiótica, como também na forma de intervenções,[1] como ocorre no cateterismo cardíaco, por exemplo.

Quais são os profissionais que atuam no transporte?

A equipe no transporte pediátrico é a continuidade da mesma que atende dentro da UTIP.[2] Existem diferentes composições de equipes que incluem enfermeiro,[2-8] médico,[2] pediatra, especialistas em terapia intensiva pediátrica e neonatal,[8] pessoal de apoio da enfermagem e de apoio médico (Figura 41.1).[2]

Em relação à composição da equipe existem algumas controvérsias.[9] Geralmente, o número de profissionais que farão o transporte dependerá principalmente da condição clínica do paciente[2,6,9] e das complicações que poderão ocorrer relacionadas com a duração do percurso, idade do paciente, e treinamento da equipe.[2] A equipe mínima é composta por dois membros, um deles enfermeiro da unidade de terapia intensiva[6-9] e um médico.[9]

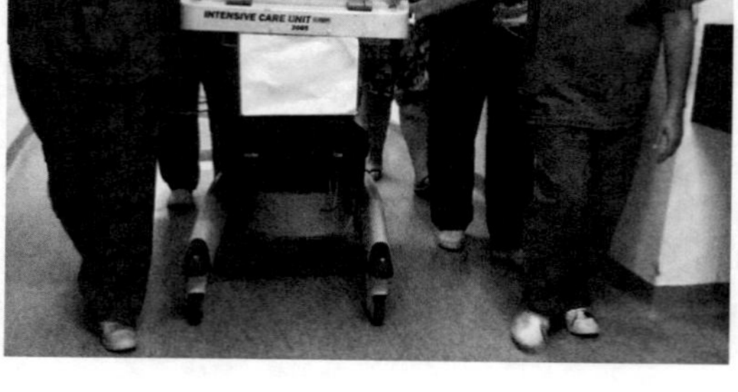

Figura 41.1. Transporte em equipe.
Fonte: Acervo da autora.

Os profissionais que atuam nesse processo coordenam e organizam em todas as fases. Para isso, é fundamental que a equipe seja capacitada,[2-10] cuidadosa e experiente[9] para fornecer cuidados no transporte pediátrico.[2] Além disso, é preciso ter capacidade para detectar problemas e conseguir resolvê-los rapidamente em um curto período.[9]

Quais são as etapas do transporte?

O processo do transporte é dividido em três etapas: pré-transporte, transporte e pós-transporte. Em todos os momentos, as vulnerabilidades devem ser avaliadas e abordadas.[4] O Conselho Federal de Enfermagem (COFEN) recomenda algumas ações que devem ser tomadas no transporte do paciente,[11] que foram adaptadas e incluídas nas seguintes fases:

Fase pré-transporte

Consiste na classificação de risco do paciente, planejamento e execução de todo o processo. Deve ser efetuada pelas equipes médica e de enfermagem do serviço. Para isso, é necessário:

- Avaliar o estado geral do paciente.
- Selecionar os materiais necessários.
- Fornecer e checar a funcionalidade dos equipamentos.
- Antecipar possíveis instabilidades.
- Prever a necessidade de intervenções.
- Definir os profissionais que irão acompanhar durante o trajeto.
- Realizar a comunicação entre a unidade de origem e a unidade receptora.
- Organizar documentação e prontuário.
- Registrar as condições do paciente e o horário de saída no prontuário.

Fase do transporte

Nessa etapa é importante preservar as funções fisiológicas do paciente. É preciso estar atento a possíveis eventos que ocorram e, se necessário, intervir. São recomendadas as seguintes ações:

- Manter o monitoramento do paciente.
- Checar o nível de oxigênio.
- Avaliar constantemente os parâmetros e as condições do paciente.
- Assegurar que as conexões estejam pérvias, para preservar as funções hemodinâmicas, ventilatórias e infusionais.

Fase pós-transporte

É quando a equipe chega ao local de destino, ou retorna à unidade de origem. É o momento de estabilizar o paciente, retornando à assistência estabelecida anteriormente. A estabilização do paciente pode levar de 30 minutos a 1 hora após a chegada, e necessita:

- Manter a monitorização constante, atentando para alterações dos parâmetros.
- Verificar os dispositivos.
- Registrar as condições e o horário da chegada do paciente no prontuário.

Como garantir a eficácia e a segurança do paciente durante o trajeto?

O objetivo da equipe é fornecer um transporte seguro e eficaz ao paciente que necessita de atendimento especializado.[1] Segundo Carreras, a eficiência do transporte pediátrico é baseada em três pilares fundamentais: a especialização do equipamento, a adequada estabilização prévia e a prevenção de complicações.[8]

Para que isso aconteça, é preciso: planejamento,[1,2,6] avaliação pré-transporte, estabilização do paciente,[1] profissionais treinados,[1-3] organização,[4] comunicação efetiva[1] e uma seleção de equipamentos apropriada.[2,3]

Fornecer um transporte seguro por uma equipe dedicada de transporte pediátrico ajuda a minimizar a incidência dos eventos adversos (EA).[1]

Prévia estabilização

Estabilizar previamente o paciente é um fator imprescindível para prevenir complicações, principalmente respiratórias, hemodinâmicas e neurológicas.[8]

Comunicação efetiva

Para transportar um paciente pediátrico grave, deve haver uma comunicação efetiva multidisciplinar[6,12] e planejamento a fim de evitar atrasos[1] e deslocamentos desnecessários[6] com o objetivo de promover a segurança do paciente.[1]

Na prática da UTIP, é realizado um *checklist* entre a unidade de origem e receptora, transmitindo informações do paciente, tais como: nome, idade, peso, alimentação (se necessita jejum), ventilação, linhas de infusão, medicações que o paciente está recebendo, se está em uso de diálise, alergias, e se está em isolamento pelo controle de infecção da instituição. Nesse momento é realizada uma confirmação se o paciente está acompanhado do responsável legal, e se os consentimentos para realização de exames estão devidamente assinados.

Na transferência, a comunicação deve conter informações sobre monitoramento, avaliação e pontuar intervenções que possam ocorrer. A equipe que recebe o paciente deve, além de conhecer os equipamentos utilizados na transferência, ter experiência no manejo do paciente, coordenando qualquer situação de emergência, ventilação e ressuscitação que possa surgir.[7]

A transição do cuidado durante o transporte é um momento de alto risco ao paciente,[12] pois envolve tanto a comunicação verbal, quanto a transferência física. Erros médicos, quase falhas, eventos que possam ser evitados,[13] e a falta de comunicação eficiente entre os profissionais são riscos potenciais que podem interferir na segurança do paciente, podendo ocasionar eventos sentinelas.[12,13]

Com o intuito de preservar a segurança do paciente e realizar um transporte tranquilo, é essencial a padronização do processo.[13] Para isso, é preciso envolver o trabalho em equipe, a atenção dos profissionais, o fluxo das informações[12] passadas entre as equipes sobre a condição do paciente, o gerenciamento da equipe na chegada ao local transferido,[7] com uma comunicação efetiva para reduzir os eventos adversos, erros técnicos e falhas.[13]

Equipamentos

O paciente deve ser monitorado com os equipamentos especializados[2] de transporte pediátrico.[2,14] Também é imprescindível que todos os equipamentos sejam protegidos, pois objetos soltos podem ser perigosos ao serem projetados com o movimento do transporte.[10]

Tabela 41.1. Equipamentos para o transporte do paciente pediátrico crítico de acordo com as recomendações atuais

Equipamentos	Referências
Monitor	Meneguin, Fortune, Gimenez
Monitor cardíaco	Warren, Australian
Monitor com pressão arterial	Warren, Gimenez
Oxímetro de pulso	Warren, Australian, Meneguin, Gimenez
Cilindro de oxigênio	Whyte
Aspiração	Whyte
Ventilador de transporte	Fortune, Fanara
Bombas de infusão	Meneguin, Fortune, Gimenez
Desfibrilador	Warren, Whyte
Ultrassom (quando possível)	Whyte

Fonte: Acervo da autora.

Conforme a Tabela 41.1, as referências destacam os principais equipamentos necessários para o transporte; são eles: monitor[3,6,14] cardíaco e de pressão arterial,[15] oxímetro de pulso,[15,16] cilindro de oxigênio, aspiração,[17] ventilador de transporte,[14] e bombas de infusão (adequados de acordo com a idade do paciente).[3,6,14] Quando não há disponibilidade de monitor de múltiplos parâmetros, é necessário utilizar o oxímetro de pulso.[6]

Todos os equipamentos precisam ter bateria apropriada para todo o percurso.[3,6,14] Também é necessário conectá-los em alguma fonte de energia, enquanto o paciente realiza o procedimento no local transferido (Figura 41.2).[6]

Alguns autores recomendam levar o desfibrilador[15,17] e óxido nítrico (quando o paciente estiver em uso).[17]

Realizar a checagem da capacidade do cilindro de oxigênio (Figura 41.3) é fundamental para antecipar possíveis problemas técnicos.[3] Além de fornecer oxigênio para a necessidade do paciente, é preciso uma reserva extra de 30 minutos.[15]

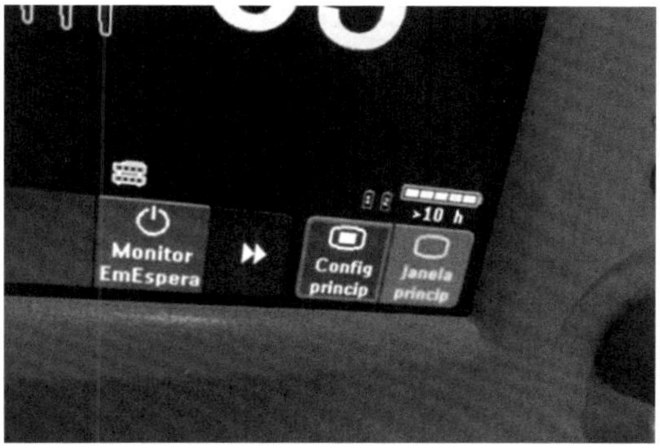

Figura 41.2. Bateria do monitor multiparâmetro.
Fonte: Acervo da autora.

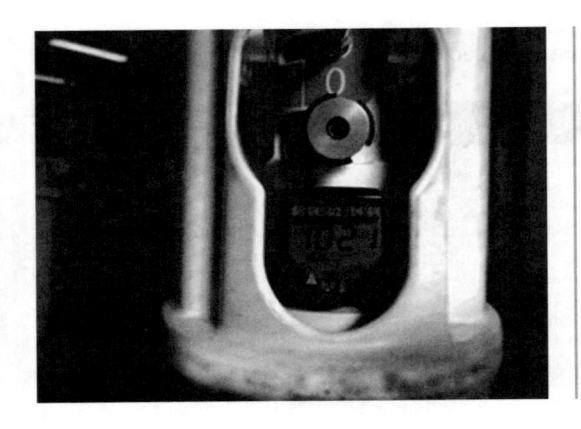

Figura 41.3. Medidor do cilindro de oxigênio.
Fonte: Acervo da autora.

É recomendado que os equipamentos de transporte sejam verificados e testados pela equipe da UTIP,[14] com listas de verificação e documentação adequada,[7] a fim de garantir que estão todos funcionando corretamente.[14] Além disso, todos os equipamentos devem emitir alarmes sonoros e visuais, incluindo alarmes do ventilador, que sinalizem quando ocorrer desconexão ou falha do ventilador.[16]

Aparelhos de ultrassonografia são considerados para transporte do paciente crítico, que tenha a equipe treinada devidamente, segundo os *guidelines* da Austrália e Nova Zelândia de 2015.[16]

Diante da dimensão tecnológica, o enfermeiro que atua na UTI precisa entender sobre os equipamentos e os sinais que eles emitem, para redução de danos ao paciente. O conhecimento da teoria, das evidências científicas e a prática promovem a competência do enfermeiro para a qualidade do atendimento com segurança.[18]

Monitorização

A monitorização das funções fisiológicas recomendada é a mesma da unidade de origem.[3] Deve ser mantido o monitoramento do eletrocardiograma,[16] oximetria de pulso, frequência cardíaca, frequência respiratória e pressão arterial invasiva ou não invasiva, durante todo o percurso.[3] A monitorização detalhada da pressão arterial durante o transporte com pacientes pediátricos está relacionada à melhora dos resultados no desfecho.[14]

O monitoramento da capnografia (medição do dióxido de carbono) é recomendado[15-17] em todos os pacientes que estão em uso de ventilação artificial, e pode ser considerado em pacientes com sedativos.[16] E em casos que necessitem de monitorização adicional, o monitor de pressão intracraniana pode ser favorável.[15]

Durante o transporte é importante prender as linhas e as derivações que o paciente possa ter, com o propósito de evitar nós e fios entrelaçados.[5]

Ventilador manual ou ventilador de transporte?

Há evidências de que a ventilação mecânica é superior à ventilação manual, devido ao fornecimento constante de volume corrente e regulares ciclos de oxigenação.[5] Além disso, apresenta menores complicações se comparadas com a ventilação mecânica.[7] Porém, alguns ventiladores de transporte são inferiores aos presentes na UTI.[5] O nível de sedação do paciente é um dos pontos que impactam na escolha da ventilação.

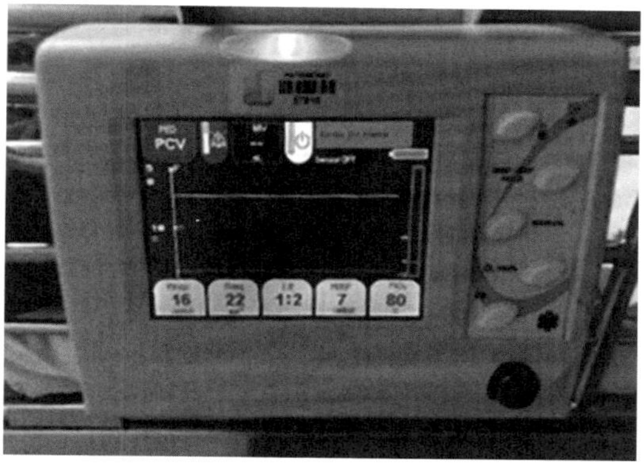

Figura 41.4. Ventilador de transporte.
Fonte: Acervo da autora.

A criança precisa estar sedada[5,10] ou curarizada (quando há um bloqueio neuromuscular associado à sedação) de acordo com o estado clínico,[5] para ser transportada.[10] Em ambos os modos ventilatórios a sedação é utilizada para reduzir assincronia da ventilação.

Quando o paciente for transportado com o ventilador portátil (Figura 41.4) é necessário ajustar os parâmetros de acordo com a ventilação anterior e com os valores da gasometria.[8] Já a ventilação manual é mais simples e permite um reconhecimento de resistência das vias aéreas.[9]

Na Austrália o transporte com o CPAP nasal em neonatos é realizado com prévia avaliação para mínimos riscos. Para uma melhor prática ao transportar um paciente em VNI é importante a seleção adequada do paciente que esteja estável neste modo, medindo os riscos e benefícios.[19] A escolha pela máscara oronasal geralmente é para reduzir vazamentos.[20] Se for necessário o uso das prongas nasais, é preciso que as pontas preencham, de forma confortável, o espaço das narinas e sejam maiores que as pontas da cânula nasal.[19]

- Ventilação de alta frequência: o transporte com o suporte ventilatório de alta frequência já é acessível no transporte.[21] No modo de ventilação não invasiva (VNI) para pacientes com doença pulmonar grave ou apneia, apresenta-se eficaz e segura.[19] Para realizar um transporte com alta frequência é necessário que a equipe tenha conhecimento do dispositivo e seja capaz de intervir nas alterações clínicas de forma rápida. É imprescindível estar atento nas vibrações do peito do paciente, e evitar tanto o rompimento do circuito como interrupções relacionadas à bateria.[21]
- O óxido nítrico (NO) pode ser fornecido durante o transporte do paciente que está recebendo a terapia na UTI, já que a retirada abrupta do NO pode levar ao efeito rebote da hipertensão pulmonar na criança. Também pode ser utilizado em VNI quando esse suporte é oferecido no aparelho. Lembrando que o uso de VNI está associado a menores riscos de lesão pulmonar em neonatos.[19]
- ECMO: o paciente que está em uso de oxigenação por membrana extracorpórea (ECMO), o que se deve a uma insuficiência pulmonar ou cardíaca grave, é utilizado muitas vezes como ponte para o transplante.[22] Em centros de ECMO, o transporte no paciente canulado é realizado por uma equipe dedicada de profissionais, como: enfermeiro, cirurgião cardíaco pediátrico, pediatra intensivista, perfusionista e técnico de enfermagem. A composição da equipe pode variar de acordo com a instituição. O tamanho da tubulação e o oxigenador de membrana devem ser adequados ao tamanho do paciente e do leito, sendo fundamental que todos os itens sejam fixados com segurança.[22]

Medicações

Durante o trajeto é primordial assegurar a infusão das terapias infusionais ininterruptamente,[7] pois a interrupção na administração da infusão pode causar importante alteração hemodinâmica, afetando a clínica do paciente.[18] As medicações básicas necessárias devem ser estar disponíveis no transporte, como: substâncias de reanimação, antiarrítmicos, inotrópicos,[7] substâncias vasoativas.[7,8] Além desses bloqueadores musculares, anticonvulsivantes,[8] sedativos, analgésicos,[7,8] cálcio, bicarbonato e fluidos intravenosos apropriados.[7]

Os *kits* de medicações e fluidos geralmente são levados em maleta rígida, de material liso para higienização posterior ao uso. Na Tabela 41.2 constam as medicações e os fluidos mais comuns levados durante o trajeto, com as suas devidas indicações de uso.

Quais são os riscos do transporte?

Apesar de toda a cautela e experiência da equipe, o transporte do paciente crítico é um processo arriscado.[9] Muitas vezes, o paciente grave já apresenta disfunção dos sistemas e/ou alterações fisiológicas que provocam morbidade e mortalidade, e transportá-lo intensifica o risco.[2] Por isso, as situações precisam estar prontas para serem controladas, de forma que sejam previstas e organizadas.[8]

O número de linhas infusionais, sedação[5] e ventilação mecânica[5,9] são fatores de risco.[5] Há dois dos principais riscos relacionados às vias aéreas:[8] extubação acidental[5,8] ou a necessidade de intubação.[8] Reservas insuficientes de oxigênio, parâmetros inadequados da ventilação e mau posicionamento de vias aéreas são riscos específicos no manejo ventilatório.[5]

Quando o transporte é realizado com a incubadora é importante cuidar o impacto do movimento com a cabeça da criança, devido ao risco de luxação; por isso, recomenda-se utilizar bolsa de gel como almofada. Além disso, a força feita no movimento de locomover o paciente no transporte pode aumentar os riscos, tanto clínicos como técnicos.[23]

Complicações relacionadas ao transporte

O transporte do paciente pediátrico envolve muitas variáveis. Entre elas, o peso, a idade, a condição clínica da criança, e o acompanhamento dos pais, que na maioria das vezes estão presentes, podem potencializar as complicações em um processo que já é complicado.[13]

Uma equipe com experiência e o tempo do transporte estão relacionados com a baixa taxa de complicações.[9] Quanto mais longo o tempo de transporte, mais riscos para complicações existem.[12]

Para prevenir complicações referentes aos equipamentos durante o percurso é importante fornecer uma instalação mínima de monitoramento, ter carga de bateria suficiente em todos os aparelhos, e ainda, equipamentos de emergência para vias aéreas.[9]

Quando os erros ocorrem, é importante a criação de barreiras defensivas para reavaliar o processo, com o objetivo de impedir novas ocorrências, garantindo a segurança do conjunto.[18]

Eventos adversos no transporte do paciente

Devido ao risco da mudança de ambientes mantendo as condições clínicas do paciente como na UTI, há um alto potencial para eventos adversos.[1] A incidência global de eventos

Tabela 41.2. Medicações comuns e fluidos intravenosos usados durante o transporte

Indicação	Medicação/fluido
Sequência rápida de intubação	Etomidato Cetamina Midazolan Succinilcolina Rocurônio Vecurônio
Pós-intubação analgesia/sedação	Fentanil Cetamina Propofol Midazolan
Parada cardíaca	Epinefrina Amiodarona Lidocaína Atropina Adenosina Bicarbonato de sódio Sulfato de magnésio Cloreto de cálcio Naloxona
Suporte hemodinâmico	Norepinefrina Epinefrina Dopamina Vasopressina Sobutamina Milrinona
Diurético	Furosemida
Anticonvulsivantes	Lorazepam Diazepam Midazolan Levetiracetam Fosfenitoína/fenitoína Fenobarbital
Antimicrobianos	Ampicilina Gentamicina Ceftriaxona Cefotaxima Cefazolina Aciclovir
Asma ou crupe	Metilprednisolona Dexametasona Epinefrina Salbutamol Ipratrópio
Pressão intracraniana	Manitol Solução salina hipertônica
Fluidos intravenosos	Cloreto de sódio 0,9% Ringer lactato Albumina Solução de glicose 5% Solução de glicose 10% Solução de glicose 5% + cloreto de sódio 0,45%
Outros	Surfactante Óxido nítrico Prostaglandina E1 Prostaciclina (epoprostenol)

Fonte: Adaptada de Insoft.[29]

adversos no transporte chega a quase 70%, e quando esses eventos são graves e requerem intervenções terapêuticas o número varia em torno de 4,2 a 8,9%.[5]

Falhas ou erros no uso dos equipamentos pelos enfermeiros que atuam na UTI envolvem eventos adversos, principalmente quando se trata de bombas de infusão e monitorização.[18]

Quando a monitorização é frequente, o risco para eventos adversos é reduzido.[12] Muitos dos problemas que ocorrem durante o transporte estão relacionados com os equipamentos ou monitorização. Os eventos mais comuns estão relacionados com: a remoção acidental de dispositivos,[1,4] os equipamentos,[3-5,9] falhas no eletrocardiograma, falha de energia dos equipamentos, ocorrências com o acesso intravenoso, desconexões de infusões e do ventilador.[7]

As complicações relacionadas diretamente à clínica do paciente que acontecem com frequência são: descompensação fisiológica,[1] instabilidade hemodinâmica,[4] hipotermia, dessaturação[9,23] (com necessidade de modificar o suporte ventilatório).[23] Alterações como hipóxia, hipocapnia ou hipercapnia podem acontecer com pacientes em uso de ventilação mecânica. A alcalose respiratória é uma complicação que está relacionada com a hiperventilação.[9] Hipotensão e taquicardia são mais comuns em pacientes hemodinamicamente instáveis.[23]

Pacientes pós-operatórios de cirurgia cardíaca podem ter complicações devido às instabilidades hemodinâmicas e parâmetros altos.[9]

Erros humanos evitáveis estão diretamente relacionados com eventos evitáveis. E muitas vezes o erro pode ocorrer por uma falha na comunicação ou no momento do preparo do paciente.[23]

Quais precauções devemos ter ao transportar a criança?

O manual de precaução e isolamento elaborado pelo Centro de Prevenção e Controle de Doenças (CDC) dos Estados Unidos aponta recomendações que orientam o transporte de pacientes que necessitam de precauções.[24] Algumas das orientações fundamentais são:

1. Limitar o transporte e a movimentação de pacientes em precaução para fins clinicamente essenciais, e quando necessário, utilizar as barreiras adequadas no paciente.
2. Cobrir as áreas infectadas ou colonizadas do corpo do paciente, a fim de minizar riscos de transmissão.
3. Notificar a equipe que receberá o paciente, para que tomem as precauções necessárias.
4. Remover e descartar os equipamentos de proteção individual (avental, máscara, óculos, luvas) que estiverem contaminados e realizar a higienização de mãos antes de transportar os pacientes em precauções de contato.
5. Em precaução de contato, utilizar equipamento descartável não crítico para o paciente (por exemplo, punhos de pressão arterial). Se o uso comum de equipamentos para múltiplos pacientes for inevitável, limpe e desinfete o equipamento antes de usá-lo em outro paciente.
6. Materiais reutilizáveis contaminados devem ser colocados em saco plástico durante o transporte e após precisam ser higienizados, sendo realizada a desinfecção com o produto preconizado na instituição.
7. Com pacientes com lesões cutâneas associadas a varicela, varíola ou *M. tuberculosis*, deve-se utilizar curativos que cubram as áreas lesionadas para evitar a aerossolização ou contato com o agente infeccioso.

Já para pacientes que estão infectados ou que foram previamente colonizados por organismos multirresistentes, a CDC recomenda seguir a precaução padrão e a precaução de contato em todos os locais de atendimento.[26]

Pacientes com suspeita de tuberculose infecciosa ou casos confirmados devem utilizar máscara cirúrgica durante o transporte, principalmente se ele apresentar sinais ou sintomas (por exemplo, tosse produtiva ou baciloscopia positiva no escarro). Se o local de destino for fechado, deve ser considerado o uso da máscara N95 para os profissionais que transportam pacientes com tuberculose.[25]

A Anvisa recomenda evitar o transporte em pacientes sob suspeita ou confirmado diagnóstico por influenza; porém, se for necessário, deve ser utilizada a máscara cirúrgica no paciente. A equipe de transporte que atuar a uma distância inferior a 1 metro do paciente precisa utilizar as medidas de precaução padrão e de gotícula (higienização de mãos, avental, máscara cirúrgica, óculos e luvas de procedimento). Deve ser utilizada a máscara NR95, quando o profissional atuar em procedimentos em que houver risco de aerossóis como: aspiração de vias aéreas, intubação traqueal etc.[27]

Família

O momento vivido na UTI é extremamente estressante e emotivo para as famílias. Por isso, é fundamental estabelecer uma boa relação com a família da criança internada.[28]

No processo do transporte, é preciso explicar para eles sobre a necessidade de realizar o trajeto, esclarecendo sobre potenciais danos que podem acontecer durante o percurso, e orientar que todas as intervenções possíveis serão realizadas.[10] Sugere-se aproveitar o momento da conversa para obter os consentimentos com o responsável legal que acompanha a criança.[28]

Há casos em que os pais demonstram-se hostis diante da ansiedade de ver o filho em tais condições, e isso pode interferir no cuidado prestado à criança, e por segurança, não é recomendado que acompanhem durante o percurso. Porém, na maioria das vezes, os pais transmitem calma e tranquilidade para a criança, e contribuem na estabilização do paciente. Com isso, quando a criança está acordada e consciente, pode não ser preciso administrar medicações sedativas, auxiliando na condição clínica.[28] Na criança sedada e curarizada não há benefícios publicados, porém a participação dos pais durante o transporte pode reduzir sentimentos de angústia e separação.

Considerações finais

As simulações de treinamentos especializados para as equipes[12] que atuam em procedimentos de alto risco trabalham em conjunto com as habilidades de liderança e comunicação efetiva, os quais reduzem os riscos para os eventos adversos.[21] O trabalho em equipe, uma comunicação padronizada e a confiança também influenciam para melhores resultados no transporte, incluindo a diminuição dos custos, e satisfação do provedor.[12]

Outro fator que é bem importante para reduzir os riscos relacionados ao transporte é a implantação de *checklist* que inclua pontos sistemáticos de verificação durante todo o processo do transporte. Por trás de todo o cuidado dedicado às crianças internadas na UTIP é essencial que os profissionais atuantes na área conquistem habilidades, técnicas e organizacionais, para garantir a qualidade do transporte do paciente pediátrico gravemente doente.[4]

Referências bibliográficas

1. Harish MM, Siddiqui SS, Prabu NR, Chaudhari HK, Divatia JV, Kulkarni AP. Benefits of and untoward events during intrahospital transport of pediatric intensive care unit patients. Indian J Crit Care Med. 2017 jan; 21(1):46-8.
2. Comité Nacional de Emergencias y Cuidados Críticos. Consenso sobre el traslado de niños críticamente enfermos. Arch Argent Pediatr. 2019; 117(Supl 1):S1-S23.
3. Gimenez FMP, de Camargo WHB, Gomes ACB, Nihei TS, Andrade MWM, Valverde MLAFS, et al. Analysis of Adverse Events during Intrahospital Transportation of Critically Ill Patients. Crit Care Res Pract. 2017; 2017:6847124.
4. Divatia JV, Siddiqui SS. Transporting critically ill patients: look before you leap! Indian J Anaesth. 2016; 60:449-50.
5. Fanara B, Manzon C, Barbot O, Desmettre T, Capellier G. Recommendations for the intra-hospital transport of critically ill patients. Critical Care. 2010; 14(3):R87.
6. Meneguin S, Alegre PH, Luppi CH. Characterization of the intrahospital transport of critically ill patients. Acta Paul Enferm. 2014; 27(2):115-9.
7. Cavaleiro PH, Maheshwari N, Husain J, Scholl M, Hughes M, Papadimos TJ, et al. Complications during intrahospital transport of critically ill patients: Focus on risk identification and prevention. Int J Crit Illn Inj Sci. 2015 out-dez; 5(4):256-64.
8. Carreras-Gonzalez E, Brió-Sanagustin S. Prevención de complicaciones em El transporte interhospitalario aéreo de paciente crítico pediátrico. Anales de Pediatría. 2014; 81(4):205-11.
9. Sivrikoz N, Savran Karadeniz M, Kurnaz P, Altun D, Sungur Ulke Z, Tugrul M, et al. Patient Transport Experience in Our Institution Following Open Heart Surgery. Jf Cardio-Vascular-Thorac Anaesth Intensive Care Soc. 2013 nov; 19(3):127-31.
10. Dawes J, Ramnarayan P, Lutman D. Stabilisation and transport of the critically ill child. J Intens Care Soc. 2014; 15:34-42.
11. Resolução COFEN. Disponível em: http://www.cofen.gov.br/resoluo-cofen-n-3762011_6599.html.
12. Foronda C, van Graafeiland B, Quon R, Davidson P. Handover and transport of critically ill children: An integrative review. Int J Nurs Studies. 2016; 62:207-25.
13. van Graafeiland B, Foronda C, Vanderwagen S, Allan L, Bernier M, Fishe J, et al. Improving the handover and transport of critically ill pediatric patients. J Clin Nurs. 2018; 28(1-2):56-65.
14. Fortune PM, Parkins K, Playfor S. Transporting critically ill children. Anaesth Intensive Care Med. 2017; 18:562-6.
15. Warren J, Fromm Jr RE, Orr RA, Rotello LC, Horst HM. Guidelines for the inter- and intrahospital transport of critically ill patients. Am Col Crit Care Med. 2004 Jan; 32(1):256-62.
16. Australian, New Zealand College of Anesthesists. FoIC. Guidelines for Transport of Critically Ill Patients; 2015.
17. Whyte HE, Jefferies AL. The interfacility transport of critically ill newborns. Paediatr Child Health. 2015 jun-jul; 20(5):265-75.
18. Ribeiro GSRangel, Silva RC, Ferreira MA, Silva GR. Escorregões, falhas e erros no uso de equipamentos por enfermeiros em uma unidade de terapia intensiva. Rev Esc Enferm USP. 2016 jun; 50(3):419-26.
19. Null Jr D, Crezee K, Bleak T. Noninvasive Respiratory Support During Transportation. Clin Perinatol. 2016 dez; 43(4):741-54.
20. Millán N, Alejandre C, Martinez-Planas A, et al. Noninvasive Respiratory Support During Pediatric Ground Transport: Implementation of a Safe and Feasible Procedure. Respir Care. 2017 mai; 62(5):558-65.
21. Diehl BC. Neonatal Transport. Crit Care Nurs Clin N Am. 2018 dez; 30(4):597-606.
22. Broman LM. Interhospital Transport on Extracorporeal Membrane Oxygenation of Neonates-Perspective for the Future. Front Pediatr. 2019; 7:329.
23. Vieira AL, dos Santos AM, Okuyama MK, et al. Factors associated with clinical complications during intra-hospital transports in a neonatal unit in Brazil. J Trop Pediatr. 2011; 57:368-74.
24. Siegel JD, Rhinehart E, Jackson M, Chiarello L. The Healthcare Infection Control Practices Advisory Committee, 2007 Guideline for Isolation Precautions: Preventing Transmission of Infectious Agents in Healthcare Settings. Disponível em: http://www.cdc.gov/ncidod/dhqp/pdf/isolation2007.pdf. Acessado em 11 jun 2019.
25. Jensen PA, Lambert LA, Iademarco MF, Ridzon R. Guidelines for preventing the transmission of Mycobacterium tuberculosis in health-care settings, 2005. MMWR Recomm Rep. 2005; 54:1-141.

26. Siegel JD, Jane & Rhinehart, Emily & Jackson, Marguerite. Management of Multidrug-Resistant Organisms In Healthcare Settings. Am J Infect Control; 2006 [acesso em 11 jun 2019]. doi: 35. 10.1016/ajic.2007.10.006.
27. Anvisa. Medidas de prevenção e controle a serem adotadas na assistência a pacientes com infecção suspeita ou confirmada pelo vírus da influenza. Brasília: Ministério da Saúde, 2016. Acessado em 11 jun 2019.
28. Pereira R, Ramos A. "Posso acompanhar?" Presença dos pais durante o transporte inter-hospitalar pediátrico. Rev Ibero-Am Salud Envejecimiento. *Évora*. 2017 dez; 3(3):1129-45. Quadrimestral.
29. Insoft RM, et al. Section on Transport and Medicine American Academy of Pediatrics Guidelines for Air & Ground Transport of Neonatal and Pediatric Patients Manual. 4 ed. Elk Grove Village: American Academy of Pediatrics; 2015.

42 CAPÍTULO

Doação e Transplante de Órgãos e Tecidos Pediátricos

Rani Simões de Resende ■ Odon Melo Soares

Quais são os dados de transplantes pediátricos no Brasil?

O transplante de órgãos tornou-se o tratamento de escolha para a falência de órgãos em estágio final, transformando a perspectiva e a qualidade de vida das crianças afetadas. Os procedimentos de transplante de órgãos foram realizados pela primeira vez, em adultos, nos anos 1950 e, em crianças, nos anos 1960. Desde então, os avanços nas técnicas cirúrgicas e terapias imunossupressoras levaram a um aumento acentuado no transplante bem-sucedido de órgãos e na sobrevida do paciente.[1]

No Brasil, o transplante de órgãos oferece aos pacientes pediátricos com insuficiência orgânica aguda ou crônica grave maior perspectiva e melhora da qualidade de vida. No entanto, embora o número de beneficiários seja relativamente baixo, as crianças são mais propensas a morrer esperando transplante que os adultos, em decorrência de desafios cirúrgicos, restrições quanto a altura e peso e, principalmente, em decorrência da indisponibilidade de órgãos.[2,3]

Em 2018, a população pediátrica no Brasil era de aproximadamente 61,2 milhões, segundo dados do IBGE. No mesmo ano, 672 crianças já aguardavam em lista de espera para realizar transplantes de órgãos sólidos e 607 ingressaram, totalizando 1.279 crianças. Deste total, foram transplantadas 600 crianças (47%) e faleceram 80 (6,2%). Diante do exposto, comprova-se que há a necessidade de trabalhar para o aumento da doação e melhor aproveitamento dos órgãos doados.[4]

Como se constituiu historicamente, no Brasil, o processo de doação de órgãos?

O processo caracteriza-se por um conjunto de ações que possibilitam transformar um indivíduo com morte encefálica (ME) confirmada, que tenha condições clínicas adequadas, em um doador de órgãos e tecidos para transplante.[5]

Os transplantes no Brasil tiveram grande evolução com a consolidação da Lei nº 9.434 de 1997, que conceitua a ME e a define como critério legal para constatação do óbito de potenciais doadores.[6]

A regulamentação do processo ocorreu após publicação do Decreto Federal nº 2.268/97, em que foram criados o Sistema Nacional de Transplantes (SNT) e a Central Nacional de Notificação, Captação e Distribuição de Órgãos (CNNCDO).[6]

Cabe ao SNT a regulamentação e normatização dos procedimentos relativos à captação, alocação e distribuição de órgãos. A CNNCDO provê os meios para as transferências de órgãos entre estados, visando situações de urgência e maior aproveitamento de órgãos que não teriam receptores em seu local de origem.[6]

A atuação de equipes especializadas é de suma importância para que o processo ocorra de forma harmônica e organizada. No Brasil, as equipes que atuam em âmbito local são as Comissões Intra-hospitalares de Doação de Órgãos e Tecidos para Transplantes (CIHDOTT). A instituição destas comissões em todos os hospitais públicos, privados e filantrópicos com mais de 80 leitos foi definida com a Portaria nº 1.752, de 23 de setembro de 2005. O propósito foi viabilizar a ampliação qualitativa e quantitativa de transplantes com a organização do processo de captação desses órgãos.[7,8]

Posteriormente, foi identificada a necessidade de ampliar a abordagem, com uma abrangência regional. A Portaria nº 2.601, de 21 de outubro de 2009, implementa a criação (baseada no modelo americano) das Organizações de Procura de Órgãos (OPO). Estas equipes têm a responsabilidade de organizar a execução do processo nos hospitais de sua abrangência. Atuam na coordenação e apoio para a Central de Transplantes nas atividades de busca ativa de potenciais doadores, na manutenção clínica, realização de entrevistas familiares e na viabilização da captação de órgãos e tecidos.[9,10]

Quais são as etapas do processo de doação de órgãos e tecidos?

É um processo complexo e que exige diversas ações interdependentes (Figura 42.1). Devido à alta probabilidade de ocorrência de parada cardíaca nos potenciais doadores, a agilidade passa a ser fundamental, uma vez que pode ocasionar a inviabilidade desses órgãos para transplante. Todas as etapas e prazos especificados pela legislação devem ser realizados de forma ética e para a segurança biológica do receptor.[11]

Como ocorre a identificação dos potenciais doadores?

A suspeita do diagnóstico de ME ocorre quando um paciente estiver em estado de coma não reativo e não responsivo, de etiologia conhecida e caráter irreversível (classificado pela Escala de Coma de Glasgow como nível três: ausência de resposta motora, verbal e ocular). Importante ressaltar que o paciente não apresente hipotermia, hipotensão ou alterações metabólicas graves e não esteja sob efeito de substâncias depressoras do sistema nervoso central.[12,13] A identificação de pacientes que apresentem sinais clínicos de ME é a primeira etapa do processo de doação de órgãos.

As causas neurológicas mais frequentes que levam à ME são: acidentes vasculares encefálicos (hemorrágico ou isquêmico), traumatismo craniano, encefalopatia anóxica, tumores cerebrais e meningites.[14]

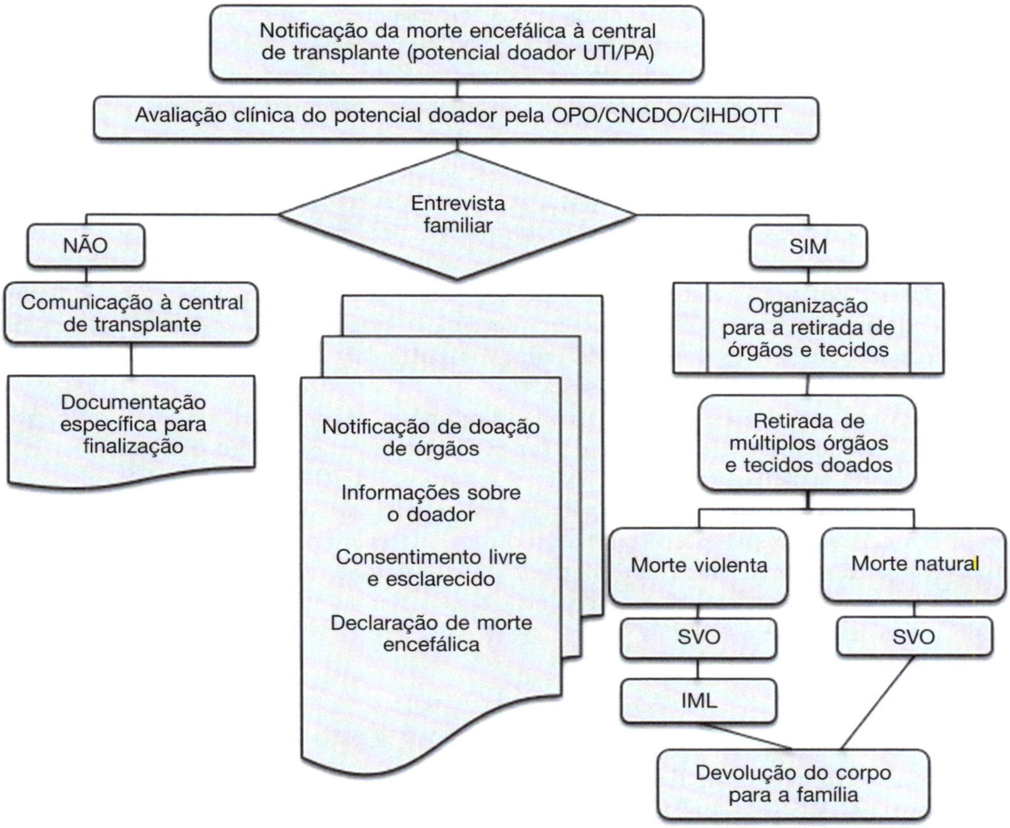

Figura 42.1. Processo de doação de órgãos e tecidos para transplantes. Sistema de Verificação de Óbito: SVO; Instituto Médico Legal: IML.
Fonte: ABTO[11]

A busca por potenciais doadores pode ser passiva, quando as equipes médicas assistenciais comunicam a ocorrência da abertura de protocolo de diagnóstico de morte encefálica para a OPO ou CIHDOTT. Recomenda-se que as equipes das referidas organizações também realizem a busca ativa para a detecção precoce de potenciais doadores. Neste caso, verificam-se rotineiramente nas unidades de cuidados intensivos as condições e evolução dos pacientes mais críticos (Escala de Glasgow ≤ 7).[6] Quando os pacientes evoluem de uma forma desfavorável clinicamente, é necessário manter a família ciente tanto sobre a gravidade do quadro como da provável abertura do protocolo de ME.

Como é a fisiopatologia da ME?

A ME é um processo complexo, com diversas alterações fisiológicas em resposta ao comprometimento das funções do tronco encefálico, que conduzem à disfunção múltipla de órgãos.[15]

O aumento da pressão intracraniana (PIC) tem papel central na evolução da ME, pois leva à isquemia do sistema nervoso central (SNC) com acometimento rostro-caudal do tronco encefálico, desencadeando alterações cardiovasculares bastante previsíveis.[15]

A tempestade simpática pode ocorrer em maior ou menor intensidade, dependendo principalmente do tempo que leva para a hipertensão intracraniana se instalar, quanto mais lento maior a acomodação cerebral e menor a liberação de catecolaminas. Agrega-se na evolução da instabilidade hemodinâmica, na morte encefálica, os fatores relacionados à doença de base (p. ex., hipovolemia, hipotermia, trauma, hemorragias etc.).[15]

Com a isquemia do tronco cerebral, tem-se a falência do eixo hipotalâmico-hipofisário, resultando na diminuição gradual da produção e da liberação de hormônios, principalmente o hormônio antidiurético (ADH). Sua diminuição leva à manifestação de diabetes insípido, caracterizado por grandes volumes de diurese hiposmolar, com hipovolemia secundária, hipernatremia e hiperosmolaridade sérica.[14]

Em seguida, ocorre a cessação da atividade autonômica, com perda do tônus simpático, que causa vasodilatação e depressão da função cardíaca e resulta em hipotensão arterial grave, podendo evoluir para parada cardiorrespiratória (PCR).[14]

Nesse cenário, os cuidados de excelência dispensados ao potencial doador, em unidade de emergência ou terapia intensiva, e ao receptor, efetivamente contribuem para o resultado positivo dos transplantes. Indiscutivelmente, a equipe de profissionais que atua em unidades de terapia intensiva e emergência deve estar familiarizada com os processos fisiopatológicos que antecedem a ME.

Qual o papel do enfermeiro no processo de transplante de órgãos e tecidos?

O enfermeiro, conforme disposto na Resolução do Conselho Federal de Enfermagem (Cofen) nº 292, de 7 de junho de 2004, que normatiza sua atuação na captação e transplante de órgãos e tecidos, tem a incumbência de planejar, coordenar e executar os cuidados de enfermagem prestados aos potenciais doadores.[16]

A avaliação visa obter a história clínica do paciente, com levantamento de dados desde a internação até o momento atual, por meio da análise do prontuário, para a compreensão da evolução do potencial doador e exclusão de contraindicações absolutas para a doação, além da instituição de cuidados.[14,16]

É importante a verificação minuciosa de dados do prontuário, levantando informações sobre a internação e os antecedentes pessoais e familiares, bem como comportamentos de risco, uso de substâncias ilícitas, alcoolismo, tabagismo, enfermidades, exames laboratoriais, tratamento instituído e sua evolução. Deve-se também averiguar as prescrições médicas para avaliar o início e/ou a suspensão de substâncias vasopressoras, antibióticos, substâncias depressoras do SNC e infusão de hemoderivados. As evoluções médicas, de enfermagem e os controles diários detêm informações da implementação de tratamentos e seus resultados, da ocorrência de infecções, hipertermia, hipotensão e demais eventos importantes que possam comprometer a viabilidade dos órgãos.[14,16]

Como é realizada a manutenção do potencial doador?

A manutenção do potencial doador corresponde ao conjunto de ações desempenhadas para promoção e garantia do adequado funcionamento orgânico, por meio da perfusão e da oxigenação dos órgãos e reversão de eventuais disfunções decorrentes do quadro clínico da ME. Tais ações desaceleram o processo de falência orgânica e favorecem a viabilização do potencial doador em doador efetivo, maximizando o número de órgãos para transplante e melhorando a qualidade dos enxertos.[14]

O manejo clínico deve ser guiado por protocolos que definem o cuidado de forma a não comprometer o funcionamento dos órgãos e minimizar os fenômenos complexos, que ocorrem com a ME. As diretrizes brasileiras para manutenção de múltiplos órgãos no potencial doador adulto falecido orientam a correção de uma série de disfunções, proporcionando o mínimo de homogeneidade na manutenção do potencial doador falecido. Nesse contexto, foram elaborados os principais cuidados relacionados à assistência de enfermagem ao potencial doador de órgãos.[6]

Cabe salientar que os cuidados de excelência na manutenção dos potenciais doadores não diferem, significativamente, daqueles que dispensamos aos pacientes criticamente enfermos. A enfermagem, nesse contexto, tem um papel fundamental, principalmente, na prevenção da deterioração orgânica que se sucede com a morte do encéfalo, que altera a fisiologia de todos os sistemas, realizando cuidados imediatos rotineiros a todo e qualquer paciente grave, mesmo aqueles cujas possibilidades terapêuticas curativas se esgotaram.[6]

Alterações iniciais ou tardias da ME influenciam a viabilidade dos órgãos e tecidos; portanto, conhecê-las e preveni-las pode ser decisivo para o sucesso dos transplantes, mesmo ainda quando não se sabe se o potencial doador será, realmente, um doador de múltiplos órgãos. O objetivo é manter as funções corporais, corrigir as disfunções orgânicas e agilizar a remoção de órgãos para transplante; idealmente, dentro de 12 a 24 horas a partir do diagnóstico de morte encefálica.[6]

As consequências fisiopatológicas típicas da ME, como já abordado anteriormente, cursam com alterações na fisiologia e na bioquímica celular dos múltiplos sistemas orgânicos, com repercussões clínicas importantes, como o comprometimento da termorregulação corporal, instabilidade hemodinâmica, disfunções dos sistemas cardiovascular, pulmonar, endócrino-metabólico, renal e hematológico; alterações estas capazes de afetar a função de órgãos potencialmente disponíveis para transplante.[14]

Como é realizada a entrevista familiar?

Cada unidade hospitalar deve ter uma política que defina a estratégia de comunicação e apoio às famílias de possíveis doadores. Tais políticas são idealmente desenvolvidas por uma equipe multidisciplinar, composta por CIHDOTT, equipe médica, pessoal de enfermagem, psicólogos, assistente social, especialistas em vida infantil e serviços de capelão.[14]

A entrevista é uma das etapas de maior complexidade no processo de doação de órgãos e tecidos, envolvendo aspectos éticos, legais e emocionais. Concretiza para os familiares, ao mesmo tempo, a impotência quanto ao diagnóstico e a perda de uma pessoa querida, mas também cria uma perspectiva para a família de luto, permitindo-lhes transmitir um significado diferente para a perda vivenciada.[14]

Quando uma criança está morrendo, ou morre, a equipe de saúde deve explicar isso claramente à família de maneira cuidadosa, compassiva e compreensiva. O médico-assistente e os enfermeiros de terapia intensiva envolvidos no gerenciamento do diagnóstico de ME do paciente devem se reunir diretamente com a família em um ambiente silencioso e livre de distrações. O envolvimento de médicos em cuidados paliativos é um bem valioso,[17] e a inclusão de capelão, serviços sociais e psicologia, também pode fornecer apoio adicional para a família.[19] Com o início e a declaração da morte neurológica, o apoio e os cuidados oferecidos às famílias devem ser intensificados e não retirados.

É importante ressaltar que, nesse momento, os pais devem ter tempo suficiente para lamentar e aceitar a realidade da morte da criança ou morte iminente. Idealmente, a discussão sobre doação de órgãos não deve ser levantada durante as mesmas discussões sobre a morte, a menos que o assunto seja levantado pela família. A separação das duas discussões, descrita como "dissociação", demonstrou aumentar a chance de uma decisão positiva da família em relação à doação para pacientes adultos;[18] no entanto, esse nem sempre é o caso de crianças.[18]

Um motivo comum para os pais negarem o consentimento para a doação é a falta de aceitação da morte de seus filhos. Garantir que os pais entendam que seu filho está morrendo ou morreu é uma mensagem imperativa que deve ser transmitida de forma consistente pela equipe de saúde. Os membros da equipe devem colaborar com os médicos no uso de terminologia consistente e descomplicada. A definição médica e legal de morte neurológica é complexa e muitas vezes confusa mesmo para médicos, e as famílias tendem a não fazer uma distinção entre morte circulatória e morte neurológica.[3] Portanto, pode ser útil usar termos gerais como "morte", quando possível, em vez de "morte cerebral" ou "morte neurológica".

Profissionais capacitados, geralmente membros da CIHDOTT ou da OPO, podendo ser médicos, enfermeiros, psicólogos ou assistentes sociais, se reunirão junto aos familiares a fim de realizar o acolhimento e informá-los sobre a possibilidade da doação de órgãos e tecidos, preservando sua autonomia na decisão e respeitando-a, sem induzir ou convencer, e sem se utilizar de argumentos morais ou religiosos.[14]

A entrevista deve ser semiestruturada, de caráter informativo e os profissionais envolvidos não devem fazer parte da equipe que participou do diagnóstico de ME ou prestou cuidados ao potencial doador, para que o seu caráter ético não seja comprometido. O entrevistador, mais próximo à família, deve confortá-la, praticar a escuta ativa e esclarecer eventuais dúvidas, demonstrar segurança e conhecimento sobre a história do potencial doador e certificar-se de que os familiares compreenderam o diagnóstico recebido, explicando-o, assim como os aspectos legais envolvidos. Nesse sentido, ressalta-se a importância da comunicação com linguagem acessível, de modo que explique um assunto técnico de forma simples para fácil entendimento. Questões que gerem ansiedade aos familiares devem ser antecipadas, como a explicação sobre o processo de doação e sua logística, a ausência de deformidades no corpo resultantes do procedimento cirúrgico, a ausência de quaisquer custos à família e de cuidados especiais para o sepultamento.[14]

A Associação Brasileira de Transplante de Órgãos (ABTO) atribui o sucesso da entrevista familiar a basicamente três fatores: predisposição à doação, qualidade do atendimento hospitalar recebido, e habilidade e conhecimento do entrevistador, que claramente não se relacionam somente à família entrevistada, como se tende a pensar.[14]

Após descontinuação de medicações com ação depressora do sistema nervoso central, qual o intervalo de tempo adequado para iniciar o protocolo de diagnóstico de ME?

Quando os fármacos com ação depressora do sistema nervoso central (FDSNC) – (fenobarbital, clonidina, dexmedetomidina, morfina e outros) e bloqueadores neuromusculares (BNM) – forem utilizados nas condições especificadas a seguir, deverão ser tomados os seguintes cuidados antes de iniciar a abertura do protocolo de ME:[13]

- Quando utilizados em doses terapêuticas usuais não provocam coma não perceptivo, não interferindo nos procedimentos para determinação de ME.
- Quando utilizados em infusão contínua em pacientes com função renal e hepática normais e que não foram submetidos à hipotermia terapêutica, nas doses usuais para sedação e analgesia, será necessário aguardar um intervalo mínimo de quatro a cinco meias-vidas após a suspensão dos fármacos antes de iniciar procedimentos para determinação de ME.
- Quando os FDSNC e BNM forem utilizados na presença de insuficiência hepática, de insuficiência renal e utilização de hipotermia terapêutica, ou quando há suspeita de intoxicação por uso em doses maiores que as terapêuticas usuais, ou por metabolização/eliminação comprometida, deve-se aguardar tempo maior que cinco meias-vidas do fármaco. Esse tempo deverá ser definido de acordo com a gravidade das disfunções hepáticas e renais, das doses utilizadas e do tempo de uso, para que haja certeza que ocorreu a eliminação/metabolização dos fármacos ou pela constatação que seu nível sérico se encontra na faixa terapêutica ou abaixo dela.
- Nas condições anteriormente citadas deverá ser dada preferência a exames complementares que avaliam o fluxo sanguíneo cerebral, pois o EEG sofre significativa influência desses agentes nessas situações.

Os agentes farmacológicos que podem afetar os resultados dos testes clínicos de morte encefálica, e devem ser descontinuados, e os níveis determinados conforme indicado clinicamente estão indicados na Tabela 42.1.[20]

Quem pode assinar o consentimento familiar para doação de órgãos e tecidos para transplantes?

Segundo o Decreto nº 9.175, de 18 de outubro de 2017, regulamento a Lei nº 9.434, de 4 de fevereiro de 1997, para tratar da disposição de órgãos, tecidos, células e partes do corpo humano para fins de transplante e tratamento.

> **Art. 20.** A retirada de órgãos, tecidos, células e partes do corpo humano, após a morte, somente poderá ser realizada com o consentimento livre e esclarecido da família do falecido, consignado de forma expressa em termo específico de autorização.
>
> § 1º A autorização deverá ser do cônjuge, do companheiro ou de parente consanguíneo, de maior idade e juridicamente capaz, na linha reta ou colateral, até o segundo grau, e firmada em documento subscrito por duas testemunhas presentes à verificação da morte.
>
> § 2º Caso seja utilizada autorização de parente de segundo grau, deverão estar circunstanciadas, no termo de autorização, as razões de impedimento dos familiares de primeiro grau.
>
> § 3º A retirada de órgãos, tecidos, células e partes do corpo humano de falecidos incapazes, nos termos da lei civil, dependerá de autorização expressa de ambos os pais, se vivos, ou de quem lhes detinha, ao tempo da morte, o poder familiar exclusivo, a tutela ou a curatela.

Tabela 42.1. Medicamentos administrados a pacientes pediátricos gravemente enfermos e as recomendações para intervalo de tempo até o teste após a descontinuação

Medicamento	Crianças (meia-vida/eliminação)	Neonatos (meia-vida/eliminação)
Tiopental	Adultos: 3-11,5 h (meia-vida mais curta em crianças	
Cetamina	2,5 h	
Etomidato	2,6-3,5 h	
Midazolam	2,9-4,5 h	4-12 h
Propofol	2-8 min, meia-vida final em 200 min	
Dexmedetomedina	Meia-vida final em 159 min	
Fenobarbital	37-73 h	45-50 h
Fenitoína	11-55 h	63-88 h
Diazepam	1 mês a 2 anos: 40-50 h 2-12 anos: 15-21 h 12-16 anos: 18-20 h	50-95 h
Lorazepam	10,5 h	40 h
Clonazepam	22-33 h	
Ácido valproico	> 2 meses: 7-13 h 2-14 anos: 9 h	10-67 h
Levetiracetam	4-12 anos: 5 h	
Morfina	1-3 meses: 6,2 h 6 meses a 2 anos: 2,9 h > 2 anos: 1-2 h	7,6 h
Fentanil	5 meses-4,5 anos: 2,4 h 5-14 anos: 21 h	1-15 h
Succinilcolina	5-10 min	
Pancurônio	110 min	
Atracúrio	17 min	20 min
Rocurônio	3-12 meses: 1,3 h 1-3 anos: 1,1 h 3-8 anos: 0,8 h	

Fonte: Adaptada e traduzida de Nakagawa.[20]

§ 4º Os casos que não se enquadrem nas hipóteses previstas no § 1º ao § 3º dependerão de prévia autorização judicial.

Art. 21. Fica proibida a doação de órgãos, tecidos, células e partes do corpo humano em casos de não identificação do potencial doador falecido.
Parágrafo único. Não supre as exigências do *caput* o simples reconhecimento de familiares se nenhum dos documentos de identificação do falecido for encontrado, exceto nas hipóteses em que autoridade oficial que detenha fé pública certifique a identidade.[13]

Como é o processo de retirada dos órgãos?

De um mesmo doador, é possível retirar vários órgãos para o transplante. Em geral, as cirurgias mais recorrentes são de coração, pulmões, fígado, pâncreas, intestino, rins, córneas, pele, ossos e tendões. Com isso, inúmeras pessoas podem ser beneficiadas com os órgãos de um mesmo doador. Os órgãos que duram menos tempo uma vez fora do corpo são retirados antes (Tabela 42.2).[13]

Os profissionais envolvidos no processo trabalham em contagem regressiva para não ultrapassar o tempo limite para a retirada dos órgãos, e para a preservação dos mesmos durante o transporte.[13]

Tabela 42.2. Tempo de retirada e preservação dos órgãos

Órgão e tecido	Tempo máximo para retirada	Tempo máximo de preservação extracorpórea
Córneas	6 horas após parada cardíaca	7 dias
Coração	Antes da parada cardíaca	4 a 6 horas
Pulmões	Antes da parada cardíaca	4 a 6 horas
Rins	Até 30 min após parada cardíaca	Até 48 horas
Fígado	Antes da parada cardíaca	12 a 24 horas
Pâncreas	Antes da parada cardíaca	12 a 24 horas
Ossos	6 horas após parada cardíaca	Até 5 anos

Fonte: Conselho Federal de Medicina.[13]

Referências biliográficas

1. Data. The Organ Procurement and Transplantation Network. https://optn.transplant.hrsa.gov/data/. Acessado em: setembro 2019.
2. Brierley J, Hasan A. Aspects of deceased organ donation in paediatrics. Brit J Anaest. 2012; 108(S1): i92-i95. doi:10.1093/bja/aer405.
3. Vyas H, Nakagawa TA. Assessment of the pediatric patient for potential organ donation. uptodate.com.
4. Registro Brasileiro de Transplante: dimensionamento dos transplantes no Brasil e em cada Estado. RBT 2018 (jan/dez) – ABTO.
5. Opdam HI, Sivester W. Identifying the potencial organ donor: an audit of hospital deaths. Intensive Care Med. 2004; 30:1390-97.
6. Santos MN, Medeiros RM, Soares OM. Emergência e cuidados críticos para enfermagem. Porto Alegre: Editora Moriá; 2018.
7. Brasil. Ministério da Saúde. Portaria nº 1.752, de 23 de setembro de 2005. Aprova o regulamento técnico para estabelecer as atribuições, deveres e indicadores de eficiência e do potencial de doação de órgãos e tecidos relativos às Comissões Intra-hospitalares de Doação de Órgãos e Tecidos para Transplante (CIHDOTT). Diário Oficial da União. 27 set. 2005; seção 1:54.
8. Brasil. Ministério da Saúde. Portaria nº 1.262, de 16 de junho de 2006. Aprova o Regulamento Técnico para estabelecer as atribuições, deveres e indicadores de eficiência e do potencial de doação de órgãos e tecidos relativos às Comissões Intra-hospitalares de Doação de Órgãos e Tecidos para Transplante (CIHDOTT). Diário Oficial da União. 19 jun. 2006; seção 1:41-4.
9. Ministério da Saúde (BR), Gabinete do Ministro. Portaria nº 2.601, de 21 de outubro de 2009. Institui, no âmbito do Sistema Nacional de Transplantes, o Plano Nacional de Implantação de Organizações de Procura de Órgãos e Tecidos – OPO.

10. Brasil. Ministério da Saúde. Portaria nº 2.600, de 21 de outubro de 2009. Aprova o Regulamento Técnico do Sistema Nacional de Transplantes. Diário Oficial da União. 30 out. 2009; seção 1:77-118.
11. ABTO. Associação Brasileira de Transplantes de Órgãos. http://www.abto.org.br/abtov03/default.aspx. Acessado em: setembro de 2019.
12. Groot YJ, et al. Imminent brain death: point of departure for potential heart-beating organ donor recognition. Intensive Care Med. 2010; 36(9):1488-94.
13. Conselho Federal de Medicina. Resolução nº 1.480, de 08 de agosto de 1997. Diário Oficial da União, Brasília, 08.08.1997. Seção I, p. 18, 227.
14. Viana RAPP, Torre M. Enfermagem em terapia intensiva : práticas integrativas. Barueri: Manole; 2017.
15. Matos FW, et al. Morte encefálica e doação de órgãos. Porto Alegre: CREMERS, 2018.
16. Conselho Federal de Enfermagem. Resolução nº 292/2004 Conselho Federal de Enfermagem, Lei nº 5.905/73 e a Lei nº 7.498/86 de 02/05/2004.
17. Owens DA. The role of palliative care in organ donation. J Hosp Palliat Nurs. 2006; 8:75.
18. Boss R, et al. Integrating palliative care into the PICU: a report from the Improving Palliative Care in the ICU Advisory Board. Pediatr Crit Care Med. 2014; 15:762.
19. Committee on Hospital Care, Section on Surgery, and Section on Critical Care. Policy statement--pediatric organ donation and transplantation. Pediatrics. 2010; 125:822.
20. Nakagawa T, et al. Guidelines for the determination of brain death in infants and children: an update of the 1987 Task Force Recommendations. Crit Care Med. 2011; 39(9):2139-55.

43 CAPÍTULO

Medicamentos Utilizados em Unidade de Terapia Intensiva Pediátrica (UTIP)

Kellen Eloísa Gonçalves Rocha

Qual legislação respalda o profissional de enfermagem no preparo e administração de medicamentos?

A resolução do Conselho Federal de Enfermagem COFEN nº 564/2017[1] apresenta aspectos que direcionam o exercício frente à execução do preparo e da administração dos medicamentos. Esse documento foi elaborado pelo Código de Ética dos profissionais de Enfermagem, contendo direitos, proibições, responsabilidades e deveres.

A farmacocinética da criança é igual à do adulto?

A farmacocinética da criança não é igual a do adulto. A farmacocinética estuda o movimento dos fármacos pelo organismo, ou seja, os processos de liberação, absorção, distribuição, metabolismo e excreção. As adulterações nesses processos podem alterar a segurança e eficácia. Considerando que mais de 80% dos medicamentos que são utilizados em crianças foram criados para o metabolismo adulto (*off-label*), deve-se considerar, principalmente, as características fisiológicas da criança, de acordo com seu período de desenvolvimento (Tabela 43.1).

Quais os principais medicamentos utilizados em terapia intensiva pediátrica?

Nas unidades de terapia intensiva (UTI) existe grande consumo de variados medicamentos, a administração de medicamentos é maior, podendo ser utilizados até duas vezes mais que em pacientes alocados em enfermarias. Por isso, vamos restringir a lista dos 10 medicamentos mais utilizados nas unidades de terapia intensiva pediátrica,[3] conforme a descrito na Tabela 43.2.

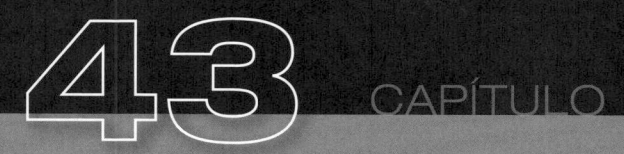

Tabela 43.1. Resumo das alterações no comportamento farmacológico e farmacocinético, dependentes do desenvolvimento fisiológico em crianças

Caraterísticas fisiológicas	Implicações farmacocinéticas	Relevância clínica
Trato gastrointestinal		
RN e crianças: peristaltismo reduzido e irregular, prolongamento do esvaziamento gástrico *RN:* pH > 4	Velocidade de absorção diminuída sem compromisso da biodisponibilidade	Potencial atraso no início da ação farmacológica após administração oral
Compartimentos corporais		
RN e crianças: massa adiposa e muscular reduzidas, aumento do conteúdo de água total e extracelular	Volume de distribuição (Vd) aparente aumentado nas substâncias hidrofílicas e reduzido em lipofílicos	Necessidade de adequação da dose para alcançar concentrações plasmáticas terapêuticas
Ligação às proteínas plasmáticas		
RN: concentração de albumina diminuída, com menor afinidade de ligação	Aumento do nível sérico do fármaco livre, aumento do Vd e potencial toxicidade	Necessidade de ajuste da dose para substâncias com elevada afinidade para as proteínas plasmáticas (> 70%). Níveis plasmáticos próximos do limite inferior da "margem terapêutica"
Atividade dos sistemas enzimáticos metabolizadores		
RN e crianças: isoformas imaturas do citocromo P450 e enzimas de fase II, com padrões de desenvolvimento e expressão irregulares *Crianças 1-6 anos:* aumento aparente de atividade para alguns sistemas enzimáticos (valores superiores ao adulto) *Adolescentes:* atividade idêntica à do adulto após a puberdade	*RN e crianças: clearance* plasmático diminuído, especialmente nos primeiros meses de vida. Aumento da meia-vida *Crianças 1-6 anos: clearance* plasmático aumentado, em especial nos substratos farmacológicos das enzimas metabolizadoras. Diminuição da meia-vida	*RN e crianças até 1 ano:* aumento do tempo de intervalo entre as doses e/ou redução das doses de manutenção *Crianças 1-6 anos:* diminuição do tempo de intervalo entre as doses e/ou aumento das doses de manutenção
Excreção renal		
RN e crianças: taxa de filtração glomerular diminuída (primeiros 6 meses) e secreção tubular reduzida (primeiros 12 meses). Valores do adulto são alcançados aos 24 meses	Diminuição da eliminação renal e acúmulo de fármacos e/ou metabólitos ativos excretados por via renal. *Clearance* plasmático diminuído e meia-vida de eliminação renal aumentada durante os três primeiros meses de vida	Aumento do tempo de intervalo entre doses e/ou redução das doses de manutenção, durante os três primeiros meses de vida

Fonte: Adaptada de Porta e Oliveira.[2,3]

Qual a indicação e quais os cuidados devem ser tomados com estas medicações?

Fenobarbital

Indicação: prevenir o aparecimento de convulsões em indivíduos com epilepsia ou crises convulsivas de outras origens.

Tabela 43.2. Medicamentos prevalentes nas interações medicamentosas

Medicamento	Classificação
Fenobarbital	Barbitúrico
Furosemida	Diurético de alça
Espironolactona	Diurético poupador de potássio
Midazolan	Benzodiazepínico
Amicacina	Antibiótico aminoglicosídeo
Dobutamina	Cetacolamina agonista de receptor $\beta 1$
Fentanil	Opioide
Fluconazol	Antifúngico
Noradrenalina	Catecolamina agonista de receptores α e β
Omeprazol	Antiácido inibidor da bomba de prótons

Fonte: Oliveira.[3]

Farmacocinética em crianças: a concentração plasmática máxima ocorre dentro de aproximadamente 4 horas, a meia-vida plasmática é de 40 a 70 horas e a ligação do fenobarbital às proteínas plasmáticas é de aproximadamente 60%.

Administração:

- Via oral: administrar com ou sem alimento.
- Via sonda: optar pela solução oral e proceder da seguinte maneira: pausar a dieta, realizar a lavagem da sonda, administrar o medicamento e lavar a sonda novamente antes de religar a dieta.
- IM: deve ser aplicada em local de massa muscular larga, sem diluir, e ficar atento quanto ao volume adequado para cada idade e músculo.
- EV direto: em 5-7 minutos.
- EV diluído: 15 minutos.

Estabilidade: a solução diluída se mantém estável por 24 h em temperatura ambiente.

Cuidados de enfermagem: monitorizar o aparecimento de manchas que indiquem *rash* cutâneo com bolhas ou lesões na mucosa, pelo risco de síndrome de Stevens-Johnson ou necrólise epidérmica tóxica. Certificar que o medicamento está sendo realizado na dosagem e no horário certos. Este medicamento não pode ser suspenso abruptamente devido ao nível de dependência do mesmo, e doses diferentes das recomendadas podem causar rebaixamento do SNC. Monitorizar sinais vitais, devido ao rebaixamento do sistema nervoso central que pode causar hipotensão, depressão do sistema respiratório e bradicardia. Mensurar a diurese de pacientes com insuficiência renal; devido a excreção do medicamento ser através dos rins, pode haver uma sobrecarga. Da mesma maneira, em paciente com insuficiência hepática, já que ocorre a metabolização no fígado, deve ser monitorizado através de exames laboratoriais.[4,5]

Furosemida

Indicação: tratamento da hipertensão arterial leve a moderada; edema devido a distúrbios cardíacos, hepáticos e renais e edema devido a queimaduras.

Farmacocinética em crianças: não tem específico. A furosemida apresenta início da ação cerca de 60 minutos após a administração do produto.

Administração: a furosemida deve ser administrada por via oral para lactentes e crianças abaixo de 15 anos de idade. A posologia recomendada é de 2 mg/kg de peso corporal, até um máximo de 40 mg por dia. Não há estudos dos efeitos de furosemida administrada por via endovenosa em crianças, mas não é incomum o uso dentro das instituições.

Estabilidade: após diluição, se mantém estável por 24 h em temperatura ambiente, protegido da luz.

Cuidados de enfermagem: as mudanças de posicionamento devem ocorrer lentamente para evitar a hipotensão postural nas crianças. Deve se monitorizado equilíbrio hídrico, peso (diariamente), hidratação, glicose e hipocalemia relacionados à excreção excessiva de líquido e eletrólitos.[5,6]

Espironolactona

Indicação: tratamento da hipertensão, edema e ascite, insuficiência cardíaca congestiva, cirrose hepática, síndrome nefrótica e outras relacionadas ao aumento ou retenção de líquido intracorpóreo.

Farmacocinética: tem absorção rápida; porém, devido aos fatores já mencionados, só é absorvido pelo trato gastrointestinal em torno de 30 a 70% de suas propriedades. O tempo de meia-vida é de 90 a 120 min; já em paciente pode demorar até 10 h; o início da ação é em torno de 2 a 4 h, mesmo período que, em anúricos, ocorre a ação máxima do medicamento. A eliminação ocorre pela via biliar (fecal) e pela via secundária renal.

Administração:

- Via oral: administrar com a presença de alimentos para diminuir a irritação gastrointestinal e otimizar a absorção.
- Via sonda: administrar a suspensão oral. Deve-se pausar a dieta, realizar a lavagem da sonda, administrar o medicamento e lavar a sonda novamente antes de religar a dieta.

Estabilidade: este medicamento deve ser conservado em temperatura ambiente (entre 15 e 30 °C). Proteger da umidade. Caso a utilização do produto requeira a formação de suspensão, este medicamento deverá ser armazenado em ambiente refrigerado (2 a 8 °C) por até, no máximo, 30 dias.

Cuidados de enfermagem: monitorizar a pressão arterial. Posicionar a criança com cabeceira elevada devido ao risco de vômito.[5,7]

Midazolam

Indicação: este medicamento é utilizado para sedação, anestésico e indutor de sono dentro do CTI. O medicamento tem efeitos secundários, como controlar convulsões e ansiedade, e relaxante muscular.

Farmacocinética: após a administração VO, IM ou IM, a indução ao sono e sedação ocorre entre 80 a 120 segundos. Cerca de 30 a 50% são metabolizados durante a primeira passagem através do fígado, com absorção rápida e metabolizada em sua composição total. A excreção é por via renal.

Administração:

- Via oral: deve ser administrado à noite, antes de deitar, com um pouco de água. A administração junto com alimentos retarda a absorção do fármaco.
- Via sonda: utilizar a solução oral. Deve-se pausar a dieta, realizar a lavagem da sonda, administrar o medicamento e lavar a sonda novamente antes de religar a dieta.
- EV: apresentação 1 mg/mL-5 mL – administrar em 30 segundos; apresentação 5 mg/mL-3 mL e apresentação 5 mg/mL-10 mL – administrar em 2 minutos.

Estabilidade: na concentração final de 0,5 mg/mL, após diluição, se mantém estável por 24 h em temperatura ambiente.

Cuidados de enfermagem: deve manter monitorização contínua dos sinais vitais. Crianças menores que 6 anos de idade podem necessitar de doses de solução superiores, calculadas com base no peso corporal ideal, e isso requer monitoramento. *Rush* cutâneos, broncoespasmo ou em qualquer sinal de hipersensibilidade, o medicamento deve ser suspenso e o médico deverá ser comunicado.[5,8]

Amicacina

Indicação: tratamento de infecções graves (ossos, trato respiratório, endocardite e septicemia) causadas por cepas sensíveis de bactérias gram-negativas, incluindo *Pseudomonas* sp., *Escherichia coli*, *Proteus* sp., *Providencia* sp., *Klebsiella* sp., *Enterobacter* sp., *Serratia* sp. e *Acinetobacter* sp., e gram-positivo *Staphylococcus*.

Farmacocinética: a absorção é rápida, com excreção pela via renal em até 24 h 94% já foi eliminado.

Administração: IM: administrar a injeção em músculos de grande quantidade de massa muscular. Este medicamento não deve ser pré-misturado com outros fármacos e deve ser administrado separadamente, de acordo com a dose e a via de administração recomendadas.

Estabilidade: após diluição, 24 horas em temperatura ambiente e 48 horas entre 2-8 °C.

Cuidados de enfermagem: o paciente deverá receber hidratação adequada, monitorizar o equilíbrio hídrico e tudo que envolva o sistema geniturinário, incluindo exames laboratoriais, devido ao risco de nefrotoxicidade, oligúria, proteinúria e perda da creatinina. O medicamento deverá ser administrado no horário correto para manter o ciclo adequado e não potencializar a resistência bacteriana.[5,9]

Dobutamina

Indicação: para aumentar a contratilidade cardíaca no tratamento de insuficiência cardíaca aguda, descompensação cardíaca da insuficiência cardíaca congestiva ou na contratilidade deprimida devido a cirurgia cardíaca ou cirurgia vascular de grande porte.

Administração: EV: em veia de grande calibre. Utilizar bomba de infusão e tempo de infusão à critério médico. Bólus em PCR com dosagem previamente estabelecida.

Farmacocinética: o início da ação da dobutamina ocorre 1 a 2 minutos após o início da infusão, mas dependendo da velocidade da infusão pode demorar até 10 minutos. O tempo de meia-vida é de 2 minutos. A substância é metabolizada no fígado, e a excreção é realizada pela via real e pequena parte pela via biliar.

Estabilidade: após diluído, se mantém estável por 24 h em temperatura ambiente. A coloração rosada da solução indica leve oxidação, mas sem perda de potência.

Cuidados de enfermagem: durante administração e infusão, o paciente deve estar monitorizado, principalmente pressão arterial e frequência cardíaca; caso o paciente esteja instável, é indicado a eletrocardiográfica. Dê preferência à via central para infusão desse medicamento; em caso de AVP, alterne a veia a cada 48 h, se possível, para evitar flebite e extravasamento da substância.[5,10]

Fentanila

Indicação: analgesia de curta duração durante o período anestésico (pré-medicação, indução e manutenção) ou no período pós-operatório imediato; como componente analgésico da anestesia geral e suplemento da anestesia regional; para administração conjunta com neuroléptico na pré-medicação, na indução e como manutenção em anestesia geral e regional; agente anestésico único com oxigênio em determinados pacientes de alto risco e para administração espinhal no controle da dor pós-operatória.

Administração:

- EV: 3-5 minutos.
- EV contínuo: 25-80 mcg/kg/min.

Farmacocinética: o início de ação é rápido; após injeção endovenosa, as concentrações plasmáticas de citrato de fentanila diminuem rapidamente, com meia-vida de distribuição sequencial de cerca de 1 minuto e 18 minutos, é rapidamente metabolizado, principalmente no fígado, e 75% da dose administrada é excretada na urina em 24 horas, e apenas 10% da dose eliminada na urina está presente como fármaco inalterado.

Estabilidade: após diluição, descartar porções não utilizadas.

Cuidados de enfermagem: monitorizar dados vitais durante a administração e infusão do medicamento. Manter as grades dos berços elevadas, evitando risco de queda. Durante os períodos de sedação realizar mudanças de decúbito a cada 2 horas ou descompressão das áreas proeminentes.[5,11-12]

Fluconazol

Indicação: tratamento de infecções por fungos e cutaneomucosas causadas por *Candida* sp. Nas dermatofitoses e ptiríase versicolor, por via tópica ou sistêmica. Alternativa para o tratamento de blastomicose, histoplamose, paracoccidioidomicose e pseudolequeríase não meníngeas, em pacientes imunologicamente competentes e para candidíase mucocutânea crônica, esofágica e candidúria.

Administração:

- Via sonda: deve-se triturar e dispersar o comprimido, diluindo em 10 mL de água filtrada. Deve-se pausar a dieta, realizar a lavagem da sonda, administrar o medicamento e lavar a sonda novamente antes de religar a dieta.
- Via EV: administrar por, no mínimo, 120 minutos.

Estabilidade: não se aplica.

Farmacocinética: é absorvido rapidamente e os níveis plasmáticos (e biodisponibilidade sistêmica) estão acima de 90% dos níveis obtidos após administração intravenosa. O volume aparente de distribuição aproxima-se do volume total corpóreo de água. A ligação às proteínas plasmáticas é baixa (11-12%). A principal via de excreção é a renal, com aproximadamente 80% da dose administrada encontrada como fármaco inalterado na urina. A meia-vida longa de eliminação plasmática serve de suporte para a terapia de dose única diária ou semanal.

Cuidados de enfermagem: durante a terapia é recomendada que não seja infundida outra substância, prevenindo embolismo e interação medicamentosa. Monitore o aparecimento de *rash* cutâneo.[5,13]

Noradrenalina

Indicação: usado no controle da pressão sanguínea em certos estados hipotensivos agudos (feocromocitomectomia, impatectomia, poliomielite, infarto do miocárdio, septicemia, transfusão sanguínea e reações a fármacos). É utilizado também como coadjuvante no tratamento da parada cardíaca e hipotensão profunda.

Administração: EV intermitente em bomba de infusão após diluição, com velocidade a critério médico.

Estabilidade: descartar porções não utilizadas

Cuidados de enfermagem: após início da infusão, a pressão arterial deverá ser monitorada a cada 5 minutos. É indicada a diluição em soro glicosado 5% ou soro fisiológico 0,9%, conforme prescrição médica. A veia de infusão deve ser de grosso calibre e com grande fluxo sanguíneo; manter em constante monitoramento do local; qualquer sinal de infiltração, a medicação deve ser interrompida e iniciar compressa fria no local, e outra via deve ser puncionada para continuação da terapia. A coloração da medicação deve ser observada: se estivar rosa ou azul não deve ser administrada.[5,14]

Como saber a dosagem correta para cada criança?

Na maioria das vezes, os cálculos são baseados no peso, superfície corporal e idade, embora não haja um consenso sobre a posologia em crianças. As doses devem ser revistas e reajustadas constantemente, até o peso máximo de 25 a 30 kg; esse cuidado deve ser maior quanto menor for a idade da criança. Em alguns casos, a dose do medicamento pode ser calculada baseada na dose do adulto, principalmente quando for medicamento novo que ainda não tem parâmetros de cálculo. Esses cálculos são realizados por meio de fórmulas (Tabela 43.3). Nesses casos, a monitorização deve ser mais intensa, pois as dosagens são suposições percentuais.

O uso da superfície corporal baseia-se no fato de que, na criança, ela é maior com relação ao peso que nos adultos. A razão superfície corporal/peso varia inversamente com a altura. Quando o peso da criança é superior a 10 kg, em geral, utiliza-se superfície corporal como forma de cálculo. O peso real é usado quando for inferior a este valor.

Tabela 43.3. Fórmulas para cálculo de dose com base no peso do paciente

Fórmula	Definição	Cálculo
Clark	Peso corporal < 30 kg	$DP = \frac{DA \times \text{peso da criança (kg)}}{70\ kg}$
Law	< de 1 ano de idade	$DP = \frac{\text{idade da criança (meses)} \times DA}{150}$
Young	1 a 12 anos de idade	$DP = \frac{\text{idade da criança (anos)} \times DA}{(\text{idade da criança} + 12)}$

Fonte: Liberato.[23]

A regra de Law leva em consideração a idade; porém, deve-se ficar atento às restrições de algumas medicações por idade.

A Tabela 43.4, como já retratado anteriormente, demonstra a posologia com base na área de superfície corporal da criança baseada na dose de um adulto, percentualmente. Se a dose de um adulto de 70 kg for 1 mg/kg, a dose para uma criança de 9 anos será 1,4 mg/kg (60% de 70 mg/30 kg).

Tabela 43.4. Posologia com base na área de superfície corporal e dose do adulto

Peso (kg)	Idade	Área de superfície corporal (m^2)	Porcentagem da dose aproximada do adulto (%)
3	Recém-nascidos	0,20	12
6	3 meses	0,30	18
10	1 ano	0,45	28
20	5,5 anos	0,80	48
30	9 anos	1,00	60
40	12 anos	1,30	78
50	14 anos	1,50	90
60	Adulto	1,70	102
70	Adulto	1,73	103

Fonte: Liberato.[23]

Quais medicamentos são incompatíveis e mais utilizados em terapia intensiva pediátrica?

Ver Tabela 43.5.

Tabela 43.5. Guia de interações medicamentosas

Medicamento	Interage com	Efeito clínico	Grau da interação	Recomendação
Amicacina/ gentamicina	Diclofenaco/ ibuprofeno/ naproxeno/ cefalotina	↑ ocorrência de nefrotoxicidade	Moderada	Monitorizar aumento dos efeitos nefrotóxicos dos aminoglicosídeos (amicacina/ gentamicina)
Amiodarona	Digoxina	Náusea, vômito e arritmia (toxicidade pela digoxina)	Moderada	Monitorizar efeitos tóxicos (náusea, vômito e arritmia)
Amiodarona	Claritromicina/ clorpromazina/ domperidona	Arritmias ventriculares	Grave	Observar risco-benefício. Monitorizar ocorrência de arritmias

Continua

Tabela 43.5. Guia de interações medicamentosas (*continuação*)

Medicamento	Interage com	Efeito clínico	Grau da interação	Recomendação
Amiodarona	Hidrocortisona/ ondansetrona	Risco de arritmias, hipocalemia, hipomagnesemia	Grave	Monitorizar frequência cardíaca e níveis séricos de potássio e magnésio
Anfoterecina B	Amicacina/ gentamicina/ ciclosporina	↑ efeito nefrotóxico dos aminoglicosídeos e da ciclosporina	Moderada	Monitorizar função renal
Captopril/ enalapril	AAS/antiácidos (carbonato de cálcio/bicarbonato de sódio/ hidróxido de alumínio)	↓ resposta anti-hipertensiva	Moderada	Monitorizar pressão arterial. Administrar os antiácidos com intervalo de, no mínimo, 2 horas
Captopril/ enalapril	AINEs (diclofenaco, ibuprofeno, naproxeno)	↓ resposta anti-hipertensiva; ↑ risco de disfunção renal	Moderada	Monitorizar pressão arterial. Considerar terapia anti-inflamatória alternativa (principalmente pacientes com ICC)
Captopril/ enalapril	Espironolactona	↑ efeito hipercalêmico dos IECA (captopril/ enalapril)	Moderada	Monitorizar níveis séricos de potássio (principalmente na ICC)
Cefepima/ cefalotina/ ceftazidima/ ceftriaxona	Amicacina/ gentamicina	↑ risco de nefrotoxicidade	Moderada	Monitorizar função renal (ureia e creatinina)
Digoxina	Claritromicina/ azitromicina	Bradicardia, distúrbios do SNC, náusea e vômito	Moderada	Monitorizar ocorrência de efeitos tóxicos da digoxina (bradicardia, distúrbios do SNC etc.)
Dipirona sódica	Furosemida/ hidroclorotiazida	↓ efeito diurético e anti-hipertensivo	Leve	Monitorizar pressão arterial e diurese
Dobutamina	Betabloqueadores	Risco de hipotensão arterial grave	Não mensurado	Monitorizar pressão arterial
Dobutamina	Adrenalina (epinefrina)	Risco de disritmias e isquemia miocárdica	Não especificado	Monitorizar frequência cardíaca
Fenobarbital	Linezolida	↑ efeitos terapêuticos e tóxicos do fenobarbital	Moderada	Monitorizar aumento dos efeitos tóxicos do fenobarbital (sedação, nistagmo, ataxia)
Fentanil	Diazepam/ midazolam	Depressão respiratória e SNC	Moderada	Monitorizar a terapia e observar intensificação dos efeitos (hipotensão, hipoventilação e sedação profunda ou coma)

Continua

Tabela 43.5. Guia de interações medicamentosas (*continuação*)

Medicamento	Interage com	Efeito clínico	Grau da interação	Recomendação
Fluconazol	Fentanil	Depressão do SNC	Moderada	Monitorizar aumento dos efeitos do fentanil. Ajuste de dose do fentanil, se necessário
Fluconazol	Diazepam/ midazolam/ clonazepam	↑ das concentrações e toxicidade dos benzodiazepínicos (sedação excessiva e efeitos hipnóticos prolongados)	Moderada	Monitorizar ocorrência de efeitos tóxicos dos benzodiazepínicos
Furosemida	Captopril/enalapril	Hipotensão, hipovolemia, hiponatremia. Sinais e sintomas de disfunção renal quando uso concomitante e prolongado	Moderada	Monitorizar terapia. Monitorizar níveis de creatinina sérica, se ↑ considerar redução da dose da furosemida ou IECA
Furosemida	Diclofenaco/ ibuprofeno/ naproxeno/fenitoína	↓ da diurese	Moderada	Monitorizar diurese
Heparina	Penicilinas IV/ cefalosporinas/ AINEs	↑ risco de hemorragias	Leve a moderada	Monitorizar sinais clínicos (hemorrágicos) e laboratoriais (TTPA e RNI)
Meropenem	Tramadol	↑ risco de convulsões	Grave	Precaução ao administrar tramadol com imipenem + cilastatina. Monitorizar paciente para os sintomas (crises convulsivas)
Metoclopramida	Tramadol/ midazolam/ morfina	↑ efeitos sedativos	Não especificado	Monitorizar terapia
Midazolam	Claritromicina	↑ efeitos sedativos e hipnóticos	Moderada	Monitorizar terapia
Noradrenalina/ adrenalina	Clorpromazina	↑ efeito arritmogênico (noradrenalina/ adrenalina)	Grave	Observar existência de arritmias ventriculares e redução de efeitos pressóricos
Omeprazol	Diazepam/ clonazepam/ midazolam	Prolonga o efeito sedativo e ataxia	Moderada	Monitorizar a terapia
Piperacilina + tazobactan	Amicacina/ gentamicina	↓ efeitos terapêuticos dos aminoglicosídeos (inativação)	Moderada	Não misturar os antibióticos na mesma solução de infusão e nem administrar simultaneamente no mesmo cateter (inativação dos aminoglicosídeos)

Continua

Tabela 43.5. Guia de interações medicamentosas (*continuação*)

Medicamento	Interage com	Efeito clínico	Grau da interação	Recomendação
Polimixina B	Atracúrio/ pancurônio/ suxametônio	↑ efeito bloqueador neuromuscular do atracúrio/pancurônio – paralisia da musculatura respiratória	Grave	Evitar uso concomitante. Monitorizar função respiratória
Teicoplanina	Aminoglicosídeos, anfotericina B, ciclosporina, furosemida	↑ potencial nefrotóxico dessas substâncias (aminoglicosídeos, anfotericina B, ciclosporina, furosemida)	Não especificado	Monitorizar função renal (ureia e creatinina)
Tramadol	Morfina/fentanil	Risco de convulsão, depressão do SNC e depressão respiratória	Grave	Deve-se evitar o uso concomitante. Ajuste de dose do tramadol é recomendada. Monitorizar os pacientes quanto aos efeitos clínicos
Vancomicina	AINEs (diclofenaco, ibuprofeno, naproxeno)	↑ toxidade da vancomicina	Moderada	Monitorizar terapia
Vancomicina	Amicacina/ gentamicina	↑ nefrotoxicidade e ototoxicidade dos aminoglicosídeos	Moderada	Monitorizar terapia laboratorial e clínica

Fonte: Adaptada de Oliveira[3] e Universidade Federal de Goiás – Hospital das Clínicas.[15]

O que são medicamentos fotossensíveis e quais os mais usados?

São medicamentos que sofrem fotodegradação, uma reação catalisada pela luz que acelera as reações químicas alterando a sua estabilidade. Os mais usados: anfotericina B, norepinefrina, epinefrina, metronidazol, morfina, nifedipina, polimixina B.[18-20]

Qual a importância do pH e da osmolaridade das medicações intravenosas?

Quando o pH e a osmolaridade das medicações são diferentes dos valores da corrente sanguínea existe um grande risco de flebite. Nas unidades de terapia intensiva são utilizados muitos medicamentos e, devido a quantidade, com tempo curto entre um e outro, se faz importante conhecer as medicações para criar estratégias que minimizem os riscos. Quando a osmolaridade do medicamento é maior que 450 mOsm/L e/ou pH inferior a 5,0 existe maior risco de flebite. É recomendado que, para essas medicações, sejam usadas veias de grosso calibre e com grande fluxo sanguíneo, e analisar a possibilidade de um acesso central em pacientes com muitas medicações que apresentem essas variações.[21]

O que são fármacos termolábeis e quais são os mais usados?

São medicamentos sensíveis, destruídos ou modificados pelo calor, que não podem sofrer variações excessivas de temperatura e devem ser mantidos a uma temperatura constante, entre 2°C e 8°C. Exemplos: albumina humana 20% fr. 50 mL; anfotericina B 50 mg fr.; atracúrio, 25 ou 50 mg ampola; eritropoetina humana recombinante 4.000 UI (dependendo do fabricante); filgrastina 1 mL frasco-ampola; imunoglobulinas; pancurônio 4 mg ampola; propofol seringa, ampola ou frasco; rocurônio 50 mg.[19,22]

Referências bibliográficas

1. Brasil. Conselho Federal de Enfermagem. Resolução COFEN nº 564/2017. Aprova o novo Código de Ética dos Profissionais de Enfermagem. Diário Oficial da União [publicação online]; Acessado em: 30 set 2019. Disponível em: http://www.cofen.gov.br/resolucao-cofen-no-5642017_59145.html.
2. Porta G. Fisiologia da criança quanto às drogas. São Paulo: Tylenol-Paracetamol [publicação online]; 2011 [Acessado em: 30 set 2019]. Disponível em: https://www.medlink.com.br/sites/default/files/artigos/alivio-responsavel/fisiologia-infantil-quanto-aos-remedios.pdf.
3. Oliveira OS, et al. Interações medicamentosas em UTI pediátrica. Anais do 2. Congresso Brasileiro de Ciências da Saúde [publicação online]; 14-16 jun 2017; Campina Grande, PB: CONBRACIS; 2017. Acessado em: 30 set 2019. Disponível em: https://editorarealize.com.br/revistas/conbracis/trabalhos/TRABALHO_EV071_MD1_SA3_ID1111_02052017231744.pdf.
4. Teuto. Bula do Medicamento Fenobarbital®. Anápoles, GO: Laboratório Teuto Brasileiro; 2016. Disponível em: http://www.anvisa.gov.br/datavisa/fila_bula/frmVisualizarBula.asp?pNuTransacao=12038192016&pIdAnexo=3068713.
5. Cheregatti AL, Jeronimo RAS. Administração de medicamentos: 5 certos para segurança de seu paciente. 2 ed. São Paulo: Rideel [publicação online]; 2010. Acessado em: 30 set 2019. Disponível em: http://www.editorarideel.com.br/wp-content/uploads/2015/07/MIOLO_Administracao-de-Medicamentos.pdf.
6. Hipolabor. Bula do medicamento Furosemida. Sabará: Hipolabor Farmacêutica Ltda. Disponível em: http://www.anvisa.gov.br/datavisa/fila_bula/frmVisualizarBula.asp?pNuTransacao=14576062016&pIdAnexo=3233733.
7. Eurofarma. Bula do medicamento Espironolactona. São Paulo: Eurofarma Laboratórios; 2016. Disponível em: http://www.anvisa.gov.br/datavisa/fila_bula/frmVisualizarBula.asp?pNuTransacao=28202282016&pIdAnexo=4231395.
8. União Química Farmacêutica Nacional S. A. Bula do medicamento Midazolam. Pouso Alegre: União Química Farmacêutica Nacional S. A; 2013. Disponível em: http://www.anvisa.gov.br/datavisa/fila_bula/frmVisualizarBula.asp?pNuTransacao=11090932013&pIdAnexo=1926735.
9. Novafarma Indústria Farmacêutica Ltda. Bula do medicamento Sulfato de amicacina. Anápolis: Novafarma Indústria Farmacêutica Ltda; 2015. Disponível em: http://www.anvisa.gov.br/datavisa/fila_bula/frmVisualizarBula.asp?pNuTransacao=9481592015&pIdAnexo=2918536.
10. Teuto. Bula do Medicamento Cloridrato de dobutamina. Anápoles, GO: Laboratório Teuto Brasileiro; 2014. Disponível em: http://www.anvisa.gov.br/datavisa/fila_bula/frmVisualizarBula.asp?pNuTransacao=18386772016&pIdAnexo=3536668.
11. União Química Farmacêutica Nacional S. A. Bula do medicamento Unifental. Pouso Alegre: União Química Farmacêutica Nacional S. A; 2015. Disponível em: http://www.anvisa.gov.br/datavisa/fila_bula/frmVisualizarBula.asp?pNuTransacao=9536872015&pIdAnexo=2922951.
12. Hipolabor. Bula do medicamento Citrato de Fentanila. Sabará: Hipolabor Farmacêutica Ltda. Disponível em: http://www.anvisa.gov.br/datavisa/fila_bula/frmVisualizarBula.asp?pNuTransacao=13603782016&pIdAnexo=3156734.
13. Teuto. Bula do Medicamento fluconazol. Anápoles, GO: Laboratório Teuto Brasileiro; 2013. Disponível em: http://www.anvisa.gov.br/datavisa/fila_bula/frmVisualizarBula.asp?pNuTransacao=23568422016&pIdAnexo=3932657.
14. Novafarma Indústria Farmacêutica Ltda. Bula do medicamento Hemitartarato de norepinefrina. Anápolis: Novafarma Indústria Farmacêutica Ltda; 2015. Disponível em: http://www.anvisa.gov.br/datavisa/fila_bula/frmVisualizarBula.asp?pNuTransacao=9425572015&pIdAnexo=2914416.

15. Universidade Federal de Goiás. Hospital das Clínicas. Coordenação de Farmácia. Guia de interações medicamentosas. Goiânia: UFG; 2011. Disponível em: http://www.fo.usp.br/pos/wp-content/uploads/2018/03/Guia_de_Interacoes_Medicamentosas.pdf.
16. Brasil. Conselho Regional de Enfermagem – Sergipe. Parecer técnico nº 02/2016, 11 de janeiro de 2016, Realização de NPT por técnico de enfermagem. COREN-SE [publicação online]; Acessado em: 30 set 2019. Disponível em: http://se.corens.portalcofen.gov.br/parecer-tecnico-corense-no-022016_8172.html.
17. Gastaldi M, et al.Nutrição parental total: da produção a administração. R. Pharmacia Brasileira [publicação online]. 2009; 21(72):1-12. Acessado em: 30 set 2019. Disponível em: http://www.cff.org.br/sistemas/geral/revista/pdf/122/encarte_farmAcia_hospitalar_pb72.pdf.
18. Hospital Unimed – Unidade Miguel Couto. Comissão de Farmácia e Terapêutica. Manual Farmacoterapêutico 2009/2011. 2 ed. Campo Grande: Hospital Unimed [publicação online]; 2009 Acessado em: 30 set 2019. Disponível em: http://www.saudedireta.com.br/docsupload/1340104728manual%20de%20padronizacao_hospital_unimed.pdf.
19. Brasil. Governo do Estado do Paraná. Secretaria de Saúde. Resolução 54; 1996. Disponível em: http://www.saude.pr.gov.br/arquivos/File/resolucaosesa0022012.pdf.
20. Ribeiro C, Ribeiro G. O uso de medicamentos fotossensíveis [publicação online]. Disponível em: https://enfermagemilustrada.com/o-uso-dos-medicamentos-fotossensiveis/.
21. Milutinović D, Simin D, Zec D. Fatores de risco para flebite: estudo com questionário sobre a percepção dos enfermeiros. Rev. Latino-Am. Enfermagem [publicação online]. 2015 jul-ago; 23(4):677-84. Acessado em: 30 set 2019. doi: 10.1590/0104-1169.0192.2603.
22. Rapkiewicz JC, Grobe R. Cuidado no armazenamento de medicamentos sob refrigeração. Boletim do Centro de Informação Sobre Medicamentos [publicação online]. 2014 maio; 12(2):1-8. Acessado em: 30 set 2019. Disponível em: https://crf-pr.org.br/uploads/revista/24141/cim_crf_pr_2_2014_web.pdf.
23. Liberato E, et al. Fármacos em crianças. In: Departamento de Assistência Farmacêutica e Insumos Estratégicos, Secretaria de Ciência, Tecnologia e Insumos Estratégicos, Ministério da Saúde, organizador. Formulário terapêutico nacional 2008: RENAME 2006. Brasília: Ministério da Saúde. 2008; 18-35. (Série B. Textos Básico).

44 CAPÍTULO

Sedação e Analgesia em Unidade de Terapia Intensiva Pediátrica

Roberta Gonçalves Neves

Qual o objetivo da sedação em pacientes pediátricos?

A realização de sedação para procedimentos visa manter a segurança e o bem-estar do paciente pediátrico durante procedimentos; minimizar a dor física e o desconforto; controlar a ansiedade; minimizar o trauma psicológico e garantir a liberação segura do paciente ao final do procedimento. De acordo com as doses administradas e a resposta individual do paciente, o resultado pode variar desde a leve tranquilidade, com consciência preservada, até a inconsciência.[1]

Como realizar uma sedação segura?

Para que o paciente esteja seguramente sedado, faz-se necessário o preparo: monitorização, uso de intervenções não farmacológicas, seleção e administração dos medicamentos, e critérios para alta. O paciente deve ser preparado para receber sedações, exceto em casos de urgência/emergência, a fim de se evitar aspiração. Desta forma, é primordial o cumprimento dos padrões de jejum.

É importante realizar o exame físico previamente com o intuito de identificar instabilidade cardiorrespiratória, via aérea difícil e dificuldade para posicionamento adequado da mesma. A monitorização do paciente varia de acordo com o nível de sedação. Em todas as situações, o nível de sedação, além de dor e estresse, deve ser monitorizado regularmente por meio de escalas apropriadas para a idade.[1]

Para a sedação mínima, oximetria de pulso e frequência de pulso são suficientes para monitorização. Nos casos de sedação moderada, acrescenta-se a medida da pressão arterial não invasiva (PNI) a cada 10 minutos e a vigilância da frequência respiratória. Já os casos de sedação profunda exigirão, em adição ao já descrito para os outros níveis de sedação, monitorização contínua do eletrocardiograma e redução do intervalo entre cada medida da PNI para 5 minutos.[1]

A capnografia deve ser utilizada, se disponível. Considere usar glicose como adjuvante no alívio da dor relacionada a procedimentos em lactentes menores de 6 meses. Evidência de moderada a alta qualidade mostra redução dos escores de dor em neonatos submetidos a procedimentos com agulha, com pouca evidência de dano. Para escolha da sedação usada deve-se observar procedimento realizado, nível da dor causada, indicação, potencial de ação e meia-vida da sedação.[1]

Após receber sedação, o paciente deve continuar monitorizado e preencher alguns critérios para alta segura, tais como: vias aéreas pérvias e função cardiovascular estável; reflexos presentes; capacidade de falar (se apropriado à idade); capacidade de se sentar sozinho (se apropriado à idade) e manter a vigília; hidratação adequada com o manejo correto da náusea ou vômito; manejo adequado de qualquer dor continuada.[1]

Os lactentes jovens ou crianças portadoras de necessidades especiais devem voltar ao nível de responsividade observado antes da sedação. Devido ao risco significativo de apneia após sedação, crianças nascidas a termo com idade gestacional $\leq$ 45 semanas e prematuros com idade gestacional $<$ 60 semanas devem ficar em observação por tempo mais prolongado, antes da alta.[1]

Como a enfermagem pode atuar no manejo da dor nos pacientes pediátricos?

As competências requeridas da equipe de enfermagem iniciam-se pela percepção e pela valorização da manifestação de dor pela criança. Incluem a observação e o registro dos sinais que a criança emite, além das alterações fisiológicas que indicam o sofrimento. A avaliação e o alívio da dor são processos que necessitam de competência e trabalho em equipe para promoção de cuidados eficazes e individualizados ao paciente e sua família. Além disso, ouvir os familiares sobre as percepções de dor apresentadas pela criança auxilia a identificação das que são reais ou não.[2]

Quais os sinais e sintomas da síndrome da abstinência? Qual a forma de evitá-la?

A síndrome de abstinência tem origem na interrupção abrupta dos sedativos e analgésicos em pacientes que apresentam tolerância física através da administração prolongada destes fármacos. Os sinais e sintomas são muito variados em apresentação e gravidade, dependendo do fármaco e da situação do paciente. Entre eles, destacam-se a ativação do sistema nervoso central (irritabilidade, reflexos exaltados, tremores, clônus, hipertonicidade, delírios e convulsões), as alterações gastrointestinais (intolerância digestiva, náuseas, vômitos e diarreia) e ativação do sistema nervoso simpático (taquicardia, hipertensão e taquipneia).

Entre os métodos utilizados para evitar o aparecimento da síndrome de abstinência estão: redução gradual da dose, a administração de metadona, o emprego de fentanil e midazolan subcutâneos e a não utilização de sedação intravenosa contínua.[3]

Quais os benefícios dos anestésicos locais?

Os anestésicos locais abolem o estímulo doloroso, permitem reduzir a dose de analgésicos/sedativos sistêmicos e promovem o alívio prolongado da dor (após o procedimento).[1]

Quais as substâncias mais comumente utilizadas para realizar sedação e analgesia em pacientes pediátricos internados em unidade de terapia intensiva?

Midazolan

É o benzodiazepínico de eleição para a sedação contínua da criança gravemente enferma. Quando administrado de forma rápida, pode diminuir a resistência vascular sistêmica e produzir hipotensão em pacientes hipovolêmicos; no entanto, sua infusão intravenosa contínua produz poucos efeitos hemodinâmicos. Para obter sedação, administra-se uma dose em bolo anterior ao início da infusão contínua. Com a infusão prolongada, ocorre tolerância, sendo necessário aumentar progressivamente a dose para alcançar o mesmo efeito sedativo. Nesta situação, deve-se associar outro sedativo (opioide, propofol ou outro).[3]

Cetamina

É um anestésico que promove amnésia anterógrada e analgesia com poucos efeitos cardiovasculares e respiratórios, embora possa causar taquicardia e aumento da pressão arterial. Apesar de causar aumento na produção de secreção nas vias respiratórias e de poder desencadear laringoespasmo, seu efeito na complacência pulmonar e como broncodilatador faz com que possa ser indicado em sedação e analgesia de pacientes com mal asmático. Em nível de SNC, a cetamina promove vasodilatação cerebral, devendo, portanto, ser evitada em pacientes com hipertensão intracraniana. Apresenta, como efeito adverso, alteração na interpretação de estímulos auditivos visuais, além de alucinações e pesadelos.[4]

Propofol

Tem rápida ação e rápido desaparecimento de seus efeitos ao ser suspensa a infusão ("rápido despertar"). Isso pode ser particularmente útil nos pacientes que requeiram avaliação neurológica frequente (p. ex., trauma cranioencefálico ou estado de mal convulsivo). Possui ações vasodilatadoras e pode levar à depressão da contratilidade cardíaca e efeito cronotrópico negativo, sobretudo nos pacientes com hipovolemia e/ou alteração da contratilidade miocárdica. Indicado para procedimentos rápidos (p. ex., endoscopia respiratória).[3]

Etomidato

É um dos indutores anestésicos intravenosos que produz menos alterações hemodinâmicas. Durante algum tempo, foi considerado a substância de eleição para a intubação rápida e urgente em pacientes graves. Entretanto, recentemente, sua utilização tem sido contraindicada por provocar insuficiência suprarrenal, mesmo quando utilizada em dose única para intubação. Além disso, durante a indução anestésica pode produzir trismo, motivo pelo qual deve ser utilizado com bloqueador neuromuscular. Portanto, sua administração isolada, repetida ou em infusão contínua está contraindicada em paciente séptico por levar à insuficiência suprarrenal.[3]

Morfina

É o analgésico mais usado em pós-operatório de grandes cirurgias. Tem uma baixa solubilidade, o que explica a demora em alcançar seu efeito máximo no sistema nervoso central (SNC) – 15 minutos – e sua duração maior – 3-6 horas. Quando administrada por via intravenosa, pode provocar hipotensão arterial ao produzir venodilatação e liberação de histamina. Geralmente, a meia-vida de eliminação é mais longa, e a eliminação é menor em recém-nascidos (RN) quando comparada a outras crianças e adultos. A diferença está especialmente presente em RN pré-termos. Não obstante, menos morfina de liga à proteína no RN leva a uma maior proporção de morfina, aumentando o risco para a depressão respiratória. A meia-vida de eliminação e a eliminação ao nível do adulto é atingida com 2 meses de idade. Pode ser administrada por via venosa, intramuscular, subcutânea e oral.[3]

Fentanil

É 60-100 vezes mais potente que a morfina. Possui maior lipossolubilidade, o que explica seu rápido efeito e sua curta duração, em razão de sua rápida distribuição. Quando administrado por tempo prolongado, ocorre uma rápida tolerância e acumula-se no tecido adiposo; por isso, apresenta maior meia-vida que a morfina. Não possui metabólitos ativos. Não libera histamina, proporcionando maior estabilidade hemodinâmica que a morfina. Um efeito adverso pouco frequente é a rigidez da parede torácica, que se relaciona com a dose, velocidade de administração e idade < 6 meses.[3]

Remifentanil

É um derivado do fentanil que apresenta potência comparável a este, com grande rapidez de início. Seu efeito máximo obtém-se em menos de 3 minutos e é de curta duração (seu efeito desaparece em poucos minutos, sendo metabolizados por estearases plasmáticas inespecíficas), independentemente da duração de sua infusão e da existência de disfunção hepática e/ou renal. Este perfil facilita a extubação de forma mais precoce que com outros opiáceos e permite seu emprego em doses altas, nas quais seus efeitos analgésicos se unem aos efeitos sedativos sem risco de acúmulo. As desvantagens são o alto custo econômico, o rápido aparecimento de tolerância e a maior frequência de hipotensão arterial em comparação com o fentanil. Seu uso em infusão contínua tem sido cada vez mais frequente, inclusive em RN e lactentes. Por causa de sua potência, estabilidade hemodinâmica e curta duração de ação em pequenas doses, o fentanil é um analgésico atrativo para procedimentos de dor de curta duração em crianças, especialmente na UTIP.[3]

Anti-inflamatórios não hormonais (AINH)

Possuem propriedades analgésicas e anti-inflamatórias, ambas úteis no manejo da dor do pós-operatório ou crônica, ou dor leve para moderada. Os mais utilizados são o cetorolaco, cetoprofeno e o diclofenaco. A vantagem é que não causam depressão respiratória ou sedação. Ibuprofeno e naproxeno são os AINH mais comumente empregados em pediatria. Não são indicados nas fases iniciais do choque séptico, dado os efeitos secundários sobre a mucosa gástrica, função renal e plaquetas.[3]

Tramadol

É um opioide atípico estruturalmente relacionado à codeína. O tramadol é 10-15 vezes menos potente que a morfina. É conhecido por ter menos efeitos colaterais que os outros opioides. O uso de tramadol deve ser evitado em pacientes que apresentem convulsões ou trauma cranioencefálico, ou que recebam substâncias que baixem o limiar convulsivo. Em geral, o tramadol é um analgésico seguro e eficaz para dores de leve a moderada em crianças.[3]

Clonidina

Tem sido utilizada como pré-medicação pré-cirúrgica, no bloqueio periférico, como analgésico em perfusão intratecal e para o controle da tolerância a outros sedativos. Em várias UTIP, utiliza-se, por via oral, na prevenção e tratamento da síndrome de deprivação de outros sedativos.[3]

Dexmedetomidina

Possui maior efeito sedativo que a clonidina com repercussão respiratória mínima. Ela diminui a frequência cardíaca e deve ser usada com critério em pacientes com defeito de condução cardíaca, hipotensos e com baixo débito. Administrada em infusão intravenosa, tem efeitos sedativos e analgésicos, diminuindo a necessidade de opiáceos. Pode ser de grande utilidade no pós-operatório imediato, facilitando a extubação precoce.

Hidrato de cloral

É uma substância sedativa sem efeitos analgésicos. É amplamente utilizado na prática pediátrica para promover sedação prévia em procedimentos eletivos, como exames radiológicos, ou mesmo procedimentos invasivos, quando associados a agentes analgésicos ou anestésicos locais. Como apresenta um início de ação em cerca de 30 a 60 minutos, deve-se administrar uma segunda dose com muito cuidado, no sentido de se evitar uma superdosagem e efeito sedativo maior e mais prolongado. O principal fator limitante ao uso do hidrato de cloral é o sabor desagradável e a ação irritante de mucosas, podendo ocorrer náuseas e vômitos quando administrado via oral. Evita-se esse efeito utilizando-se a via retal.[4]

Quais os cuidados que a equipe de enfermagem deve ter com o paciente sedado?

É necessário estar atento aos sinais vitais, já que algumas substâncias podem causar depressão respiratória e alteração da função cardíaca e hipotensão arterial, e também avaliação do débito urinário, que pode ser alterado devido retenção urinária causada. A dor é avaliada e registrada como quinto sinal vital, dessa maneira é importante o uso das escalas de dor como forma de mensuração da mesma. Alguns opioides podem causar prurido, com isso é importante a observação do paciente para identificar a necessidade de tratamento com anti-histamínicos.[5]

Quais os métodos utilizados para identificar e manejar a dor na criança?

A avaliação da dor é complexa em função do seu caráter subjetivo. Para objetivá-la, foram criadas as escalas de dor. As escalas de dor são instrumentos que facilitam a interação e a comunicação entre os membros da equipe de saúde, que passam a observar e perceber a evolução da dor em cada paciente e a verificar a resposta à terapia. Elas são recomendadas para pacientes hospitalizados no reconhecimento, quantificação e tratamento da dor, inclusive com escalas específicas para crianças.

Quais são as escalas de dor utilizadas em pediatria?

Dentre as escalas conhecidas na literatura científica, podemos citar:

- Sistema de Codificação da Atividade Facial Neonatal (NFCS): nela, avalia-se a dor por observação da expressão facial, com a ajuda de oito parâmetros quantificados de zero a 8 pontos. Conclui-se pela existência de dor quando três ou mais movimentos faciais aparecem de maneira consistente durante a avaliação. Pode ser utilizada em recém-nascidos pré-termo, a termo e para lactentes até 4 meses de idade.
- CRIES (*Crying, Requires* O_2 *for Saturation Above 90%, Increased Vital Signs, Expression and Sleeplessness*): indicada para avaliação da dor em recém-nascidos prematuros ou a termo, mas específica para situações pós-cirúrgicas. Essa escala considera os seguintes parâmetros: necessidade de oxigênio para manter a saturação maior que 90%, aumento da frequência cardíaca, aumento da pressão arterial, expressão facial e ausência de sono. Esses indicadores devem ser avaliados a cada 2 horas, nas primeiras 24 horas após o procedimento doloroso, e a cada 4 horas após mais 1 ou 2 dias. Seu escore varia de zero a 10. Escore $\geq$ 5 deve ser considerado como indicativo de dor, havendo necessidade de analgesia.
- Escala Comportamental Neonatal Infant Pain Scale (NIPS): é empregada para avaliar a dor em neonatos pré-termo ou a termo, mas ainda não é validada para lactentes. Possibilita diferenciar estímulos dolorosos de não dolorosos, e é composta por sete parâmetros comportamentais e fisiológicos, com pontuação zero e 1, e o escore total pode variar de zero a 7 em escala crescente de dor. As avaliações são feitas em intervalos de 1 minuto antes, durante e após o procedimento agressivo. Avaliam parâmetros de expressão facial, choro, padrão respiratório, movimentos dos braços e pernas, e estado de consciência. Não é recomendada sua utilização de maneira isolada, devendo ser levado em conta o estado geral do neonato, além do ambiente onde ele está inserido.
- Escala de Hannallah: possibilita uma avaliação por meio da linguagem corporal, mesmo sem verbalização. É um método que verifica sinais vitais e comportamento da criança para aferir grau de gravidade da dor. Pontuação $\geq$ 6 significa dor importante.
- Escala de Perfil de Dor do Pré-termo (PIPP, *Premature Infant Pain Profile*): utilizada para avaliar a dor em recém-nascidos, pré-termo e termo, possui sete parâmetros para serem avaliados: idade gestacional (variando de menores de 28 semanas a maiores de 36 semanas), estado de alerta, frequência cardíaca, saturação de oxigênio, fronte saliente, olhos franzidos e sulco nasolabial. Escore > 12 indica dor moderada a intensa.
- Escala de Avaliação da Dor de Faces: para crianças maiores de 3 anos de idade. Pode ser utilizada a que consiste em seis faces desenhadas, variando desde a face sorrindo para "sem dor" até a face chorosa para "piora da dor".
- Escala de Sedação Comfort: tem sido empregada em crianças submetidas à ventilação mecânica para avaliar o grau de sedação. Consideram-se oito parâmetros de

desconforto fisiológico ou ambiental. Escore < 17 indica sedação excessiva, valores entre 17 e 26, sedação adequada e > 26, sedação insuficiente.

- Escala Visual Analógica (EVA): consiste numa linha horizontal ou vertical com 10 cm de comprimento e que tem assinalada, numa extremidade, a classificação "sem dor" e, na outra, a classificação "dor máxima". O paciente deve fazer uma cruz ou um traço perpendicular à linha, no ponto que representa a intensidade de sua dor. Há, por isso, uma equivalência entre a intensidade da dor e a posição assinalada na linha. Mede-se, posteriormente, em centímetros, a distância entre o início da linha, que corresponde a zero, e o local assinalado, obtendo-se, assim, uma classificação numérica. A escala numérica consiste em uma linha crescente em que a criança diz se sua dor tem valor igual a 0 até 10, e o 0 corresponde à classificação "sem dor" e 10 à classificação "dor máxima" (dor de intensidade máxima imaginável).[2]

Quais os aspectos intervenientes na avaliação, tratamento e prevenção da dor em crianças internadas em unidade de terapia intensiva?

Alguns aspectos podem intervir na avaliação do profissional sobre a dor, são eles:

- A sensibilização do profissional para perceber e valorizar a dor, pois as experiências pessoais relativas a dor em si próprio ou em seus filhos podem influenciar na avaliação.
- A associação da dor com o diagnóstico, a hospitalização e os procedimentos realizados. O reconhecimento da dor pelos sinais e sintomas expressos pela criança e identificados pela observação e emprego de técnicas ou métodos que quantifiquem e qualifiquem a manifestação da dor pela criança.
- As dificuldades e os obstáculos encontrados pelos profissionais de enfermagem guardam forte relação com a interação e a parceria com a equipe multiprofissional; com a dificuldade de comunicação com a criança; com a insuficiência de recursos humanos; e com o sentimento de ambivalência em relação ao uso de analgésicos em crianças.
- E, por último, os fatores intervenientes que dificultam a prevenção da dor e que são atribuídos à insuficiente organização de assistência à criança e à família, ao grande número de procedimentos, às limitadas técnicas nas manipulações e coleta de exames, e a pouca simultaneidade de cuidados pela equipe de saúde.[2]

Quais os cuidados requeridos na administração dos analgésicos opioides?

Os analgésicos opioides levam a depressão respiratória. Essa ação é dose-dependente e potencializada por outros sedativos. Essa depressão é causada por diminuição da resposta central à hipercapnia e à hipóxia e por mudanças no padrão ventilatório. Essas substâncias também provocam efeitos relacionados à liberação de histamina, tais como prurido e broncoespasmo, vasodilatação e hipotensão (sobretudo em pacientes com hipovolemia e choque). Outros efeitos relacionados com a utilização dos opioides são: alterações cardíacas (taquicardia reflexa ou bradicardia por ação central), náuseas e vômitos, espasmo biliar, constipação, retenção urinária e diminuição do reflexo da tosse. Tolerância, dependência física e psíquica são fenômenos associados com o uso de opioides.[4]

O que fazer em casos de superdosagem ou intoxicação por analgésicos?

Nesses casos, usa-se um antagonista da substância. Em relação aos opiáceos, é utilizada a naloxona, que bloqueia o efeito dos opioides em todos os receptores. Dessa maneira, ele reverte não só os efeitos indesejados do uso da substância, bem como a analgesia. Para os benzodiazepínicos, o antagonista é o flumazenil, que tem a função de reverter rapidamente o seu efeito.[4]

Quais são os principais benzodiazepínicos utilizados na prática pediátrica?

- Diazepam: medicação de menor custo, pouco hidrossolúvel e a duração dos efeitos é prolongada devido a ação de seu metabólito ativo. Possui meia-vida de 20 horas.
- Midazolam: BDZ de escolha para sedação de curta duração possui meia-vida curta, sendo adequado para infusâo contínua. É duas a quatro vezes mais potente que o diazepam. Por ser hidrossolúvel, é indolor tanto na administração endovenosa quanto intramuscular.
- Lorazepam: ainda não disponível no Brasil para uso parenteral, é metabolizado pelo sistema glicuronil-transferase e não pelo sistema P450, não sofrendo alteração em seu metabolismo quando associado a outras substâncias indutoras desse sistema, como anticonvulsivantes, rifampicina e cimetidina. Não possui metabólitos ativos. Possui meia-vida de 8 horas e início de ação em 1 hora.[4]

Quais são os principais opioides utilizados na prática pediátrica?

- Codeína: cuja principal vantagem é a possibilidade de utilização da via oral, sendo potencializada quando utilizada com AAS ou acetaminofeno.
- Morfina: considerada a substância padrão entre os opioides, pode causar convulsões em RN.
- Meperidina: menor efeito analgésico entre os opioides (1/10 da potência da morfina), podendo causar disforia, agitação e convulsões.
- Fentanila: 100 a 500 vezes mais potente que a morfina, é o opioide de escolha para analgesia em procedimentos curtos. Possui poucos efeitos cardiovasculares, libera menos histamina, porém pode causar rigidez da caixa torácica, sobretudo após rápida infusão endovenosa que pode ser revertida com o uso de substâncias antagonistas ou com relaxantes musculares.[4]

Quais os critérios utilizados para escolha de um sedativo?

Para se escolher um sedativo ideal para cada paciente algumas variáveis são consideradas, como:

- Início rápido da ação: necessidade de rápido efeito após administrada.
- Duração da ação: substâncias que tenham ação curta são ideais para procedimentos rápidos, evitando-se sedação muito prolongada. Há casos em que é necessário que os efeitos sejam rapidamente revertidos com a suspensão da substância, evitando-se sedação indesejada.

- Duração de ação previsível: proporciona a monitorização por período determinado, alertando o médico de alguma alteração no metabolismo ou excreção da substância quando esse período se estender além do previsto.
- Ausência de metabólitos ativos: evita a ação prolongada e indesejável dos metabólitos ativos.
- Vias de administração: possibilita acessos alternativos na ausência de um acesso venoso em situação de urgência.
- Fácil titulação por infusão contínua: medicamentos com curta meia-vida possibilitam administração por infusão contínua com titulação dos seus efeitos perante as diferentes intensidades de dor, evitando picos e vales de nível sérico da substância.
- Efeitos na função cardiorrespiratória: normalmente, um dos grandes receios no uso dessas substâncias é a depressão respiratória e cardiovascular.
- Efeitos sobre rins e fígado: possibilita o uso em pacientes com função renal e/ou hepática comprometida.
- Interação medicamentosa: uso concomitante com outras medicações.
- Amplo índice terapêutico: uso em níveis terapêuticos com grande margem de segurança.
- Baixo custo: possibilitando o uso em grande escala.
- Disponibilidade de substâncias antagonistas: permite a reversão dos efeitos, quando for necessário.[4]

Referências bibliográficas

1. Silva SL, et al. Sedação para procedimentos em crianças e adolescentes: uma proposta a partir do sistema GRADE. Rev Med Minas Gerais [publicação online]. 2017; 27(Supl 3):S77-S86. Acessado em: 30 set 2019. Disponível em: http://rmmg.org/exportar-pdf/2109/v27s3a13.pdf.
2. Santos JP, Maranhao DG. Cuidado de Enfermagem e manejo da dor em crianças hospitalizadas: pesquisa bibliográfica. Rev Soc Bras Enferm [publicação online]. 2016; 16(1):44-50. Acessado em: 30 set 2019. Disponível em: https://sobep.org.br/revista/images/stories/pdf-revista/vol16-n1/vol_16_n_1-artigo-de-revisao-2.pdf.
3. Bartolome SM, Cid JLH, Freddi N. Sedação e analgesia em crianças: uma abordagem prática para as situações mais freqüentes. J Pediatr (Rio J.) [publicação online]. 2007; 83(2):S71-82. Acessado em: 30 set 2019. Disponível em: http://www.scielo.br/pdf/jped/v83n2s0/a09v83n2s0.pdf.
4. Miyake RS, Reis AG, Grisi S. Sedação e analgesia em crianças. Rev Assoc Med Bras [publicação online]. 1998. São Paulo. 1998; 44(1):56-64. Acessado em: 30 set 2019. Disponível em: http://www.scielo.br/pdf/ramb/v44n1/2011.pdf.
5. Santos MZ, Kusahara DM, Pedreira MLG. Vivências de enfermeiros intensivistas na avaliação e intervenção para alívio da dor na criança. Rev Esc Enferm USP [publicação online]. 2012; 46(5):1074-1081. Acessado em: 30 set 2019. Disponível em: http://www.scielo.br/pdf/reeusp/v46n5/06.pdf.

45 CAPÍTULO

Afogamento

Grazyelle Ferreira de Souza

O que é afogamento?

Consideramos afogamento quando ocorre asfixia durante imersão ou submersão causada pela entrada de líquido nas vias aéreas impedindo a ventilação e a troca gasosa alveolocapilar. É definido como afogamento por submersão quando a via aérea se encontra abaixo da superfície do líquido e afogamento por imersão quando é lançada quantidade de líquido suficiente sobre o rosto da criança.[1,3]

O que determina a gravidade do quadro clínico do paciente?

O quadro clínico é determinado predominantemente pela quantidade de água que foi aspirada e os seus efeitos.[1] A água nos alvéolos provoca a inativação do surfactante e sua lavagem.[3] A aspiração de água salgada ou água doce causam graus similares de lesão, embora com diferenças osmóticas. Em ambos os tipos de afogamento, por água salgada e por água doce, o efeito osmótico na membrana alveolocapilar rompe em parte a sua integridade, aumenta a sua permeabilidade e, por consequência, a sua função. O quadro clínico causado por esta alteração na membrana alveolocapilar se traduz em edema pulmonar, que diminui principalmente a troca de oxigênio e afeta a troca de CO_2.[1,3]

Quais os diferenciais clínicos e fisiológicos da vítima de afogamento?

Crianças raramente aspiram quantidade de água suficiente para provocar distúrbio eletrolítico significativo; portanto, as vítimas não necessitam de uma correção inicial de eletrólito.[1,2,4] A fibrilação ventricular, quando ocorre, é relacionada à hipóxia e à acidose, e não à hemólise ou à hipercalemia. A hipóxia produz uma sequência de eventos cardíacos muito conhecidos, com taquicardia, bradicardia, uma fase de contrações cardíacas ineficazes sem pulso, seguida então de perda completa do ritmo cardíaco e da atividade elétrica (assistolia).[2,4] Os resultados da hipóxia são: diminuição do débito cardíaco, hipotensão arterial, hipertensão pulmonar e aumento da resistência dos vasos pulmonares. Também é comum a intensa vasoconstrição periférica causada pela hipóxia, liberação de adrenalina e hipotermia.[1,2,4]

Como definir o melhor tratamento para o paciente?

O tratamento adequado na terapia intensiva é instituído de acordo com a classificação da gravidade do afogamento, que se baseia na clínica do paciente durante o resgate.[2,3] A classificação possui 6 graus, e normalmente apenas a partir do grau 3 esse paciente precisará de cuidados intensivos. No grau 1, o paciente apresenta tosse com ausculta pulmonar normal. Esses pacientes não necessitam de oxigênio ou suporte ventilatório e podem ser liberados a suas residências caso não exista comorbidades ou doença associada. Já no grau 2 a ausculta pulmonar evidencia estertores. A maioria das vítimas com este quadro clínico necessitam apenas de 5 L/min de oxigênio e tem uma recuperação satisfatória em 6 a 24 horas com observação hospitalar. No grau 3, o paciente apresenta edema agudo de pulmão sem hipotensão arterial e, na maioria dos casos, necessitam de intubação e ventilação mecânica. O afogado grau 4 possui edema agudo de pulmão com hipotensão arterial; no grau 5, o paciente evoluiu com parada respiratória; e no grau 6, com parada cardiorrespiratória. Nestes três últimos casos, a vítima necessita de intubação orotraqueal em 100% dos casos, devido à necessidade de ventilação com pressão positiva.[1,2,4]

Qual a indicação para a internação em uma UTIP?

A decisão de internar a criança em um leito de UTI deve levar em consideração fatores como anamnese completa, história patológica pregressa, exame físico detalhado e alguns exames complementares, como radiografia de tórax e, principalmente, uma gasometria arterial.[2,5] A hospitalização é recomendada para todos os pacientes com grau de afogamento de 2 a 6. Os casos de grau 2 são resolvidos com oxigênio não invasivo no prazo de 6 a 24 horas e podem, então, ser liberados para casa. Porém, pacientes grau 2 com deterioração do quadro clínico serão internados em unidade de cuidados intermediários para a observação prolongada. Pacientes graus 3 a 6, geralmente, precisam de intubação e ventilação mecânica, e devem ser internados em unidade de terapia intensiva.[1,2,5]

Quando a ventilação mecânica é indicada?

A ventilação mecânica é indicada quando o paciente, a partir do grau 3, apresenta SpO_2 menor que 92% e frequência respiratória alta, ou grande esforço respiratório.[4,5]

Toda vítima de afogamento precisa ser aspirada antes da intubação?

A aspiração de vias aéreas ou do tubo orotraqueal (TOT) somente deve ser realizada quando a quantidade de fluido presente no interior da mesma interferir positivamente com a ventilação, caso contrário, a aspiração excessiva produz mais hipóxia. Uma vez intubada, a vítima pode ser ventilada e oxigenada adequadamente, mesmo na presença de edema pulmonar.[5]

Como realizar o manejo do suporte ventilatório?

Os pacientes graus 4 a 6 geralmente chegam ao hospital já com suporte de ventilação mecânica e com oxigenação satisfatória. Caso contrário, a equipe da UTI deve garantir uma via aérea avançada assim que possível.[5] A conduta no paciente graus 3 e 4 depende de avaliação clínica na cena do acidente e, assim que o nível de oxigenação aceitável seja estabelecido, com o uso da PEEP; esta deve ser mantida inalterada pelas próximas 48 a 72 horas para que haja tempo de regeneração do surfactante alveolar. Durante esse período, caso o nível de consciência do paciente permita que ele respire espontaneamente bem adaptado ao respirador, uma boa opção de método de ventilação pode ser a pressão positiva contínua nas vias aéreas (CPAP) com pressão de suporte ventilatório (PSV). Em raros casos, a CPAP pode ser oferecida apenas com o uso de máscara facial ou através de cânula nasal pois, geralmente, crianças não toleram este tipo de ventilação pela falta de colaboração nos casos de insuficiência respiratória aguda.[1,4,5]

O que fazer se o paciente evoluir com hipotensão?

Caso a hipotensão arterial não seja corrigida com oxigênio, uma infusão rápida de cristaloide (independentemente do tipo de água responsável pelo afogamento) deve ser tentada primeiro, antes de reduzir temporariamente a PEEP ou dar início à terapia com substâncias vasoativas.[1,5]

Como realizar a reposição volêmica?

Qualquer reposição volêmica inicial deverá ser feita com cristaloides. As soluções coloides só devem ser usadas diante de hipovolemia refratária à administração de cristaloides.[1] Não existem evidências para indicar a administração rotineira de soluções hipertônicas e transfusões para vítimas afogadas em água doce, nem, tampouco, de soluções hipotônicas para vítimas de afogamento de água salgada.[1,5]

Em quais casos o ecocardiograma é indicado?

O ecocardiograma pode ser utilizado para estimar função cardíaca, a fração de ejeção e a necessidade de reposição volêmica, ajudando a decidir o início da infusão de aminas vasoativas, inotrópicas ou ambas, no caso de falha da ressuscitação com cristaloides.[3,5]

Quando uma sonda gástrica deve ser passada?

Somente após a obtenção de uma via aérea definitiva e oxigenação e circulação otimizadas, uma sonda nasogástrica deve ser colocada para reduzir a distensão gástrica, prevenindo a aspiração de mais líquido.[3,5]

Sempre devo manter o paciente aquecido?

Após estabilização da criança, o reaquecimento deve ser instituído, exceto nos casos após RCP onde a manutenção da hipotermia está indicada.[4,5]

Quais cuidados são necessários em casos de lesão cerebral?

A criança que recupera a consciência em 48 a 72 horas, mesmo após manobras de reanimação prolongadas, tem menor probabilidade de apresentar lesão neurológica grave. Apesar do tratamento, nos afogamentos grau 6, podem ocorrer lesões e sequelas neurológicas graves como o estado vegetativo persistente.[1,4,5] O tratamento intensivo[1,4,5] da lesão cerebral inclui:

- Cabeceira do leito elevada a 30 °C (caso não haja hipotensão).
- Evitar compressões da veia jugular interna e situações que possam provocar manobra de Valsava.
- Realizar ventilação mecânica eficaz sem esforço desnecessário.
- Realizar aspirações da cânula traqueal sem provocar hipóxia.
- Usar, se necessário, terapia anticonvulsivante e proteção contra uso voluntário ou espasmos involuntários da musculatura.
- Evitar correções metabólicas bruscas.
- Evitar qualquer situação que aumente a pressão intracraniana, incluindo retenção urinária, dor, hipotensão ou hipóxia, antes da sedação e relaxamento muscular prolongados.
- Realizar dosagens de glicemia capilar frequentes, mantendo-se valores de normoglicemia.

Qual a temperatura ideal do paciente afogado pós-PCR?

Crianças vítimas de afogamento grau 6, comatosas ressuscitadas de uma parada cardiorrespiratória extra hospitaltar (PCREH), deve-se manter cinco dias de normotermia (36 a 37,5 °C) ou dois dias de hipotermia contínua inicial (32 a 34 °C), seguidos de três dias de normotermia. Para crianças que permanecem comatosas após PCRIH, não está recomendada hipotermia, devendo ser mantida normotermia.[4,5] A hipertermia deve ser evitada a todo custo durante o período agudo de recuperação. Além disso, embora não haja evidência suficiente para defender um valor específico ideal de $PaCO_2$ ou de saturação de O_2 durante e após a ressuscitação, a hipoxemia deve ser evitada.[4,5]

É indicado iniciar tratamento para pneumonia logo nos primeiros dias?

Em geral, rios, lagos, piscinas e praias não apresentam colonização bacteriana em número suficiente para promover pneumonia direta. Caso a vítima necessite de ventilação mecânica, a incidência de pneumonia secundária aumenta de 34 a 52% no terceiro ou quarto dia de hospitalização, quando o edema pulmonar está praticamente resolvido. A vigilância para eventos sépticos, não só pulmonares como nos demais órgãos, se faz necessária. Os antibióticos profiláticos apresentam um valor duvidoso em afogamento e tendem apenas a selecionar organismos mais resistentes e agressivos. Uma radiografia de tórax alterada não deve ser interpretada como um sinal de pneumonia, pois deverá ser apenas o resultado do edema pulmonar e da broncoaspiração de água nos alvéolos e bronquíolos.[2,5]

Quando iniciar a antibioticoterapia?

A conduta mais apropriada para identificar se há a necessidade de iniciar a antibioticoterapia é a coleta diária de aspirados traqueais para realização de exame bacteriológico, cultura e antibiograma. Ao primeiro sinal de infecção pulmonar, geralmente após as primeiras 48 a 72 horas, caracterizado por febre prolongada, leucocitose mantida, infiltrados pulmonares persistentes ou novos e resposta leucocitária no aspirado traqueal, a terapia com antimicrobianos é instituída baseada no organismo predominante na unidade e seu perfil de sensibilidade.[2,5]

Referências bibliográficas

1. Szpilman D. Afogamento na infância: epidemiologia, tratamento e prevenção. Revista Paulista de Pediatria. 2005; 23(3):142-53.
2. Szpilman D. Considerações sobre afogamentos e a ressuscitação cardio pulmonar preconizada pela sociedade brasileira de salvamento aquático – Sobrasa e ILS. Revista FLAMMAE – Revista Científica do Corpo de Bombeiros Militar de Pernambuco. 2015; 01(02).
3. De Lima RA, De Sousa CR, Cuellar PMG. Perfil epidemiológico dos óbitos por afogamento no estado do Tocantins no período de 2010 a 2014. Revista de Patologia do Tocantins. 2017; 4(3):3-8.
4. Carvalho P, et al. Diretrizes da ressuscitação cardiopulmonar pediátrica – 2015. 2016; 155-63.
5. Szpilman D, Newton T, Cabral PMS. Capítulo Afogamento. Trauma – A doença dos Séculos. Editor chefe: Evandro Freire. Editora Atheneu. 2003; Cap. 163.

46 CAPÍTULO

Intoxicação Exógena

Grazyelle Ferreira de Souza

Qual a definição de intoxicação exógena?

Intoxicação exógena pode ser definida como as consequências clínicas e/ou bioquímicas da exposição a substâncias químicas encontradas no ambiente (ar, água, alimentos, plantas, animais peçonhentos ou venenosos etc.), isoladas (pesticidas, medicamentos, produtos de uso industrial, produtos de uso domiciliar etc.) ou qualquer substância ou produto capaz de produzir uma reação deletéria em um organismo vivo. É mais comum na faixa etária de 0 a 14 anos, sobretudo até os 6 anos de idade.[1,5]

Quais sinais e sintomas da intoxicação em crianças?

A intoxicação causa sinais e sintomas[1,2] de fácil identificação em crianças e adolescentes. Entre eles, estão:

- Vômito.
- Salivação excessiva.
- Sonolência, desorientação.
- Dificuldade de respirar.
- Desmaio.
- Convulsão.
- Lesão, queimadura ou vermelhidão na pele, boca e lábios.
- Cheiro característico de algum produto na pele, roupa, piso ou objetos ao redor.
- Alteração súbita do comportamento ou do estado de consciência.

Qual a sistemática de atendimento à criança intoxicada?

A conduta terapêutica para uma intoxicação aguda, como em qualquer urgência clínica, requer uma avaliação inicial rápida das condições clínicas do paciente para identificar e corrigir situações de risco iminente de vida. A sistemática de atendimento à criança intoxicada deve seguir as seguintes etapas:[1,2]

- Avaliação clínica inicial.
- Estabilização.
- Reconhecimento da toxíndrome e identificação do agente causal (avaliação laboratorial).
- Descontaminação e/ou tratamento específico.
- Administração de antídotos.
- Aumento da eliminação do tóxico absorvido.
- Tratamento sintomático ou de suporte.

Como realizar a avaliação clínica inicial?

Durante a avaliação clínica do paciente com suspeita de intoxicação, alguns aspectos devem ser mais bem avaliados. Na história, quando o tóxico for conhecido, deve-se fazer uma estimativa da quantidade em contato com o organismo, do tempo decorrido desde o acidente até o atendimento, da sintomatologia inicial, do tipo de socorro domiciliar e dos antecedentes médicos importantes. Quando o tóxico for desconhecido, são dados suspeitos: início agudo da sintomatologia, idade entre 1 e 5 anos, problemas domésticos, estado mental alterado, quadro clínico estranho ou complexo, excesso de medicamentos no domicílio e informações dos parentes ou dos companheiros.[1,4]

O que deve ser observado no exame físico inicial?

O objetivo principal do exame físico inicial é verificar se o paciente apresenta algum distúrbio que represente risco iminente de vida.[1] Para tanto, é indispensável um exame físico rápido, porém rigoroso, para avaliar, além dos sinais vitais usuais, características da pele e das mucosas (temperatura, coloração, odor, hidratação), do hálito, da boca (lesões corrosivas, odor, hidratação), dos olhos (conjuntivas, pupilas, movimentos extraoculares), do sistema nervoso central (nível de consciência, escala do coma, estado neuromuscular), do sistema cardiocirculatório (frequência e ritmo cardíaco, pressão arterial, perfusão) e do sistema respiratório (frequência, movimentos respiratórios, ausculta).[1,2,5]

Como estabilizar o paciente intoxicado?

Para estabilizar o paciente é necessária a realização de uma série de medidas visando a corrigir os distúrbios que representam risco iminente de vida e a manter o paciente em condições adequadas até o estabelecimento do diagnóstico definitivo e consequente tratamento específico. Essas medidas são idênticas às realizadas em qualquer outra situação clínica grave atendida em serviço de emergência e terapia intensiva.[1,2]

O que é a toxíndrome e como identificá-la?

As intoxicações exógenas, comuns em nosso meio, expressam-se por meio de alterações de diversos parâmetros clínicos da criança que fez uso ou foi exposta a um determinado agente intoxicante. A análise conjunta dos sinais e sintomas verificados na anamnese e exame físico desses pacientes nos permite abordá-lo de maneira sindrômica, iniciando assim a terapêutica adequada sem que haja necessidade de se determinar, de imediato, a substância responsável por tais manifestações.[2] A partir daí, pode-se enquadrar o paciente em determinadas categorias sindrômicas, as chamadas toxíndromes ou síndromes tóxicas. Tal classificação torna-se possível uma vez que, apesar das intoxicações ocorrerem por substâncias químicas diversas, elas obedecem a padrões semelhantes devido à ação sobre sistemas específicos. O reconhecimento da síndrome permite a identificação mais rápida do agente causal e, consequentemente, a realização do tratamento inicial adequado. Para tanto, é preciso realizar, como em qualquer outra afecção clínica, uma anamnese e um exame físico cuidadoso.[2,5]

Como descobrir qual agente tóxico foi ingerido?

Após a classificação sindrômica do paciente e sua posterior estabilização clínica, faz-se necessária uma melhor abordagem diagnóstica, incluindo a realização do exame físico mais minucioso e, se necessário, propedêutica complementar, com o objetivo de descobrir qual o agente responsável pelo quadro.[2,5] Exames complementares como hemograma, eletrólitos, glicose, gasometria, eletrocardiograma, raios X tórax e abdome, endoscopia digestiva alta, são essenciais para a avaliação clínica da criança intoxicada e podem fornecer importantes informações quanto ao diagnóstico e evolução clínica da intoxicação, bem como guiar a investigação para uma análise toxicológica específica. Quando há evidências de toxicidade moderada ou grave em intoxicações que apresentem potencial de toxicidade sistêmica e em exposições a substâncias desconhecidas, exames laboratoriais de rotina ou específicos das substâncias tóxicas envolvidas serão necessários.[2,5]

Quando há indicação de realizar endoscopia?

Os cáusticos (ácidos fortes e álcalis), quando ingeridos, causam queimaduras nos tecidos do trato gastrointestinal superior, às vezes resultando em perfuração de esôfago ou estômago. Após a ingestão, costumam apresentar como sintomas iniciais salivação e disfagia. Em casos graves, desenvolvem-se rapidamente episódios de vômitos, dor em boca, tórax ou estômago, às vezes, sangramento em boca, garganta, tórax e abdome. A queimadura das vias respiratórias causa tosse, taquipneia ou estridor. Nesses casos, é necessário o diagnóstico por endoscopia. O tratamento é de suporte, sendo o carvão ativado e o esvaziamento gástrico contraindicados e, em caso de perfuração, o tratamento é cirúrgico.[6]

O que é a descontaminação do agente tóxico?

Descontaminação é a etapa em que se procura diminuir a exposição ou quantidade do tóxico no organismo, reduzindo o tempo e/ou a superfície de exposição. A conduta varia de acordo com a via da possível absorção do tóxico.[1] As principais vias de exposição aguda humana são digestiva, respiratória, cutânea e percutânea. A descontaminação, o uso de soroterapia e antídotos e a realização de procedimentos para tratar os sinais e sintomas da intoxicação são consideradas medidas de intervenção específica para o tratamento da criança intoxicada. A descontaminação por via digestiva é mais recorrente nos casos pediátricos, pois, na maioria das vezes, a intoxicação ocorre após ingestão de um produto químico.[1,2]

Antídotos universais são indicados para auxiliar a descontaminação?

Todos os tipos de antídotos chamados "universais" são considerados inúteis e obsoletos. O uso rotineiro de soluções de diversas substâncias químicas que agiriam sobre o tóxico, impedindo de algum modo sua absorção, não é mais recomendado.[2] A neutralização do produto tóxico ácido ou básico é de um modo geral, contraindicada, pois, como a maioria das reações de neutralização liberam calor, aumentam os riscos de lesão ou de agravamento de lesões em mucosas. Em algumas situações especiais, a criança poderá necessitar a administração de antídotos específicos, antagonistas e aumento da eliminação do tóxico absorvido.[1,2]

Quando utilizar antídotos/soroterapia antiveneno?

Os antídotos específicos atuam em casos de intoxicações ocasionadas por uma determinada substância química ou por um grupo químico definido de substâncias. Já os antídotos inespecíficos modificam a toxicocinética ou a toxicodinâmica de agentes químicos de grupos diversos.[2] O Ministério da Saúde padronizou a realização de exames laboratoriais antes, durante e depois da soroterapia para averiguar a necessidade de início do tratamento, sua continuidade e eficácia.[1] A soroterapia antiveneno é fundamental para tratar adequadamente pacientes picados pela maioria dos animais peçonhentos. O objetivo é neutralizar a maior quantidade possível de veneno circulante.[2]

Quais os cuidados necessários na administração da soroterapia antiveneno?

Para administrar a soroterapia antiveneno deve-se realizar exames laboratoriais para averiguar necessidade de soroterapia e, após o término, controlar diurese quanto ao aspecto, à coloração e ao volume por meio de sondagem vesical; verificar sinais vitais antes, durante e após soroterapia; diluir soro antiveneno em soro fisiológico ou glicosado, observar o aparecimento de reações adversas e acompanhar de perto a soroterapia.[1,2]

O vômito deve ser estimulado?

Medidas provocadoras de vômitos, como o uso de eméticos, estimulação mecânica ou qualquer que seja o procedimento utilizado para essa finalidade, tem sua validade discutível, pois, entre outros motivos, sua eficácia depende da rapidez de execução, que não ocorre na quase totalidade dos casos. Além disso, apresentam várias e importantes contraindicações, tais como: a ingestão de derivados de petróleo ou de produtos cáusticos, agitação psicomotora e presença de convulsões ou depressão neurológica. Na indução mecânica, são indispensáveis a colaboração da criança e de um profissional bem treinado. Sua eficácia é duvidosa e há risco de trauma e de aspiração.[1,2]

Realizar a lavagem gástrica é sempre indicado?

A lavagem gástrica é bastante segura, se bem feita e eficiente, e realizada pouco tempo após a ingestão do agente tóxico, porém ela não deve ser usada em todos os tratamentos da criança intoxicada.[2] Estudos experimentais não evidenciam válida melhora da evolução após seu uso além de não remover com eficácia plantas tóxicas, pílulas e cápsulas não dissolvidas, especialmente fármacos de liberação lenta ou controlada, ou com cobertura entérica. Para intoxicações potencialmente graves é útil quando realizada até no máximo 2 horas da ingestão. O procedimento é formalmente contraindicado na ingestão de derivados de petróleo, cáusticos, corrosivos, materiais sólidos com pontas, alterações hemorrágicas, pacotes contendo substâncias ilícitas, depressão respiratória, alteração neurológica e nos pacientes com reflexos protetores das vias aéreas comprometidos, se não for realizada prévia intubação endotraqueal.[1,2]

Quando é indicado o uso de carvão ativado?

A administração de carvão ativado parece ser, até o momento, um dos melhores procedimentos para descontaminação digestiva. É um medicamento barato, fácil de usar e praticamente sem contraindicações. A eficácia diminui com o tempo, sendo que os melhores resultados são observados na primeira hora após ingestão do tóxico. Sua eficácia é menor em tóxicos com grandes massas, como ferro e lítio. O carvão ativado pode ser feito, de modo geral, até 4 horas da ingestão. As doses tradicionalmente recomendadas são: 1 g/kg peso (até 50 g) diluído a 10% em água ou suco, não sendo indicada a associação com laxantes. Para antidepressivos tricíclicos, considerar uma segunda dose de carvão ativado 1 hora após a primeira dose. Em crianças, a aceitação por via oral nem sempre é eficaz, podendo ocorrer baixa aceitação, sendo frequentemente indicada a administração por instilação por meio de uma sonda nasogástrica. Após o uso, algumas complicações como broncoaspiração, vômitos, constipação, obstrução intestinal, desidratação e distúrbio hidreletrolítico podem ocorrer.[1,2]

Catárticos/laxativos são indicados nessas situações?

Não há razão para usar isoladamente um catártico no tratamento do paciente intoxicado, e sua administração não é recomendada como um método de descontaminação digestiva. Não há estudos clínicos demonstrando sua capacidade, com ou sem carvão ativado, para reduzir a biodisponibilidade do tóxico ou para melhorar a evolução do paciente. Sua utilização pode ser justificada para contrabalançar os efeitos obstipantes do carvão ativado.[2]

Quais outras maneiras de realizar a descontaminação?

Se a intoxicação ocorrer por via respiratória, a principal providência no atendimento inicial do paciente exposto ao tóxico por via aérea, após a retirada do ambiente contaminado e remoção das vestes, é realizar a nebulização. Na contaminação via cutânea, a remoção das vestes e lavagem corporal continuam sendo as medidas básicas no atendimento imediato. A lavagem deve ser feita com água corrente, com especial cuidado com os cabelos, região retroauricular, axilas, umbigo, região genital e região subungueal. Se tiver acometimento transcutâneo, não realizar rotineiramente incisões cutâneas, sucção ou garroteamento, pois a relação risco-benefício é desfavorável. Caso a contaminação tenha afetado a região dos olhos, deve-se lavar os olhos da criança com soro fisiológico 0,9% por, no mínimo, 20 minutos; encaminhar ao oftalmologista.[1,2]

Como tratar os sintomas?

Após estabilização do paciente, o tratamento sintomático deve ser feito seguindo os mesmos critérios do atendimento de criança portadora de uma afecção clínica que procura um serviço de emergência. Os sintomas mais comuns são: dor, náusea e/ou vômitos, crise alérgica, hipertermia e convulsões.[1,2]

O que fazer quando a equipe estiver com dúvidas sobre a melhor conduta?

Os Centros de Informação e Assistência Toxicológica (CIAT) brasileiros são unidades especializadas, responsáveis pelo fornecimento de informação e orientação sobre o diagnóstico, prognóstico, tratamento e prevenção das intoxicações e envenenamentos.

O Disque-Intoxicação, criado pela Anvisa, atende pelo número 0800-722-6001. Quando o usuário utiliza o número, sua ligação é transferida para o CIAT mais próximo da região onde a chamada foi originada. Os 36 centros estão preparados para receber ligações de longa distância, 24 horas por dia, sete dias por semana, durante todo o ano.

Os profissionais do Centro estão aptos a esclarecer sobre a toxicidade das substâncias químicas e biológicas e os riscos que elas ocasionam à saúde. Em casos mais emergenciais ou de dúvidas, instituições, públicas ou privadas, podem obter informações e orientações e, se necessário, o atendimento pode até ser presencial.[1]

Referências bibliográficas

1. Tavares EO, de Oliveira MLF. Padrões mínimos de atendimento inicial à urgência toxicológica para abordagem à criança intoxicada. Revista da Rede de Enfermagem do Nordeste. 2012; 13(1):147-57.
2. Schvartsman C, Schvartsman S. Intoxicações exógenas agudas. Jornal de Pediatria. 1999; 75(2):S244-50.
3. Domingos SM, Borghesan NBA, Merino MDFGL, Higarashi IH. Internações por intoxicação de crianças de zero a 14 anos em hospital de ensino no Sul do Brasil, 2006-2011. Epidemiologia e Serviços de Saúde. 2016; 25:343-50.
4. de Oliveira Almeida R, Paiva CEQ, Freire FC, de Melo Araújo AE, de Morais ICO. Intoxicação exógena em crianças e adolescentes no brasil: uma abordagem descritiva dos casos de 2009 A 2011. Mostra Científica da Farmácia. 2017; 3(2).
5. dos Santos CC .A criança em situação de perigo: intoxicação exógena p. Artigo (Especialista em Enfermagem em Emergência), Salvador, BA; 2013.
6. Mendonça DR. Intoxicações exógenas agudas em crianças e adolescentes em um hospital público na Bahia; 2015.

47 CAPÍTULO

Aspiração de Corpo Estranho

Grazyelle Ferreira de Souza

O que é aspiração de corpo estranho (ACE)?

A aspiração de corpo estranho refere-se à presença de objetos nas vias respiratórias ou no pulmão, habitualmente após inalação ou engasgo. A aspiração de um corpo estranho em idade pediátrica pode ser fatal, principalmente se existir obstrução total ou subtotal da laringe ou traqueia. Um menor grau de obstrução ou migração do corpo estranho para regiões mais distais da árvore brônquica provocam sintomas menos exuberantes, mas, ainda assim, associados a elevadas taxas de morbidade, principalmente em crianças com idade inferior a três anos.[1,2]

Quais objetos são aspirados com mais frequência?

Os objetos mais frequentemente aspirados são: fragmentos de brinquedos, tampas de caneta, brincos, feijões, amendoins, milho, botões, anéis, moedas e balões vazios (estes últimos associados a mortalidade elevada). Anatomicamente, nessa faixa etária, o brônquio principal direito é mais verticalizado e tem maior diâmetro, o que favorece o alojamento do corpo estranho nesta região.[1,2]

A quais situações clínicas devo suspeitar de ACE?

A sintomatologia depende do tipo, do tamanho, da localização e do grau de obstrução causado pelo corpo estranho. O diagnóstico de aspiração de corpo estranho deve ser considerado nas seguintes situações clínicas:

- Primeiro episódio de sibilância (sobretudo se sibilos localizados).

- Tosse persistente.
- Diminuição ou assimetria segmentar dos sons respiratórios.
- Estridor ou dificuldade respiratória refratária à terapêutica.
- Cianose.
- Apneia.

Algumas crianças apresentam-se assintomáticas e podem não apresentar alterações no exame físico.[1,4]

Com quais complicações a criança com ACE pode evoluir durante a internação?

As complicações mais frequentes incluem processo inflamatório, laringoespasmos, bronquite crônica, pneumonia, atelectasia, pneumotórax, enfisema e perfuração. Estas complicações são explicadas pela sua localização (pulmão, traqueia e laringe), natureza (predominantemente orgânica) e o tempo de permanência. Complicações graves, como obstrução grave das vias aéreas e morte, tendem a ocorrer em crianças de pouca idade devido ao seu reduzido calibre das vias aéreas. Dada a gravidade com que podem cursar os casos de ACE, estas situações requerem um diagnóstico precoce e uma abordagem imediata.[2,4]

O que influencia no atraso do diagnóstico?

O atraso no diagnóstico de ACE ocorre, muitas vezes, pelo fato de não ser presenciado o engasgamento, pela criança decorrer sem sintomas ou a sintomatologia presente poder ser semelhante a um conjunto de outras patologias. O diagnóstico equivocado de doenças como asma, laringotraqueite ou pneumonias recorrentes, conduz ao tratamento com antibioterapia, aerossoloterapia e corticoterapia, que podem mascarar os sintomas e atrasar ainda mais o diagnóstico. Por essa razão, em crianças com sintomatologia pulmonar atípica ou prolongada, deve ser sempre considerada a possibilidade de ACE.[1,4]

Quais exames são necessários para confirmar a ACE?

A radiografia simples de tórax é o exame diagnóstico de primeira linha a ser realizado na suspeita de ACE, apresentando uma sensibilidade considerável na detecção de corpos estranhos radiopacos.[4] Uma história clínica detalhada e exame objetivo minucioso são fundamentais para identificar as crianças que necessitam de investigação adicional. A maioria dos corpos estranhos é radiotransparente, o que coloca a broncoscopia como o procedimento de escolha para a confirmação diagnóstica e a remoção do corpo estranho, especialmente entre os casos clínicos duvidosos.[1,4]

Quais os perigos da broncoscopia?

Quando indicada a broncoscopia, complicações após a extração podem surgir. Edema laríngeo e pulmonar, hemoptise, pneumotórax, fístula traqueoesofágica, pneumonias, atelectasias, hemorragias hemodinamicamente significativas, perfuração brônquica, pneumomediastino, febre e insuficiência respiratória podem requerer hospitalização prolongada, incluindo terapia intensiva, IOT, ventilação mecânica e procedimentos broncoscópicos adicionais. Todo paciente submetido à broncoscopia terapêutica pode entrar em insuficiência respiratória durante o procedimento. Assim, quando há suspeita de ACE, o exame deve ser realizado em uma sala equipada para reanimação, ventilação mecânica e broncoscopia rígida.[3,4]

Como é realizado o tratamento para ACE?

Na ACE, a extração de corpo estranho é necessária, habitualmente, por meio de broncoscopia rígida, procedimento que consiste na introdução, sob anestesia geral, de um tubo metálico na traqueia, através do qual é possível introduzir pinças ou outros instrumentos que permitam a retirada do objeto.[4] Através do broncoscópio pode ser também feito o tratamento de eventuais reações do brônquio à presença de corpo estranho, hemorragias ou, se necessário, proceder à lavagem da árvore respiratória. Por vezes, as crianças podem necessitar de tratamento com antibióticos ou corticosteroides para diminuir as complicações infecciosas ou inflamatórias associadas.[5] Muito raramente, se a extração de corpo estranho não for possível pela broncoscopia, e principalmente em casos de corpos estranhos orgânicos, pode haver necessidade de cirurgia, em que será retirada a parte afetada do pulmão.[3,4]

O que pode acontecer se o objeto não for removido?

Se, na fase aguda, não ocorrer asfixia grave, que pode cursar com elevada mortalidade e sequelas, a maioria dos corpos estranhos é passível de ser retirada com relativa rapidez e elevada taxa de sucesso. Se o corpo estranho não for extraído, e principalmente se tiver origem orgânica, podem ocorrer sequelas em longo prazo, com pneumonia recorrente, bronquiectasias (dilatações dos brônquios) ou abcessos, que podem comprometer em longo prazo a função respiratória da criança. As complicações ocorrem mais frequentemente quando o diagnóstico é feito 24 horas após a inalação. Quase todos os corpos estranhos podem ser removidos das vias aéreas com um broncoscópio. Se o objeto não causar problemas respiratórios de emergência e for removido imediatamente, a maioria das crianças se recuperam bem. A inalação de objetos grandes pode ser fatal.[3,5]

Referências bibliográficas

1. Rodrigues M, Teixeira J, Nascimento P, Carvalho S, Gonçalves A, Almeida J, Ribeiro C. Aspiração de corpo estranho na criança: um perigo escondido. Nascer e Crescer. 2016; 25(3):173-76.
2. Silva AGD, Prelhaz C, Marques I. Corpo estranho na via aérea: como um avião passou despercebido. Nascer e Crescer. 2016; 25(4):255-57.
3. de Sousa STEV, et al. Aspiração de corpo estranho por menores de 15 anos: experiência de um centro de referência do Brasil. Jornal Brasileiro de Pneumologia. 2009; 35(7):653-9.
4. Fraga ADMA, et al. Aspiração de corpo estranho em crianças: aspectos clínicos, radiológicos e tratamento broncoscópico. J Bras Pneumol. 2008; 34(2):74-82.
5. Rodrigues AJ, et al. Broncoscopia flexível como primeira opção para a remoção de corpo estranho das vias aéreas em adultos. Jornal Brasileiro de Pneumologia. 2012; 38(3):315-20.

48 CAPÍTULO

Suporte Avançado de Vida em Pediatria

Erika de Azevedo Leitão Mássimo ■ Felipe Henrique Margoti ■ Júlia Azevedo Lemos Salomão

Considerações dos autores

Escrever sobre suporte avançado de vida, especialmente para pediatria, é um desafio, e precisamos contextualizar que as diretrizes de reanimação são revistas e publicadas a cada cinco anos, pelo ILCOR (International Liaison Committee on Resuscitation), após análise de revisões sistemáticas dos estudos realizados ao longo dos últimos cinco anos e da análise das principais evidências científicas disponíveis, pelo sistema GRADE (Grading of Recommendations Assessment, Development and Evaluation).

O sistema GRADE revisa as evidências científicas e as organiza em classes, conforme a intensidade da recomendação (variando de I a III) e a qualidade das evidências (em níveis, de A à C).

Esse método de avaliação atual visa a garantir robustez às recomendações, uma vez que, na dimensão da prática baseada em evidências, somente o consenso de especialistas não garante um ótimo nível de evidência e, por conseguinte, uma recomendação tão clara e isenta de julgamentos.

Assim, nossa pretensão neste capítulo é oferecer as melhores informações científicas, norteadas pela última atualização das diretrizes de reanimação cardiopulmonar publicadas em 2015 pela American Heart Association (AHA) e pela American Academy of Pediatrics (AAP), aliadas à vivência prática do atendimento de Suporte Avançado de Vida.

O presente capítulo está estruturado da seguinte forma: uma breve introdução onde falaremos sobre a epidemiologia das PCR pediátricas a partir das quais define-se o elenco de condutas, seguida de uma sessão de perguntas e respostas sobre o atendimento de suporte avançado em pediatria numa perspectiva prática.

Introdução

Ao contrário do que normalmente acontece com os adultos, a PCR na criança não decorre de uma causa cardíaca primária (morte súbita), salvo em menos de 10% dos casos e, quando ocorre, normalmente associa-se à existência de cardiopatias congênitas. A PCR pediátrica normalmente é secundária à hipóxia por problemas respiratórios, ocorre em ritmo de assistolia e tem pobre prognóstico, uma vez que ela é o resultado final de uma insuficiência respiratória progressiva ou choque.[1-3]

Diante do exposto, podemos considerar que temos dois mecanismos de PCR em pediatria: PCR súbita, onde haverá atividade elétrica caótica e desorganizada (FV – fibrilação ventricular ou TV – taquicardia ventricular sem pulso; Figura 48.1 A e B, respectivamente), e PCR hipóxica (assistolia ou atividade elétrica sem pulso – AESP; Figuras 48.2 e 48.3). A definição de condutas específicas e mais assertivas para cada atendimento dependerá do diagnóstico do ritmo de PCR e sua causa.[1-3]

Assim, a corrente de sobrevivência em pediatria estabelecida pela AHA e AAP em 2005, e modificada em 2010, possui como primeiro elo a prevenção da PCR (Figura 48.4), exatamente pelo motivo que todas as ações de cuidado pediátrico confluem para evitar a catástrofe de uma PCR.[1,2]

Entretanto, uma vez que tenha ocorrido o evento, torna-se imprescindível que as ações resumidas nos elos subsequentes sejam realizadas precoce e efetivamente na tentativa de reverter a PCR, mantendo cérebro e músculo cardíaco viáveis, a fim de possibilitar a recuperação plena da criança.[1-3]

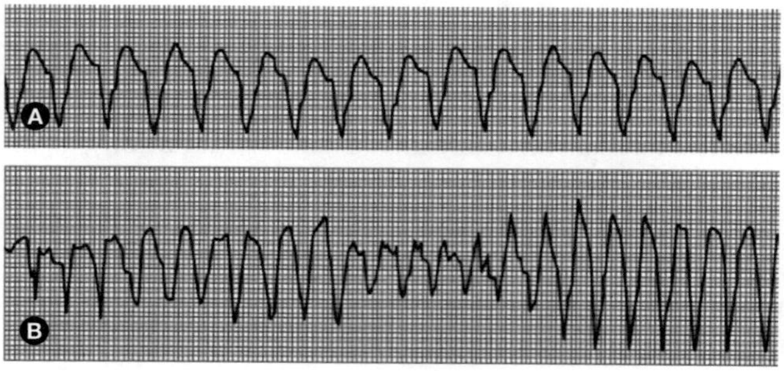

Figura 48.1. A. Traçado de TV sem pulso; **B.** Traçado de FV.
Fonte: American Heart Association.[3]

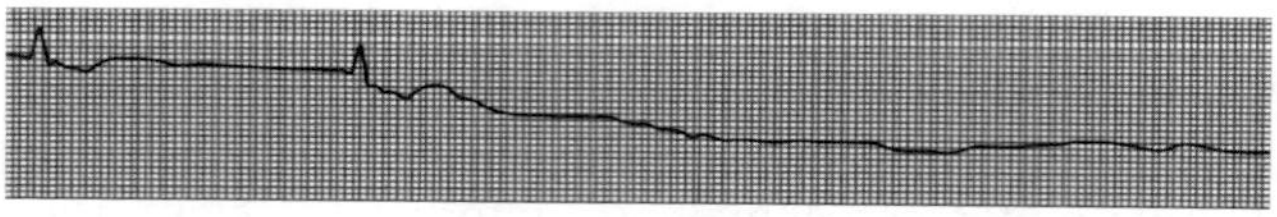

Figura 48.2. Traçado de assistolia.
Fonte: American Heart Association.[3]

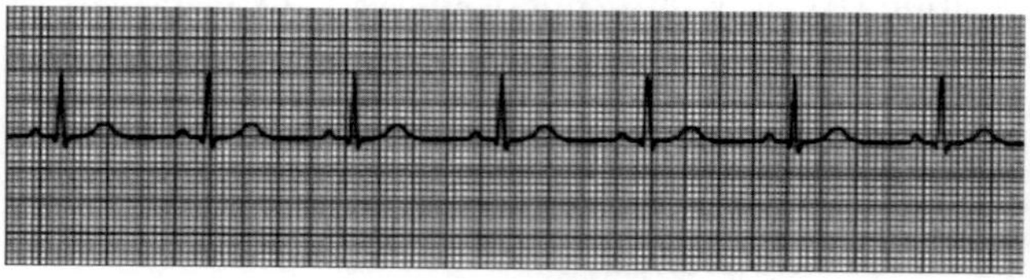

Figura 48.3. Traçado de atividade elétrica sem pulso.
Fonte: American Heart Association.[3]

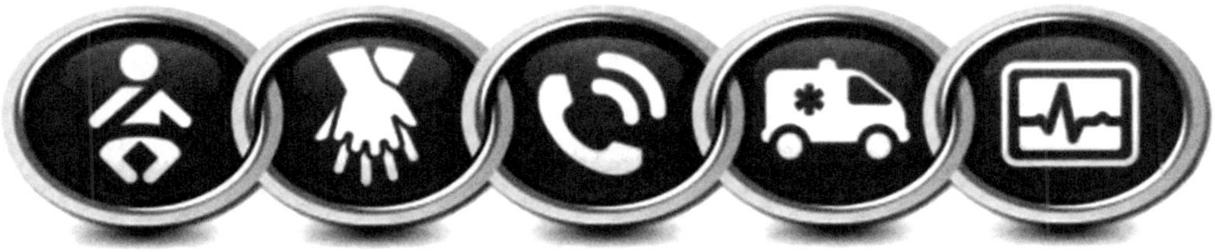

Figura 48.4. Corrente de sobrevivência pediátrica.
Fonte: American Heart Association.[3]

Em 2010, a corrente de sobrevivência pediátrica, seguindo o que aconteceu também com a de adultos, foi acrescida do quinto elo (cuidados integrados pós-PCR), explicitando a importância de se sistematizar também esta fase do cuidado, uma vez que as principais mortes pós-PCR ocorrem nas primeiras 24 horas após o evento, tendo como principais causas a instabilidade hemodinâmica e a falência de múltiplos órgãos.[1-3]

Objetivando um melhor entendimento e aplicação prática do Suporte Básico de Vida (SBV) e Suporte Avançado de Vida em Pediatria (SAVP), a AHA e a AAP consideram bebês, os lactentes de 29 dias até 1 ano de idade, e crianças, de 1 ano até a puberdade. Ao identificar sinais da puberdade como presença de pelos nos meninos e desenvolvimento de mamas nas meninas, este público é considerado adolescente, e no que tange ao SAV (Suporte Avançado de Vida) é tratado como adulto.[3]

O que é parada cardiorrespiratória (PCR)?

É quando acontece a cessação da circulação sanguínea e, neste caso, o paciente está inconsciente, não tem pulso detectável e não respira ou está em *gasping* (respiração agônica).[1,2]

Como identificar PCR em pacientes pediátricos?

Para identificar a PCR em pediatria, devemos seguir os seguintes passos:

1. Avaliar segurança da cena.
2. Verificar a responsividade da criança, tocando-a e chamando-a.
3. Se estiver irresponsiva, chamar por ajuda.
4. Em seguida, avaliar, ao mesmo tempo, se a criança está respirando normalmente e se tem pulso. Essa verificação deve durar, no mínimo, 5 segundos e, no máximo, 10 segundos.
   - Verificando a respiração: observar se há elevação do tórax; se não houver respiração ou se estiver em *gasping*, considera-se ausência de respiração.
   - Verificando pulso: em bebês, verificar o pulso braquial, e em crianças, o pulso carotídeo ou femoral. É recomendada a ressucitação cardiorrespiratória (RCP) nos casos de ausência de pulso ou se a frequência cardíaca estiver menor que 60 batimentos na presença de sinais de hipoperfusão (Figura 48.5).
   - Constatação de PCR: se vítima está irresponsiva, sem respiração ou em *gasping* associada a ausência de pulso, ou frequência cardíaca menor que 60 batimentos com sinais de hipoperfusão, estamos diante de uma PCR.[1-3]

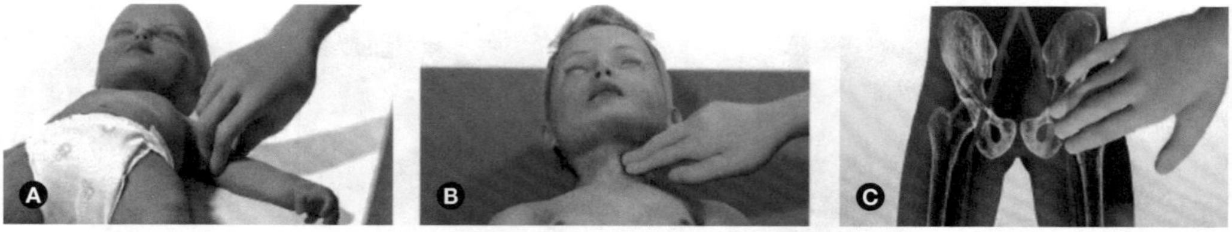

Figura 48.5. A-C. Checagem de pulso em crianças.
Fonte: American Heart Association.[3]

O que devo fazer, no início do atendimento, se o paciente estiver em PCR?

Iniciar compressões torácicas e ventilações na relação de 15:2. Nos casos em que se tem apenas um profissional de saúde, deve ser realizada a relação de compressões e ventilações de 30:2. Utilizar o DEA ou desfibrilador manual assim que este estiver disponível.

O uso do DEA está indicado para crianças e bebês, embora a presença de ritmo chocável nesse público seja rara. É recomendável que, ao usar DEA em bebês e crianças, preferencialmente se use pás pediátricas ou atenuador de carga.[1-3]

Como realizar manobras de RCP eficazes?

Para realização de manobras de RCP de alta qualidade, devemos atender as seguintes recomendações:

- Velocidade das compressões: 100 a 120 compressões por minuto.
- Profundidade das compressões: 1/3 do diâmetro anteroposterior do tórax ou 4 cm no bebê e 5 cm na criança.
- Permitir retorno completo do tórax.
- Evitar excesso de ventilações, pois reduz o retorno venoso e, consequentemente, o fluxo sanguíneo gerado pelas compressões torácicas.
- Minimizar interrupções.[1-3]

Qual o tempo máximo de interrupção das manobras durante a RCP?

As interrupções durante a RCP devem ser de, no máximo, 10 segundos.[1-3]

Quando devemos alternar quem está realizando as compressões cardíacas?

A troca do profissional que está nas compressões deve ocorrer a cada 2 minutos ou antes, em caso de exaustão do socorrista, pois a manobra será ineficiente se ele estiver cansado.[1-3]

Quais as técnicas de realização das compressões torácicas? Existe alguma técnica mais indicada?

Para bebês, as técnicas possíveis são a dos dois dedos (Figura 48.6) e a dos dois polegares com a mão abraçando o tórax. A técnica dos dois polegares abraçando o tórax é preferível, pois melhora o aporte sanguíneo, gera pressões arteriais mais altas e ajuda a garantir a profundidade ideal das compressões; entretanto, esta técnica depende da existência de pelo menos dois socorristas, considerando que um assumirá as compressões e o outro as ventilações (Figura 48.7).[3,4]

Para crianças, a técnica de compressões torácicas é a de uso da superfície hipotenar de uma das mãos (ou ambas) sobre a metade inferior do esterno (Figura 48.8).[3,4]

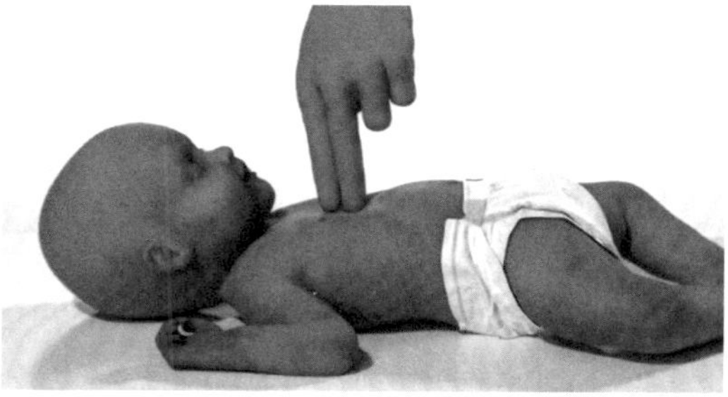

Figura 48.6. Técnica dos dois dedos para compressão torácica.
Fonte: American Heart Association.[3]

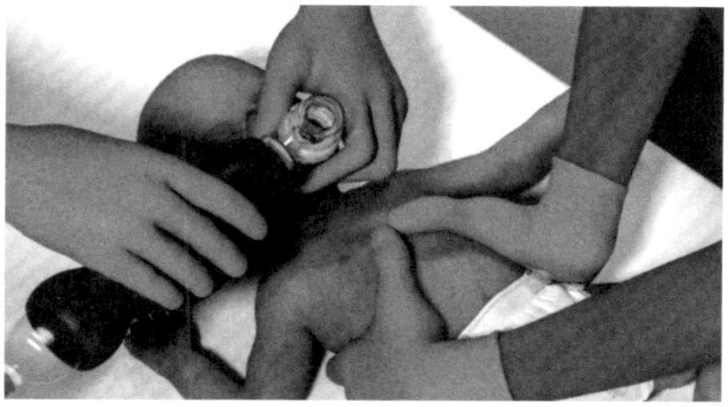

Figura 48.7. Técnica dos dois polegares e a mão abraçando o tórax.
Fonte: American Heart Association.[3]

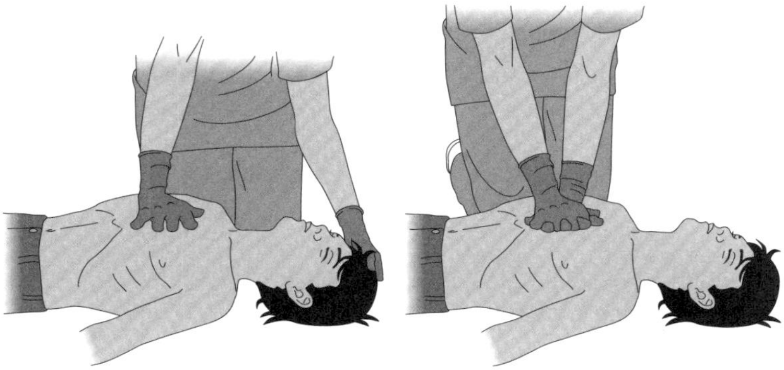

Figura 48.8. Técnica de compressão torácica.
Fonte: Site Socorrismo.[1]

O que é $PetCO_2$? Qual a sua importância? Qual o valor recomendado de $PetCO_2$ durante a RCP? Qual o valor de $PetCO_2$ quando temos retorno ao ritmo cardíaco espontâneo (RCE)?

A $PetCO_2$ é a medida da capnografia do paciente. Trata-se da medida, em mmHg, do CO_2 expirado e pode ser obtida por meio de um aparelho chamado capnógrafo, acoplado ao tubo endotraqueal do paciente.

A capnografia é uma ótima forma de monitorização da qualidade da ventilação/perfusão dos pacientes, e durante a PCR pode auxiliar na busca por uma RCP mais efetiva, além de sua medida poder ser um fator prognóstico quanto à possibilidade de (RCE).

Durante a RCP, é recomendável que a capnografia esteja acima de 10 a 15 mmHg, pois abaixo destes valores é sinal que o débito cardíaco gerado pelas compressões está insuficiente.

Em caso de RCE, teremos aumento abrupto da $PetCO_2$ para valores acima de 35 a 40 mmHg (que refletem valores normais de capnografia de um paciente em circulação espontânea).[1-3]

Em caso de PCR em bebês ou crianças, posso escolher como primeira tentativa o acesso intraósseo (IO)?

Sim. O acesso IO é rápido e simples de ser estabelecido, permitindo acessar um plexo venoso não colapsável. Todas as medicações e fluidos podem ser administrados via IO e em até 20 segundos estarão circulantes.[3,4]

Para que serve a administração de medicamentos durante a RCP?

As substâncias funcionam como terapia adjuvante na condução de uma RCP de qualidade, e de acordo com a AHA (2015) e PALS (2016), as substâncias indicadas nesse momento podem ser:

- Epinefrina: utilizada em todas as situações de PCR, a cada 3 a 5 minutos (tempo de meia-vida). Objetiva aumentar a pressão de perfusão coronariana e cerebral, otimizando o débito cardíaco da RCP, além de estimular a contralidade cardíaca.
- Amiodarona e lidocaína: utilizada somente nas PCR em ritmo de FV/TV sem pulso. Objetiva tratar essas arritmias (facilitando a desfibrilação dos ritmos chocáveis e reduzindo atividades ectópicas ventriculares).

Todas as substâncias feitas durante a PCR requerem a administração em sequência de um bólus de solução salina, visando torná-las biodisponíveis mais rapidamente (uma vez que, mesmo com uma RCP de qualidade, somente cerca de 30% do débito cardíaco normal consegue ser mantido).

Para crianças, a recomendação da AHA 2015 sugere que esse bólus seja de 5 mL após cada substância, e para bebês, pouco menos que isso.[1-4]

Qual a dose e como devo fazer a adrenalina/epinefrina?

Lembre-se que adrenalina e epinefrina são a mesma substância!

A dose de adrenalina a ser administrada em pediatria é de 0,01 mg/kg. Devemos realizar a diluição de 1 mg de adrenalina, ou seja, 1 mL em 9 mL de solução fisiológica NaCl 0,9% e fazer 0,1 mL da solução por kg.[1-5]

Qual o intervalo entre as doses de adrenalina? Existe momento ideal para administrar medicações durante a RCP?

A adrenalina deve ser feita assim que detectada a PCR por ritmo não chocável (AESP ou assistolia) e que se tenha uma via disponível.

Nos ritmos chocáveis, as substâncias se iniciam após o segundo choque, e a adrenalina está indicada como a primeira substância a ser realizada.

A dose de adrenalina é realizada a cada 3 a 5 minutos, que é o tempo médio de vida ativa deste fármaco. Preferencialmente, deve ser realizada durante as compressões torácicas, pois o fluxo sanguíneo das compressões fará a substância circular (Figura 48.9).[1-5]

Nas situações de PCR por ritmo chocável, qual a carga de desfibrilação?

- Dose inicial: 2 a 4 J/kg.
- Doses subsequentes: 4 J/kg ou maior.
- Máxima: 10 J/kg.[1-3]

Quais os cuidados durante a desfibrilação?

Antes de carregar o aparelho, deve-se colocar gel condutor nas pás, ajustar a carga desejada e dar o comando para todos se afastarem, checar visualmente se alguém está em contato com o paciente ou com o leito e desligar fonte de oxigênio devido ao risco de formação de faísca (pois o oxigênio é comburente).[1-3,5]

Foi aplicado um choque com carga de desfibrilação no paciente em PCR. O que deve ser feito logo em seguida?

Deve-se realizar compressões torácicas por mais 2 minutos, e depois reavaliação do ritmo.[1-3,5]

Nas situações em que já se tem ou é estabelecida uma via aérea avançada, qual a relação compressões/ventilações durante a RCP?

Após a colocação de uma via aérea avançada, as compressões são realizadas de forma ininterrupta por 2 minutos e as ventilações são realizadas de forma assíncrona às compressões (1 ventilação a cada 5 a 6 segundos, ou seja, 10 ventilações por minuto).[1-3]

Quais são as possíveis causas reversíveis de PCR conhecidas como Hs e Ts?

- Hs: hipóxia, hipovolemia, hidrogênio em excesso (acidose), hipo/hipercalemia, hipotermia e hipoglicemia.

- Ts: tensão no tórax, tamponamento cardíaco, toxinas, trombose coronária, tromboembolismo pulmonar.[1-3]

Qual antiarrítmico e qual a dose recomendada para os ritmos chocáveis, e em que momento do atendimento ele está indicado?

- Amiodarona: 5 mg/kg, respeitando a máxima de 300 mg para cada dose. Pode ser repetido mais 5 mg/kg até a dose total máxima de 15 mg/kg. Deve ser realizada somente para os ritmos chocáveis, iniciando-se após o terceiro choque (após uma dose de epinefrina).
- Lidocaína: 1 mg/kg – alternativa à amiodarona.[1-3]

Em quais momentos devo tentar palpar o pulso?

1. Para identificar a PCR.
2. Durante a pausa na RCP (após 2 minutos de manobras), se observarmos a presença de ritmo organizado ao monitor cardíaco.[1-3]

Cuidados pós-PCR

Por que o 5° elo da corrente de sobrevivência?

- Porque a maioria das mortes ocorrem nas 24 h pós-PCR e o cuidado pós-RCP otimiza a sobrevida.
- Por que reduz mortes por instabilidade hemodinâmica (precoces) e falência de múltiplos órgãos (tardia).

Devemos estar cientes de que a lesão cerebral e instabilidade cardiovascular irão determinar a sobrevida após a PCR.[1,2]

Do ponto de vista prático, no que consiste o cuidado pós-PCR?

Consiste em otimizar função cardiopulmonar e perfusão de órgãos vitais após RCE. O que significa que esse espaço de cuidado deve ocorrer dentro de uma unidade de cuidado crítico pediátrico e, indubitavelmente, implica no transporte para uma UTI com completo sistema de tratamento pós-PCR.

Nesse ambiente, deve-se:

1. Identificar e tratar as causas reversíveis da PCR.
2. Controlar a temperatura para otimizar recuperação neurológica.
3. Prever, tratar e prevenir a DMO (evitar hipóxia e hiperventilação).

Nesse momento de retorno ao RCE, deve-se:

- Avaliar o nível de consciência.
- Garantir via aérea avançada/definitiva para pacientes inconscientes (Glasgow ≤ 8) ou incapazes de manter a permeabilidade das vias aéreas.
- Auscultar o pulmão.

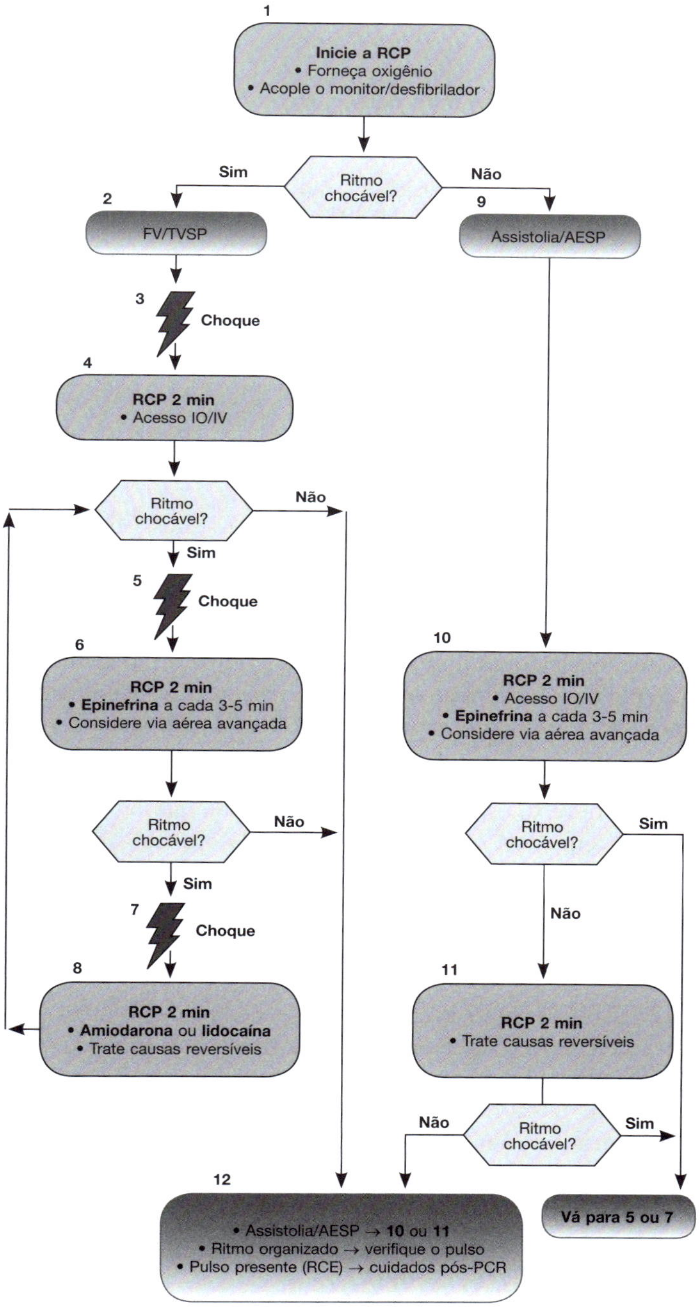

Qualidade da RCP

- Comprima com força (≥ 1/4 do diâmetro torácico anteroposterior) e rapidez (100-120/min) e aguarde o retorno total do tórax
- Minimize interrupções nas compressões
- Evite ventilação excessiva
- Alterne as pessoas que aplicam as compressões a cada 2 minutos ou antes, se houver cansaço
- Se estiver sem via aérea avançada, relação compressão-ventilação de 15:2

Carga do choque para desfibrilação

- Primeiro choque de 2 J/kg, segundo choque de 4 J/kg, choques subsequentes ≥ 4 J/kg, máximo de 10 J/kg ou carga para adulto

Tratamento medicamentoso

- *Dose IO/IV de epinefrina:* 0,01 mg/kg (0,1 mL/kg na concentração de 1:10.000). Repita a cada 3 ou 5 minutos. Se sem acesso IO/IV, pode-se administrar dose endotraqueal: 0,1 mg/kg (0,1 mL/kg na concentração de 1:1.000)
- *Dose IO/IV de amiodarona:* bólus de 5 mg/kg durante PCR. Pode ser repetida até 2 vezes para FV/TV sem pulso refratária
- *Dose IV/IO de lidocaína:*
  - Inicial: dose de ataque de 1 mg/kg
  - Manutenção – infusão de 20 a 50 mcg/kg por minuto (repita a dose de bólus se a infusão for iniciada mais de 15 minutos após o tratamento com bólus inicial)

Via aérea avançada

- Intubação endotraqueal ou via aérea avançada supraglótica
- Capnografia com forma de onda ou capnometria para confirmar e monitorizar a colocação do tubo ET
- Quando houver uma via aérea avançada, administre 1 ventilação a cada 6 segundos (10 ventilações/min) com compressões torácicas contínuas

Retorno da circulação espontânea (RCE)

- Pulso e pressão arterial
- Ondas espontâneas na pressão arterial com monitoramento intra-arterial

Causas reversíveis

- Hipovolemia
- Hipóxia
- Hidrogênio, íon (acidemia)
- Hipoglicemia
- Hipo/hipercalemia
- Hipotermia
- Tensão, pneumotórax
- Tamponamento, cardíaco
- Toxinas
- Trombose, pulmonar
- Trombose, coronária

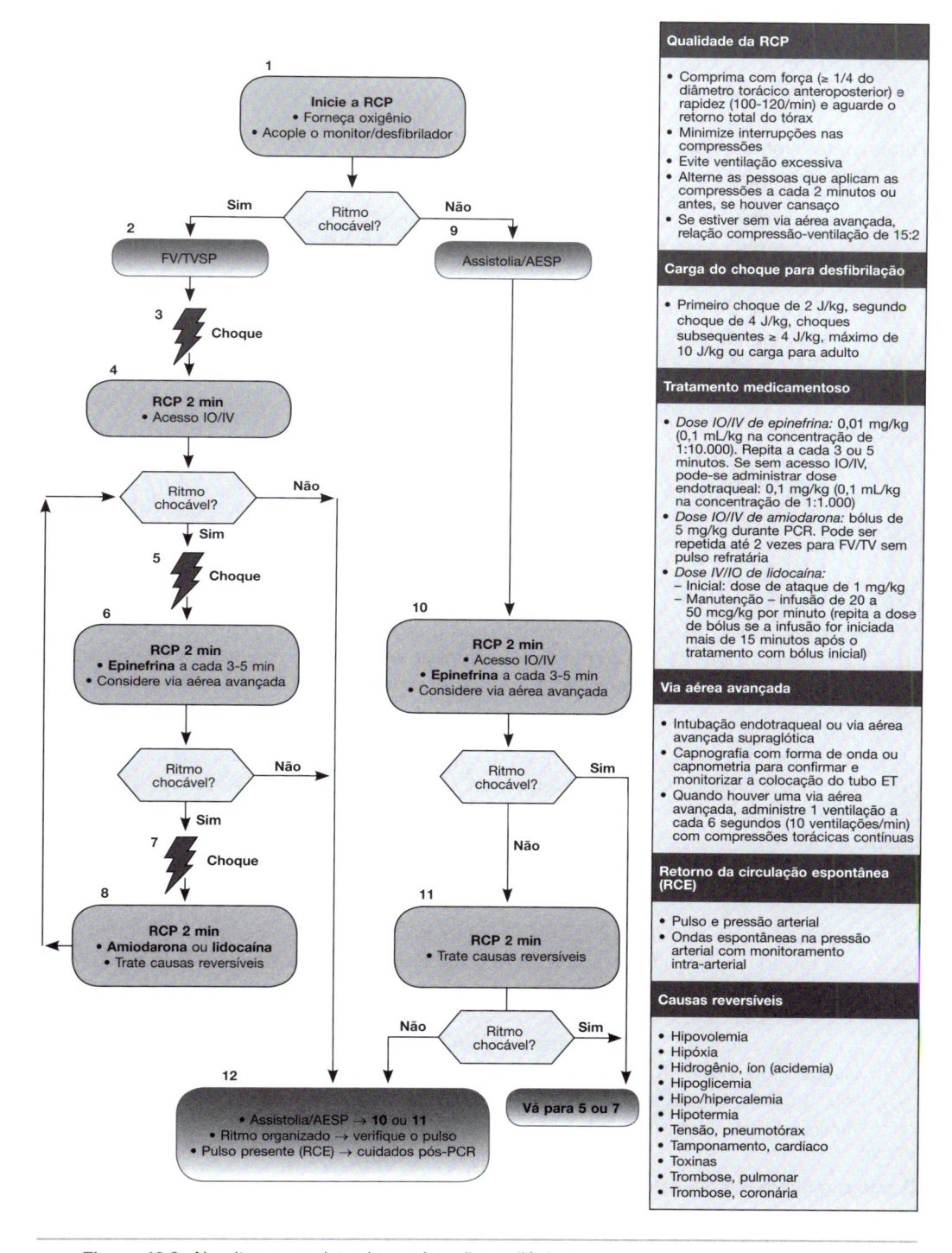

Figura 48.9. Algoritmo completo da reanimação pediátrica.
Fonte: American Heart Association.[3]

- Checar a pressão arterial.
- Corrigir a hipotensão com administração de fluidos ou substâncias vasoativas conforme prescrição médica.[1-3]

Quais metas ventilatórias e hemodinâmicas devemos perseguir no cuidado pós-PCR?

- Ventilação:
  - Confirmar via aérea segura e titular ventilação.
  - Via aérea com saturação de oxi-hemolobina 94-99% (classe IIb, NE B).
  - Manter normoxemia (cuidado com hipóxia e hiperóxia).
  - PaO_2 60-300 mmHg.
  - Capnografia 40 mmHg.
  - $PaCO_2$ adequado a cada paciente (classe IIb, NE C). Fundamentalmente, evitar os extremos nas pressões parciais de O_2 e CO_2 arteriais.
- Hemodinâmicas:
  - Monitorizar PIA.
  - Manter PAS > 5º percentil para idade (classe I, NE C).
  - Até 1 ano, PAS 70 mmHg; acima de 1 ano, 70 + 2× idade (3 anos, 76 mmHg).
  - Usar líquidos e/ou substâncias vasoativas.
  - Não há agente específico indicado; mas geralmente usamos adrenalina 0,05-1 mcg/kg/min.
  - Cuidado ao associar adrenalina e dobutamina, pois ambas competem pelo mesmo receptor adrenérgico; entretanto, a dobutamina, por ser sintética, possui maior afinidade pelo receptor, minimizando ou anulando o efeito da adrenalina.

Fundamentalmente, deve-se identificar e tratar precocemente a hipotensão arterial.

Ao tratar a hipotensão, a equipe deve questionar a gênese do problema, ou seja, se o problema é de depleção volêmica, frequência cardíaca, depressão da bomba cardíaca ou resistência vascular, a fim de oferecer uma intervenção mais assertiva para correção da hipotensão.[1-5]

A hipotermia é melhor que a normotermia no pós-PCR?

Sim. Pela diretriz da AHA (2015) todas as crianças comatosas nos primeiros dias pós-PCR, seja intra (IH) ou extra-hospitalar (EH), devem ter monitorização contínua da temperatura central (termômetro esofágico) e deve-se tratar agressivamente a febre.

- Na PCR EH: indica-se 5 dias de normotermia (36-37,5 °C) ou 2 dias de hipotermia contínua inicial (32-34 °C), mas selecionando e mantendo uma temperatura alvo, seguido de 3 dias de normotermia.
- Na PCR IH: não há dados suficientes para recomendar hipotermia sobre a normotermia, sendo o mais importante prevenir hipertermia.[1-3]

O que precisamos saber para manejar os parâmetros neurológicos no pós-PCR?

Um eletroencefalograma (EEG) com traçado contínuo e reativo dentro dos primeiros sete dias pós-PCR associa-se a melhor evolução à alta hospitalar, mas não deve ser utilizado como fator prognóstico isolado (classe IIb, NE C).

Deve-se tratar crises convulsivas quando essas ocorrerem, mas não se deve usar profilaxia farmacológica.

Múltiplos fatores devem ser adotados para avaliação do prognóstico neurológico de lactentes e crianças após serem ressuscitadas (classe I, NE C), por exemplo, resposta pupilar, hipotensão refratária, biomarcadores, neurológicos séricos (enolase específica dos neurônios, S100 *calcium-binding protein B*) e lactato sérico.[1-4]

Considerações finais sobre o cuidado pós-PCR

Devemos ter em mente que, apesar da evolução científica e tecnológica ter permitido avanços tanto na reversão da PCR quanto na otimização dos resultados por meio dos cuidados integrados pós-PCR, uma vez que a PCR ocorre há sempre um dano, por menor que seja.

Assim sendo, por mais efetiva que seja a implantação desse quinto elo da corrente de sobrevivência, ele não retira esse dano "por mágica" nem tampouco a possibilidade de insucesso. Devemos, sim, realizá-lo o mais assertivamente possível, mas precisamos entender que estaremos sempre "correndo atrás do prejuízo", ou seja, tentando limitar ou impedir a progressão de danos decorrentes da hipóxia da PCR.

Referências bibliográficas

1. American Heart Association. Destaques das Diretrizes da American Heart Association para RCP e ACE [publicação online]. 2010. Acessado em: 10 out 2019. Disponível em http://ftp.medicina.ufmg.br/ped/Arquivos/2014/Destaques_das_Diretrizes_da_American_Heart_Association_2010_para_RCP_e_ACE_03012014.pdf.
2. American Heart Association. Destaques das Diretrizes da American Heart Association para RCP e ACE [publicação online]. 2015. Acessado em: 10 out 2019. Disponível em: https://eccguidelines.heart.org/wp-content/uploads/2015/10/2015-AHA-Guidelines-Highlights-Portuguese.pdf.
3. American Heart Association. Pediatric Life Support Provider Manual. Mesquite: Orora Visual LLC; 2016.
4. Cheng A, et al. Evolution of the Pediatric Advanced Life Support course: Enhanced learning with a new debriefing tool and Web--based module for Pediatric Advanced Life Support instructors. Pediatr Crit Care Med. 2012; 13(5):589-95.
5. Pessoa F, et al. Suporte básico e avançado de vida em pediatria: histórico da implantação em Minas Gerais e atualização. Rev Med Minas Gerais. 2016; 26(5):82-9.

49 CAPÍTULO

Cuidados Pós-parada Cardiorrespiratória

Patrícia Friederich

A American Heart Association (AHA) e o International Liaison Committee on Resuscitation (ILCOR), a cada cinco anos, reavaliam os *guidelines* dos cursos de suporte básico e avançado de vida, entre eles o curso destinado aos médicos e enfermeiros que atuam em pediatria (Suporte Avançado de Vida em Pediatria/*Pediatric Advanced Life Support* – PALS). A última atualização ocorreu em outubro de 2015. Em 2010, foi determinada a importância que uma parte fundamental do suporte avançado de vida são os cuidados após a reanimação.[1-3]

Caracterize a síndrome pós-PCR.

Após o retorno da circulação espontânea, dependendo da duração da PCR, do tempo e da qualidade do atendimento prestado durante a PCR, a criança pode apresentar síndrome pós-PCR. Esta síndrome se caracteriza por choque devido à disfunção miocárdica e resposta inflamatória sistêmica ao processo isquemia/reperfusão, e pode evoluir com disfunção orgânica múltipla e comprometimento neurológico grave.[1,4,5]

Como se desenvolve a síndrome pós-PCR?

A fisiopatologia da síndrome envolve a isquemia orgânica global e as lesões orgânicas adicionais durante e após a reperfusão.[1-3] Os quatro componentes principais da síndrome são:

- Lesão cerebral: ocorre diante de isquemia e reperfusão, há citotoxicidade, alterações da homeostase do cálcio, formação de radicais livres de oxigênio, peroxidação de lipídeos, apoptose e morte neuronal, microtrombose, diminuição da pressão de perfusão cerebral, crises convulsivas, hiperglicemia, hipertermia, perda da autorregulação cerebrovascular, edema cerebral e neurodegeneração pós-isquêmica.[1,4]

- Disfunção miocárdica ou dano miocárdico: a pressão arterial é extremamente variável. Taquicardia ou arritmias com frequência respondem ao excesso de catecolaminas circulantes, o que diminui a fração de ejeção do ventrículo esquerdo.[1,4]
- Resposta sistêmica à isquemia: há suspensão abrupta do fornecimento de nutrientes e da retirada dos metabólitos dos tecidos, a distribuição de oxigênio diminui e seu consumo aumenta, criando uma dependência patológica desse elemento, ocorre aumento na produção de óxido nítrico, disfunção endotelial e falência múltipla de órgãos. Isso ocorre por ativação do estado de hipercoagulabilidade e por aumento da concentração sérica de várias citocinas e endotoxinas, produzindo inflamação e ativação leucocitária. Há também a formação de leucócitos que determinam certa tolerância à sepse, o que denomina tolerância à endotoxina.[1,4]

Também há ativação da cascata de coagulação sem ativação adequada da fibrinólise, fator predisponente da coagulação intravascular disseminada (CIVD), além da ativação acelerada da proteína C seguida de uma rápida disfunção endotelial.[1,4]

Qual a gravidade da síndrome pós-PCR?

A gravidade da síndrome varia de paciente para paciente e depende da intensidade e duração do insulto isquêmico, da causa da PCR e das comorbidades associadas, estando, portanto, relacionada à qualidade da assistência prestada durante a reanimação, bem como o local de ocorrência (fora ou dentro do ambiente hospitalar).[2-4]

Em caso de PCR fora do ambiente hospitalar, a mortalidade é elevada, e as sequelas neurológicas são bastante frequentes e graves nos sobreviventes. Quando o retorno à circulação espontânea é obtido rapidamente, a síndrome pós-PCR não ocorrerá.[2,3]

O paciente que se recupera de uma parada cardíaca tem risco de voltar a sofrer outra parada nas horas seguintes. Esse paciente deve ser cuidado em uma unidade de cuidados intensivos. As condições do paciente que se recupera de uma parada cardíaca são variáveis, desde aquele que recupera a consciência, o padrão respiratório e apresenta condição hemodinâmica estável até aquele que continua comatoso, não respira e mantém uma hemodinâmica instável.[5,6]

Cite as fases da síndrome pós-parada cardiorrespiratória.

- Fase imediata: os primeiros 20 minutos após a reanimação cardiopulmonar e cerebral.
- Fase precoce: a partir de 20 minutos até 6 a 12 horas, quando as intervenções precoces podem ter maior efetividade.[1]
- Fase intermediária: a partir das 6-12 horas até 72 horas, quando os mecanismos de lesão ainda permanecem ativos e deve-se manter um tratamento intensivo.[1]
- Fase de recuperação: a partir das 72 horas, quando o prognóstico é mais confiável e os resultados finais são previsíveis.[1]
- Fase de reabilitação: a partir da alta hospitalar até atingir a função máxima.[1]

Quando se iniciam os cuidados pós-reanimação?

Os cuidados pós-reanimação começam a partir do primeiro momento em que o paciente recupera o ritmo cardíaco. A primeira estrutura a ser protegida é a via aérea, além de assegurar a estabilidade hemodinâmica. A segunda fase contempla a transferência para a unidade de terapia intensiva (UTI) de maneira eficiente, e a terceira e última é orientada com vistas a minimizar, no que for possível, as sequelas decorrentes da parada cardíaca.[1,3]

Quais são os objetivos principais do tratamento pós-PCR?

Para o tratamento ideal, é necessário identificar e tratar disfunções sistêmicas dos órgãos, e isso requer: fornecer oxigenação e ventilação adequadas, suporte à perfusão tecidual e à função cardiovascular, evitar a hipotensão, corrigir desequilíbrios de ácido-base e eletrolíticos, manter a concentração de glicose adequada, proporcionar controle direcionado da temperatura (evitar hipertermia e considerar a necessidade de hipotermia terapêutica), assegurar analgesia e sedação adequadas.[2,3]

Cite as principais metas do tratamento pós-PCR.

Otimizar e estabilizar a via aérea, oxigenação, ventilação e a função cardiopulmonar, com ênfase na restauração e manutenção da perfusão e da função dos órgãos vitais (especialmente o cérebro). Prevenir lesão em órgãos secundários. Identificar e tratar a causa da doença aguda. Instituir medidas que melhorem a sobrevivência neurologicamente intacta de longo prazo. Minimizar o risco de deterioração do estado da criança durante o transporte para o próximo nível de cuidados.[2,3]

Qual a monitorização necessária na síndrome pós-PCR?

- Monitorização geral (minimamente requerida): eletrocardiografia (ECG) contínua, oximetria de pulso, débito urinário por meio de sondagem vesical de demora, pressão arterial invasiva (PAI), pressão venosa central (PVC), saturação venosa central de O_2 (SvO_2) – indicador indireto do débito cardíaco, lactato sérico, glicemia, eletrólitos, hemograma completo, gasometria arterial, temperatura (preferencialmente por meio de sensor esofágico ou vesical) e raios X de tórax.[1,4]
- Monitorização hemodinâmica avançada: ecocardiograma – para avaliação direta do débito cardíaco, cateter em artéria pulmonar – monitorização invasiva do débito cardíaco e da resistência vascular sistêmica e pulmonar.[1,4]
- Monitorização neurológica: eletroencefalograma (EEG) – para detecção precoce de convulsões pós-isquêmicas, tomografia computadorizada ou ressonância nuclear magnética de crânio em pacientes que permanecem inconscientes.[1,4]

Quais as metas do tratamento respiratório no período pós-ressuscitação?

As vítimas de PCR que apresentam retorno da circulação espontânea, em geral, necessitam do estabelecimento de via aérea avançada e suporte ventilatório. As crianças devem ser mantidas com a cabeceira centrada e elevada a 30°, para facilitar o retorno venoso, reduzir o risco de pneumonia associada à ventilação pulmonar mecânica e o risco de edema cerebral.[1,4]

Sempre que possível, o posicionamento do tubo endotraqueal deve ser monitorizado continuamente por meio de capnografia, e a oxigenação por meio de oxímetro de pulso.[2,4] A fim de minimizar a formação de radicais livres de O_2 e as lesões por ele induzidas, deve-se utilizar a menor fração inspirada de oxigênio (FiO_2) possível e que mantenha a saturação de oxigênio igual ou maior que 94%. A hiperóxia deve ser evitada mesmo por curtos períodos.[2,4]

A hiperventilação é contraindicada, pois aumenta a pressão intratorácica, prejudicando o débito cardíaco. Além disso, a hipocapnia induzida pela hiperventilação reduz o fluxo sanguíneo cerebral, agravando a lesão neurológica isquêmica e causando lesões cerebrais secundárias.[2,3]

A ventilação deve ser ajustada de modo a manter a pressão parcial de gás carbônico expirado ($PetCO_2$) entre 35 e 40 mmHg e a pressão arterial de gás carbônico ($PaCO_2$) entre 40 e 45 mmHg. Sempre que possível, deve ser obtida gasometria arterial 10 a 15 minutos após o estabelecimento dos parâmetros ventilatórios e a equipe médica deve realizar os ajustes necessários.[4]

Para evitar assincronia do paciente em ventilação pulmonar mecânica, o que pode ser prejudicial à oxigenação e à ventilação, deve-se controlar a dor e a agitação com analgésicos e sedativos.[1,4]

A sonda gástrica deve ser mantida aberta para promover descompressão gástrica e prevenir prejuízo à expansão pulmonar.[2,3]

Com relação ao sistema cardiovascular, quais são as prioridades de tratamento?

A isquemia resultante de uma PCR e a subsequente reperfusão podem causar disfunção circulatória, que pode durar horas após o retorno da circulação espontânea. As metas do tratamento circulatório são manter a pressão arterial e o débito cardíaco adequados, a fim de restaurar ou manter a oxigenação dos tecidos e a transferência de substratos metabólicos. As prioridades de tratamento são: restaurar o volume intravascular (pré-carga), tratar a disfunção miocárdica, controlar arritmias, manter uma pressão arterial normal e a perfusão sistêmica adequada, manter SpO_2 e PaO_2 adequados, manter hemoglobina adequada e considerar tratamentos para reduzir a demanda metabólica.[2,3]

Descreva o suporte hemodinâmico na síndrome pós-PCR.

Disfunção miocárdica e instabilidade vasomotora são comuns após a reanimação. A síndrome pós-PCR pode evoluir de um estado inicial hiperdinâmico para depressão miocárdica e choque hipodinâmico. O suporte hemodinâmico tem por objetivo otimizar a perfusão orgânica e o transporte de oxigênio aos tecidos, adequando-o ao consumo.[2,4]

O tratamento precoce da instabilidade hemodinâmica pode modular a resposta inflamatória sistêmica, reduzir a disfunção de órgãos e impedir a recorrência de PCR. Deste modo, se após o retorno da circulação espontânea o paciente apresentar sinais clínicos de choque, associados ou não a alterações laboratoriais, deverá receber suporte hemodinâmico imediatamente.[2,4]

Expansão volêmica

A primeira intervenção para sinais de choque é a administração de um bólus de 10 a 20 mL/kg de cristaloide isotônico (SF0,9% ou Ringer lactato). Se houver suspeita de disfunção miocárdica, considerar a administração de um bólus de fluido menor (5 a 10 mL/kg). É fundamental a reavaliação clínica e da PVC a cada alíquota pois, diferentemente do choque séptico, a tolerância a altas cargas de volume pode ser baixa na síndrome pós-PCR. O objetivo é manter a PVC entre 8 e 12 mmHg. Estes valores são baseados naqueles utilizados em casos de choque séptico, pois não há estudos em pediatria que permitam determinar o valor ótimo da PVC na síndrome pós-PCR.[2,4]

Medicações vasoativas

Os lactentes e crianças com síndrome pós-PCR, em geral, apresentam sinais clínicos de choque frio (pulsos filiformes, extremidades frias e enchimento capilar lento) e necessitam de medicações vasoativas quando tais sinais persistem após a infusão de fluidos. No entanto, vasopressores são usados naqueles que apresentam hipotensão arterial ou sinais de choque quente (pulsos amplos, tempo de enchimento capilar rápido e extremidades quentes), apesar da adequação volêmica.[2,5]

Epinefrina/adrenalina

É um potente agente vasoativo capaz de diminuir ou aumentar a resistênciavascular sistêmica (RVS), dependendo da dose da infusão. Em doses baixas, predominam os efeitos sobre receptores beta-adrenérgicos, portanto, ações inotrópica e cronotrópica positivas. Em doses mais altas, passa a predominar o efeito alfa-adrenérgico, portanto, a vasoconstrição periférica. A epinefrina é usada como inotrópico quando o paciente apresenta clínica de choque hipodinâmico, que é o padrão de choque mais frequente em pediatria; sendo preferível à dopamina em crianças com acentuada instabilidade circulatória e choque hipotensivo.[2,4]

Dopamina

Assim como a epinefrina, os efeitos da dopamina são dose-dependente, agindo como inotrópico e cronotrópico em doses baixas e como vasopressor em doses mais altas. No entanto, seus efeitos beta e alfa-adrenérgicos ocorrem de forma indireta, por meio da liberação de depósitos endógenos de norepinefrina. Por esse motivo, o choque pode ser refratário à administração de dopamina nas situações onde os depósitos endógenos de norepinefrina já foram depletados, como em lactentes sob estresse agudo intenso ou pacientes com insuficiência cardíaca crônica. Está mais associada a taquiarritmias que a dobutamina e a epinefrina.[2,4]

Dobutamina

Tem ação seletiva em receptores beta-1 e beta-2 adrenérgicos, aumentando a contratilidade miocárdica, com diminuição da resistência vascular sistêmica. Pode melhorar o débito cardíaco e a pressão arterial quando a queda desta deve-se à disfunção miocárdica.[2,4]

Norepinefrina/noradrenalina

É um potente vasoconstritor periférico, e a medicação de escolha para o tratamento do choque com baixa resistência vascular sistêmica. Também pode ser usada no choque hipodinâmico com hipotensão arterial, apesar da adequação volêmica. Na síndrome pós-PCR em crianças, como a disfunção miocárdica é frequente, deve ser usada com cautela, pois aumenta a pós-carga ventricular.[2,4]

Milrinona

É inibidor da fosfodiesterase, com efeito inotrópico e inodilatador (vasodilatador). Aumenta o débito cardíaco sem aumentar a frequência cardíaca, o que faz com que interfira menos com o consumo de oxigênio pelo miocárdio. Pode ser necessário administrar fluidos adicionais porque os efeitos vasodilatadores expandirão o espaço vascular. Está indicada para o tratamento do choque por disfunção miocárdica, acompanhado de evidências de aumento da resistência vascular sistêmica ou pulmonar. Porém, apresenta meia-vida longa e seus efeitos podem persistir mesmo após a interrupção da infusão.[2,4]

Quais os cuidados de enfermagem na administração de substâncias vasoativas?

Entre os cuidados de enfermagem a pacientes em uso de substâncias vasoativas estão: estabelecer critérios de diluição das substâncias por meio de protocolos institucionais, observar aspecto da solução antes e durante a administração, administrar em bomba de infusão, manter cuidados com o acesso venoso que deverá ser central, controlar a velocidade de infusão das substâncias, manter o peso do paciente atualizado, conhecer a ação, estabilidade e interação medicamentosa das substâncias e se é fotossensível, monitorizar sinais vitais, estar atento às variações dos sinais do paciente por meio da aferição e monitorização contínua, atentar para alterações do traçado de ECG, monitorização do débito urinário e perfusão sanguínea, monitorizando estes controles a cada hora ou conforme prescrição de enfermagem, registrar controles, incluindo a alteração de vazão das substâncias na bomba de infusão, previamente prescrita pelo médico.[1]

O conhecimento sobre as indicações, limitações e efeitos hemodinâmicos das substâncias vasoativas é essencial para uma utilização consciente e crítica desses potentes medicamentos, pois podem se tornar uma importante causa de iatrogenia, caso utilizados de maneira inadequada.

Qual a importância do controle glicêmico na síndrome pós-PCR?

Em pacientes graves, tanto adultos como crianças, tem sido relatada alta frequência de hiperglicemia. A liberação de fatores humorais e de citocinas pró-inflamatórias, assim como a disponibilização de glicose por vias alternativas e a resistência periférica aumentada à ação da insulina, promovem disfunção endotelial e elevam os níveis séricos de glicose.[2,4]

Tal resposta neuroendócrina e metabólica ao estresse foi marcadamente descrita como sendo uma resposta adaptativa. Estudos recentes questionam o papel da hiperglicemia como agente deletério direto da homeostase ou como marcador de gravidade do processo inflamatório.[4]

Embora a hiperglicemia no paciente crítico tenha sido relacionada com o aumento da mortalidade e pior prognóstico neurológico, não está estabelecida a relação de causa-efeito e é possível que os altos índices glicêmicos sejam apenas marcadores de gravidade, não havendo, até o momento, definição sobre o impacto do controle glicêmico por meio de insulinoterapia intravenosa contínua sobre a mortalidade; o assunto é bastante controverso.[4]

Os *guidelines* pediátricos sobre cuidados pós-PCR não trazem recomendação específica quanto ao nível glicêmico a ser mantido. É possível que, em função do risco de hipoglicemia, haja uma tolerância maior com níveis glicêmicos até 180 mg/dL em lactentes e crianças.[4]

Quando utilizada terapia insulínica, ela deve ser preferencialmente instituída por via intravenosa contínua e com rigorosa monitorização da glicemia.[1,4]

Quais são as prioridades de tratamento relacionadas ao sistema neurológico?

As metas de tratamento neurológico no período pós-ressuscitação são preservar a função cerebral e prevenir lesão neurológica secundária. As prioridades de tratamento são: manter a perfusão cerebral adequada, manter a normoglicemia, controlar a temperatura, tratar a pressão intracraniana elevada, pesquisar e tratar a causa de convulsões.[2,3]

Como acontece a prevenção de lesões neurológicas secundárias?

As lesões cerebrais são importante causa de morbidade e mortalidade após um evento de PCR. Sua fisiopatologia inclui eventos moleculares complexos desencadeados por isquemia e reperfusão cerebral, os quais podem ocorrer de horas a dias após o retorno da circulação. As condições clínicas durante o período pós-PCR podem exacerbar ou atenuar essas lesões, com consequente impacto no prognóstico. Existem inúmeras manifestações clínicas devidas às lesões cerebrais na síndrome pós-PCR, que vão desde convulsões, mioclonias e disfunções cognitivas até estado neurovegetativo e morte encefálica.[2,4]

Como a pressão de perfusão cerebral (PPC) é dada pela diferença entre a pressão arterial média (PAM) e a pressão intracraniana (PIC), é fundamental manter a estabilidade hemodinâmica.[2,4]

Evitar a hiperventilação, pois a hipocapnia causa redução do fluxo sanguíneo cerebral por vasoconstrição, podendo aumentar as lesões neurológicas. A única exceção é a presença de sinais clínicos de herniação cerebral, tais como: anisocoria pupilar, alterações motoras e bradicardia associada à hipertensão arterial. Nessa situação específica, a hiperventilação pode ser usada como terapia de resgate, por pouco tempo, até a reversão da herniação.[2,3]

Se houver evidência de edema cerebral e hipertensão intracraniana, o tratamento padrão é manter o posicionamento com cabeceira centrada e elevada a 30°, sedação, analgesia, bloqueio neuromuscular e soluções hipertônicas.[2,3]

Convulsões são frequentes em crianças que permanecem em coma pós-PCR, e o EEG deve ser realizado assim que possível. Não há evidências de que o uso profilático de anticonvulsivantes melhore o prognóstico neurológico; no entanto, aceita-se que convulsões não tratadas podem levar a lesões neurológicas secundárias após o retorno de circulação espontânea e, portanto, devem ser tratadas agressivamente. Causas metabólicas, como hipoglicemia e distúrbios hidreletrolíticos devem ser pesquisados e corrigidos como possíveis causas das convulsões.[2,4]

O que é hipotermia terapêutica?

A hipotermia terapêutica (HT) consiste na redução controlada da temperatura corpórea do paciente, tendo um alvo predefinido de temperatura: sendo considerada leve se a temperatura estiver entre 32 e 34 °C, moderada entre 28 e 32 °C e profunda ao apresentar-se menor que 28 °C.[1,4,7]

Qual a recomendação de uso da hipotermia terapêutica?

Em 2010, as recomendações publicadas pela AHA para os cuidados pós-PCR incluíram a sugestão de se considerar a HT em crianças que se mantenham comatosas após o retorno da circulação espontânea, embora não existam trabalhos randomizados e controlados nesse período de vida que reforcem tal recomendação. A AHA refere que mesmo que não haja tais trabalhos na população pediátrica, seu benefício em adultos e neonatos foi bem documentado, o que pode ajudar na consideração de tal terapêutica. A introdução da HT deve ser o mais precoce possível.[2,4]

Apesar alta eficácia da hipotermia em reduzir a extensão do dano neurológico pós-PCR, a HT tem sido um tratamento subutilizado, mesmo na faixa etária adulta, no qual os protocolos e a eficácia da terapêutica já estão bem definidos.[4,7,8]

Qual o mecanismo de ação da hipotermia terapêutica pós-PCR?

A isquemia neuronal pós-PCR pode persistir por várias horas pós-ressuscitação. A hipotermia tem ação neuroprotetora contra vários mecanismos bioquímicos deletérios, tornando-se o primeiro tratamento eficaz em reduzir o dano neurológico isquêmico em pacientes pós-PCR. A melhora dos desfechos atribuída à hipotermia só aconteceu no momento em que ficaram claros seus mecanismos de ação, com o entendimento de que a hipotermia leve (32 a 34 °C), ao invés da hipotermia profunda (≤ 30 °C), era suficiente para promover neuroproteção a custos de efeitos adversos menores. Esse entendimento adveio do fato que a redução da demanda metabólica cerebral não é o único mecanismo de proteção cerebral da hipotermia, apesar de ser importante. O metabolismo cerebral reduz de 6 a 10% para cada 1 °C na queda da temperatura. Quando a temperatura cai abaixo de 32 °C, a taxa metabólica cerebral diminui para aproximadamente 50% do normal, e o consumo de O_2 e a produção de CO_2 acompanham proporcionalmente essa queda. Durante o período de isquemia-reperfusão, que se inicia com a parada cardíaca, ocorre uma grande redução das moléculas de alta energia, como adenosina trifosfato. A consequência imediata desse fenômeno é a mudança do metabolismo celular de aeróbio para anaeróbio.[1,4,7,8]

A glicólise anaeróbia eleva os níveis intracelulares de fosfato, lactato e íons hidrogênio, resultando em acidose intra e extracelular, o que promove o influxo de cálcio para dentro das células. O influxo de cálcio é muito deletério para a célula, pois produz disfunção mitocondrial e perturbações no funcionamento das bombas de sódio e potássio, levando à despolarização das membranas celulares e liberação de glutamato, um neurotransmissor excitatório, para o extracelular. A acidose intracelular, que estimula os processos destrutivos celulares e apoptose, pode ser evidenciada pela elevação dos níveis de lactato cerebral. A hipotermia inibe esses processos excitatórios deletérios para a célula. A hipóxia é responsável por alterações nas membranas celulares que determinam a formação de edema citotóxico e quebra da barreira hematoencefálica. O resultado disso é o desenvolvimento de hipertensão intracraniana que leva a um ciclo vicioso de isquemia cerebral. A hipotermia tem a capacidade de reduzir a permeabilidade vascular, minimizando o aparecimento de edema cerebral.[4,7,8]

A isquemia-reperfusão gera grandes quantidades de radicais livres. Essas moléculas são deletérias para a célula, pois causam a peroxidação das membranas celulares. O dano oxidativo é reduzido sob condições de hipotermia e é tanto menor quanto menor for a temperatura. Associado ao dano oxidativo, existe também um desequilíbrio na liberação de mediadores pró-inflamatórios, que também é minimizado a temperaturas mais baixas.[7,8]

Um outro mecanismo implicado nos efeitos neuroprotetores da hipotermia parece ser a indução de efeitos anticoagulantes que ocorrem a temperaturas abaixo dos 35 °C. A ativação da coagulação tem um papel importante no desenvolvimento da injúria de isquemia-reperfusão, com formação de fibrina e bloqueio da microcirculação. A hipotermia interfere também com a liberação de endotelina e tromboxano A_2, dois potentes vasoconstritores e agregantes plaquetários.[7,8]

A supressão da atividade epiléptica é mais um provável efeito benéfico da hipotermia no contexto da encefalopatia anóxica, pois as crises convulsivas e não convulsivas determinam grande aumento do consumo de oxigênio pelo cérebro. Esses mecanismos todos têm diferentes pesos no desenvolvimento da injúria isquêmica, bem como sofrem a interferência da HT em maior ou menor grau, na dependência das temperaturas atingidas.[7,8].

Liste os efeitos benéficos e deletérios da hipotermia.

Diminuição do consumo de oxigênio e da produção de gás carbônico, diminuição da pressão intracraniana, desvio da curva de dissociação da oxi-hemoglobina para esquerda, possibilidade de causar vasodilatação coronariana (o que previne as lesões miocárdicas por aumento da perfusão), possibilidade de ocasionar a queda da frequência cardíaca e da pressão arterial, arritmias, prolongamento do intervalo PR e diminuição do débito cardíaco, tremores, diminuição da motilidade intestinal, diurese profusa, aumento da resistência insulínica, diminuição da imunidade, coagulopatias e alteração da farmacocinética de medicações.[1,4,7]

Quais são as fases da hipotermia terapêutica?

Fase de identificação dos pacientes

Já bem definida em adultos, desde 2003 a ILCOR recomenda o uso de HT para todos os pacientes sobreviventes pós-PCR que permaneçam comatosos após a reanimação, independentemente do ritmo da PCR e do local onde ocorreu o evento. Devem ser excluídos os pacientes reanimados por mais de 60 minutos, aqueles com retorno da circulação espontânea há mais de 6 horas, pacientes com estado de coma prévio à PCR, as gestantes e aqueles com sangramento ativo ou coagulopatia.[1,4,7]

Fase de indução da hipotermia

A temperatura-alvo a ser atingida é 32 a 34 °C. Esse alvo representa um equilíbrio entre os benefícios clínicos e os efeitos adversos, que se exacerbam muito a temperaturas mais baixas. Arritmias cardíacas são frequentes abaixo de 31 °C, e abaixo de 28 °C o risco de FV aumenta muito. Além disso, essa faixa de temperatura (32 a 34°C) é facilmente atingida com métodos não invasivos de resfriamento. O método ideal de resfriamento é aquele que atinge de modo mais rápido a temperatura-alvo sem provocar lesões, além de permitir a manutenção da temperatura-alvo de forma sustentada pelo período desejado.[1,7,8]

A monitorização inicial do paciente deve incluir eletrocardiograma contínuo, equilíbrio hídrico, medida invasiva da pressão arterial e medida da temperatura central através de cateter vesical ou termômetro esofágico. A monitorização intra-arterial da pressão é muito importante, pois o desenvolvimento de hipotensão durante a HT é comum, e frequentemente demanda o uso de substâncias vasoativas. Hipovolemia é a regra nesse cenário também, pois a hipotermia é responsável por diurese profusa. É preciso ficar atento para que essa não seja uma causa adicional de baixo débito cardíaco, comumente presente na síndrome pós-ressuscitação.[7]

Exames laboratoriais devem incluir hemograma, plaquetas, coagulação, eletrólitos e gasometria arterial, a serem coletados no tempo zero e, após, a cada 6 ou 12 horas. Pequenas alterações da coagulação são observadas em condições de hipotermia, comprometendo discretamente a formação do trombo. A oxigenação do sangue e os ajustes ventilatórios são mais bem avaliados por meio de gasometrias arteriais, pois a oximetria de pulso não é um parâmetro adequado durante a HT em função da vasoconstrição cutânea induzida pela hipotermia. O resfriamento causa fluxo intracelular de potássio, magnésio, cálcio e fósforo, resultando em baixos níveis séricos desses íons, podendo causar arritmias graves. Recomenda-se iniciar a reposição de eletrólitos na fase de indução e a suspensão no reaquecimento.[7]

Sedação e analgesia adequadas são aspectos fundamentais durante a indução da HT. O tremor é uma resposta fisiológica normal na tentativa de manter a temperatura corporal. O aparecimento de tremores é contraproducente, pois gera calor e retarda o processo de resfriamento, além de aumentar muito o consumo de oxigênio e a pressão intracraniana. Frequentemente, é necessário acrescentar bloqueadores neuromusculares ao esquema de sedação na tentativa de conter os tremores.[4,7]

Com relação aos métodos de resfriamento, pode-se dizer que o método ideal seria aquele capaz de: induzir hipotermia rapidamente sem risco de hiper-resfriamento; manter a temperatura desejada durante a fase de manutenção, sem grandes oscilações; propiciar um reaquecimento controlado e lento; ser minimamente invasivo e ter custos baixos.[7] A remoção de calor pode ser induzida de forma não invasiva ou invasiva. Os métodos não invasivos, ou convencionais, incluem a utilização de pacotes de gelo, o uso de mantas térmicas, o uso de equipamentos comerciais de resfriamento de superfície e a infusão de soluções geladas. Esses métodos são bastante eficazes em induzir hipotermia, porém, o controle do ritmo das alterações da temperatura é menos apurado e o risco de hiper-resfriamento é maior, além de impor maior dificuldade ao reaquecimento. A associação desses métodos tem sido utilizada em vários estudos de HT, com bons resultados. A infusão rápida de solução salina a 4 °C na dose de 30 a 40 mL/kg, por via periférica ou central, é capaz de produzir uma queda na temperatura de 2 a 4 °C.[7] Juntamente com a utilização de SF 0,9% gelado, a aplicação de pacotes de gelo nas superfícies do pescoço, das axilas e das virilhas é uma forma simples e fácil de manter o resfriamento. Os pacotes de gelo externos devem ser trocados a cada vez que estiverem derretidos e deve-se atentar para as lesões de pele produzidas pelo frio. As mantas térmicas podem ser colocadas duplamente: uma sob o paciente e outra sobre ele. A aplicação de gelo associado a cobertores térmicos é a forma menos dispendiosa de induzir HT, porém, estudos já demonstraram que o hiper-resfriamento acontece quase invariavelmente, podendo ter complicações graves, caso seja muito profundo ou prolongado.[1,7,8]

Atualmente, o método mais eficaz de produzir hipotermia é através do uso de cateteres endovasculares que proporcionam um excelente controle de temperatura, tanto na indução quanto na manutenção e no reaquecimento. É muito rápido em induzir hipotermia, diminuindo a temperatura numa velocidade de 2 a 2,5 °C/hora. Esse é um sistema que utiliza um cateter venoso central especial, de metal recoberto, por onde circula água conectado a um equipamento externo que a refrigera. O cateter pode ser introduzido via femoral, subclávia ou jugular e tem riscos de complicações mecânicas, além de risco de infecção e trombose venosa. Sua experiência de uso ainda é limitada e seu custo elevado. Quando utilizado, se mostra menos trabalhoso para a equipe que os métodos convencionais.[1,7]

Fase de manutenção da hipotermia

A temperatura deve ser medida constantemente, com o objetivo de mantê-la entre 32 e 34 °C durante 24 horas.[7] Um ponto importante do cuidado desses pacientes são os parâmetros hemodinâmicos. Níveis de pressão arterial média adequados a faixa etária são recomendados em pacientes pós-PCR, podendo ser necessária reposição volêmica e infusão de vasopressores para se atingir esses valores. O vasopressor mais comumente utilizado durante a HT é a noradrenalina.[1,7]

A hipotermia é causa de resistência insulínica. A monitorização da glicemia deve ser feita com sangue coletado de acesso venoso, pois a vasoconstrição cutânea pode alterar os resultados. As dosagens laboratoriais podem ser programadas a cada 6 ou 12 horas, na dependência de resultados prévios, e incluem os mesmos exames da fase de indução. A oximetria de pulso não é um parâmetro adequado durante a hipotermia, devendo-se proceder os ajustes da ventilação mecânica baseados em valores gasométricos.[1,7]

Não está indicado alimentar os pacientes durante o tratamento com HT, pois existe um retardo do esvaziamento gástrico nesses pacientes. Além disso, existe um risco aumentado de pneumonia associada à ventilação mecânica (PAV), em razão de possível aspiração durante a PCR e da diminuição da imunidade associada à hipotermia. Portanto, é preciso ser rigoroso na aplicação de medidas de prevenção da PAV.[4,7]

Outro ponto fundamental do manejo dessa fase é sedação e analgesia. Além das infusões contínuas, podem ser necessárias doses adicionais em bólus para a manutenção adequada dos níveis de sedação. Um melhor controle da sedação é feito por meio do uso de escalas de sedação ou da utilização do BIS (Bispectral Index). O aparecimento de convulsões pode ser mascarado pela sedação e bloqueio neuromuscular, o que indica o uso de monitorização eletroencefalográfica contínua, caso esta esteja disponível. Crises convulsivas e tremores requerem tratamento agressivo em qualquer fase, pois aumentam muito as demandas metabólicas de oxigênio. Na 12ª hora após o início da hipotermia, deve-se reavaliar a necessidade do uso de bloqueadores neuromusculares e interrompê-los, ou reduzi-los, caso não haja evidência de tremores.[4,7]

A ocorrência de arritmias graves ou sangramentos nessa fase impõe a suspensão do resfriamento. A monitorização eletrocardiográfica contínua é fundamental durante todo o tratamento. Caso o paciente apresente qualquer sinal de despertar, interrompe-se prontamente a hipotermia e permite-se o reaquecimento espontâneo.[7]

Fase de reaquecimento

Essa fase inicia após 24 horas do início da indução do resfriamento e deve ser lenta, numa velocidade de 0,2 a 0,4 °C/hora, durante 12 horas, até que se atinja temperatura entre 35 e 37 °C. O reaquecimento pode ser passivo ou ativo. O reaquecimento passivo até uma temperatura central de 35 °C costuma levar em torno de 8 horas.[1] Se for feito com a ajuda de manta térmica, essa deve ser retirada quando a temperatura alcançar 35 °C.

Caso sejam utilizados equipamentos comerciais de resfriamento externo ou cateteres endovasculares, programa-se a velocidade do reaquecimento. Essa é uma das maiores vantagens desses equipamentos, que é favorecer o melhor controle da velocidade de variação da temperatura.[1,7]

Instabilidade hemodinâmica com vasodilatação periférica e hipotensão faz parte da síndrome pós-reperfusão e é muito comum à medida em que a temperatura vai aumentando. Pode exigir o uso de doses mais altas de vasopressores. Outra preocupação da fase de reaquecimento é o desenvolvimento de hipercalemia, pois o potássio que migrou para dentro da célula durante a hipotermia retorna para o extracelular. Isso pode ocorrer de maneira rápida e ser causa de arritmias. Todas as soluções contendo potássio ou magnésio devem ser interrompidas nesse ponto. Desliga-se também a infusão de insulina, pelo risco de hipoglicemia.[1,7] Ao se atingir a temperatura de 35 °C, suspende-se a sedação contínua.[7,8]

Após o término da HT, recomenda-se tratar febre agressivamente, caso ocorra, porque está associada a desfechos desfavoráveis em pacientes pós-PCR.[1,5,7]

Quais são os cuidados de enfermagem durante a hipotermia terapêutica?[1,4]

- Manter o paciente sedado e relaxado, conforme prescrição médica. É necessária a vigilância de movimentos espontâneos, mioclonias ou tremores que indicariam relaxamento e/ou sedação insuficiente.
- Atentar ao aparecimento de lesões por pressão (LP), já que o risco aumenta pelo relaxamento muscular e pela má perfusão capilar produzida pela hipotermia.
- Vigiar as zonas potenciais de sangramento. Sua ocorrência significa que o paciente pode necessitar de transfusão de plasma e/ou plaquetas.
- Atentar-se para o fato de que o paciente com hipotermia é especialmente suscetível às infecções, e que por isso são necessárias medidas de assepsia estrita. Para evitar a pneumonia, recomenda-se deixar a cabeceira da cama elevada a 30°.
- Controlar a temperatura constantemente, sendo responsável pela manutenção dos níveis térmicos.
- Realizar cuidado com os olhos e usar agente umidificante, mantendo as pálpebras ocluídas.
- Como a condução da HT exige não apenas uma categoria de profissional, e sim equipe multidisciplinar, é de extrema importância uma comunicação clara e registrada, com reconhecimento e conhecimento do processo por cada membro, para a definição de objetivos da terapia, planejamento do reaquecimento e controle direcionado da temperatura.

Com relação aos outros sistemas, quais as prioridades de tratamento?[2,3]

- Sistema renal: em caso de disfunção renal após ressuscitação, as metas do tratamento são: minimizar a lesão renal secundária e manter o equilíbrio eletrolítico e volêmico. As prioridades são: otimizar a perfusão e a função renais e corrigir desequilíbrio de ácido-base. Monitorizar o débito urinário por meio de cateter vesical.
- Sistema gastrointestinal: uma grande meta de tratamento gastrointestinal durante os cuidados pós-ressuscitação é restaurar e manter a função gastrointestinal, inclusive

as funções hepática e pancreática. Outra grande meta é minimizar o risco de aspiração de conteúdo gástrico para as vias aéreas. As prioridades são: fornecer suporte à perfusão sistêmica, aliviar a distensão gástrica (SNG), corrigir anormalidades eletrolíticas que possam estar contribuindo para disfunção gastrointestinal e fornecer suporte à função hepática.

- Sistema hematológico: as metas do tratamento hematológico durante o período pós-ressuscitação são otimizar a capacidade de transporte de oxigênio e a função da coagulação. Identificar se há hemorragia interna ou externa. Avaliar a pele e as mucosas quanto à palidez, petéquias ou contusão.

Qual a importância dos exames de neuroimagem?

Os exames de neuroimagem podem ser solicitados para pacientes que permanecerem comatosos após 24 horas de PCR. Além de fornecer informações sobre lesões estruturais, isquemia e hemorragias intracranianas que podem ter contribuído para a PCR, os exames de neuroimagem são também utilizados em conjunto com a avaliação clínica como preditores do prognóstico neurológico. A ressonância magnética e a tomografia computadorizada de crânio são os exames mais frequentemente utilizados.[1,5]

Referências bibliográficas

1. Viana RAPP, Torre M. Enfermagem em terapia intensiva: práticas integrativas. São Paulo: Manole; 2017.
2. American Heart Association. Manual do profissional. Suporte avançado de vida em pediatria (PALS); 2018.
3. American Heart Association. Manual do profissional. Suporte avançado de vida em pediatria (PALS); 2017.
4. Capri MF, Martin JG, Fioretto JR. Cuidados pós-parada cardiorrespiratória em pediatria. In: Associação de Medicina Intensiva Brasileira, Sociedade Brasileira de Pediatria; Piva JP, Carvalho WB, organizadores. PROTIPED programa de atualização em terapia intensiva pediátrica: ciclo 6. Porto Alegre: Artmed Panamericana. 2015; 41-64. (Sistema de educação continuada a distância, v.4).
5. Piva JP, Ramos PCG. Reanimação cardiopulmonar. In: Piva Jefferson Pedro, Ramos Pedro Celiny. Medicina intensiva em pediatria. 2 ed. Brasil: Revinter. 2014; 47.
6. Carvalho PRA, Silva APP, Muller H. Tópicos atuais na reanimação cardiopulmonar. In: Associação de Medicina Intensiva Brasileira, Sociedade Brasileira de Pediatria; Piva JP, Carvalho WB, organizadores. PROTIPED programa de atualização em terapia intensiva pediátrica: ciclo 8. Porto Alegre: Artmed Panamericana. 2016; 11-44. (Sistema de educação continuada a distância, v.1).
7. Rech TH, Vieira SRR. Hipotermia terapêutica em pacientes pós-parada cardiorrespiratória. Revista Brasileira de Terapia Intensiva. 2010; 22(2):196-205.
8. Souza JE. Hipotermia terapêutica pós-reanimação cardiorrespiratória: uma revisão bibliográfica. São Paulo: Revista Científica de Enfermagem. 2013; 3(8):25-35.

50 CAPÍTULO

Diabetes e Cetoacidose Diabética

Daniela Bright ■ Sabrina dos Santos Pinheiro

O que é diabetes e quais os tipos?

O diabetes *mellitus* (DM) clínico é uma síndrome de distúrbios metabólicos com hiperglicemia inapropriada devido a uma deficiência absoluta ou relativa de insulina. Também pode haver um defeito na ação da insulina (resistência à insulina).[3]

Pode ser classificado nas seguintes categorias gerais: diabetes tipo 1 A – deficiência de insulina por destruição autoimune das células β comprovada por exames laboratoriais; diabetes tipo 1 B – deficiência de insulina de natureza idiopática; DM tipo 2 – perda progressiva de secreção insulínica combinada com resistência à insulina; DM gestacional – hiperglicemia de graus variados diagnosticado durante a gestação, na ausência de critérios de DM; e outros tipos de DM (monogênicos (MODY), diabetes neonatal, secundário a endocrinopatias, secundário a doenças do pâncreas exócrino, secundário a infecções, secundário a medicamentos).

As categorias de pré-diabetes (condição na qual os valores glicêmicos estão acima dos valores de referência, mas ainda abaixo dos valores diagnósticos de DM), além de conferirem risco aumentado para desenvolvimento de DM, também estão associadas a maior risco de doença cardiovascular e complicações crônicas.[2]

Quais os sinais e sintomas de diabetes?

Poliúria, polidipsia, polifagia e perda ponderal, seguidos pelos seguintes sintomas: sinais de desidratação, vômitos, dor abdominal, hiperpneia ou taquicardia, hálito cetônico, taquicardia e sinais de má perfusão periférica, graus variáveis de redução do sensório, inclusive coma, déficits neurológicos focais (nos casos com edema cerebral).[3]

Como é feito o diagnóstico[6] de diabetes?

O diabetes pode ser diagnosticado com base nos critérios de glicose plasmática, valor de glicose em jejum ou valor de 2 h de glicose no plasma durante um teste oral de 75 g de glicose (TOTG), ou critérios de hemoglobina glicada (A1C).

São sinais clínicos de diabetes:

- Glicemia de jejum ≥ 126 mg/dL; ou
- Glicemia plasmática após 2 h do TOTG ≥ 200 mg/dL; ou
- A1C ≥ 6,5%; ou
- Paciente com hiperglicemia com medida aleatória de glicose plasmática ≥ 200 mg/dL.

O que é insulina?

A insulina é um hormônio anabólico essencial na manutenção da homeostase de glicose e do crescimento e diferenciação celular. É secretada pelas células β das ilhotas pancreáticas após as refeições em resposta à elevação da concentração dos níveis circulantes de glicose e aminoácidos. Seu papel fisiológico é controlar a homeostase glicêmica por meio do estímulo à captação de glicose nos tecidos sensíveis à insulina (músculo esquelético e tecido adiposo) e da inibição da liberação de glicose pelo fígado.[14]

A insulina comercializada é um hormônio proteico com duas cadeias interligadas de aminoácidos, não podendo ser administrado por via oral, pois é degradado pelas enzimas digestivas e intestinais. A maior parte da insulina fabricada é extraída do pâncreas bovino e suíno, que é bem parecida com a humana, pois apenas o último aminoácido é diferente. Com o desenvolvimento da bioengenharia genética passou-se a produzir quimicamente insulinas humanas sintetizadas por técnicas de recombinação de DNA, a partir de bactérias ou de células de outros tecidos, que se apresentam livres de impurezas e com uma menor ação antigênica. Dessa maneira, hoje temos insulinas de origem animal (suína, bovina ou mista) e humana disponíveis no mercado.[15]

Quais os tipos de insulina?

No Brasil, encontramos três tipos principais de insulina, que são caracterizadas quanto ao seu tempo de ação, início, pico e duração em horas. Além dessas, encontramos também no mercado as insulinas pré-misturadas em várias combinações, como, por exemplo, 70% de NPH e 30% de rápida.[15]

Quais os tipos de insulina mais utilizados no paciente crítico em uma UTIP?

Ver Tabela 50.1.

Quais os cuidados com a insulinoterapia por via SC?

A prega subcutânea, algumas vezes, é dispensável em adultos, quando se usam agulhas com 4 e 5 mm de comprimento. Recomenda-se, todavia, a realização de prega subcutânea em crianças, adolescentes e adultos, quando o local de aplicação escolhido for escasso de tecido subcutâneo, independentemente do comprimento da agulha usada. Para crianças com menos de 6 anos, indica-se a realização de prega subcutânea mesmo com agulhas de 4 e 5 mm de comprimento.[7]

Tabela 50.1. Tipos e características das insulinas utilizadas em paciente crítico

Princípio ativo	Início da ação	Pico de ação	Duração da ação	Observação
Ação ultrarrápida				
Lispro	< 15 minutos	2 a 2,5 h	3 a 4 h	• Administração somente por via subcutânea • Pode ser misturada com a NPH na mesma seringa, aspirando primeiro a lispro
Asparte	5 a 10 minutos	1 a 3 h	3 a 5 h	• Vias de administração: endovenosa e subcutânea • Diluição endovenosa em SF 0,9%, SG 5% ou SG 10%, sendo essa solução estável por 24 h em temperatura ambiente • Pode ser misturada na mesma seringa com a insulina NPH, aspirando a asparte primeiro
Glulisina	1 a 5 minutos	0,5 a 2,5 h	3 a 4 h	• Pode ser administrada por via subcutânea e endovenosa, sendo a diluição em SF 0,9% • Pode ser misturada com a NPH na mesma seringa, sendo que a glulisina deve ser aspirada primeiro
Ação rápida				
Regular	30 a 60 minutos	2 a 3 h	6 a 8 h	• Vias de administração: subcutânea, intramuscular e endovenosa. Na infusão contínua, pode ser diluída em SF 0,9%, SG 5% ou SG 10% e deve-se saturar o equipo com insulina por 30 minutos antes da infusão, para evitar adsorção • Solução da infusão contínua tem estabilidade de 24 h em temperatura ambiente • Pode ser misturada com outras insulinas, mas deve sempre ser aspirada primeiro
Ação intermediária				
NPH	2 a 4 h	6 a 10 h	14 a 18 h	• Via de administração somente subcutânea
Ação prolongada				
Glargina	1 a 2 h	Não tem	Até 24 h	• Administração somente por via subcutânea • Não pode ser misturada a outras insulinas
Detemir	1 a 2 h	Dose-dependente	18 a 24 h	• Administração somente por via subcutânea • Não pode ser misturada a outras insulinas
Ação intermediária + rápida – pré-mistura				
NPH 70% + regular 30%	30 e 30 minutos	6 a 10 h	14 a 18 h	

Fonte: Grossi;[10] Carvalho.[11]

Quais os locais de aplicação de insulina subcutânea?[9]

- Braços: face posterior, três a quatro dedos abaixo da linha da axila e acima do cotovelo.
- Nádegas: quadrante superior lateral externo.

- Coxas: face anterior e lateral externa, três a quatro dedos abaixo da virilha e acima do joelho.
- Abdome: região lateral direita e esquerda, distante três a quatro dedos da cicatriz umbilical.

O que é o rodízio dos locais de aplicação subcutânea?

O rodízio nos pontos de aplicação da insulina subcutânea é um ponto decisivo para o tratamento seguro e eficaz. Realizar a troca do local da punção a cada administração previne a lipo-hipertrofia e consequente hiperglicemia.[9] Abaixo, na Figura 50.1, encontramos os principais pontos de aplicação.

Quando houver a necessidade de várias punções deve-se fixar uma região para cada horário e alternar entre os pontos de aplicação da mesma região. Quando for uma ou duas aplicações ao dia pode-se utilizar a mesma região alternando os lados direito e esquerdo.[9]

Quais as etapas para a aplicação[9] de insulina com seringa?

1. Realizar assepsia com álcool 70% no local escolhido para aplicação; esperar secar.
2. Fazer a prega subcutânea, para evitar a injeção intramuscular.
3. Introduzir a agulha com movimento único, rápido, firme e leve, no ângulo preferencialmente de 90°.
4. Injetar insulina continuamente, mas não de modo muito rápido.
5. Manter a agulha no tecido subcutâneo, com o êmbolo pressionado, por, no mínimo, 5 segundos.
6. Soltar a prega subcutânea e remover a agulha suavemente, com movimento único.
7. Realizar suave pressão local, por alguns segundos.
8. Descartar o material em recipiente próprio.

Quais orientações sobre a conservação[9] da insulina?

Insulina é um hormônio que deve ser conservado de maneira adequada, para que sejam garantidas as suas propriedades farmacológicas. Algumas orientações para a conservação da insulina:

- Frascos de insulina nunca devem ser congelados (temperatura abaixo de 2 °C), somente refrigerados.
- Evite expor os frascos à luz do sol, pois a insulina pode sofrer degradação.
- O frasco de insulina lacrado deve ser conservado entre 2 e 8 °C para manter a potência e a estabilidade até a data de validade.
- O frasco de insulina aberto pode ser conservado entre 2 e 8 °C ou em temperatura ambiente, não ultrapassando 25 a 30 °C, com validade de 4 a 6 semanas.
- Quando mantido na geladeira o frasco de insulina deverá ser retirado da geladeira de 15 a 30 minutos antes da aplicação para prevenir dor e risco de irritação no local da aplicação.
- Não usar a insulina se notar mudança na cor e presença de grânulos.

Qual o tratamento do diabetes tipo 1?

O tratamento de crianças e adolescentes com DM1 deve considerar características únicas dessa faixa etária, e historicamente, segue a tríade composta por insulina, alimentação e atividade física. Contudo, muitas crianças descobrem o diagnóstico após terem cetoacidose diabética, necessitando de cuidados intensivos para estabilização do quadro clínico para, posteriormente, aprenderem a utilizar e a conviver com a insulina.

O tratamento medicamentoso depende da reposição de insulina, utilizando-se de esquemas e preparações variados e estabelecendo-se "alvos glicêmicos" pré e pós-prandiais para serem alcançados; contudo é importante enfatizar a necessidade de individualização dos objetivos glicêmicos, evitando-se tanto sequelas de hipoglicemias quanto alterações no sistema nervoso central decorrentes de hiperglicemias alternadas com hipoglicemias (Tabela 50.2).

Tabela 50.2. Metas glicêmicas propostas pela International Society for Pediatric and Adolescent Diabetes (ISPAD)

	Glicemia pré-prandial	Glicemia pós-prandial	Glicemia ao deitar	Glicemia da madrugada	HbA1c
Todas as idades	90 a 145 mg/dL	90 a 180 mg/dL	120 a 180 mg/dL	80 a 162 mg/dL	7,5%

Fonte: Acervo da autora.

A dose diária total de insulina preconizada em pacientes com DM1, com diagnóstico recente ou logo após diagnóstico de cetoacidose diabética, varia de 0,5 a 1 U/kg/dia. No entanto, alguns casos requerem doses maiores de insulina para a recuperação do equilíbrio metabólico. A dose diária depende de idade, peso corporal, estágio puberal, duração e fase do diabetes, estado do local de aplicação da insulina (presença de lipodistrofias), ingestão de alimentos e sua distribuição, automonitoramento e HbA1c, rotina diária, prática e intensidade da atividade física, bem como intercorrências (infecções e dias de doença).[3]

O que é cetoacidose?

Caracteriza-se clinicamente por desidratação, respiração acidótica e alteração do sensório. Os critérios laboratoriais definidos pela ISPAD, em 2014, são: hiperglicemia (glicemia > 200 mg/dL), acidose metabólica (pH < 7,3 ou bicarbonato sérico < 15 mmol/L), cetose (determinada pela presença de cetonas no sangue ou na urina).[3]

Existe escore de gravidade na cetoacidose diabética?

Sim, pode ser determinada pelos valores de pH e do bicarbonato:[9]

- Leve: pH < 7,3 ou bicarbonato < 15 mmol/L.
- Moderada: pH < 7,2 ou bicarbonato < 10 mmol/L.
- Grave: pH < 7,1 e bicarbonato < 5 mmol/L.

Por que ocorre a CAD?

Pode ocorrer da falência das células pancreáticas ou da falha na administração exógena da insulina, ou da ineficácia de ação da insulina circulante devido ao antagonismo exercido por hormônios, que promovem gliconeogênese e glicogenólise.

Quais as manifestações clínicas[9,12,13] da CAD?

Poliúria, polidipsia, polifagia, emagrecimento, astenia, desidratação, taquicardia, taquipneia, náuseas, vômitos, dor abdominal, respiração de Kussmaul (acidótica), hálito cetônico, alteração de sensório.

Quais as principais alterações metabólicas encontradas na CAD?

- Falha no transporte de glicose para os tecidos, como músculos e gordura.
- Aumento da gliconeogênese e glicogenólise hepáticas.
- Desinibição da quebra de gordura, proteínas e glicogênio.

A deficiência de insulina causa a hiperglicemia (devido à redução da utilização periférica e ao aumento da produção hepática de glicose) e a acidose (ocorre após a produção de corpos cetônicos pelo fígado). Com a progressão desse quadro a hiperglicemia causa glicosúria e consequente poliúria. Essa perda hídrica ocasiona a perda de eletrólitos e desidratação. Com o agravamento da desidratação ocorre uma diminuição na circulação periférica e um aumento na produção de ácido lático, piorando a acidose metabólica.[12]

Quais as complicações mais comuns em crianças com CAD?

São choque cardiovascular, acidose grave, hipopotassemia e edema cerebral.

O edema cerebral é a complicação mais temida, normalmente ocorre após o início da terapia com insulina. Raramente acontece – em torno de 1-3% dos episódios de CAD, porém é responsável por mais de 30% das mortes.[12] A etiologia do edema cerebral não é esclarecida completamente, mas existem hipóteses controversas, como: infusão rápida de fluidos com variação brusca da osmolaridade e aumento da pressão osmótica no sangue.

Quais os sinais de edema cerebral no paciente com CAD?

São sinais de edema cerebral: resposta motora ou verbal alterada, alteração do nível de consciência, letargia, cefaleia, vômitos, pressão diastólica > 90 mmHg, padrão respiratório anormal, entre outros.[9]

Quais as intervenções[9,13] a serem realizadas na suspeita/confirmação de edema cerebral?

- Elevar a cabeceira a 30°.
- Reduzir a velocidade de infusão de fluidos a um terço da vigente.
- Administrar manitol na dose de 0,5 a 1 g/kg intravenoso em 10-15 minutos, podendo repetir a dose se não houver resposta em 30 minutos.
- Administrar infusão salina hipertônica na dose de 2,5 a 5 mL/kg em infusão de 10-15 minutos, quando não se tiver resposta ao manitol.
- Garantir a permeabilidade da via aérea, avaliando necessidade de intubação.
- Providenciar exame de imagem.

Qual a abordagem terapêutica[3] para cetoacidose diabética?

- Promover a reposição volêmica e a correção do choque e da desidratação.
- Corrigir a hiperglicemia.
- Corrigir a acidose metabólica.
- Corrigir os distúrbios de potássio e fósforo.
- Monitorar e prevenir complicações.
- Monitorar os dados vitais periodicamente.
- Assegurar vias aéreas, ventilação e circulação.
- Obter um ou mais acessos venosos calibrosos.
- Avaliar o grau de desidratação e o nível de consciência.
- Prover suporte de oxigênio se houver sinais de choque.
- Identificar a causa da descompensação.
- Pesquisar infecções.
- Se houver febre, ministrar antibiótico após coleta de culturas.
- Solicitar os exames laboratoriais pertinentes.
- Recomendar dieta zero até que o paciente esteja consciente, sem náuseas, vômito ou distensão abdominal.

Quais os cuidados de enfermagem[9,10,13] na cetoacidose diabética?

- Monitorizar sinais vitais e parâmetros hemodinâmicos.
- Verificar glicemia capilar.
- Controlar equilíbrio hídrico.
- Avaliar densidade urinária.
- Avaliar estado neurológico.
- Monitorar presença de respiração de Kussmaul (inspirações profundas seguidas de um período de apneia e uma expiração rápida e breve, acompanhado por outro período de apneia).
- Vigiar sinais de hipoglicemia (sudorese, tremores, taquicardia, sonolência, desorientação).
- Monitorar alterações eletrocardiográficas (causadas pelo desequilíbrio de potássio).
- Monitorar distensão abdominal, presença de náuseas e/ou vômitos (medicar conforme necessidade).
- Instalar a infusão de hidratação inicial conforme a prescrição médica, a fim de repor as perdas e eliminar o excesso de glicose. Dose usual é de 10 a 20 mL/kg/h de solução salina isotônica, não excedendo 50 mL/kg nas primeiras 4 h. Quando a glicemia atingir 250 mg/dL, a solução deve ser trocada por glicose a 5% e NaCl de 0,45 a 0,75%.[9]
- Em algumas UTIP, a hidratação é feita com o sistema de duas soluções, que é a infusão concomitante de duas soluções, uma contendo glicose a 10% ou 12,5% e outra sem glicose. O volume total a ser administrado por hora muda a relação entre as duas soluções conforme a glicemia de cada momento. Esse sistema permite

modificar as concentrações de glicose administrada instantaneamente, não sendo necessária a troca da solução.[12]

- Instalar e controlar a infusão de insulina contínua. Somente a insulina do tipo regular pode ser utilizada por via endovenosa. Usar bomba de infusão e caso o equipo seja do tipo PVC *free* a solução pode ser trocada a cada 24 h e não se faz necessária a impregnação, mas se o equipo for de PVC é necessário realizar a pré-lavagem do equipo com a solução para permitir que ocorra a adsorção da insulina nas paredes do material, garantindo a concentração correta da insulina que será administrada, sendo que essa solução deve ser trocada a cada 6 horas.[9] Dose recomendada para infusão contínua na velocidade de 0,05-0,1 U/kg/h.[12]
- Atentar para a queda rápida da glicemia capilar, realizando o controle horário. A queda da glicemia não deve exceder 50 mg/dL/h após as 2 primeiras horas de tratamento, e a queda total nas primeiras 6 h não deve ser superior a 600 mg/dL.[12]
- Instalar solução com bicarbonato quando prescrito pelo médico. O uso de bicarbonato é divergente na literatura, porém ele segue indicado nas acidoses graves com pH menor que 7. Nas crianças o bicarbonato é, normalmente, utilizado após a hidratação inicial e com o pH mantendo-se menor de 7. Dose recomendada: 1-2 mEq/L por 1 hora. Bicarbonato e insulina são incompatíveis, portanto não podem infundir no mesmo acesso venoso.[10,12]

Referências bibliográficas

1. Gardner DG, Shoback D. Endocrinologia Básica e Clínica de Greenspan. 9 ed. Porto Alegre: AMGH; 2013.
2. Diretrizes da Sociedade Brasileira de Diabete. Oliveira JEP, Vencio RMS (orgs.). São Paulo: Editora Clannad; 2017.
3. Silva LR, Costa LF. Condutas Pediátricas no pronto Atendimento e na Terapia Intensiva. Baureri, SP: Manoele; 2018.
4. Grossi SAA. O manejo da cetoacidose em pacientes com Diabetes Mellitus: subsídio para a prática clínica de enfermagem. Rev Esc Enferm USP. 2006; 40(4):582-6. Disponível em: www.ae.usp.br/reeusp.
5. American Diabetes Association. Classification and diagnosis of diabetes: Standards of Medical Care in Diabetes. Diabetes Care. 2019; 42(Suppl. 1):S13-S28;
6. Quintanilha AO. ADA 2019: o que mudou no diagnóstico de diabetes? Disponível em: https://pebmed.com.br/ada-2019-o-que-mudou-no-diagnostico-de-diabetes.
7. Brasil. Ministério da Saúde. Secretaria de Atenção à Saúde. Departamento de Atenção Básica. Diabetes Mellitus. Brasília: Ministério da Saúde; 2006.
8. Hay WW, et al. CURRENT Pediatria: Diagnóstico e Tratamento. 22 ed. Porto Alegre; 2016.
9. Ferran K, Paiva IA. Abordagem da cetoacidose diabética na infância e adolescência. Rev Pediatr SOPERJ. 2017 dez; 17(Supl. 1):45-55.
10. Grossi SAA, Pascali PM. Cuidados de enfermagem em diabetes mellitus. Sociedade Brasileira de Diabetes: São Paulo; 2009.
11. Carvalho PRA, et al. Medicamentos de A a Z – 2012/2013 – pediatria. Porto Alegre: Artmed; 2012.
12. Collett-Solberg PF. Cetoacidose diabética em crianças: revisão da fisiopatologia e tratamento com o uso do "método de duas soluções salinas". J Pediatr. 2001; 77(1):9-16.
13. Piva JP, Garcia PCR. Medicina Intensiva Pediátrica. 2 ed. Rio de Janeiro: Revinter; 2015.
14. Paiva MC. O papel fisiológico da insulina e dos hormônios contrarregulatórios na homeostase glicêmica. Rev Bras Nutr Clin Funcional. 2014; n. 61.
15. Souza CR, Zanetti ML. Administração de insulina: uma abordagem fundamental na educação em diabetes. Rev Esc Enf USP. 2000 set; 34(3):264-70.

51 CAPÍTULO

Sepse Pediátrica

Karina Falcão Sousa ▪ Lurdes Adriana Bueno ▪ Alicia Alarcón Andrade ▪
Priscilla Tondim Rabadan ▪ Vânia Ana Silveira Muniz ▪ Sabrina dos Santos Pinheiro

O que é sepse?

É uma síndrome clínica que se desenvolve por infecção associada a uma resposta inflamatória desajustada, causando alterações circulatórias com consequentes disfunções orgânicas.

Sepse = SIRS + infecção.[1-4]

Por que não utilizar a atualização de Sepse 3.0 para a população pediátrica?

Nas atualizações do Sepse 3.0 a definição de sepse grave foi extinta, porém como não foram feitas modificações e nem adaptações para o paciente pediátrico, nas unidades que atendem estes pacientes ainda se utilizam os conceitos de SIRS, sepse, sepse grave e choque séptico.[4]

Qual o quadro clínico do paciente séptico?

A criança com sepse pode apresentar hipotermia ou hipertermia, taquipneia, taquicardia, pulsos fracos, acidose lática, redução da diurese, pressões de pulso amplas, enchimento capilar retardado e hipotensão, podendo evoluir para uma disfunção cardiovascular grave.[1]

O que é SRIS (síndrome da resposta inflamatória sistêmica)?

Representa a reação do organismo à presença de infecção.[3] É caracterizada pela presença de no mínimo dois critérios (Quadro 51.1) sendo que um deles deve ser alteração de temperatura ou da contagem de leucócitos.[4,5]

Quadro 51.1. Critérios para SIRS

- Alteração de temperatura corpórea – hipertermia ou hipotermia.
- Taquicardia – frequência cardíaca (FC) inapropriada para idade na ausência de estímulos externos ou bradicardia para criança < 1 ano.
- Taquipneia – frequência respiratória (FR) inapropriada para a idade ou necessidade de ventilação mecânica para um processo agudo não relacionado à doença neuromuscular de base ou necessidade de anestesia geral.
- Alteração de leucócitos – leucocitose ou leucopenia não secundárias à quimioterapia, ou presença de formas jovens de neutrófilos no sangue periférico.

Fonte: Adaptado de Piva;[1] ILAS.[4]

Caso a instituição não tenha à disposição a realização de exame para a contagem de leucócitos, são consideradas para o diagnóstico de SIRS a presença de alteração de temperatura e da frequência cardíaca ou da frequência respiratória.[4]

A SIRS sempre é sepse?

A sepse sempre será a SIRS associada a infecção, porém SIRS nem sempre é sepse, ou seja, a SIRS pode se desenvolver a partir de uma série de condições não infecciosas, como por exemplo, queimaduras, traumas, pancreatite, doenças autoimunes, entre outras.[1]

O que é infecção?

É a doença suspeitada ou confirmada, por meio de diagnóstico clínico, laboratorial ou de imagem, causada por um patógeno ou pela presença deste em tecidos estéreis.[3-5]

Como se caracteriza a bacteremia?

É a presença de bactérias na corrente sanguínea.[3]

A disseminação de bactérias na corrente sanguínea pode causar sintomas como febre e dores no corpo, em alguns casos evoluindo para um quadro de sepse, com aumento da frequência cardíaca, rebaixamento do sensório e hipotensão.[6] Na vivência das autoras, as crianças, quando apresentam um quadro sugestivo de bacteremia, apresentam sinais e sintomas como: tremores, sudorese, cianose perioral e/ou de extremidades, palidez e aumento súbito da temperatura corpórea. Ao apresentar o quadro clínico descrito acima faz-se necessária a coleta de exames sanguíneos, principalmente culturais, para a confirmação da presença de bactérias ou outros patógenos.

O que é sepse grave?

É definida como a presença do quadro de sepse associado a disfunção cardiovascular ou a disfunção respiratória ou a duas ou mais disfunções orgânicas (Quadro 51.2).[1,2,4,5]

Quadro 51.2. Disfunções orgânicas

Cardiovascular
- Apesar da administração de fluidos endovenosos ≥ 40 mL/kg em 1 hora, presença de: hipotensão arterial, definida como pressão arterial sistólica (PAS) < percentil 5 para idade ou PAS < 2 desvios-padrão abaixo do normal para a idade; ou necessidade de medicação vasoativa para manter a PAS dentro dos valores normais (exceto dopamina ≤ 5 µg/kg/min); ou dois dos seguintes parâmetros de perfusão orgânica inadequada:
  - Tempo de enchimento capilar (TEC) prolongado.
  - Diferença entre a temperatura central e a periférica > 3 °C.
  - Oligúria (débito urinário < 1,0 mL/kg/h).
  - Acidose metabólica inexplicável: déficit de bases > 5,0 mEq/L.
  - Lactato acima de 2 vezes o valor de referência.

Respiratória
- $PaCO_2$ > 20 mmHg acima da $PaCO_2$ basal; ou PaO_2/FiO_2 < 300 na ausência de cardiopatia cianótica ou doença pulmonar preexistente; ou necessidade de FiO_2 > 50% para manter $SatO_2$ ≥ 92%; ou necessidade de ventilação não invasiva (VNI) ou ventilação mecânica (VM).

Neurológica
- Escala de Coma de Glasgow (ECG) ≤ 11; ou alteração aguda do nível de consciência com queda ≥ 3 do nível anormal da ECG basal.

Hepática
- Aumento significativo de bilirrubinas totais (≥ 4 mg/dL); ou TGO/TGP ≥ 2 vezes maior que o limite superior para idade.

Renal
- Creatinina ≥ 2 vezes que o limite superior para idade; ou aumento de creatinina de 2 vezes em relação ao basal.

Hematológica
- Plaquetas < 80.000/mm^3 ou redução de 50% no número de plaquetas em relação ao maior valor registrado nos últimos 3 dias; ou alteração significativa de RNI (> 2).

Quais os fatores de risco elevado para sepse?[2,5]

- Lactentes jovens (< 1 ano) e recém-nascidos (principalmente prematuros de muito baixo peso).
- Doença oncológica.
- Asplenia.
- Transplante de medula óssea.
- Presença de cateter venoso central.
- Transplante de órgão sólido.
- Imunodeficiência/imunossupressão/imunocomprometimento

Quais os sinais clínicos de alerta para sepse grave ou choque séptico?[2,4]

- Taquicardia ou bradicardia em crianças < 1 ano.
- Taquipneia.
- Alteração da perfusão periférica: lentificada (TEC > 2 segundos) ou muito rápida (em *flush*).
- Alteração do estado mental manifestada por irritabilidade, agitação, choro, apatia, sonolência, letargia ou coma.
- Pulsos periféricos diminuídos em comparação com os pulsos centrais.

- Extremidades frias ou livedo.
- Diurese diminuída (< 1,0 mL/kg/h).
- Hipotensão (sinal muito tardio, comum em choque descompensado).

O que é choque séptico?[1,2,4,5]

É a associação da sepse com a disfunção cardiovascular manifestada por sinais de hipoperfusão tecidual, caracterizada por alteração do nível sensório, tempo de enchimento capilar > 2 segundos, pulsos fracos, oligúria (< 1 mL/kg/h) e, no seu estágio mais avançado, a hipotensão (ver Capítulo 1 – Choque no Paciente Crítico).

Quais as intervenções iniciais no tratamento?

O objetivo principal no tratamento da sepse e choque séptico é a manutenção da oxigenação tissular.[7] As condutas iniciais[4,5] são:

- Oferecer aporte de oxigênio.
- Puncionar acesso venoso, preferencialmente, dois acessos.
- Administrar reposição volêmica conforme prescrição.
- Corrigir distúrbios metabólicos e acidobásicos associados.
- Administrar antibiótico prescrito na primeira hora.
- Iniciar infusão de substâncias vasopressora e/ou inotrópica.

Como é realizado o tratamento?

As condutas visam a estabilização hemodinâmica, com via aérea segura, manutenção da respiração e ressuscitação volêmica e cardiovascular, buscando a readequação da oferta de oxigênio antes que a disfunção de múltiplos órgãos de desenvolva.[7]

As intervenções devem ser realizadas nas primeiras 6 h e seguidas nas próximas 24 h. Alguns autores descrevem a importância das intervenções na primeira hora após o diagnóstico de suspeita ou confirmado de sepse, reduzindo significativamente o risco de mortalidade. Existem protocolos com *bundles* de cuidados de 3 e 6 h, porém os mais utilizados na prática clínica são: o pacote da primeira hora e o pacote da sexta hora.

Pacote da primeira hora

Os objetivos nesta primeira hora são: a reversão do choque, a normalização das alterações de perfusão e sensoriais e das alterações hemodinâmicas, como: frequência cardíaca, perfusão periférica, pressão arterial, pressão de perfusão, lactato e suporte intensivo baseado na saturação venosa centra de O_2 ($SvcO_2$).[2,4,5]

Os cuidados neste pacote descritos estão descritos a seguir.[2,4,5]

Monitorização hemodinâmica

- Oximetria de pulso.
- ECG contínuo.

- Controle de pressão arterial de 15/15 minutos.
- Monitorização da temperatura corporal.
- Monitorização do débito cardíaco de hora em hora, preferencialmente por sonda vesical.
- Realizar ecocardiograma ou eletrocardiograma.

Oferta de oxigênio

- Utilizar máscara não reinalante ou intubação endotraqueal com ventilação mecânica com o objetivo de manter saturação de O_2 entre 94% e 97%; pode-se considerar VNI nos pacientes que não possuem contraindicações para o uso.

Obtenção de acesso venoso

- Puncionar acesso venoso, preferencialmente, dois acessos calibrosos. Em casos de difícil rede venosa periférica o acesso intraósseo está indicado no atendimento inicial e, posteriormente, há a necessidade de um acesso central.

Coleta de exames na primeira hora

- Gasometria e lactato (arterial ou venoso).
- Glicemia.
- Cálcio iônico, sódio e potássio.
- Creatinina, ureia.
- HMG completo.
- PCR.
- HMC e culturas direcionadas ao foco infeccioso. Paciente com cateter: HMC central e periférica, coletadas no mesmo momento.
- Coagulograma.
- TGO/TGP.
- Em alguns casos, como recém-nascidos: líquor e urina.

Início do antibiótico (Tabela 51.1)

- Iniciar o mais rapidamente possível após a coleta das culturas – a administração do antibiótico na primeira hora interfere diretamente no prognóstico da sepse.
- Sugestão de esquemas terapêuticos iniciais de antibióticos:[2]

Ressuscitação volêmica

- Deve ser iniciada com infusões sequenciais de 20 mL/kg de solução cristaloide (soro fisiológico ou Ringer lactato), podendo ser repetida 2 ou 3 vezes chegando a um valor total de 60 mL/kg até a melhora dos níveis hemodinâmicos e clínicos, como melhora da perfusão, do pulso e da frequência cardíaca. A cada bólus o paciente deve ser reavaliado pelo médico que indicará ou não um novo bólus. As infusões são feitas de forma rápida, em torno de 5 a 10 minutos. Nos pacientes cardiopatas e recém-nascidos é recomendado infusões de 10 mL/kg, sendo avaliados constantemente devido ao risco de sobrecarga de volume.

Tabela 51.1. Principais antibióticos utilizados conforme o sitío de infecção

Sítio de infecção	Comunitária	Hospitalar (> 72 h de internação)
Sem foco ou possibilidade de acometimento SNC	Ceftriaxona 100 mg/kg/dia	Cefepima 50 mg/kg/dose 8/8 h
Pneumonia	Ampicilina 400 mg/kg/dia 6/6 h ou Cefuroxima 150 mg/kg/dia 8/8 h	Cefepima 50 mg/kg/dose 8/8 h
ITU	Cefuroxima 150 mg/kg/dia 8/8 h	Cefepima 50 mg/kg/dose 8/8 h ou Gentamicina 7,5 mg/kg/dia
TGI	Ampicilina 400 mg/kg/dia 6/6 h + Gentamicina 7,5 mg/kg/dia + Metronidazol 40 mg/kg/dia 8/8 h	Cefepima 50 mg/kg/dose 8/8 h + Metronidazol 40 mg/kg/dia 8/8 h
Pele	Cefuroxima 150 mg/kg/dia 8/8 h ou Oxacilina 200 mg/kg/dia 6/6 h	Cefuroxima 150 mg/kg/dia 8/8 h ou Oxacilina 200 mg/kg/dia 6/6 h

SNC: sistema nervoso central; ITU: infecção do trato urinário; TGI: tubo gastrointestinal.

Uso de substâncias vasoativas

- Quando o choque é refratário a reposição com cristaloides está indicado o uso de substâncias vasoativas. As duas substâncias de escolha são a adrenalina[2,5] e a noradrenalina[2] que são utilizadas conforme o quadro clínico do paciente.
  - Adrenalina: dose: 0,05-0,3 mcg/kg/min.
    É utilizada nos pacientes com resposta vascular sistêmica elevada, com vasodilatação periférica, pulsos cheios, TEC < 1 segundo (choque quente)
  - Noradrenalina: dose: 0,05-0,3 mcg/kg/min.
    Seu uso está indicado nos pacientes com pulsos fracos e reduzidos, enchimento capilar lento, pele fria e moteada (choque frio)
- Outras substâncias como dobutamina, milrinona, dopamina e vasopressina podem ser utilizadas quando não se consegue a resposta desejada com o uso da adrenalina e da noradrenalina. No choque frio com PA normal e $SvcO_2$ ainda < 70% pode-se iniciar administração de milrinona ou nitroprussiato de sódio. No choque frio com hipotensão, além da adrenalina, pode-se considerar a associação de noradrenalina, dobutamina ou milrinona. E, no choque quente com hipotensão deve-se considerar a utilização de vasopressina, dobutamina ou adrenalina em dose baixa.

Quando está indicado o uso de corticoides no tratamento do choque?[2,4,5]

Normalmente o corticoide de escolha é a hidrocortisona, na dose de 2 mg/kg/dose de 6/6 h. Seu uso está indicado no choque refratário a cristaloides e resistente ao vasopressor, além dos casos de risco de insuficiência adrenal.

Recomendações:

- Dose de ataque de 100 mg/m^2/dia e manutenção da mesma dose, de 6/6 horas, por 5 a 7 dias ou até a suspensão das substâncias vasoativas.
- O desmame deve ser iniciado 24 horas após suspensão do vasopressor, de forma gradual: D1 25 mg/m^2, D2 12,5 mg/m^2 e D3 suspenso).

Nos pacientes com choque resistente a catecolaminas, está indicado internação em UTIP e monitorização da PVC, PAI, $SvcO_2$, pressão de perfusão e ecocardiograma funcional. Continuar reposição volêmica, orientado pelo exame clínico e outras monitorizações minimamente invasivas, visando atingir o alvo terapêutico. O uso de inotrópicos, vasopressores e vasodilatadores também deve ser avaliado, bem como as outras causas de instabilidade hemodinâmica.[4]

O alvo terapêutico[2,4,5] é a normalização dos seguintes parâmetros após as intervenções:

- Tempo de enchimento capilar $\leq$ 2 segundos.
- Pressão arterial normal para a idade.
- Pulsos normais.
- Débito urinário > 1 mL/kg/h.
- Índice cardíaco entre 3,3 e 6 L/m^2/min.
- Pressão de perfusão = PAM – PVC normal para a idade.
- Saturação venosa central > 70%.
- FC normal para a idade.
- Extremidades aquecidas.
- Nível de consciência normal.
- Ausência de distúrbios hidreletrolíticos.

Pacote da sexta hora

Após as intervenções da primeira hora de ressuscitação, sugere-se a coleta de exames que auxiliem na avaliação do estado perfusional e a presença de novas disfunções orgânicas; além da intensificação da monitorização hemodinâmica e o uso de outros tratamentos que podem ser utilizados no paciente em choque.

Coleta de exames na sexta hora

- Gasometria e lactato (arterial ou venoso).
- Glicemia.
- Cálcio iônico, sódio e potássio.
- Creatinina, ureia.
- Coagulograma (se não foi coletado anteriormente).
- TGO/TGP.

Monitorização hemodinâmica

- Monitorização de pressão arterial invasiva através da punção de linha arterial.
- Monitorização da pressão venosa central através do cateter venoso central.
- Monitorização da $SvcO_2$ com coletas de gasometria ou através de um cateter inserido na junção da cava superior com o átrio direito (pouco utilizada na pediatria).
- Ecocardiograma para avaliar débito cardíaco e complacência da veia cava inferior.
- Monitorização da pressão intra-abdominal para detecção precoce de hipertensão intra-abdominal.

Outros tratamentos[1,2,4,5]

- Diagnóstico diferencial: nos casos de choque refratário ao tratamento instituído, sugere-se investigar outras possíveis comorbidades ocultas, tais como presença de efusão pericárdica, pneumotórax, hipoadrenalismo, hipotireoidismo, hemorragia, aumento da pressão intra-abdominal, presença de tecido necrótico, fonte inapropriada do controle da infecção, uso excessivo de imunossupressores ou comprometimento imunológico.
- Hemoderivados: recomenda-se a transfusão de concentrado de hemácias em crianças com choque séptico, necessidades elevadas de aminas vasoativas e hemoglobina < 7 g/dL. Em crianças com Hb entre 7 e 10 g/dL, a necessidade de transfusão de concentrado de hemácias deve ser avaliada em conjunto com outras variáveis, como $SvcO_2$ < 70%. Em crianças com choque séptico e valores de Hb > 10 g/dL, a transfusão de concentrado de hemácias esta contraindicada. A indicação da transfusão de plaquetas é se contagem de plaquetas < $50.000/mm^3$.
- Ventilação mecânica: é recomendada a utilização de estratégia protetora pulmonar em crianças com sepse grave/choque séptico que estejam sob suporte ventilatório.
- Correção de distúrbios metabólicos e eletrolíticos: a correção da hipoglicemia e da hipocalcemia devem ser priorizadas na primeira hora de tratamento, uma vez que a manutenção desses distúrbios contribui significativamente para a disfunção miocárdica e a resposta insatisfatória às medidas de ressuscitação. Deve-se usar estratégia para controle glicêmico, objetivando glicemias ≤ 180 mg/dL, com especial atenção à ocorrência de hipoglicemia em lactentes. A insulina indicada é a regular na dose de 0,1 UI/kg/dose endovenosa.
- Diuréticos e terapia de substituição renal: utilizar diuréticos precocemente desde que o paciente esteja estável hemodinamicamente, visando reverter a sobrecarga de volume. Nos pacientes com ganho de 10% do peso corporal deve-se avaliar a utilização de algum método dialítico como a diálise peritoneal ou hemodiálise.

Quais são as principais recomendações[1,8] para a pediatria da campanha de sobrevivência à sepse de 2012?

- Ter protocolos institucionais claros e objetivos para o tratamento da sepse.
- Nos pacientes com lactato elevado, o clareamento do lactato possa ser utilizado como alvo terapêutico quando não tiver disponível a $SvcO_2$.
- Uso de betaglucana e mannana e antimannana para diagnóstico precoce de infecção por fungos.
- Que a ressuscitação inicial ocorra com fluidos cristaloides.
- Que a ressuscitação inicial deve ser feita com 30 mL/kg de cristaloide.
- Utilização da noradrenalina como vasopressor de primeira escolha.
- Utilizar dopamina apenas nos pacientes com sinais de diminuição de débito cardíaco e com baixo risco de arritmias.
- Realizar manobras de recrutamento alveolar nos pacientes com hipoxemia refratária grave.
- Utilizar PEEP mais elevado nos pacientes com SARA.

- Iniciar insulina com duas mensurações acima de 180 mg/dL.
- Utilizar para a profilaxia de trombose venosa profunda a heparina de baixo peso molecular.

Referências bibliográficas

1. Piva JP, Garcia PCR. Medicina Intensiva em Pediatria. 2 ed. Rio de Janeiro: Revinter; 2015.
2. Nicoladeli AV, et al. Protocolo assistencial de sepse e choque séptico em pediatria. Hospital de Clínicas de Porto Alegre; 2019.
3. Viana RAPP, et al. Enfermagem em terapia intensiva: práticas e vivências. Porto Alegre: Artmed; 2011.
4. Instituto Latino Americano de Sepse (ILAS). Campanha de sobrevivência a sepse – Protocolo clínico pediátrico. 2019 fev. Disponível em: https://ilas.org.br/assets/arquivos/ferramentas/pediatria/protocolo-de-tratamento-pediatria.pdf.
5. Pizarro C, et al. Sepse grave e choque séptico pediátrico. Hospital Albert Einstein; 2015.
6. Jubinville M. Bacteremia em crianças. Disponível em: https://www.hospitalinfantilsabara.org.br/sintomas-doencas-tratamentos/bacteremia-em-criancas.
7. Gonin MLC. Atualidades na sepse e choque séptico pediátrico. Revista de Pediatria SOPERJ. 2012 dez; 13(2).
8. Dellinger RP. Campanha de sobrevivência à sepse: Diretrizes internacionais para tratamento de sepse grave e choque séptico: 2012. Crit Care Med J. 2013 fev; 41(2).

52 CAPÍTULO

Acesso Vascular no Paciente Pediátrico

Kelly Mesquita ■ Sabrina dos Santos Pinheiro

O que são acessos vasculares?

São dispositivos intravenosos introduzidos em uma artéria ou veia. O acesso venoso é usado em anestesia, ressuscitação, cuidados intensivos para fluidos e administração de medicamentos, nutrição parenteral total, infusão de hemoderivados, coleta de sangue. O acesso arterial é desejado em grandes cirurgias e crianças gravemente doentes, em que é necessário monitoramento da pressão arterial e amostragem de gases no sangue.[1]

Como escolher um acesso vascular?

Ao escolher um acesso vascular devemos levar em consideração a seguinte recomendação: "O dispositivo certo para o paciente certo no momento certo".

Uma comunicação clara entre a equipe de enfermagem e equipe médica é essencial para a decisão de um dispositivo correto.[2]

Os procedimentos de acesso vascular são uma parte comum e importante dos procedimentos cirúrgicos pediátricos. As crianças necessitam de acesso vascular para inúmeras indicações, incluindo hidratação, infusão de nutrição parenteral total, administração de medicamentos e coleta de sangue para análises laboratoriais. O acesso vascular pediátrico apresenta inúmeros desafios à equipe assistencial, no que se refere à tomada de decisão para obtenção do acesso, tais como: que tipo de acesso escolher, o tamanho e o número de lúmens necessários, local de inserção do cateter. Essa decisão será tomada após uma análise criteriosa do plano infusional do paciente, portanto é necessário um conhecimento sólido das indicações, contraindicações, vantagens e desvantagens dos diferentes tipos de acesso para prestar o melhor atendimento à criança (Figura 52.1).[3]

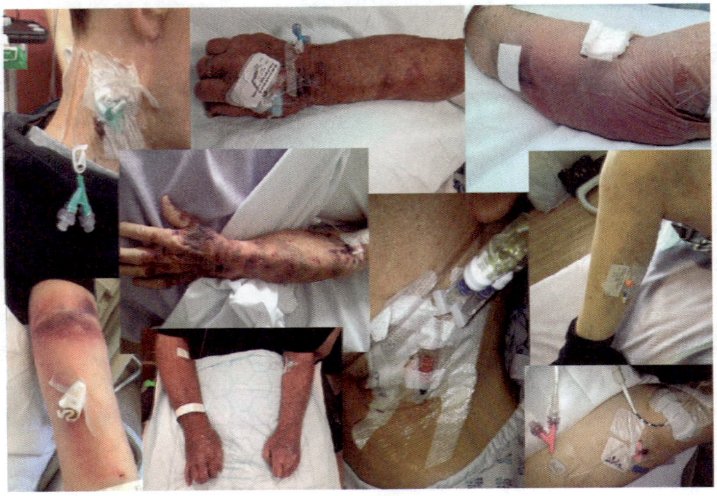

Figura 52.1. Acessos venosos.
Fonte: Acervo da autora.

Quais os tipos de acessos vasculares?

A evolução tecnológica dos cateteres intravasculares tem colaborado para o uso cada vez mais frequente desses dispositivos, que estão a cada dia sendo mais indicados para salvar e prolongar a vida de muitas crianças.[4]

Um dispositivo intravascular (Figura 52.2) pode ser classificado segundo características específicas, conforme a Tabela 52.1.

Tabela 52.1. Descrição das características e classificação dos cateteres

Característica	Classificação do cateter
Vaso que ocupa	Periférico, central ou arterial
Tempo de permanência	Temporário ou permanente, de curta ou longa duração
Sítio de inserção	Subclávia, femoral, jugular, veias periféricas
Via	Tunelizado ou não tunelizado
Comprimento	Longo ou curto
Presença de características especiais	Número de lúmens, impregnação, *cuffs*

Fonte: Harada.[4]

O que é punção por cateter periférico?

É a inserção de um cateter intravenoso no interior de uma veia periférica; esse dispositivo é tipicamente de 3 a 6 cm, e entra e termina nas veias periféricas.[4]

Há dois tipos de dispositivos de acessos periféricos:

1. Cateter com aleta de aço: consiste em uma agulha em aço inox, bisel curto e suporte com aletas, em polietileno, que permite empunhadura segura. Em seu complemento

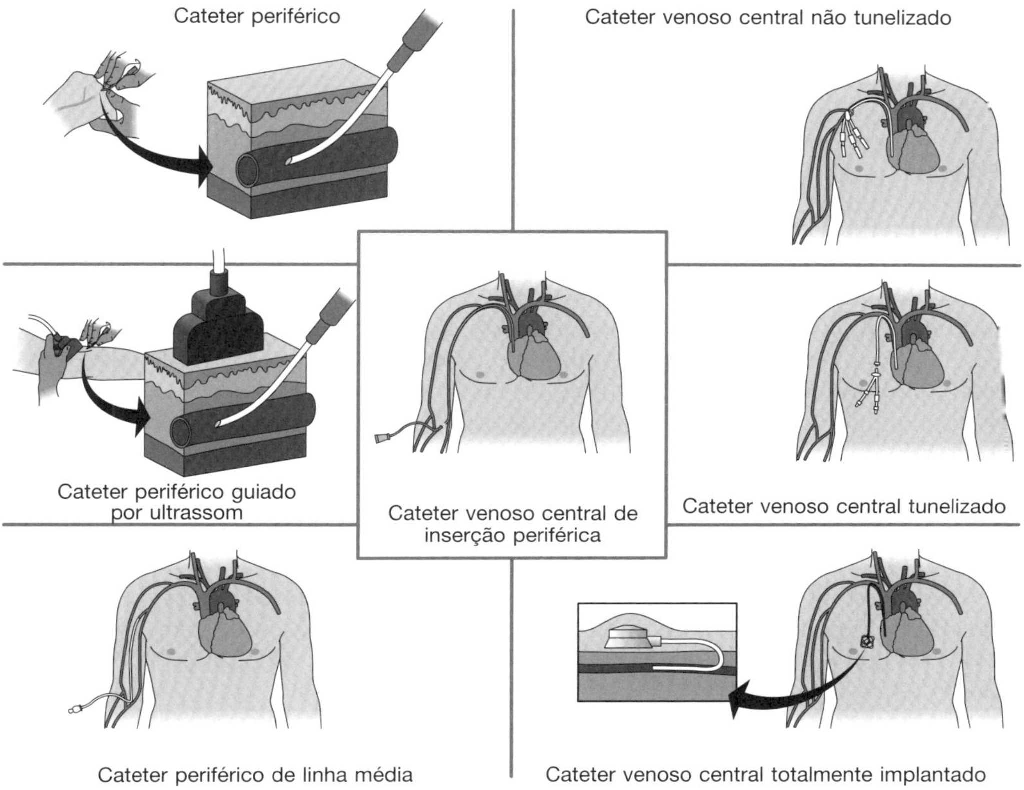

Figura 52.2. Tipos de cateteres.
Fonte: Bompoint.[22]

apresenta fio de ligação da agulha com a conexão em PVC, flexível e transparente, com conexão rígida, leve e de pequenas dimensões, com tampa rosqueada, tipo Luer *lock*. A aletas para fixação colorida identificam o calibre da agulha que é identificado por números ímpares, variando de 19 a 27 G (*gauge*), o que indica a medida do diâmetro interno do cateter. Estas só devem ser utilizadas para coleta de amostra sanguínea e administração de medicamento em dose única, sem manter o dispositivo no sítio.[5]

2. Cateter por fora da agulha (*over the needle*): consiste de uma agulha que envolve um cateter, de tamanho que varia de 2 a 5 cm de comprimento e calibre em números pares, variando de 12 a 24 G; que indica a medida do diâmetro interno do cateter.[6]

Qual a indicação de um cateter periférico?

O acesso periférico é indicado para hidratação intravenosa, na maioria das administrações de medicamentos e amostra de sangue. Geralmente, é mais tecnicamente direto e mais seguro que um acesso central e pode ser realizado à beira do leito sem anestesia, embora os analgésicos tópicos sejam frequentemente úteis. O acesso periférico é frequentemente realizado por profissionais qualificados no atendimento à criança, como técnicos de enfermagem, enfermeiros, médicos.[7] É importante considerar as características da solução a ser infundida (por exemplo, irritante, vesicante, osmolaridade) em conjunto com a duração prevista da terapia infusional (por exemplo, menos de 6 dias) e a disponibilidade de locais para acesso vascular periférico. Deverá ser selecionado o cateter periférico com base no objetivo pretendido, na duração da terapia, na viscosidade do fluido, nos componentes do fluido e nas condições de acesso venoso. Não utilizar os cateteres periféricos para infusão contínua de produtos vesicantes, para nutrição parenteral com mais de 10% de dextrose ou outros aditivos que resultem em osmolaridade final acima de 900 mOsm/L, ou para qualquer solução com osmolaridade acima de 900 mOsm/L. Para atender à necessidade da terapia intravenosa devem ser selecionados cateteres de menor calibre e comprimento de cânula pois os cateteres com menor calibre causam menos flebite mecânica (irritação da parede da veia pela cânula) e menor obstrução do fluxo sanguíneo dentro do vaso.[8]

Quando utilizar um cateter periférico guiado com ultrassom?

O acesso venoso periférico pode ser um desafio, pois as veias pediátricas são pequenas em calibre e geralmente difíceis de visualizar e sentir, especialmente em um paciente que pode estar desidratado. É, portanto, útil familiarizar-se com as localizações anatômicas passíveis de inserção intravenosa periférica e utilizar a tecnologia disponível para ajudar na visualização do vaso.[9]

A tecnologia pode ser usada para auxiliar no acesso venoso periférico. O ultrassom oferece bom delineamento da anatomia vascular. Pode distinguir estruturas arteriais de estruturas venosas com base na compressibilidade e pulsatilidade. Estudos demonstraram que o uso do ultrassom no acesso vascular periférico aumenta a precisão e diminuição das tentativas necessárias. Essa modalidade melhora a visibilidade das veias, aumentando assim a precisão e diminuindo a dor associada ao acesso[10] (Figura 52.3).

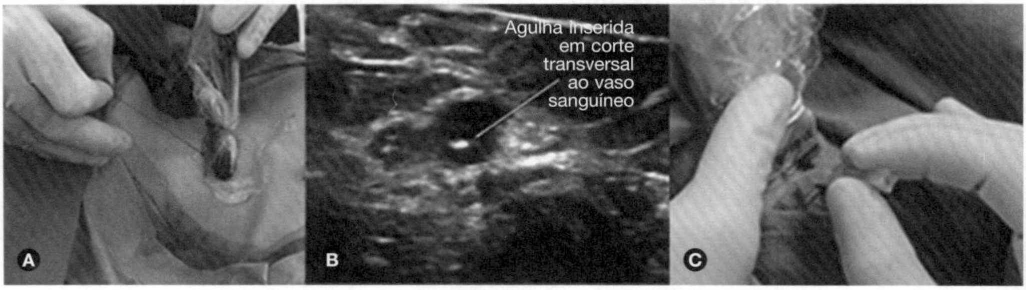

Figura 52.3. Orientação do transdutor transversal. **A.** O transdutor de ultrassom é orientado perpendicularmente ao vaso e à agulha colocada no centro do probe; **B.** A agulha é vista na seção transversal dentro do vaso; **C.** A agulha é inserida em um ângulo de 45° para a pele no ponto médio do transdutor.

Fonte: Vascular Access.[14]

O que é um cateter de linha média?

O acesso de linha média é o acesso venoso periférico indicado em tratamentos com antibióticos prolongados (Figura 52.4). O cateter da linha média apresenta-se com tamanho de aproximadamente de 6 a 12 cm de comprimento, é inserido nas veias profundas do braço sob orientação por ultrassom. Alternativamente, uma cânula periférica longa pode ser colocada nas veias do braço. Embora atualmente subutilizado, isso parece promissor para as crianças submetidas à cirurgia, em que uma única cânula venosa pode ser suficiente para a duração do tratamento.[11] Esse cateter é inserido no braço e a ponta encontra-se na região cefálica, braquial ou veia basílica.

Recomendações para utilização de cateter de linha média:

- Avaliar as características da infusão, bem como a duração prevista do tratamento (por exemplo, 1 a 4 semanas).
- Considerar um cateter de linha média para medicamentos e soluções como antimicrobianos, reposição de fluidos e analgésicos com características que são bem toleradas pelas veias periféricas.
- Não usar cateteres de linha média para terapia contínua com solução vesicante, nutrição parenteral ou infusões com osmolaridade superior a 900 mOsm/L.
- Atentar-se quanto à administração intermitente de solução vesicante devido ao risco de extravasamento não identificado. Estudos mostram que a administração de vancomicina por menos de 6 dias por meio de um cateter de linha média é segura.
- Evitar o uso de um cateter de linha média quando o paciente tiver histórico de trombose, hipercoagulabilidade, redução do fluxo venoso para as extremidades ou doença renal em estágio final que requer preservação das veias.[12]

O que são cateteres venosos centrais (CVC)?

O CVC define-se para todos os dispositivos em que a ponta distal termina em uma veia de grande calibre perto do coração, localizada no terço médio da veia cava superior ou veia cava inferior para cateteres femorais.[4] Também chamado de cateter venoso central não tunelizado, ou cateteres venosos centrais "agudos" ou "de curto prazo", "curta permanência", estes são indicados a permanecer por períodos de 7 a 14 dias. São tipicamente de 15 a 25 cm e inseridos através de punção direta e canulação das veias jugular interna, subclávia ou femoral.[12]

Na Figura 52.5, estão indicados os quatro tipos principais de CVC.

A cateterização intravenosa central possibilita práticas como monitorização hemodinâmica, hemodiálise, administração de nutrição parenteral, líquidos com extremos de pH e osmolaridade, quimioterápicos, infusão de sangue e hemoderivados e antibioticoterapia prolongada.[13]

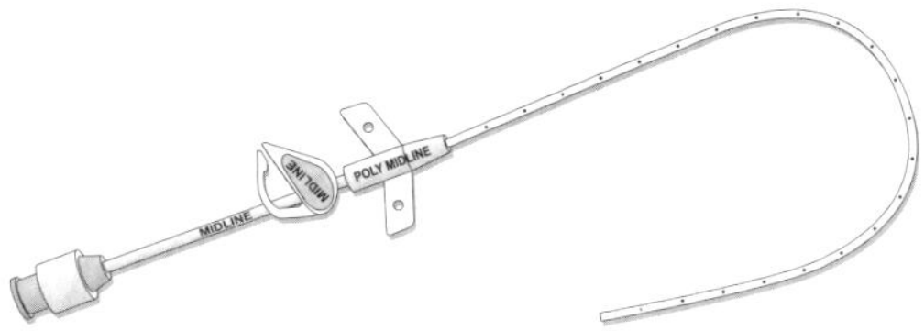

Figura 52.4. Cateter de linha média.
Fonte: Acervo da autora.

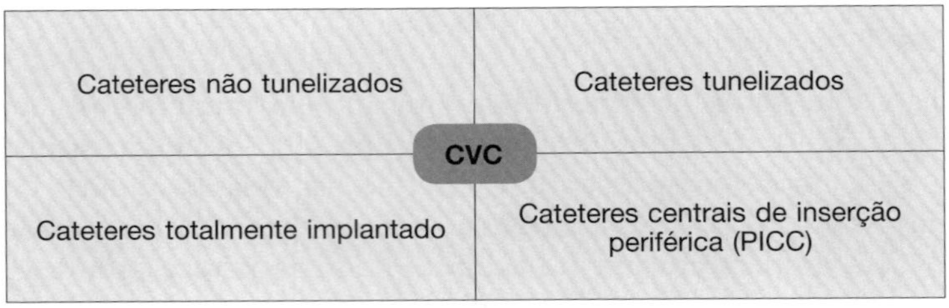

Figura 52.5. Tipos de cateter venoso central.
Fonte: Acerto da autora.

A técnica de Seldinger é o método mais seguro de canulação venosa central. O uso do ultrassom é altamente recomendado para aumentar a taxa de sucesso e diminuir as complicações. A localização ideal da ponta do cateter venoso central é próxima à veia cava superior e à junção cavoatrial. Qualquer outra posição tem uma chance maior de lesão vascular, trombose ou arritmia. A posição da ponta do cateter é muito importante na prevenção de trombose. Existem várias técnicas para confirmar a localização da ponta, tais como: radiografia, fluoroscopia, localização por navegação. Portanto, a escolha pode ser pessoal de acordo com a necessidade. A veia jugular interna é preferida por baixas complicações e facilidade de orientação por ultrassom. A veia subclávia é preferencialmente alternativa, sendo uma veia não colapsável com pontos de referência fixos, mais conforto e baixas taxas de infecção. A veia femoral é menos indicada devido a um maior risco de infecções.[14]

O que é um cateter não tunelizado?

O CVC não tunelizado ou de curta permanência é o tipo mais comum de acesso vascular, utilizado em pediatria, mais especificamente em unidades de cuidados intensivos. O uso está restrito a uma terapêutica infusional para dias ou semanas, possui lúmen único ou múltiplos, pode ser impregnado com antisséptico ou antimicrobiano. É confeccionado com poliuretano: rígido, menos trombogênico e silicone: flexível, mínima formação de trombos, biocompatível. É inserido por punção venosa em uma veia central. Existem três sítios básicos de inserção: veia jugular interna, veia subclávia e veia femoral.

Quais as indicações de um cateter não tunelizado (Figura 52.6)?

É indicado sempre que for necessário acesso venoso central e o acesso periférico for incapaz de ser obtido, o que é um desafio frequente na população pediátrica.

O acesso venoso central pode ser abordado de muitas maneiras diferentes, dependendo da terapia médica necessária. É importante definir previamente o cateter, e ter uma comunicação efetiva entre as equipes para garantir que o paciente seja submetido ao procedimento correto, com o cateter e o número de lúmens corretos.[15]

São indicações para o uso de cateter não tunelizado: necessidade de monitorização hemodinâmica (medida de pressão venosa central), administração rápida de substâncias, expansores de volume e hemoderivados em pacientes com instabilidade hemodinâmica instalada ou previsível, acesso imediato para terapia dialítica, administração de soluções/medicamentos que não podem ser administrados por via periférica e a administração concomitante de substâncias incompatíveis entre si.[16]

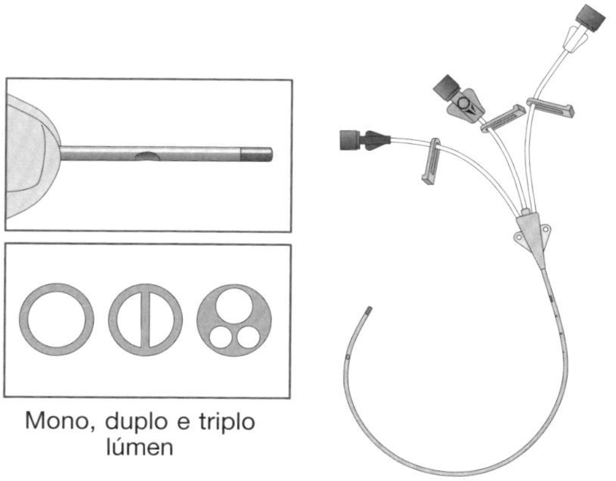

Figura 52.6. Cateter não tunelizado.

O cateter de Shilley, ou cateter de alto fluxo, é considerado um cateter central de curta permanência, de grande calibre. Disponível em duplo e triplo lúmen, indicado para hemodiálise temporária, aférese, transplante de medula óssea.[15]

O que é um cateter tunelizado?

Com a tecnologia avançada nos tratamentos pediátricos, e uma diversidade de doenças crônicas, neonatos, crianças e adolescentes necessitam de dispositivos de acessos vasculares por semanas, meses ou até mesmo anos para atender as necessidades do tratamento. Com isso foi desenvolvido o cateter com a finalidade de permitir terapias prolongadas, permitindo melhor conforto para o paciente e redução das complicações.[4] Quando a criança necessita de um acesso central por um longo período, a colocação de cateter venoso em túnel é o procedimento de melhor escolha. O procedimento é realizado sob anestesia, no centro cirúrgico. É selecionado o sítio de inserção para punção e, entre esse local de saída do cateter, o cirurgião cria um túnel no tecido subcutâneo, por onde passa o cateter (Figura 52.7).

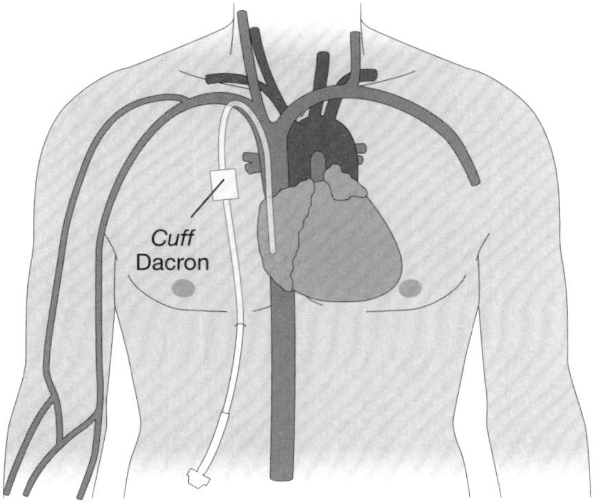

Figura 52.7. Posição do cateter tunelizado.
Fonte: Broviac.[24]

Esses cateteres tunelizados são confeccionados em silicone revestido de teflon e estão disponíveis em muitos modelos, disponíveis em lúmen único, duplo e triplo.

A maioria desses cateteres possui um anel de Dacron (*cuff*), localizado no tecido subcutâneo, que tem a função de estimular uma reação fibrótica em torno dele, ocorrendo assim uma fixação do cateter, que evita a entrada de microbiotas. Outro cateter muito utilizado é o Permcath®, produzido com material de silicone, com formato achatado e com dupla luz, utilizado para crianças com insuficiência renal e submetidas a hemodiálise.[14]

Quando indicar um cateter tunelizado?

Esses acessos venosos são indicados nos tratamentos de longa permanência, principalmente das crianças onco-hematológicas, portadores de insuficiência renal e em pacientes com nutrição parenteral prolongada. Esses dispositivos permitem a coleta de amostras de sangue, administração de substâncias, hemocomponentes, nutrição parenteral total (NPT), antimicrobianos e contraste. Podem permanecer por meses ou anos, após a cicatrização do óstio (em média 2 a 4 semanas) pode-se manter o sítio de inserção descoberto (sem curativo).[16]

O que é um cateter totalmente implantado?

O cateter venoso central totalmente implantado é um dispositivo menos visível, mais confortável para a criança, causa menos trauma na imagem corporal, promovendo melhor qualidade de vida. A maior preocupação para criança é a punção com a agulha de Huber para acessar o cateter.

O dispositivo é colocado cirurgicamente no tecido subcutâneo da criança, é inserido em uma veia central com a ponta distal no átrio direito/junção cavoatrial. Possui um reservatório com diafragma de silicone que pode suportar mais de mil perfurações (seguir recomendação do fabricante), conectado a um cateter de silicone ou poliuretano, que é colocado na veia central, sendo o cateter de um único lúmen. A punção ocorre na veia jugular interna ou subclávia; após é realizada uma loja subcutânea na parte anterior do tórax, sob a clavícula onde será acomodado o reservatório do cateter. A incisão é fechada em duas camadas após alcançar a hemostasia. Esse tipo de cateter preserva a imagem corporal e permite tomar banho ou nadar, ao contrário dos cateteres encapsulados.[16]

Para utilizar o cateter, é necessário realizar uma punção com uma agulha especial, chamada de agulha de Huber. É importante realizar a técnica adequada e com materiais adequados, a a fim de evitar danos ao cateter. Com isso o septo de silicone do reservatório do cateter mantém suas características preservadas, principalmente de ser autosselante após a retirada da agulha.[4]

A realização da punção do cateter totalmente implantado é atividade privativa do enfermeiro, conforme parecer COREN-SP 060/2013 – CTPRCI n° 102744Ticket n° 307.081. No entanto, alguns pontos básicos não devem ser esquecidos, pois dependem exclusivamente da ação humana, para que os benefícios sempre ultrapassem os riscos inerentes aos procedimentos invasivos e garantam a segurança do paciente, sendo eles:

1. Conhecimento integral da anatomia vascular e das estruturas subjacentes.

2. Indicações e escolhas precisas do tipo de agulha e das técnicas de inserção vascular, sempre baseadas nas necessidades clínicas e na experiência do executor.
3. Obediência rigorosa de antissepsia, assepsia e preceitos técnicos, além do conhecimento de potenciais complicações.[12]

O Parecer nº 030/09, do Conselho Regional de Enfermagem do Distrito Federal, afirma que a punção de cateter do tipo totalmente implantado deve ser realizada pelo enfermeiro, haja vista a necessidade de conhecimentos técnicos aprofundados. Nesse sentido, a punção do cateter deve ser realizada por um profissional treinado e capacitado, com domínio da técnica e obedecendo aos rigores absolutos de assepsia, avaliação do sítio de punção, bem como das condições clínicas do paciente.

É importante orientar a criança e os familiares sobre o procedimento; ressaltando a necessidade de aplicação de um anestésico local tópico sobre o portal do cateter (local onde será realizada a punção do reservatório), devido ao procedimento ser invasivo e doloroso. Esses anestésicos são à base de lidocaína e prilocaína e possuem importante impacto na redução da dor associada ao procedimento, bem como traumas que a criança enfrenta devido a múltiplas punções.[4]

Quais os materiais necessários para a realização da punção do cateter totalmente implantado?

- Bandeja.
- Um par de luvas estéreis.
- Duas ou mais unidades de máscaras cirúrgicas (uma para o profissional e outra para o paciente e familiar).
- Duas unidades de seringa 10 mL.
- Uma unidade de agulha 40×12 ou agulha ponta romba.
- Gliconato de clorexidina alcoólica > 0,5%.
- Agulha de Huber.
- Uma unidade de gaze estéril.
- Dois flaconetes de cloreto de sódio 0,9%.
- *Swab* alcoólico.
- Álcool 70%.
- Degermante para limpeza de superfície.
- Mesa auxiliar.
- *Kit* estéril para punção: cuba, pinça anatômica e campo fenestrado estéril.
- Compressa descartável.
- Cobertura adequada (curativo transparente).

Para se obter um sucesso na punção é prioritário posicionar a criança adequadamente – o paciente deve estar deitado no leito, a fim de que a região posterior da escápula esteja totalmente acomodada na cama, alinhando-a com a região da subclávia. Solicita-se então para criança virar a cabeça no sentido contrário ao do cateter, para melhor visualização do portal do cateter, facilitando assim a palpação. Após a punção, manter a agulha por até 7 dias, protegida por cobertura estéril. Garantir estabilização da fixação, evitando mobilização da agulha tipo Huber. Ao retirar a agulha, e o cateter não for mais utilizado, deve-se selar o cateter com solução anticoagulante ou antimicrobiana e ele poderá permanecer fechado por 30 dias.[16]

Quando indicar um cateter totalmente implantado (Figuras 52.8 e 52.9)?

O acesso venoso central de longa permanência totalmente implantado é indicado preferencialmente para crianças onco-hematológicas e pacientes com necessidade de nutrição parenteral prolongada, além de outras indicações que necessitem de acesso seguro por períodos prolongados. Pacientes com tratamento esperado superior a 6 meses (classificação neutra por 3-6 meses de duração do tratamento). Esses dispositivos permitem a coleta de amostras de sangue e administração de substâncias, hemocomponentes, NPT, antimicrobianos e contraste. Podem permanecer por meses, até mesmo por anos. Esse tipo de dispositivo permite à criança menor risco de complicações e infecções relacionadas ao cateter, menor interferência nas atividades físicas de vida diária, requer manutenção mínima, e menos alterações da autoimagem da criança devido à não exposição do cateter.[16]

O que é um cateter central de inserção periférica – CCIP ou PICC?

O CCIP ou PICC (*peripherally inserted central catheter*), é um acesso vascular de médio a longo prazo inserido em uma das veias periféricas profundas do braço (basílica, braquial ou cefálica) e progride com a ponta na junção da veia cava superior e do átrio direito (junção cavo atrial), adquirindo característica de cateter central (Figura 52.10). É um cateter longo, disponível nos tamanhos de 20 a 60 cm de comprimento e varia de

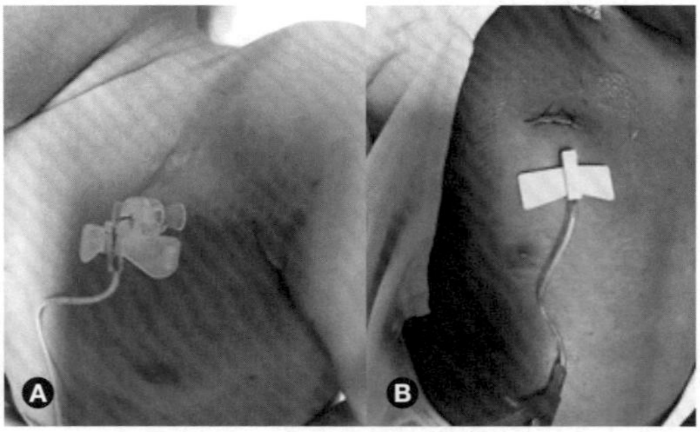

Figura 52.8. **A-B.** Cateter totalmente implantado.
Fonte: Acervo das autoras.

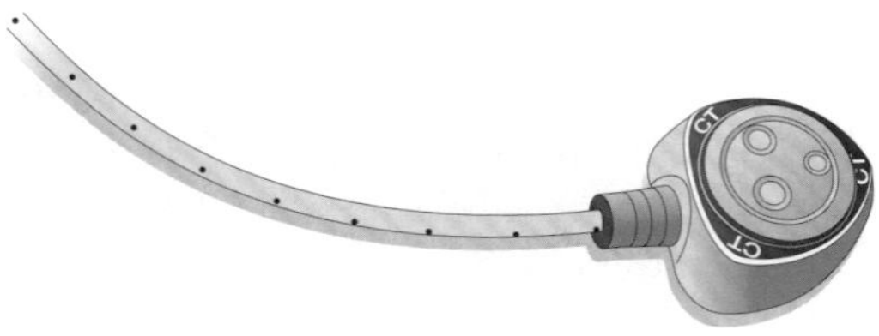

Figura 52.9. Modelo de cateter totalmente implantado.
Fonte: https://www.crbard.com/Peripheral-Vascular/en-US/Products/X-PORT-isp-Implantable-Port.[25]

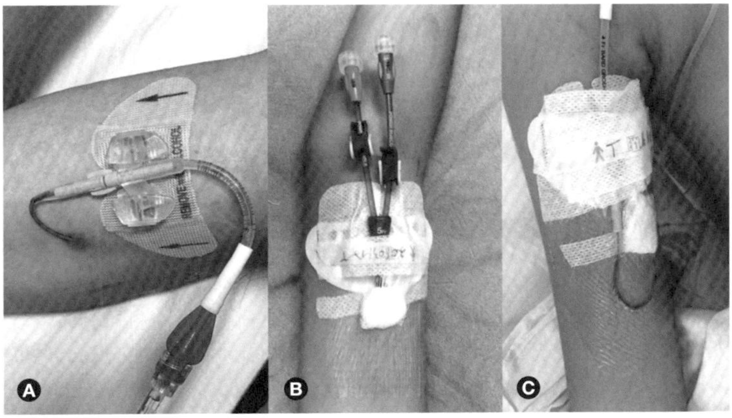

Figura 52.10. **A-C.** Cateter de inserção periférica.
Fonte: Acervo das autoras.

1 a 9 Fr (*French*) de calibre, tem de um a três lúmens, e é radiopaco. É confeccionado de material macio e flexível (silicone ou poliuretano), desenvolvido para ofertar mais segurança ao paciente nas infusões intravenosas.[14] A inserção é realizada através da punção direta (Excalibur) ou técnica de Seldinger modificada. Em crianças, a técnica de Seldinger guiada por ultrassom usando dilatador de veia é usada para colocação desse cateter. Nos recém-nascidos, as veias cubital ou safena são canuladas usando punção direta com agulha; por exemplo, cateter de inserção percutânea de poliuretano. Por ser considerado um cateter de linha central pode ser usado para coleta de sangue se o tamanho do cateter for superior a 3 Fr. Para pacientes pediátricos e neonatais, sítios adicionais podem ser considerados: veias axilares, veia temporal e auricular posterior (cabeça) e veia safena e poplítea (membros inferiores).[18]

Quais os tipos de cateter central de inserção periférica – CCIP ou PICC?

Existem diferentes tipos de cateter PICC, porém os mais utilizados na pediatria são os de ponta aberta e os valvulados. Entre os cateteres valvulados encontramos dispositivos com válvulas na extremidade distal que evitam o refluxo sanguíneo – por isso não há *clamp* no cateter – a válvula se abre para fora quando a pressão positiva é aplicada e para o interior quando a pressão negativa é aplicada, permitindo a retirada de sangue do cateter (Figura 52.11). Os PICC injetáveis foram projetados para suportar as pressões mais altas da infusão

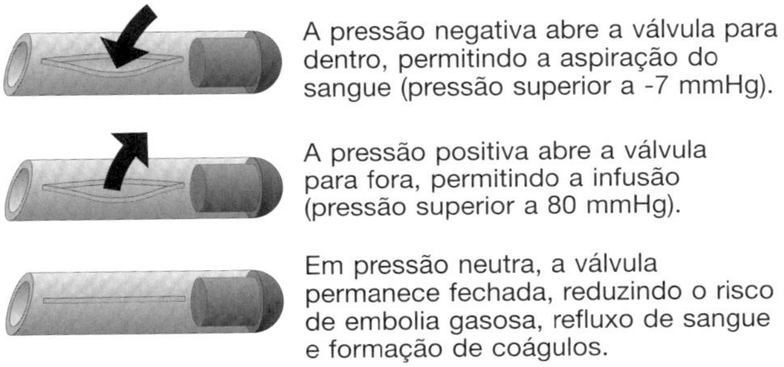
A pressão negativa abre a válvula para dentro, permitindo a aspiração do sangue (pressão superior a -7 mmHg).
A pressão positiva abre a válvula para fora, permitindo a infusão (pressão superior a 80 mmHg).
Em pressão neutra, a válvula permanece fechada, reduzindo o risco de embolia gasosa, refluxo de sangue e formação de coágulos.

Figura 52.11. Funcionamento do cateter valvulado.
Fonte: http://www.bardaccess.com.[26]

de contraste por tomografia computadorizada e são indicados em pacientes oncológicos para tratamento prolongado. Dentro da classificação do CVC, o PICC é utilizado com mais frequência em pacientes hematológicos, pois a inserção de um PICC é segura e não invasiva e pode ser realizada mesmo com baixa contagem de plaquetas.

Quando indicar um cateter central de inserção periférica?

O cateter central de inserção periférica está indicado quando a terapêutica infusional for maior ou igual a 6 dias; na administração de soluções periféricas incompatíveis; no uso de quimioterapia cíclica quando a duração for maior que 3 meses; na utilização da monitorização hemodinâmica invasiva ou necessidade de se obter uma acesso venoso em paciente grave, com duração ≥ 15 dias; coleta de sangue frequente (a cada 8 horas) em paciente hospitalizado, com duração ≥ 6 dias; infusões intermitentes ou coletas de sangue infrequentes em pacientes com dificuldade de acesso venoso periférico, com duração de ≥ 6 dias; infusões ou tratamento paliativo durante os cuidados de final de vida; e infusões periféricas compatíveis para pacientes residentes em instituições de longa permanência com duração ≥ 15 dias.[16]

Quem pode inserir um cateter de PICC?

No Brasil, a resolução nº 258/2001, do Conselho Federal de Enfermagem (COFEN), considera: Art. 1º: É lícito ao Enfermeiro, a Inserção de Cateter Periférico Central, e no Art. 2º: O Enfermeiro para o desempenho de tal atividade, deverá ter-se submetido a qualificação e/ou capacitação profissional.[19]

Quais as dificuldades enfrentadas na inserção de acesso vascular em crianças?

A inserção do acesso vascular em uma criança acordada pode ser um desafio. Reduzir a ansiedade e a dor é o objetivo. A presença dos pais e a amamentação reduzem a ansiedade. As técnicas de distração devem ser personalizadas, dependendo da idade da criança. Pode variar de música, brinquedos, balões, bonecos, bolhas e livros a desenhos animados, filmes, videogames e brinquedos eletrônicos inteligentes. Os smartphones mostraram ser dispositivos de distração úteis na faixa etária de 3 a 7 anos. Da mesma forma, sucção não nutritiva, acomodar a criança em panos e balanço foram considerados úteis em neonatos e bebês. Cremes de anestesia local contendo uma mistura de lidocaína com prilocaína ou tetracaína, aplicados em curativos oclusivos 1 hora antes, podem ajudar a reduzir a dor de acesso vascular. A sacarose oral demonstrou reduzir a dor processual em neonatos; recomenda-se não administrar mais de 1 g para bebês < 5 kg e 2 g para 5 a 10 kg. É necessário sedação ou anestesia geral para acesso venoso central.[34] O acesso vascular deve ser realizado sobre a pele limpa e saudável. A limpeza da pele com clorexidina alcoólica 2% é recomendada para antissepsia. Em recém-nascidos prematuros e bebês com menos de 2 meses, a clorexidina a 2% não é aprovada para uso pelo FDA devido à absorção e irritação da pele. No entanto, 10% de iodopovedine ou 0,5% de clorexidina podem ser usados nessa faixa etária. Obter acesso vascular em crianças pode exigir várias tentativas e pode ser estressante para a criança, a família e a equipe assistencial. Veias de pequeno calibre, variações anatômicas, juntamente com a ansiedade da criança e abstinência aumentam a dificuldade na inserção. A colocação do acesso vascular é considerada uma habilidade básica para os enfermeiros e cirurgiões.[21]

Quais são considerados especialistas em acesso vascular?

Uma equipe de infusão designada que seja responsável por inserir cateteres periféricos curtos aumenta a taxa de sucesso da inserção na primeira tentativa e reduz infecções da corrente sanguínea contraídas no hospital, infecções do local, oclusões e remoções acidentais. Uma equipe de infusão designada que seja responsável pelo manejo de CVC, incluindo avaliação diária, troca de curativos e/ou acesso, reduz infecções da corrente sanguínea associadas a cateteres e os custos relacionados, flebite e infiltração, e aumenta a satisfação do paciente.[12]

Referências bibliográficas

1. Harrison D, et al. Breastfeeding for procedural pain in infants beyond the neonatal period. Cochrane Database Syst Rev. 2016; 10:CD011248.
2. Bodenham Chair, A. et al. Association of Anaesthetists of Great Britain and Ireland: Safe vascular access 2016. Anaesthesia. 2016; 71:573-85.
3. Criss CN, et al. Obtaining central access in challenging pediatric patients. Pediatr Surg Int. 2018 mai; 34(5):529-33
4. Harada MJCS, Pedreira MLG (orgs.). Terapia intravenosa e infusões. São Caetano do Sul, SP: Yendis; 2011.
5. Lininger RA. Pediatric peripheral I.V. insertion success rates. Pediatr Nurs. 2003; 29:351-4.
6. Dougherty L. Peripheral cannulation. Nursing Standard. 2008; 22(52):49-56.
7. De Graaff JC, et al. Near-infrared light to aid peripheral intravenous cannulation in children: A cluster randomised clinical trial of three devices. Anaesthesia. 2013; 68:835-45.
8. Alexander M, et al. Technical and clinical application. In: Alexander M, Corrigan M, Gorski L, Phillips L, (eds.). Core Curriculum for Infusion Nursing. 4 ed. Philadelphia, PA: Wolters Kluwer/Lippincott Willians & Wilkins; 2014. p. 1-85.
9. Tang L, et al. Ultrasound guidance for radial artery catheterization: an updated meta-analysis of randomized controlled trials. PLoS One. 2014; 9(11):e111527.
10. Chiao FB, et al. Vein visualization: patient characteristic factors and efficacy of a new infrared vein finder technology. Br J Anaesth. 2013; 110(6):966-71.
11. Pacilli M, et al. Use of 8-cm 22G-long peripheral cannulas in pediatric patients. J Vasc Access. 2018; 19:496-500.
12. Infusion Nurses Society. Infusion nursing standards of practice. J Infus Nurs. 2006; 29(Suppl 1):S1-92.
13. Jung CW, et al. Position and relative size of the vertebral artery according to age: Implications for internal jugular vein access. Paediatr Anaesth. 2017; 27:997-1002.
14. Church JT, Jarboe MD. Vascular Access in the Pediatric Population. Surg Clin North Am. 2017 fev; 97(1):113-28. doi: 10.1016/j.suc.2016.08.007.
15. Schults JA, et al. Building a global, pediatric vascular access registry: A scoping review of trial outcomes and quality indicators to inform evidence-based practice. Worldviews Evid Based Nurs. 2019; 16:51-9.
16. Brasil. Agência Nacional de Vigilância Sanitária Medidas de Prevenção de Infecção Relacionada à Assistência à Saúde. Brasília: Anvisa; 2017.
17. Martin LGR, Segre CAM. Manual básico de acessos vasculares. São Paulo: Atheneu; 2010.
18. Naik V, Rao K, Rayani B, Subrahmanyam M, Subrahmanyam R. Long-term venous access devices and anaesthesiologists. Update Anaesth. 2019; 33:62-9.
19. Brasil, Resolução nº 258, de 12 de julho de 2001. Inserção de cateter periférico central pelos enfermeiros. Rio de Janeiro: Conselho Federal de Enfermagem; 2001.

20. Stevens B, et al. Sucrose for analgesia in newborn infants undergoing painful procedures. Cochrane Database Syst Rev. 2016; 7:CD001069.
21. Rupp SM, et al. Practice guidelines for central venous access: A report by the American Society of Anesthesiologists Task Force on Central Venous Access. Anesthesiology. 2012; 116:539-73.
22. Bompoint C, et al. Transplant Preparation. In: Kenyon M, Babic A (eds.). The European Blood and Marrow Transplantation Textbook for Nurses. Springer, Cham; 2018.
23. Teleflex, Arrow, Blue FlexTip, Chlorag+ard, ErgoPack e Meet JACC são marcas comerciais da Teleflex Incorporated ou de suas afiliadas registradas nos EUA e/ou em outros países. Disponível em: http://teleflex.com/la/pt/product-areas/vascular-access.
24. Broviac JW, et al. A silicone rubber atrial catheter for prolonged parenteral alimentation. Surg Gynecol Obstet. 136(4):602-6.

Sites

25. Bard Access. X-PORT™ isp Implantable Port. Disponível em: http://www.crbard.com/Peripheral-Vascular/en-US/Products/X-PORT-isp-Implantable-Port.
26. Bard Access. Disponível em: http://www.bardaccess.com.

53 CAPÍTULO

Delirium em UTIP: Como Saber Reconhecer e de que Maneira Minimizar Adversidades Maiores em Meio ao Ambiente de UTIP

Luciano Batista Barreto ▪ Sabrina dos Santos Pinheiro

O que é *delirium*?

É um distúrbio da consciência, atenção, cognição e percepção caracterizado por início agudo e flutuante da função cognitiva, de modo que a capacidade do paciente receber, processar, armazenar e recordar informações está marcadamente alterada, podendo ocorrer em curto período (horas ou dias). Geralmente, é reversível e pode ser consequência direta de uma condição médica, síndrome de intoxicação ou abstinência, causado por uso de substâncias mesmo em concentrações terapêuticas, exposição a toxinas ou a combinação destes fatores.[1]

O que significa o termo *delirium*?

Deriva do latim *delirare*, que significa, literalmente, "estar fora do lugar"; no entanto, seu significado figurado é "estar insano, confuso, fora de si". Termo este usado para descrever estados de ação, como sonolência excessiva decorrente de distúrbios mentais, ou ainda, se referindo a perturbações mentais agudas associadas a doenças febris. Historicamente, o termo *delirium* foi utilizado para descrever quadros de agitação em pacientes internados em UTI, enquanto o termo *letargus* era empregado para pacientes confusos, porém hipoativos.[2,3]

De acordo com o Diagnostic and Statistical Manual of Mental Disorders, na sua quarta edição (DSM-IV), o *delirium* caracteriza-se por uma perturbação da consciência acompanhada por alteração na cognição que não pode ser mais bem explicada por uma demência preexistente ou em evolução. A "perturbação" desenvolve-se em um curto período de tempo, geralmente de horas a dias, tendendo a flutuar no decorrer do dia.[4]

Como diferenciar *delirium* e abstinência?

O *delirium* deve ser diferenciado de abstinência, pois este é o conjunto de sinais e sintomas que se manifestam quando a administração de sedativos ou analgésicos é abruptamente suspensa ou diminuída muito rapidamente, em pacientes tolerantes, causando hiperirritabilidade do SNC, desregulação do sistema autonômico, disfunção gastrointestinal e anormalidades motoras. Habitualmente, ocorrem algumas horas após a suspensão da medicação, podendo ocasionar agitação, crises convulsivas, alucinações, psicoses, hipertensão, febre, taquicardia, entre outros. Em crianças pequenas, muitas vezes, essa diferenciação não é possível.[5]

A que principais fatores se atribui o surgimento do *delirium* nas UTI?

A causa do *delirium* no paciente crítico é multifatorial e está associada a vários fatores de risco. Podem ser divididas em três grandes grupos: fatores predisponentes do próprio paciente, fatores relacionados com gravidade da doença e iatrogênicos ou inerentes ao próprio ambiente de UTI. No paciente adulto, os principais fatores associados ao *delirium* são: idade avançada, doença cognitiva preexistente, gravidade da doença aguda e exposição a sedativos e analgésicos. Nas crianças, as causas relacionadas ao *delirium* ainda são pouco descritas, porém, imagina-se que sejam semelhantes àquelas observadas em adultos. Nas crianças, as principais causas são: dor, ansiedade de separação, ausência ou presença do cuidador, admissão na UTIP, medicações anticolinérgicas, privação do sono (ruídos, frio, luz), número de procedimentos, uso de sedativos e analgésicos, principalmente em doses elevadas e por tempo prolongado.[1]

O *delirium* está associado, comumente, a quais patologias?

O *delirium* possui mais de 25 sinônimos, incluindo encefalopatias agudas e sépticas, psicose tóxica, psicose do CTI e estado agudo confusional; porém, o termo *delirium* tem sido bastante usado em artigos científicos. Considerado uma forma de disfunção orgânica do cérebro, que se associa com mortalidade significativamente mais elevada, tempos mais prolongados de ventilação mecânica e maior tempo de permanência na unidade de terapia intensiva, e no hospital, assim como com comprometimento cognitivo dentro do primeiro ano após a alta hospitalar. A falta de uma ferramenta analítica que pode ser usada pela equipe de UTI para diagnosticar a doença em pacientes que não são capazes de se comunicar, tem dificultado a coleta de dados úteis.[4]

Mas existe *delirium* na UTIP?

Sim! Em crianças com câncer, por exemplo, Traube e colaboradores encontraram uma incidência de 18,8%. Na UTIP, a prevalência oscila entre 8,9 e 47%. As incidências encontradas em dois recentes estudos, em pacientes pediátricos em pós-operatório de cirurgia, foram de 49 e 57%. Esses números variam de acordo com as características da unidade e com a ferramenta empregada para o diagnóstico.[9]

Delirium é uma manifestação comum de disfunção cerebral aguda que ocorre em pacientes criticamente enfermos. Está associada ao aumento do tempo de internação em

UTI e pode estar relacionada com sequelas cognitivas em longo prazo. Ocorre com frequência nos pacientes críticos, e é estimado que 10 a 30% dos pacientes clínicos ou cirúrgicos hospitalizados desenvolvam essa síndrome, particularmente idosos ou pacientes submetidos à cirurgia cardíaca, nos quais ocorrem 50% dos pacientes. Há descriçãc da ocorrência em cerca de 80% dos pacientes adultos em ventilação mecânica em unidades de cuidados intensivos. Frequentemente, é pouco reconhecida e subtratada, mesmo em adultos; em crianças, o diagnóstico é mais difícil, sendo sua incidência ao redor de 10%, porém acredita-se que este número é subestimado. A dificuldade do diagnóstico em crianças, particularmente em lactentes, é maior em decorrência da flutuação dos sintomas e por não haver critérios diagnósticos específicos em pediatria, sendo facilmente confundido com abstinência pela ocorrência de vários sintomas em comum.[7]

A que se deve esse número expressivo de novos casos de *delirium* na UTI?

O *delirium* tem sido associado ao maior tempo de permanência do paciente no hospital e ao aumento da mortalidade. Estudos mostram uma prevalência de cerca de 85% dos pacientes internados em unidades de terapia intensiva em uso de ventilação mecânica; porém, apenas 32 a 66% dos pacientes são corretamente diagnosticados e tratados. Essa prevalência pode ser maior se considerada em grupos específicos, como idosos, pacientes internados em UTI e unidades de queimados. A verdadeira incidência de *delirium* na UTI é desconhecida, e vários termos têm sido utilizados na literatura para descrever esta condição, incluindo síndrome de cuidados intensivos ou "psicose da UTI".

Como se explica o surgimento do *delirium* nas UTIP, e a que se atribui tão relevante problemática?

A fisiopatologia do *delirium* não está bem esclarecida; pode estar associado a alterações em neurotransmissores, mediadores inflamatórios, estresse oxidativo, hipofluxo cerebral, entre outros fatores.

- Neurotransmissor: o *delirium* é uma manifestação na síntese, liberação e inativação de neurotransmissores que, em situação de normalidade, controlam as funções cognitivas, de comportamento e humor. Estudos têm demonstrado que a modificação na ação desses neurotransmissores é a principal responsável pelo aparecimento de *delirium*, particularmente o excesso de liberação de dopamina e/ou deficiência de acetilcolina (condução neuronal anormal). O aumento de dopamina cerebral ocorre em situações de estresse metabólico, hipóxia, choque ou, ainda, consequente à infusão exógena de inotrópicos.
- Mediadores inflamatórios: a liberação de mediadores inflamatórios ativados pela liberação de endotoxinas e cetociclinas, que ocorre durante a disfunção de múltiplos órgãos, provavelmente está envolvida na patogênese do *delirium*. A lentificação do traçado do EEG observada representa a redução do metabolismo oxidatixo e a disfunção cerebral.
- Redução do fluxo sanguíneo cerebral: o fluxo sanguíneo cerebral inadequado, causado por choque, coagulopatias e distúrbios metabólicos, têm sido descritos como fatores associados. A redução da pressão de perfusão cerebral e alterações na microvasculatura também estão implicadas na patogênese da disfunção cerebral aguda.

Como se dá a manifestação clínica do *delirium*?

O *delirium* caracteriza-se por uma grande variedade de disfunção cerebral e comprometimento psicomotor e de comportamento, e os sintomas ou sinais desenvolvem-se em curto espaço de tempo (horas a dias), no decorrer do tratamento de uma doença orgânica grave.

Nas crianças, o diagnóstico de *delirium* é mais complexo, sendo mais comumente observados:

- Desorientação.
- Distúrbios do sono.
- Confusão.
- Dificuldade de concentração e responsividade.
- Alteração do nível de consciência.
- Irritabilidade.
- Exacerbação noturna.
- Labilidade afetiva.

Observação: É importante lembrar que desorientação e alucinações só podem ser avaliadas em crianças maiores.

E como podemos diagnosticá-lo na UTIP?

O *delirium* deve ser sempre lembrado como diagnóstico provável em todo paciente com alteração súbita de comportamento, internado em UTI, com doença grave, que necessita de substâncias sedoanalgésicas e inotrópicas. Porém, acredita-se que é subdiagnosticado em 80% dos pacientes adultos.

Nos adultos, as principais ferramentas utilizadas para o diagnóstico necessitam de colaboração do paciente: Confusion Assessment Method for the ICU (CAM-ICU), Intensive Care Delirium Screening Checklist (ICDSC) e Delirium Rating Scale (DRA).

Não existem biomarcadores específicos para diagnóstico de *delirium*. Postula-se a utilização de β-hemoglobina, S100B e interleucina 6; porém, a relação causal ainda deve ser investigada.

Em crianças, existem, até o momento, poucos instrumentos validados para o diagnóstico de *delirium* em pacientes internados em UTIP. As ferramentas empregadas no diagnóstico de adultos não podem ser aplicadas em crianças pequenas, porque exigem certo desenvolvimento cognitivo. Essa ausência de ferramenta resulta em desconhecimento da doença, seus sintomas e tratamento. Além disso, com muita frequência, o *delirium* é confundido com abstinência, sendo esta condição quantificada e diagnosticada pela tabela de Finnegan.[6,8]

Algumas ferramentas para o diagnóstico de *delirium* em UTIP foram validadas e descritas na literatura. A decisão para o uso de cada uma delas varia de acordo com as circunstâncias e escolhas da equipe.[9]

A ferramenta Pediatric Anesthesia Emergence Delirium Scale (PAED) (Tabela 53.1) foi, inicialmente, desenvolvida para a avaliação de agitação no despertar em crianças em período pós-anestésico. Mostrou-se válida e confiável para a avaliação de *delirium* em UTIP

Tabela 53.1. Pediatric Anesthesia Emergence Delirium Scale (PAED)

	Descrição	Nunca	Quase nunca	Às vezes	Com frequência	Sempre
1	A criança faz contato visual com o cuidador	4	3	2	1	0
2	As ações da criança são intencionais	4	3	2	1	0
3	A criança tem consciência do seu entorno	4	3	2	1	0
4	A criança está inquieta	0	1	2	3	4
5	A criança está inconsolável	0	1	2	3	4

Fonte: da Silva.[10]

nos pacientes com mais de 2 anos. O objetivo desta escala é identificar pacientes com *delirium* hiperativo pós-anestésico, que é a forma de *delirium* menos frequente em UTIP.[10]

Os itens da Escala PAED 1, 2 e 3 são avaliados em escores de 4 a 0: 4 = nunca; 3 = quase nunca; 2 = às vezes; 1 = muito; 0 = extremamente. Os itens 4 e 5, por sua vez, são avaliados em escores de 0 a 4: 0 = nunca; 1 = quase nunca; 2 = às vezes; 3 = muito; 4 = extremamente. Após conversão dos itens em escores, eles deverão ser somados, e o grau de agitação corresponderá ao escore total, sendo que quanto maior, mais agitada estará a criança.[10]

O Vanderbilt Pediatric Delirium Group desenvolveu uma adaptação do Confusion Assessment Method for the ICU (CAM-ICU) para ser empregado em pacientes pediátricos (pCAM-ICU), que pode ser empregada em pacientes com mais de 5 anos. O pCAM-ICU (Figura 53.1) é a primeira ferramenta para ser utilizada a beira do leito por profissional não psiquiátrico. Esta ferramenta foi traduzida e adaptada para o português. Ela, por sua vez, utiliza quatro características cardeais[9]:

- Início agudo ou flutuação do estado mental.
- Desatenção.
- Nível alterado de consciência.
- Pensamento desorganizado.

Para que o paciente possa ser avaliado por essa ferramenta, deve apresentar nível de consciência adequado à elicitação de respostas, correspondentes a um escore entre -3 e +4 na Escala de Agitação Sedação de Richmond (Richmond Agitacion Sedation Scale – RASS).[7,9]

Observação:

- Pacientes que apresentem RASS -4 e -5 não podem se avaliados, devendo ser abordados em outro momento.
- Para que o diagnóstico de *delirium* seja positivo usando o pCAM-ICU, o paciente deve apresentar obrigatoriamente as características 1 e 2, acrescidas das características 3 ou da 4.

O pCAM-ICU foi validado para ser empregado em crianças com idade igual ou superior a 5 anos, submetidas ou não à ventilação mecânica, mas não pode ser aplicada em paciente com atraso cognitivo.[9]

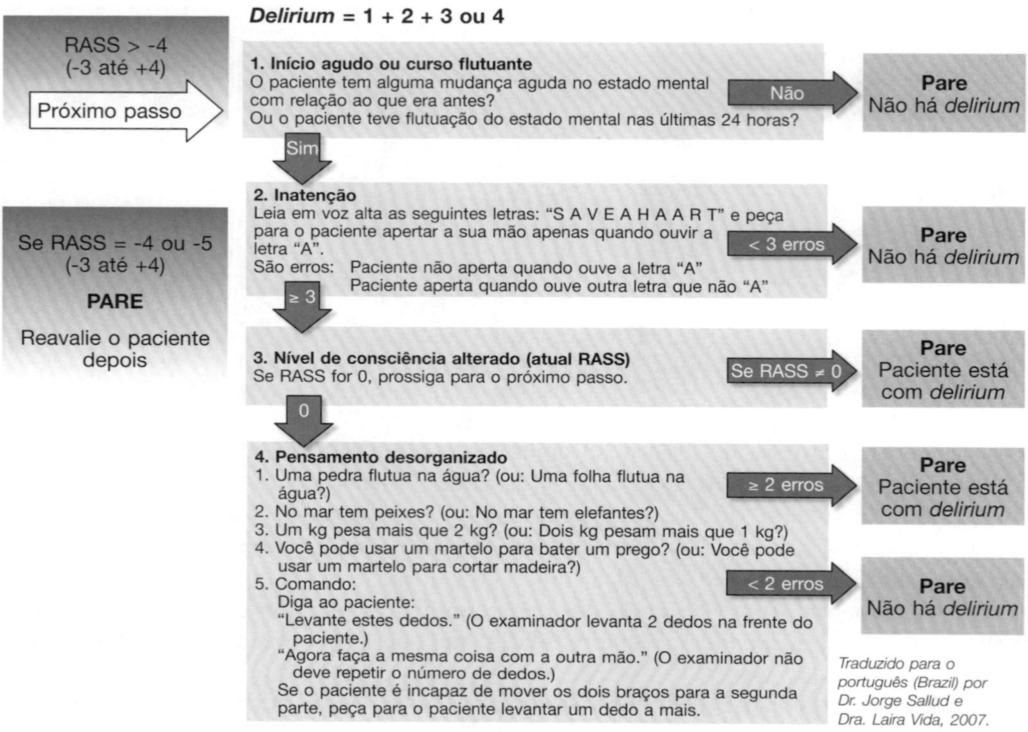

Figura 53.1. Método de avaliação da confusão mental na UTIP – pCAM-ICU.
Fonte: Pittrowsky.[7]

Por que pacientes com distintos diagnósticos apresentam quadro de *delirium* na UTI?

Estudos mostram que pacientes em UTI possuem pouco controle e influência no ambiente, em virtude da falta de privacidade, dependência, monotonia, dificuldade em se orientar, estímulos permanentes por monitores, tratamentos e interrupções frequentes de seu sono. Com alguma frequência, são mantidos em estado de sedação e, durante período de recuperação progressiva da consciência, depara-se com uma série de características desse ambiente que podem provocar ou exacerbar quadros clínicos similares aos de pessoas submetidas à experiência de privação sensorial, em que predominam ilusões e alucinações, especialmente as visuais.[11]

De que maneira pode ser classificada a apresentação clínica do *delirium*?

Conforme a apresentação clínica, o *delirium* pode ser classificado em:

- Agitado/hiperativo: quando há predomínio de agitação e/ou hiperatividade, é facilmente identificado, já que o paciente apresenta agitação importante com labilidade emocional; esse paciente acaba sendo muito sedado, o que mascara os sintomas e contribui para uma pior evolução clínica.

- Hipoativo: quando há predomínio de apatia e outros sintomas de hipoatividade; este, por sua vez, caracteriza-se por apatia e diminuição da resposta a todos os estímulos, sendo mais dificilmente diagnosticado na UTIP.
- Misto: quando há oscilação entre os sintomas de hipo e hiperatividade.

Estudos têm demonstrado que o *delirium* hipoativo tem uma prevalência bem maior que o hiperativo (43,5% × 1,6%, respectivamente), sendo a forma mista a mais observada em pacientes internados em UTIP (54,1%).[12]

Mediante todos esses entendimentos relacionados ao *delirium*, de que maneira se dá o tratamento mais convencional e existe algo não medicamentoso?

A abordagem para o tratamento e prevenção do *delirium* deve seguir os seguintes objetivos: prevenção por meio do controle dos fatores precipitantes, manejo dos sintomas do *delirium*, como a psicose e a agitação, e tratamento do *delirium* por meio das causas do desencadeamento da cascata inflamatória.

O adequado tratamento depende de um diagnóstico precoce, monitorização dos sinais e sintomas, prevenção dos fatores de risco que incluem o uso racional de medicações que exacerbam a gravidade do *delirium* e, quando possível, resolução das doenças de base associadas. O tratamento envolve intervenções não farmacológicas e farmacológicas.

- Tratamento não farmacológico: são dirigidas diretamente à restauração da orientação e conforto, como psicoeducação da família, presença de familiares na UTIP em tempo integral, brinquedos favoritos, fotografias de familiares e do lar, reestabelecimento do padrão diurno/noturno. O uso de substâncias sedativas e analgésicas tem como objetivo diminuir a dor e ansiedade de pacientes internados em UTIP, o que diminui o estresse e o risco para *delirium*; porém; o excesso de sedação deve ser evitado, porque sua relação com o *delirium* também é bem documentada. O uso de escalas de sedação e analgesia validadas para crianças e a estratégia de sedação/analgesia interrompida diariamente tem demonstrado um bom impacto na diminuição do risco para *delirium*.
- Tratamento farmacológico: deve ser empregado junto com uma abordagem multifatorial, uma vez solucionados ou minimizados os fatores de risco, como hipoxemia, hipoglicemia e choque, as substâncias devem ser consideradas. Apesar de as medicações utilizadas no *delirium* melhorarem a *performace* cognitiva do paciente, os seus efeitos psicoativos podem piorar o sensório. Outro grande problema do tratamento medicamentoso é que a maioria das substâncias atuam no *delirium* hiperativo que, como já foi citado, é o menos frequente. Esse tratamento pode ser feito com haloperidol ou risperidona.

Diante do exposto com relação ao tratamento medicamentoso, quando fazer uso do haloperidol? E o mesmo com relação à risperidona?[6,8]

- Haloperidol: um antipsicótico convencional, preferido nos casos de *delirium* com agitação em crianças menores de 4 anos e quando o uso endovenoso for necessário. Age nos receptores dopamina-2 em vários níveis do córtex cerebral, resultando a função do hipocampo. As doses são individualizadas, geralmente é utilizado 0,15 a 0,25 mg por via endovenosa, seguido de 0,05 a 0,5 mg/kg/dia, divididos em 2 a 3 doses com máximo de 0,15 mg/kg/dia.

- Risperidona: bem como a olazanpina e a zipraxidona, são utilizados como tratamento alternativo do *delirium*, preferencialmente nos casos de *delirium* misto e hipoativo; agindo não só nos receptores D2, mas também tem efeito em outros neurotransmissores, como serotonina e norepinefrina. As doses são individualizadas, geralmente é utilizado 0,25 a 0,5 mg em dose única diária.

Observação: Todos os antipsicóticos têm, potencialmente, graves efeitos colaterais, necessitando monitorização cuidadosa dos pacientes. Atenção especial deve ser dada aos possíveis paraefeitos nos ECG extrapiramidais, prolongamento do intervalo QT e *Torsade de pointes*, e síndrome neuroléptica maligna.

Relacionado com as medidas preventivas, devemos dar maior ênfase em quais medidas?

As estratégias para a prevenção do *delirium* em crianças internadas em UTIP englobam:

- Abordagem da causa de internação, conforme protocolos.
- Tratamento adequado das infecções.
- Correção dos distúrbios metabólicos e hipoxemia.
- Reorientação frequente dos pacientes pelos cuidadores de enfermagem.
- Sedação e analgesia adequada e por tempo limitado.
- Extubação precoce.
- Fisioterapia respiratória e mobilização precoce.
- Atenção e otimização do sono.

Que novas medidas e estratégias vêm sendo discutidas no tratamento do *delirium*?

O uso da dexmedetomidina como sedativo tem sido indicado por alguns autores na prevenção de *delirium*. Um grupo de pesquisadores da Vanderbilt University School of Medicine publicou os resultados de dois estudos complementares que demonstram o impacto de diferentes estratégias de sedação na redução do tempo de ventilação mecânica e da morbidade em pacientes de UTI: o estudo MENDS teve como objetivo testar a hipótese de que a dexmedetomidina seria mais eficaz na redução de *delirium* e coma em pacientes submetidos à ventilação mecânica, quando comparada ao lorazepam. Este, por sua vez, é amplamente utilizado para a sedação de pacientes graves, seguindo as recomendações atuais da Society of Critical Care Medicine (SCCM).

Esses estudos representam uma nova direção a ser tomada na orientação de estratégias de sedação em pacientes críticos, em que novas rotinas para uso de sedativos e estratégias de desmame devem ser amplamente testadas para a redução de morbimortalidade de pacientes submetidos à ventilação mecânica e internações em UTIP.[6,13]

Referências bibliográficas

1. Mesa P. *Delirium* em uma Unidade de Terapia Intensiva latino-americana. Estudo prospectivo em coorte em pacientes em ventilação mecânica. Patrícia Mesa, Ignácio José Previgliano, Sonia Altez, Silvina Favretto, Maria Orellano, Cinthya Lecor, Ana Soca, Wasley Ely. São Paulo: Revista Brasileira de Terapia Intensiva; 2017.
2. Pincelli EL. Ações da enfermagem na prevenção do *delirium* em pacientes na Unidade de Terapia Intensiva. Erick Lagonegro Pincelli, Camila Waters, Zélia Nunes Hupsel. São Paulo: Artigo de revisão; 2015.
3. Castro REV. *Delirium* em Unidades de Terapia Intensiva Pediátrica. Roberta Esteves Vieira de Castro. PEBMED. Atualizado em 11/12/2018. Disponível em: https://pebmed.com.br/delirium-em-unidades-de-terapia-intensiva-pediatrica/.
4. Pessoa RF. *Delirium* em Pacientes Críticos. Renata Fittipaldi Pessoa, Flávio Eduardo Nácul. Revista Brasileira de Terapia Intensiva; 2006.
5. Hartmann SP. Instrumentos de avaliação do delirium em Unidades de Terapia Intensiva: Uma revisão sistemática da literatura. Silvana Pinto Hartmann, Gabriela Peretti Wagner. São Paulo; 2015.
6. Piva JP. Medicina intensiva em pediatria. Jefferson Pedro Piva, Pedro Celiny Ramos Garcia. 2 ed. Rio de Janeiro: Revinter; 2015.
7. Pittrowsky MT. Importância da monitorização na Unidade Terapia Intensiva. Melissa Tassano Pittrowsky, Cássia Righy Shinotsuka, Marco Antonio Sales Dantas Lima, Jorge Ibrain Figueira Salluh. Revista Brasileira de Terapia Intensiva; 2010.
8. Oliveira RG. Blackbook. Reynaldo Gomes de Oliveira. 3 ed. São Paulo; 2005.
9. Castro REV. É possível diagnosticar *delirium* em unidades de Terapia Intensiva Pediátrica? Roberta Esteves Vieira de Castro. Terapia Intensiva; 2018.
10. Da Silva LM, et al. Emergence agitation in pediatric anesthesia: current features. Rio de Janeiro: J Pediatr. 2008; 84(2):107-13.
11. Silva ACS. Manual de Urgências em Pediatria. Ana Cristina Simões e Silva, Rocksane de Carvalho Norton, Joaquim Antonio César Mota, Francisco José Penna. São Paulo: Medsi, 2003.
12. El Hajj SA. *Delirium* em Unidade de Terapia Intensiva: A complexidade do fenômeno e possíveis intervenções. Simone Alves El Hajj. Disponível em: https://avaliacaoneuropsico.com.br/avaliacoes.
13. Pereira RAPP. Enfermagem em Terapia intensiva: práticas integrativas. Manole; 2017. Vários autores. 1. Enfermagem em terapia intensiva I. Viana, Renata Andréa Pietro Pereira. II. Torre, Mariana. 2017.

54 CAPÍTULO

Boas Práticas em Terapia Infusional

Kelly Mesquita ■ Sabrina dos Santos Pinheiro

É possível prevenir infecção de corrente sanguínea?

A utilização de dispositivos de acesso vascular vem aumentando nos últimos anos, e com isso, há maior exposição do paciente ao risco de complicações.[1] O dispositivo de acesso vascular pode salvar a vida dos pacientes, mas também podem resultar em fatores de risco para a vida, tais como flebite, trombose, infecção e danos ao cateter.

As infecções da corrente sanguínea (ICS) relacionadas a cateteres centrais (ICSRC) estão associadas a importantes desfechos desfavoráveis em saúde. Conforme recomendação da Agência Nacional de Vigilância Sanitária (Anvisa), o grande impacto das infecções de corrente sanguínea está associado a cuidados em saúde de maior potencial preventivo. Sabemos que esses casos poderiam ser prevenidos com a adoção de práticas adequadas, como aplicação de *bundles* de inserção e a aplicação das boas práticas de manutenção dos dispositivos, tais como: higiene das mãos, antissepsia das conexões e *hub* dos cateteres, antissepsia adequada da pele, avaliação constante do sítio de inserção, técnica asséptica no preparo de medicamentos, adequada troca do curativo e revisão diária das necessidades do cateter. Estratégias de prevenção específicas e diretrizes aprimoradas para o uso de dispositivos intravasculares podem contribuir para a redução da taxa de infecção.[2]

Como ocorre a infecção de um dispositivo de acesso vascular?

As bactérias da pele entram na corrente sanguínea após terem formado o "biofilme" na parte externa do dispositivo de acesso vascular. Após o período de 15 dias passa a predominar a colonização da via interna do cateter como foco de ocorrência da infecção.[2] Com

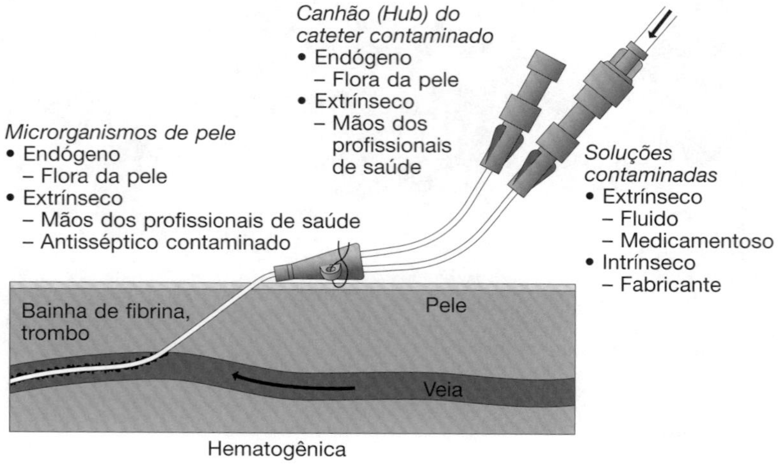

Figura 54.1. Fisiopatogenia da infecção de corrente sanguínea. *Fonte: Safdar N, et al.*[3]

o passar do tempo, o número de manipulações no cateter aumenta, favorecendo a sua contaminação. As principais vias de contaminação de um cateter são: microrganismos da pele (flora da pele, contaminação durante a inserção, mãos dos profissionais, antisséptico contaminado), manipulação externa do cateter (contaminação do *hub* do cateter por meio das mãos dos profissionais de saúde), via interna do cateter (soluções contaminadas, fluidos e medicamentos preparados de forma inadequada e sem técnica asséptica) e a via hematogênica (colonização da ponta do dispositivo através da via hematogênica) (Figura 54.1).[3]

O que é necessário para manter um dispositivo de acesso vascular por todo o tratamento do paciente?

Uma vez inserido o dispositivo de acesso vascular, o desafio maior consiste em mantê-lo, evitando falhas e complicações. Garantir a segurança do acesso vascular é uma preocupação da equipe de enfermagem, pois isso pode levar à interrupção do tratamento. Existem vários instrumentos para avaliar esse dispositivo e, conforme recomendações do *bundle* de manutenção Preventing Central Line da The Joint Comission, devemos atentar aos seguintes itens[4]:

- Higiene das mãos.
- Troca adequada do curativo.
- Técnica asséptica para acessar e trocar os conectores e tampinhas.
- Padronização da troca dos sistemas de infusão.
- Técnica asséptica no preparo de medicamentos e soluções.
- Avaliação diária do cateter.

Como realizar a avaliação de um dispositivo de acesso vascular?

Todos os profissionais que cuidam de crianças com cateter devem ter conhecimento sobre gestão eficaz para prolongar a duração do dispositivo de acesso vascular, minimizando complicações e danos à criança. Devem ser avaliados os seguintes fatores relacionados à avaliação de um cateter:[5]

- Conforme recomendação da Anvisa, 2017: "Garanta que toda a equipe de assistência, envolvida na inserção e manutenção do cateter, tenha participado de um programa educacional relacionado às práticas básicas de prevenção antes de iniciar suas tarefas no serviço de saúde".[2]
- Realizar a monitorização do cateter como parte integrante na avaliação da criança, inspecionando o sítio de inserção a fim de detectar eritema, drenagem ou tração do cateter. Avaliar o local de inserção da pele com o cateter do dispositivo de acesso vascular e a área circundante para observar se há vermelhidão, sensibilidade, inchaço e drenagem, por meio de inspeção visual e palpação do curativo intacto e por meio de relatos de desconforto do paciente, incluindo dor, parestesia, dormência ou formigamento.[6]
- A avaliação do sítio de inserção dos cateteres centrais deve ser feita, no mínimo, uma vez ao dia, por inspeção visual e palpação sobre o curativo intacto.
- Na inspeção, observar a localização (membros superiores, subclávia) e o tipo de cateter, a integridade da cobertura (íntegra, suja, úmida, descolada), pele e adjacentes ao redor do cateter, comprimento externo do cateter, perímetro braquial nos casos de cateter PICC (cateter central de inserção periférica).[6]
- Inspecionar também todo o sistema de infusão, iniciando no recipiente de solução, passando para o conjunto de administração, até o local de inserção do dispositivo de acesso vascular, a cada intervenção de infusão. No sistema de infusão, observar a clareza da solução, a integridade do sistema (por exemplo, se há vazamentos, se as conexões *luer* estão fixas) e do curativo, a solução e a taxa de vazão corretas, e a data de validade das soluções e do conjunto de administração (dânula/torneirinhas, perfusores, conectores).[7]
- Conforme recomendação da Infusion Nurse Society 2016 (INS), medir o comprimento externo do cateter e comparar com o comprimento externo do cateter documentado na inserção, quando houver suspeita de deslocamento do mesmo. Avaliar a pele sob o curativo a fim de prever o risco potencial de lesão da pele decorrente da idade, da movimentação de articulações e da presença de edema. Estar ciente do risco de lesões de pele por adesivos médicos (MARSI) associado ao uso de dispositivos projetados para estabilização (ESD) de base adesiva. Usar uma solução de barreira protetora na pele para reduzir o risco de MARSI. Não usar tintura composta de benzoína, devido ao maior risco de MARSI, pois pode aumentar a aderência do adesivo à pele, causando lesão quando o ESD de base adesiva é retirado (Figuras 54.2 e 54.3).[6]

Curativo de cateter venoso central: avaliação e troca.

O curativo do cateter venoso central tem duas principais funções: proteger o sítio do dispositivo contra microrganismos e, consequentemente, a infecção; isto diminui a colonização extraluminal e estabiliza o dispositivo, diminuindo o risco de migração do cateter. Quando ocorre a perda da integridade do curativo, se ele estiver sujo, úmido ou descolando, ocorre aumento de 3 a 12 vezes o risco de infecção.[5]

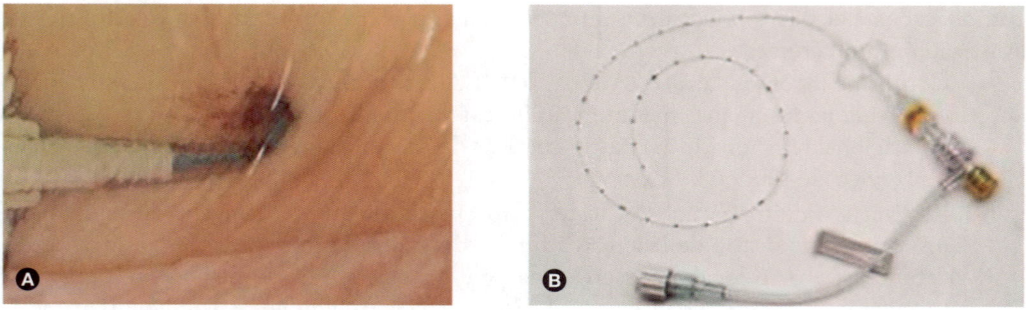

Sítio de inserção — Tipo de cateter

Figura 54.2. A-B. Avaliação do cateter.
Fonte: Acervo da autora.

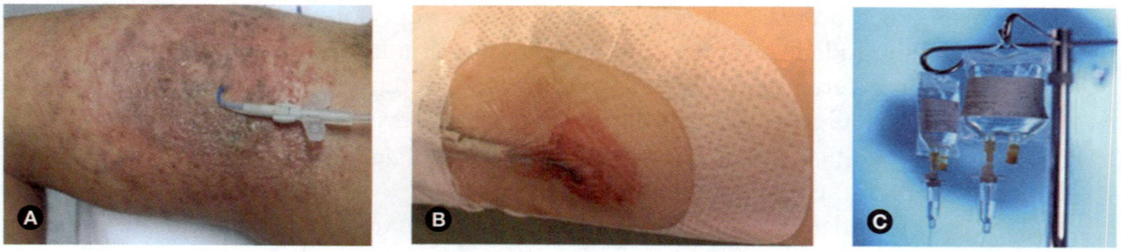

Pele adjacente — Curativo — Sistema de infusão

Figura 54.3. A-C. Avaliação do cateter.
Fonte: Acervo da autora.

Recomenda-se a cobertura estéril em todos os cateteres centrais de inserção periférica, não tunelizados e periféricos, bem como dispositivos de acessos vasculares implantados acessados e cateteres tunelizados, pelo menos até que o local de inserção tenha cicatrizado. Deve-se seguir a técnica de assepsia ao realizar a troca do curativo nos dispositivos de acesso vascular, após colocar identificação no curativo com data em que foi realizado e nome do profissional que executou o procedimento, conforme política institucionais.[6]

Para a realização do procedimento da troca do curativo deve-se seguir precauções padrões, como utilização de material estéril (pinças), luvas de procedimento e máscara simples para o profissional e para o paciente. Na troca do curativo, deve-se realizar a antissepsia da pele com solução alcoólica de gliconato de clorexedina > 0,5%; caso o paciente apresente contraindicação ao uso desta solução, também podem ser usados tintura de iodo, um iodóforo (iodopovidona) ou álcool 70% (caso a pele esteja integra e sem lesão). Para pacientes pediátricos com a integridade da pele comprometida, remover a iodopovidona seca com cloreto de sódio a 0,9% estéril ou água estéril.[2] Paquete, em 2011, recomendou utilizar clorexidina com cuidado em bebês prematuros e crianças com menos de dois meses, devido aos riscos de queimaduras químicas e irritação da pele.[8]

Ao realizar antissepsia da pele, fazer movimentos de vai e vem por, no mínimo, 30 segundos, a fim de que haja um atrito entre o antisséptico e a pele, destruindo as bactérias da microbiota da pele. Após, deve-se aguardar a secagem, por completo, do antisséptico da pele antes de aplicar o curativo, com isso evita-se lesões de pele (queimadura química e irritação da pele) pela ação do antisséptico com a película e a pele do paciente. A INS recomenda utilizar protetor cutâneo (estéril) na pele a fim de evitar MARSI; o produto forma um filme uniforme quando aplicado sobre a pele. Aplique o protetor cutâneo seguindo técnica asséptica; a seguir, permitir que protetor cutâneo seque completamente antes de cobri-lo com o curativo ou outros produtos adesivos. É necessária a reaplicação do protetor cutâneo a cada vez que o curativo for removido (Figuras 54.4 a 54.6).[9]

A frequência da troca dos curativos deve seguir a seguinte recomendação da INS:

- Película semipermeável transparente: trocar a cada 7 dias ou quando estiver sujo, úmido e descolando.
- Curativos com gaze e película transparente: é recomendado quando houver drenagem no sítio de inserção, e deve ser trocado a cada 2 dias ou quando estiver sujo, úmido e descolando, pois, o sítio de inserção está coberto e não há como inspecioná-lo.
- Fita adesiva estéril tipo compressa absorvente: deve ser trocada a cada 2 dias ou quando estiver suja, úmida e descolando; é indicada nos casos de lesão de pele e drenagem no sítio de inserção.[10]

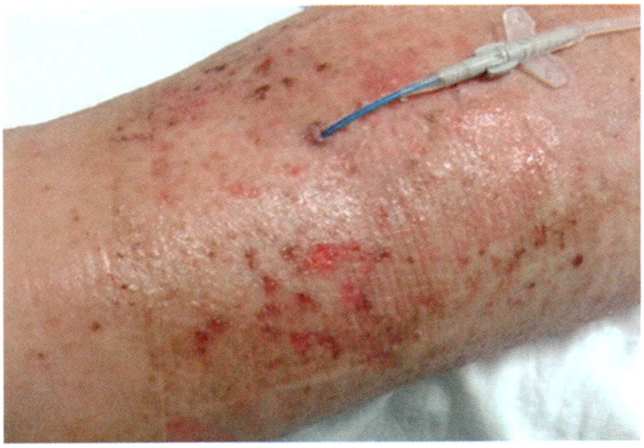

Figura 54.4. Lesão de pele por adesivo médico.
Fonte: Acervo da autora.

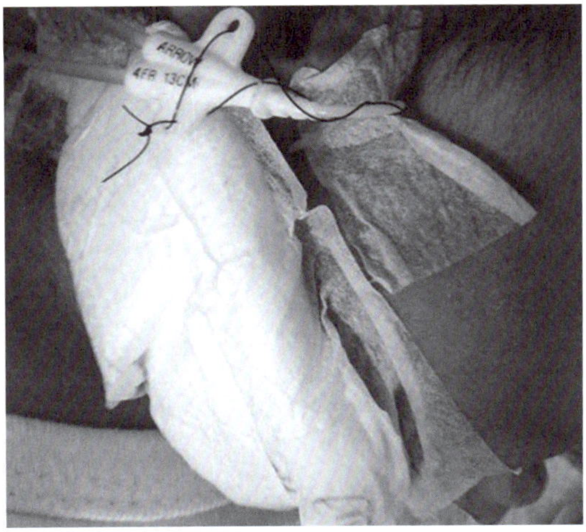

Figura 54.5. Curativo inadequado com fita adesiva microporosa não estéril.
Fonte: Acervo da autora.

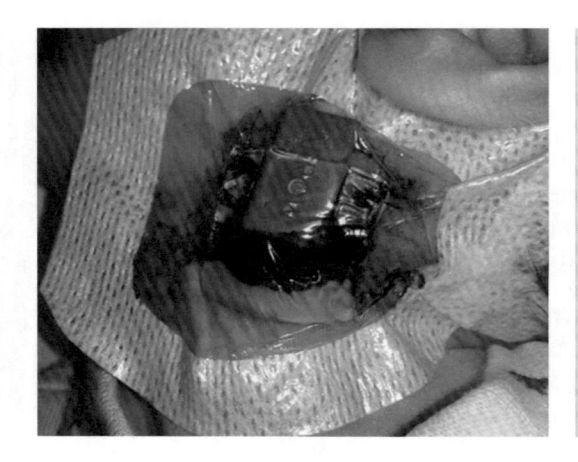

Figura 54.6. Curativo inadequado com sujidade e descolando.
Fonte: Acervo da autora.

- Não utilizar fita adesiva microporosa não estéril para cobertura do sítio de inserção.
- Como estratégia para prevenção de infecção do sítio de inserção, indica-se a cobertura de filme transparente impregnada com solução antisséptica (clorexedina), e deve ser trocado a cada 7 dias ou quando estiver suja, úmida e descolando.
- Utilizar com cautela os curativos impregnados com solução de clorexidina em pacientes neonatais prematuros e em pacientes com pele frágil e/ou lesões na pele.[11]
- Em cateteres de longa permanência tunelizados, quando o túnel do tecido subcutâneo estiver bem cicatrizado, pode se desconsiderar o uso do curativo no sítio de inserção.[12]

O que é estabilização de um cateter?

Após a inserção de um dispositivo de acesso vascular, precisamos garantir a função deste dispositivo e contribuir para a longevidade do cateter, por meio de métodos adequados de fixação, que desempenha papel crucial no funcionamento e no sucesso do dispositivo. A falha na fixação adequada do cateter, acarreta: mau posicionamento, infecção, complicações de deslocamento/pistão, flebite mecânica. Isso ocasiona atraso no tratamento, ou terapêutica infusional perdida do paciente, podendo prolongar a internação hospitalar e intervenções adicionais desnecessárias, como inserção de novo dispositivo de acesso vascular.[13]

A função da estabilização nos dispositivos é limitar os movimentos, reduzir a transmissão de bactérias externas da pele para o local de inserção e reduzir a ocorrência de deslocamento acidental do cateter (Figura 54.7). Os Centers for Disease Control (CDC) recomendam a utilização de fixação sem sutura para reduzir o risco de infecção no dispositivo de acesso vascular.[14]

A seguir, recomendações para a utilização dos dispositivos de fixação:[15]

- O cateter deve ser estabilizado antes da aplicação do curativo, de maneira que a inserção do cateter esteja visível possibilitando a avaliação e respeitando técnica asséptica.[1]
- Avaliar a integridade do dispositivo de estabilização, e a cada troca do curativo realizar a troca do dispositivo de estabilização, ou seja, a cada 7 dias ou quando estiver úmido, sujo ou descolando.
- Remover o dispositivo de estabilização durante a troca do curativo para permitir a correta antissepsia da pele, e aplicar um novo dispositivo de estabilização.

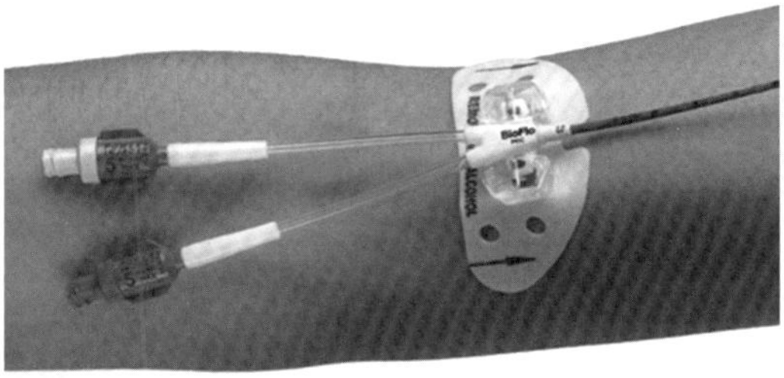

Figura 54.7. Dispositivo de fixação em poliuretano.
Fonte: Acervo da autora.

- Aplicar protetores cutâneos antes de aplicar o dispositivo de fixação para reduzir o risco de MARSI. Tintura composta de benzoína não deve ser usada, devido ao maior risco de MARSI, uma vez que pode aumentar a aderência do adesivo à pele, causando lesão da pele quando o dispositivo de estabilização é retirado.
- Uma vez que o cateter está deslocado ou tracionado do vaso, não se deve reinserir este dispositivo de acesso vascular. Após avaliação do local da ponta, da terapia infusional e de outros fatores de influência, os dispositivos devem ser estabilizados no local atual. No entanto, a remoção e reinserção em um novo local, ou a troca, podem ser a intervenção mais adequada.

O que são conectores sem agulha (Figura 54.8)?

Os conectores sem agulha foram introduzidos para eliminar o uso de agulhas em cateteres intravasculares, e suas novas gerações foram projetadas para melhorar a segurança do paciente e reduzir os riscos de infecção da corrente sanguínea relacionada ao cateter. A principal finalidade dos conectores sem agulha é proteger os profissionais da área da saúde, eliminando as agulhas e, consequentemente, os acidentes por perfuração com agulha ao conectá-las nos conjuntos de administração e/ou seringas ao conector do dispositivo de acesso vascular, mantendo o sistema de infusão fechado.[16]

Boas práticas na utilização dos conectores sem agulha:[6]

- Utilizar mecanismo *luer-lock* (rosca) para garantir uma junção segura ao conectar os conectores sem agulha ao local do acesso ou o conector do dispositivo de acesso vascular.
- Usar técnica de assepsia "sem toque" para trocar o conector sem agulha.
- Realizar a antissepsia com rigorosa fricção; o tempo da fricção e da secagem depende do tipo do conector sem agulha e das propriedades do agente desinfetante. Para o álcool isopropílico 70%, os tempos de fricção são de 5 a 60 segundos, com atividade biocida ocorrendo quando a solução está úmida e logo após sua secagem.
- É indicado o uso de tampas de desinfecção passiva contento agentes desinfetantes (como álcool isopropílico) na redução da contaminação microbiológica intraluminal e redução da incidência de infecção da corrente sanguínea associada à linha central.
- Realizar a troca do conector sem agulha com frequência máxima de 96 horas. Trocá-lo com intervalos de tempo mais frequentes não traz benefícios e, segundo

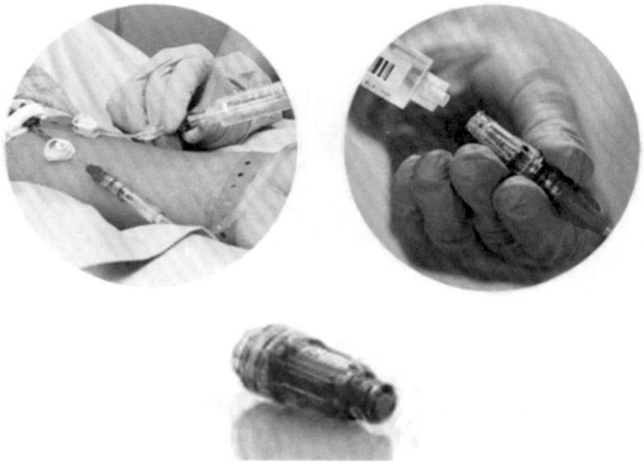

Figura 54.8. Conectores sem agulha.
Fonte: Acervo da autora.

estudos, aumenta o risco de CLABSI. Quando o conector estiver sendo usado junto com um sistema de infusão contínua, o conector sem agulha deve ser trocado quando o conjunto de administração principal for trocado (por exemplo, a cada 96 horas).

- Os conectores sem agulha devem ser trocados nas seguintes condições: se o conector sem agulha for removido por qualquer motivo, se houver sangue residual ou resíduos dentro do conector sem agulha, antes de coletar uma amostra para cultura sanguínea do dispositivo de acesso vascular e mediante contaminação.

O que é *flushing*?

É a técnica de lavagem (*flushing*) de dispositivos de acesso vascular em períodos regulares, com solução de soro fisiológico 0,9%, formando uma turbulência no interior do cateter, a fim de manter a permeabilidade do mesmo (evitar oclusão) e prevenir a formação de biofilme (microrganismos que aderem e colonizam a via intraluminal do cateter) (Figura 54.9)[17].

- Por que fazer o *flushing*:[7]
  - Remoção eficaz de partículas ou resíduos aderidos às paredes do cateter.
  - Prevenção de obstruções por trombos ou precipitações.
  - Prevenção de fraturas.
  - Evitar perdas dos dispositivos.
  - Manter a permeabilidade adequada.
- Quando realizar o *flushing*:[6]
  - Os dispositivos de acesso vascular devem ser lavados e aspirados, para retorno do sangue, antes de cada administração de fluidos ou medicações, a fim de avaliar o funcionamento do cateter e evitar complicações.
  - Deve-se lavar os dispositivos de acesso vascular antes e após cada administração de medicamento, para remover o resíduo da infusão do lúmen interno do cateter, reduzindo assim o risco de contato entre medicamentos incompatíveis, evitando a oclusão através de partículas dos medicamentos.
  - Está indicado o uso de seringas pré-preenchidas de dose única para a lavagem de todos os dispositivos de acesso vascular.

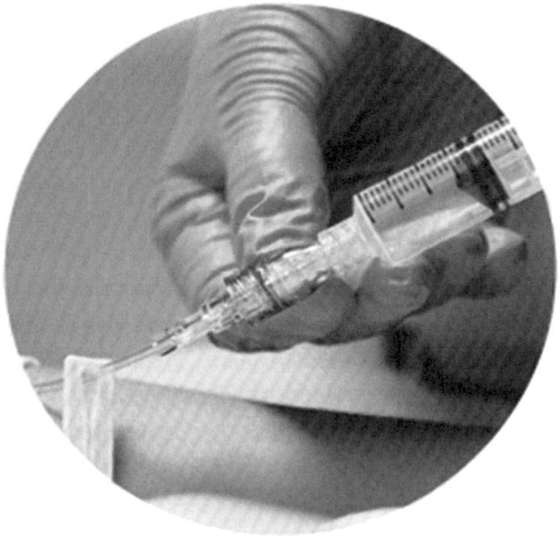

Figura 54.9. Técnica de *flushing* com seringa preenchida.
Fonte: Acervo da autora.

- Não usar bolsas de solução IV (intravenosa), ou frascos, como fonte para obtenção de soluções de lavagem para o *flushing*;
- Comunicar ao paciente as possíveis alterações no paladar e no odor que podem ocorrer com o uso das seringas de lavagem pré-preenchidas e que podem estar relacionadas a diversas causas, incluindo causas sistêmicas (como diabetes, doença de Crohn), medicamentos (como antineoplásicos) e radiação.
- Realizar a desinfecção das superfícies de conexão (como conectores sem agulha e *hub* do cateter) antes dos procedimentos de lavagem.
- Para a realização do *flushing*, usar solução de cloreto de sódio a 0,9%, livre de conservantes.
- É contraindicado o uso de água estéril para lavar o dispositivo de acesso vascular.
- Utilizar um volume mínimo equivalente a duas vezes o lúmen interno do cateter mais a extensão para *flushing*. A INS recomenda volumes maiores (5 mL para periféricos e 10 mL para cateteres centrais), pois isto reduz os depósitos de fibrina e substâncias precipitadas do lúmen. No entanto, alguns fatores devem ser considerados na escolha do volume, como tipo e tamanho do cateter, idade do paciente, restrição hídrica e tipo de terapia infusional.
- Para a avaliação da permeabilidade do cateter, utilizar somente seringas de diâmetro de 10 mL para gerar baixa pressão no lúmen do cateter e registrar qualquer tipo de resistência; quanto menor o diâmetro da seringa maior a pressão exercida no lúmen interno do cateter.
- Realizar a técnica do *flushing* pulsátil (*push pause*). Estudos demonstraram que a técnica do *flushing* com breves pausas, por gerar fluxo turbilhonado, pode ser mais efetivo na remoção de depósitos sólidos (fibrina, substâncias precipitadas) quando comparado à técnica de *flushing* contínuo, que gera fluxo laminar.
- Realizar o *flushing* antes e após coleta de sangue e/ou infusão de hemoderivados.

■ Como realizar o *flushing*:
  - Realizar a desinfecção da conexão com álcool por meio de fricção rigorosa por 10 segundos.

- Conectar a seringa pré-preenchida de solução fisiológica 0,9%.
- Testar o refluxo de sangue do cateter; se o refluxo de sangue for positivo, realizar a lavagem por meio da técnica *push pause*: lavar de maneira pulsátil comprimindo rapidamente e liberando o êmbolo da seringa para formar uma turbulência no interior do cateter.

O que é selamento ou *lock* de um cateter?

É a introdução de um produto antimicrobiano e/ou anticoagulante em um dispositivo de acesso vascular que não se encontra em uso. Recomenda-se esta prática para diminuição da formação do biofilme e prevenção da oclusão pela ação anticoagulante. Para o *lock* do cateter venoso central, indica-se a utilização de solução salina para manutenção da permeabilidade do cateter.[6]

- Por que fazer o *lock*?[18]
  - Prevenção da obstrução do dispositivo de acesso vascular.
  - Diminuir a formação do biofilme da via intraluminal do dispositivo de acesso vascular.
  - Evitar perda dos dispositivos de acessos vasculares.
  - Manter a permeabilidade adequada.
- Quais os tipos de soluções são indicadas para a realização do *lock* do cateter?[19]
  - Soluções de bloqueio antisséptico: incluem etanol, citrato, cloreto de sódio a 0,9%, azul de metileno, ácido fusídico e EDTA (ácido etilenodiamino tetra-acético), usados de forma independente ou em diversas combinações.
  - Principais soluções utilizadas na pediatria: heparina, cloridrato de minociclina, medicamentos à base de taurolidina e solução salina.
  - Os medicamentos com taurolidina são derivados da taurinamida, que exerce ação antibacteriana e antifúngica por meio de vários mecanismos distintos. Sua ação assemelha-se mais a um antisséptico que a um antibiótico/antifúngico.[20]
- Como fazer o selamento ou *lock* do cateter?[21]
  - Realizar a desinfecção do *hub* (canhão) do cateter com álcool 70% por, no mínimo, 10 segundos.
  - Lavar o lúmen do cateter com soro fisiológico (utilizar seringa de 10 ou 20 mL de diâmetro) utilizando a técnica de *push pause* e clampear.
  - Realizar o preenchimento do *priming* (volume interno do lúmen do cateter) com solução antimicrobiana, anticoagulante ou salina.
  - Para abrir o cateter que está selado com solução antimicrobiana, deve-se aspirar todas as soluções antimicrobianas do lúmen interno do dispositivo de acesso vascular, a seguir lavar com solução salina e não injetar a solução na corrente sanguínea do paciente, pois isso pode aumentar a resistência a antibióticos e causar outros efeitos adversos.

Referências bibliográficas

1. Harada MJCS, Pedreira MLG. (Orgs.). Terapia intravenosa e infusões. São Caetano do Sul: Yendis; 2011.
2. Brasil. Agência Nacional de Vigilância Sanitária. Medidas de Prevenção de Infecção relacionada à Assistência à Saúde. Brasília: Anvisa; 2017.

3. Safdar N, Maki DG. The pathogenesis of catheter-related bloodstream infection with noncuffed short-term central venous catheters. Intensive Care Med. 2004 Jan; 30(1):62-7.
4. The Joint Commission. Preventing Central Line – Associated Bloodstream Infections: Useful Tools, An International Perspective. Nov 26, 2019. Accessed [user please fill in access date]. http://www.jointcommission.org/CLABSIToolkit.
5. Timsit JF, Bouadma G, Ruckly S, et al. Vestir perturbação é um importante factor de risco para as infecções relacionadas com o cateter. Medicina Intensiva. 2012; 40(6):1707-14.
6. Infusion Nurses Society (INS). Infusion Nursing Padrões de Prática. Norwood MA: Kluwer Wolters Lippincott Williams & Wilkins; 2011.
7. Gorski L, Perucca R, Hunter M. Central venous access devices: care, maintenance, and potential complications. In: Alexander M, Corrigan A, Gorski L, Hankins J, Perucca R, eds. Infusion Nursing: An Evidence-Based Approach. 3 ed. St Louis, MO: Saunders/Elsevier. 2010; 495-515.
8. Paquette V, McGloin R, Northway T, DeZorzi P, Singh A, Carr R. Describing intravenous extravasation in children (DIVE study). Can J Hosp Pharm. 2011; 64(5):340-5.
9. Stoffe J, Bernatchez SF. Effect on Microbial Growth of a New Skin Protectant Formulation. M Critical & Chronic Care Solutions Division, St. Paul, Minnesota. 2 3M Health Care Clinical Operations, St. Paul, Minnesota. www.multimedia.3m.com. Acessado em: 02 dez 2019.
10. www.smith-nephew.com/brasil. Acessado em: 02 dezembro 2019.
11. Safdar N, et al. Chlorhexidine impregnated dressing for prevention of catheter-related bloodstream infection: a meta-analysis. Crit Care Med. 2014; 42(7):1703-13.
12. Camp-Sorrell D. Access Device Guidelines: Recommendations for Nursing Practice and Education. Pittsburgh, PA: Oncology Nursing Society; 2011.
13. Pittiruti H, et al. Cianoacrilato de cola e a inserção do dispositivo de acesso venoso central. J Assoc Acesso Vasc. 2016; 21(4):249. In: Pittiruti M. Manual Scoppettuolo G. Gavecelt de PICC e Midline: Indicações, inserção, gestão, Itália, Edna SpA; 2017.
14. O'Grady N, et al. Orientações para a prevenção de infecções relacionadas com cateteres intravasculares. Centro de Comitê Consultivo Controle de Doenças HICPAC Healthcare Infection catheter related intravascular Práticas de Controle: Diretrizes para a prevenção de infecções. Atlanta: Centro de Controle e Prevenção de Doenças; 2011.
15. McNichol L, et al. Medical adhesives and patient safety: state of the science: consensus statements for the assessment, prevention, and treatment of adhesive-related skin injuries. J Wound Ostomy Continence Nurs. 2013; 40(4): 365-80.
16. Hadaway L, Richardson D. Needleless connectors: a primer on terminology. J Infus Nurs. 2010; 33:22-31.
17. Perez A, Feuz I, Brotschi B, Bernet V. Intermittent flushing improves cannula patency compared to continuous infusion for peripherally inserted venous catheters in newborns: results from a prospective observational study. J Perinat Med. 2012; 40:311-4.
18. Goossens GA. Flushing and locking of venous catheters: available evidence and evidence deficit [published online May 14, 2015]. Nurs Res Pract. doi:10.1155/2015/985686.
19. Rosenbluth G, et al. Impact of decreased heparin dose for flush-lock of implanted venous access ports in pediatric oncology patients. Pediatr Blood Cancer. 2014; 61(5):855-8.
20. Bertoglio S, et al. Pre-filled normal saline syringes to reduce totally implantable venous access device associated bloodstream infection: a single institution pilot study [published online March 15, 2013]. J Hosp Infect. doi:10.1016/j. jhin.2013.02.008.
21. Bookstaver PB, et al. Stability and compatibility of antimicrobial lock solutions. Am J Health Syst Pharm. 2013; 70(24):2185-98.

55 CAPÍTULO

Sistemas de Drenagem de Tórax

Sabrina dos Santos Pinheiro

Quais as indicações para a colocação de um dreno de tórax?[1]

- Pneumotórax: espontâneo, hipertensivo, iatrogênico ou traumático.
- Hemotórax: traumático ou residual.
- Derrame pleural: exsudato, empiema (presença de pus no espaço pleural) e quilotórax (líquido pleural com aspecto leitoso e com concentração de triglicerídeos superior a 110 mg/dL).
- Drenagem profilática.

O que são drenos de tórax?[1]

São dispositivos tubulares inseridos no tórax que têm por objetivo: promover a manutenção ou restabelecimento da pressão negativa do espaço pleural, manter a função cardiorrespiratória e a estabilidade hemodinâmica por meio da retirada de fluidos acumulados na cavidade pleural.

Quais as principais características dos drenos de tórax?[2,3]

- É um dispositivo tubular multiperfurado (Figura 55.1) para permitir maior superfície de drenagem com menor chance de obstrução.
- É siliconado, para dificultar a aderência de coágulos.

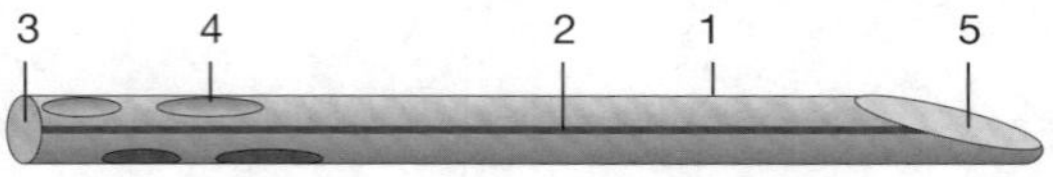

Figura 55.1. Dreno de tórax. O dreno torácico tubular multiperfurado é um tubo plástico macio (1), possui um filamento radiopaco por toda a extensão (2), ponta arredondada atraumática (3) com vários orifícios laterais (4) e extremidade chanfrada distal (5).

- Tem a consistência firme para reduzir a chance de colapsar e de formar coágulos; deve-se evitar drenos rígidos que provocam dor e podem lesar o pulmão.
- Possuem diversos calibres; na pediatria normalmente se utiliza os drenos 14Fr, 16Fr, 18Fr, 20Fr e 22Fr (dependendo da idade do paciente e das características do líquido que será drenado).

Do que é composto um sistema de drenagem?[2]

- Dreno de tórax.
- Conexões intermediárias e extensões.
- Frasco selo de água.
- Frasco redutor (quando indicado).
- Frasco coletor (quando indicado).

Quais os tipos de sistema de drenagem de tórax comuns em pediatria?[1,2]

Sistema frasco selo d'água

É o tipo de sistema composto por apenas um frasco transparente, de vidro ou plástico, com uma escala graduada, com líquido (água destilada estéril) que impede o colapso pulmonar através da imersão da haste 2 cm abaixo do nível do líquido. Este frasco de drenagem simples possui a conexão do dreno ao frasco por meio da haste imersa e contém, ainda, um ou dois orifícios, na tampa, abertos para o ar ambiente (Figura 55.2).

O nível do líquido funciona como uma válvula de drenagem cobrindo os 2 cm distais do tubo do frasco, permitindo a drenagem de líquido ou gás e impedindo a entrada de ar

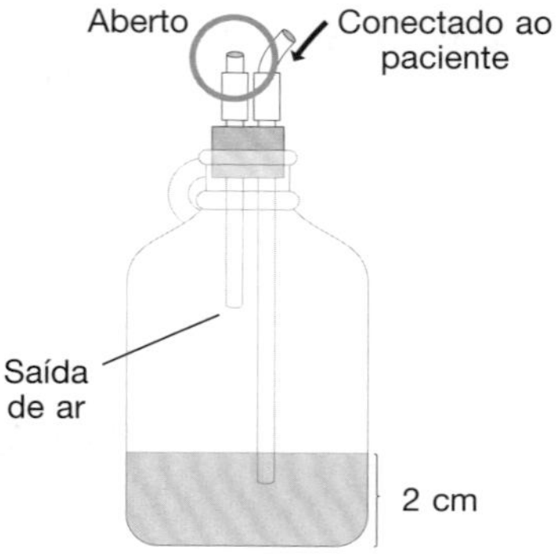

Figura 55.2. Frasco selo d'água.

na cavidade pleural. Se a haste estiver imersa mais que 2 cm, a drenagem aérea acaba sendo prejudicada porque aumenta a resistência ao fluxo de drenagem.

Sistema de aspiração com dois frascos

É composto pelo frasco selo d'água e o frasco da aspiração que é conectado à rede de vácuo. A aspiração é ligada ao frasco selo d'água através de um dos orifícios da tampa; caso o frasco selo d'água tenha dois orifícios abertos ao ar ambiente, o segundo orifício deve ser fechado.

A aspiração conectada ao frasco selo d'água anula a pressão atmosférica e produz uma pressão negativa no frasco facilitando a drenagem. A pressão negativa é determinada pelo comprimento da haste do frasco de aspiração imersa no líquido. Se a haste estiver mergulhada 20 cm no líquido a pressão será de -20 cmH_2O. A recomendação é a haste do frasco de aspiração ficar imersa entre 15 e 20 cm (Figura 55.3).

Sistema de aspiração com três frascos

É formado pelo frasco coletor (vazio) + frasco selo d'água + frasco da aspiração. É utilizado quando o volume de drenagem é alto, reduzindo a manipulação do sistema com trocas constantes do frasco selo d'água. Entretanto, este frasco aumenta o espaço morto do sistema funcionando como uma extensão do espaço pleural do paciente. Com isso, sempre se deve utilizar a aspiração associada ao sistema (Figura 55.4). São pouco utilizados

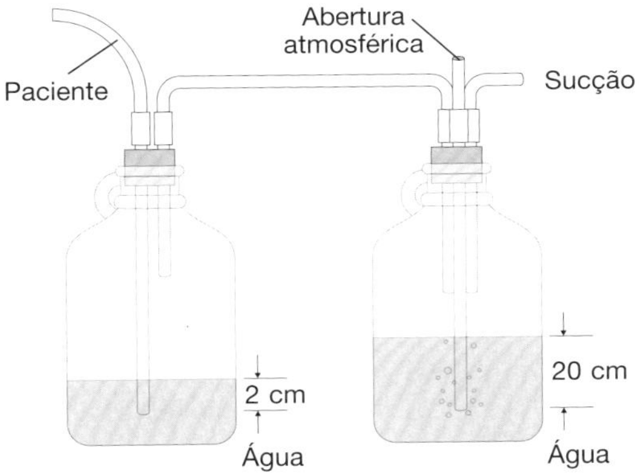

Figura 55.3. Sistema de aspiração com dois frascos.

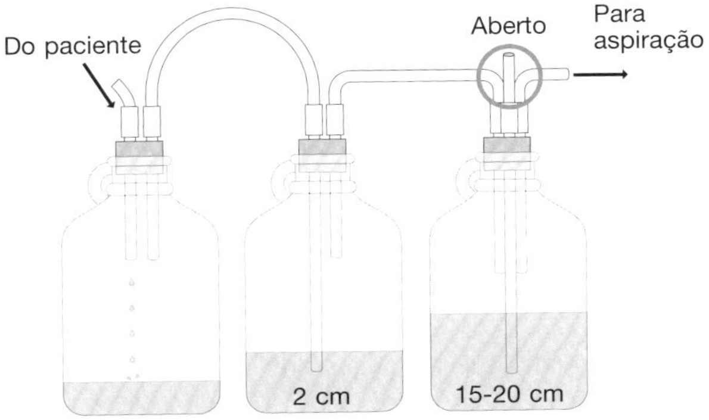

Figura 55.4. Sistema de aspiração com três frascos.

em pacientes pediátricos devido ao volume das drenagens serem menores que no adulto. Nesse sistema, apenas no frasco da aspiração o orifício da haste deve ficar aberto ao ar ambiente, todos os demais orifícios devem ser selados.

Como deve ser feito o controle da drenagem?[1-3]

O frasco selo d'água deve ter o líquido trocado, no mínimo, uma vez por dia. Quando a drenagem é aumentada, ele pode ser medido de minuto em minuto ou hora em hora. A troca deve ser feita pelo enfermeiro com o auxílio do técnico de enfermagem, quando necessário. O dreno deve ser pinçado para a troca do líquido e o procedimento deve ser rápido para evitar instabilidades no paciente. A tampa deve ser desconectada e a haste não pode ser contaminada. De maneira alguma o sistema pode ser contaminado; caso aconteça, o cirurgião deve ser chamado para realizar a troca do sistema. A medida do volume drenado é feita por meio da subtração do volume que foi drenado do volume de líquido que já continha o frasco; e para que isso seja possível, é imprescindível que no próprio frasco tenha a identificação do data e horário da troca e do volume do selo d'água (Figura 55.5).

Data Horário Volume (mL) e tipo de líquido (água destilada ou soro fisiológico)
20/12/2019 6 h 250 mL de AD Sabrina

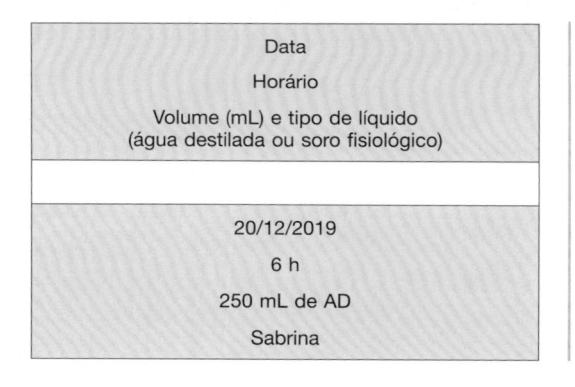

Figura 55.5. Rótulo para dreno de tórax.

O que fazer se ocorrer a saída acidental do dreno de tórax?[2]

- Se o paciente não possui fístula aérea: ocluir rapidamente o orifício do dreno; fazer curativo compressivo; comunicar a equipe médica; observar/comunicar alterações nos sinais vitais do paciente.
- Se o paciente possui fístula aérea: ocluir o orifício na inspiração e abrir na expiração; comunicar a equipe médica; avaliação constante dos sinais vitais; preparar material para nova drenagem.

Cuidados gerais com dreno de tórax:[1-4]

- Sempre que for manipular o dreno, é necessária a sedoanalgesia do paciente; inclusive a dor deve ser avaliada com mais frequência nesse paciente.

- Posicionar o dreno no piso, com suporte próprio, ou sustentado em local adequado. Não elevá-lo acima do tórax sem que esteja clampeado (fechado). Manter a pinça do dreno sempre abaixo do nível da cintura ou do leito do paciente.
- Verificar a oscilação na coluna líquida: deve subir na inspiração e descer na expiração. Caso não haja esse movimento espontâneo, pode haver obstrução do tubo.
- Atentar para a presença de vazamentos e/ou risco de desconexão.
- Manter a cabeceira do leito relativamente elevada para facilitar a drenagem.
- A fixação do dreno no tórax é feita pelo fio cirúrgico e curativos de fixação ao corpo do paciente utilizando fitas adesivas (conhecidas como meso e contrameso). Este tipo de fixação é feita com uma tira de 20 cm de fita adesiva (micropore ou esparadrapo) e duas tiras de fita de 10 cm; envolva o dreno na metade da tira de 20 cm, cerca de 2 cm abaixo da inserção do dreno, e fixe o restante da fita na pele. O contrameso é feito fixando as tiras de 10 cm sobre cada lado da fita de 20 cm.
- Atentar para a conexão do dreno com o sistema de drenagem: ela deve ser presa a fim de evitar contaminação do sistema; pode-se utilizar fitar adesiva em espiral.
- Manter o dreno sob aspiração contínua, se indicado. A intensidade da aspiração do sistema é determinada pela quantidade de água no frasco de aspiração contínua, e não pela frequência de borbulhamento.
- Curativo da incisão do dreno deve ser oclusivo para evitar a entrada de ar pela ferida operatória; inspeção e troca do curativo diárias; recomenda-se utilizar uma gaze dobrada em triângulo em torno do dreno junto à inserção na pele e fixar com fita adesiva.
- Para evitar formação de bolhas no frasco selo d'água recomenda-se a utilização de 10 gotas de silicone líquido ou álcool; também encontramos orientações para utilizar gotas de simeticona.
- A haste do selo d'água deve oscilar conforme inspiração (para cima) e expiração (para baixo); caso não ocorra, deve-se verificar se o sistema está ocluído ou mal posicionado.
- Atentar para a ordenha do dreno, pois este procedimento é pouco efetivo e pode gerar uma pressão negativa muito alta.
- Para desligar o sistema de aspiração, desconecte primeiro o sistema de aspiração do orifício do frasco selo d'água e, a seguir, retire do vácuo.
- O dreno deve ser retirado pelo médico. Para retirar o dreno, a enfermagem deve providenciar material para curativo compressivo para evitar a entrada de ar na cavidade pleural e, a seguir, manter o curativo por 48 horas.

Cuidados no transporte: atenção na passagem entre macas, pois o dreno pode ficar preso e/ou ser arrancado; atenção para que a extremidade do sistema de drenagem não fique fora d'água; não ocluir o dreno durante o transporte, mantendo abaixo do nível do tórax.

Quais os critérios para retirada do dreno de tórax?[2]

- Raios X do tórax mostrando o pulmão totalmente expandido.
- O volume de drenagem deve que ser menor que 50 mL em 24 horas.
- O aspecto do líquido deve ser claro, seroso.
- O dreno não borbulhar há pelo menos 24 horas.

Referências bibliográficas

1. COREN/SP. Boas práticas – Drenos de tórax. Fevereiro/2011. Disponível em: http:// https://portal.coren-sp.gov.br/sites/default/files/dreno-de-torax.pdf.
2. Cipriano FG, Dessote LU. Derrame pleural. Ribeirão Preto: Medicina. 2011; 44(1):70-8. Disponível em: http://www.fmrp.usp.br/revista.
3. Fraga JC, Kim P. Abordagem cirúrgica da efusão pleural parapneumônica e suas complicações. Rio de Janeiro: Jornal de Pediatria. 2002; 78(Supl.2):s161-s70.
4. Lúcio VV, De Araújo APS. Assistência de Enfermagem na Drenagem Torácica: Revisão de Literatura. UNOPAR Cient Ciênc Biol Saúde. 2011; 13(Esp):307-14.

56 CAPÍTULO

Traumatismo em Pediatria

Isnara Miranda Santos de Carvalho ■ Milena Araújo Miranda ■
Widlani Sousa Montenegro ■ Sabrina dos Santos Pinheiro

Traumatismo cranioencefálico

O que é considerado traumatismo cranioencefálico em pediatria?

Uma definição simples de traumatismo cranioencefálico (TCE) refere-se ao impacto de uma força aplicada diretamente ao crânio, podendo lesar estruturas intra e extracranianas. O entendimento da fisiologia básica da caixa craniana é fundamental para o manuseio do paciente vítima de TCE. Deve-se evitar medidas terapêuticas demasiadamente rígidas, que não levem em conta que as variáveis hemometabólicas cerebrais se alteram com a evolução do quadro. O objetivo é a adequada oferta de oxigênio e glicose ao tecido cerebral para manutenção de atividade elétrica e metabolismo basal. Quando esta se torna insuficiente, mesmo que por poucos minutos, as células morrem ou ficam permanentemente lesadas. A hipoxemia, mesmo que leve, deve ser corrigida, assim como a anemia grave.[1]

Trauma craniano, ou traumatismo craniano, é descrito como um processo patológico que envolve o couro cabeludo, crânio e meninges ou cérebro, em virtude de força mecânica. Os acidentes são o maior risco para a saúde das crianças, e a principal causa de morte em crianças menores de um ano, sendo as principais causas as quedas, os acidentes com veículos motorizados e com bicicletas.[2]

A força do impacto está diretamente relacionada ao traumatismo, no qual o conteúdo craniano (cérebro, sangue e líquor) é lesado em decorrência dessa força, que é muito grande e não pode ser absorvida pelo crânio e pelo suporte de músculo-ligamentar da cabeça. Nos lactentes e bebês, o crânio é elástico e flexível, absorvendo grande parte da energia direta do impacto físico da cabeça, proporcionando uma proteção maior. Não podemos comparar a resposta do TCE de uma criança com o de um adulto, pois são diferentes devido ao tamanho da cabeça e à sustentação musculoesquelética que, na criança, ainda é insuficiente, tornando-a mais vulnerável a lesões por aceleração e desaceleração. Levando-se em consideração a vascularização craniana da criança, ela é bem maior, predispondo a sangramentos fáceis e excessivos que podem levar a morte.

Chamamos de traumatismos cranianos primários aqueles decorrentes de um momento de traumatismo, e incluem fratura do crânio, contusões, hematoma intracraniano e lesão difusa, onde suas complicações podem desencadear lesão cerebral hipóxica, aumento da pressão intracraniana (PIC), infecção e edema cerebral, sendo o edema o sintoma mais evidente.

Segundo Collet e Oliveira[2], dependendo das características que apresentam, os traumatismos cranianos podem receber diferentes denominações mediante tipo e local da lesão e também da força de impacto.

Quais as principais causas e fatores que levam crianças a sofrer TCE?

As crianças, no decorrer da infância, se encontram propensas a acidentes em virtude da sua imaturidade, curiosidade, intenso crescimento e desenvolvimento, sendo indefesas e vulneráveis aos fatores do ambiente que contribuem para os mesmos.[3]

Em um estudo realizado no Hospital Universitário de Vassouras (HUV), em 2018, que objetivava identificar os principais tipos de acidentes ocorridos na primeira infância. Foram analisados 50 prontuários de crianças na primeira infância com registros de internação, no setor de pediatria do referido hospital, no período de julho a setembro de 2018, e identificou os tipos de acidentes: 68% das internações foram devido à queda com o diagnóstico de TCE, 10% por queimadura de 2º grau, 10% por ingestão de corpo estranho, 6% por asfixia, 4% por picada de escorpião e 2% por intoxicação exógena.[3]

Os traumas em geral, ocorridos no público infantil, muitas vezes podem estar relacionados aos diversos tipos de acidentes, tanto no ambiente doméstico como extradomiciliar, onde a faixa da criança é relacionada quanto ao grau de desenvolvimento de suas habilidades para aquele momento de sua vida. Podemos elucidar que, nos primeiros meses de vida, a criança vem crescendo e desenvolvendo suas habilidades e, com isso, encontramos em nossas unidades de pronto atendimento e de terapia intensiva, crianças vítimas de quedas da própria altura, queda do berço, cama ou rede, bebê conforto, carrinho de transporte, e muitas vezes esse acidente está relacionado ao mau uso desses locais ou dispositivos, os quais podemos citar: cintos de segurança, travas de segurança ou não uso de proteções acolchoadas, dentre outros.[4]

La Torre e colaboradores[5] descrevem que no lactente e no pré-escolar há ocorrência de acidentes variados, pois nessa idade as crianças são muito curiosas e frequentemente se expõem a acidentes. Eles acrescentam, ainda, dados sobre mortalidade decorrente dos traumas, que podem ocorrer em picos durante um dos três períodos. O primeiro e maior pico representa mais da metade de todas as mortes por trauma. Essas mortes ocorrem no local do acidente, como resultado de lesões graves que acometem o cérebro, a medula espinhal, o coração ou os grandes vasos. O segundo pico pode ocorrer desde minutos até várias horas após o trauma. Essas mortes são, usualmente, decorrentes de hematomas subdural ou extradural, de grandes hemorragias internas torácicas ou abdominais, ou de múltiplos traumatismos associados a grande perda sanguínea. Cerca de 30% das mortes situam-se nesse segundo período, por isso, o tempo entre o trauma e o início do tratamento é muito importante para a sobrevida nessa fase. O terceiro pico de morte ocorre dias ou semanas após o trauma, e está relacionado à infecção ou à falência de múltiplos órgãos.

Quais os cuidados de enfermagem direcionados à criança vítima de TCE?

A assistência de enfermagem objetiva estabelecer, cuidadosamente, a avaliação neurológica para revelar sinais e sintomas de aumento da PIC para auxiliar o tratamento clínico, evitando complicações, além de apoiar a criança e a família na fase de recuperação.[5] O Quadro 56.1, a seguir, demonstra aspectos relevantes no cuidado à criança em recuperação.

Os TCE graves são indicativos de internação em UTI devido à necessidade de monitorização e cuidados rigorosos. A criança vítima de traumatismos graves, que perde a consciência por mais de alguns segundos ou que teve convulsões prolongadas e contínuas, ou outros sinais neurológicos ou difusos, deve ser mantida na UTI com algumas recomendações iniciais: dieta zero, hidratação endovenosa, monitorização rigorosa do equilíbrio hídrico, monitorização neurológica (agitação, cefaleia, convulsão) e, se necessário, manter sedação e medicações antiepiléticas; em casos de extravasamento de líquor ou lesão excessiva de tecido cerebral, utilizar antibióticos e antitérmicos.[5]

Quais as principais descrições dos traumas cranianos?

Chamamos de traumatismos cranianos primários aqueles decorrentes de um momento de traumatismo, e incluem fratura do crânio, contusões, hematoma intracraniano e lesão difusa, onde suas complicações podem desencadear lesão cerebral hipóxica, aumento da PIC, infecção e edema cerebral, sendo o edema o sintoma mais evidente.

Segundo Collet e Oliveira,[2] dependendo das características que apresentam, os traumatismos cranianos podem receber diferentes denominações, mediante tipo e local da lesão e também da força de impacto. O Quadro 56.2 traz as denominações e suas respectivas descrições.

Quadro 56.1. Cuidados à criança em recuperação

Cuidado	Conduta
Repouso no leito	• Cabeceira ligeiramente elevada • Grades laterais elevadas • Avaliar necessidade de restritores em caso de agitação • Propiciar ambiente silencioso e iluminação adequada (pouca)
Monitorização dos sinais vitais, neurológica e nível de consciência	• Verificar, no mínimo, a cada 2 horas e espaçar com a evolução favorável • Avaliar pupilas quanto ao tamanho, simetria e fotorreação • Avaliar sinais de postura em decorticação ou descerebração • Avaliar presença de cefaleia, vertigem, vômito, convulsões, letargia e sangramentos
Estado nutricional e dieta	• Primeiramente, manter dieta zero • Iniciar dieta após nível de consciência favorável (normal) • Realizar a progressão de consistência dos alimentos, avaliando sua aceitação sem forçar, e fazer registros
Suporte familiar	• Incentivar a família no envolvimento com o tratamento da criança • Realizar gravações e receber visitas quando for tolerado e permitido • Orientações sobre sinais e sintomas da recuperação ou piora • Fornecimento de orientação para seguimento e monitorização domiciliar

Fonte: La Torre et al.;[5] Franciozi et al.;[3] Guerra et al.[6]

Quadro 56.2. Traumatismos cranianos

Denominação	Descrição
Concussão	É o traumatismo craniano mais comum, caracterizado como uma disfunção neural transitória e reversível, com perda instantânea da consciência e da responsividade, por um período relativamente curto, ou seja, é uma alteração do estado mental induzida por traumatismo, com confusão e amnésia após o impacto da cabeça
Contusão e laceração	São caracterizadas por equimoses visíveis e rupturas do tecido cerebral. As contusões representam hemorragias no local do impacto, quando a lesão é em golpe, ou hemorragias distantes do local de traumatismo direto, quando a lesão é em contragolpe. Em acidentes graves, pode haver múltiplos locais de lesões; as áreas do cérebro mais suscetíveis são os lobos occipital, frontal e temporal. Podem causar distúrbios focais na força, na sensibilidade ou na consciência visual, variando de fraqueza leve e transitória de um membro até inconsciência prolongada e paralisia, conforme a extensão da lesão vascular. As lacerações evidenciam-se com as mesmas características de contusão, geralmente associadas a fraturas penetrantes ou com afundamento de crânio
Fratura	Recebem denominações diferentes, de acordo com suas características: lineares (predeterminadas pelo local e velocidade do impacto e pela resistência do osso); com afundamento (o osso é fraturado em vários fragmentos irregulares que são empurrados para dentro, causando pressão sobre o cérebro); compostas (laceração da pele que se estende até o local da fratura óssea que pode ser linear, deprimida ou cominutiva); basilares (envolve a porção basilar do osso frontal, etmoide, esfenoide, temporal ou occipital; devido a proximidade com o tronco cerebral, é um traumatismo craniano grave); diastáticas (separação traumática das suturas cranianas, mais frequentes da lambdoide)

Fonte: Guerra et al.;[6] Franciozi et al.[3]

Quais as perspectivas da criança após um TCE?

O prognóstico de crianças vítimas de TCE é mais favorável que em adultos, e a recuperação pode trazer consigo alterações de personalidade, incluindo labilidade de humor e perda de segurança, comprometimento da memória em curto prazo, cefaleia e comprometimentos cognitivos sutis.[6]

Tabela 56.1. Escala de traumatismo pediátrico

Características do paciente	Pontos		
	+ 2	+1	-1
Peso (kg)	> 20	10 a 20	< 10
Via aérea	Normal	Permeável	Não permeável
Pressão sistólica (mmHg)	> 90	50 a 90	< 50
Sistema nervoso central	Consciente	Confuso	Coma
Ferimento aberto	Nenhum	Pequeno	Grande
Traumatismo esquelético	Nenhum	Fechado	Múltiplo, aberto
Alto risco: ≤ 8 pontos			

Fonte: La Torre et al.[5]

Tabela 56.2. Escala de trauma revisada

Escala de Coma de Glasgow	Pressão sistólica (mmHg)	FR (mrpm)	Pontos
13 a 15	> 89	10 a 29	4
9 a 12	76 a 89	> 29	3
6 a 8	50 a 75	6 a 9	2
4 a 5	1 a 49	1 a 5	1
3	0	0	0
Alto risco: ≤ 11 pontos			

Fonte: La Torre et al.[5]

Prognósticos satisfatórios nos doentes traumatizados estão muito relacionados aos cuidados iniciais, particularmente na primeira hora após o trauma, a chamada *golden hour*. A reanimação adequada, bem como o diagnóstico precoce e o tratamento efetivo das lesões com risco para a vida, melhoram o prognóstico e reduzem significativamente as taxas de mortalidade.[7]

Foi sugerida uma tabela para avaliar a gravidade do acidente/trauma descrita como Classificação de Gravidade (Tabelas 56.1 e 56.2).

Lesões traumáticas – fraturas

Levando em consideração que na infância é comum nos depararmos com traumas ortopédicos, dê sua descrição e classificação.

Ainda levando em consideração o crescimento e desenvolvimento da criança em diversas fases da vida, outro evento corriqueiro entre os menores são as lesões traumáticas; e aqui discutiremos as fraturas. Em se tratando de traumas ortopédicos, estudos revelam a grande incidência desse caso nas portas de entrada das unidades hospitalares e, muitos desses casos, merecem cuidados em terapia intensiva em decorrência de sua extensão, complicação, controle álgico e até mesmo necessidade de abordagens subsequentes, algumas vezes relacionadas ao caráter de salubridade do local do acidente que levou ao trauma ortopédico.[7]

As fraturas ocorrem quando a resistência do osso ao estresse que está sendo exercido cede à força da tensão. Essas fraturas em crianças são decorrentes de acidentes traumáticos em casa, na escola, em veículo motorizado ou em associação a atividades recreativas. Em pediatria, as lesões ósseas na lactância, geralmente, são menos comuns.[3]

Uma fratura de um osso pode ser entendida por várias classificações, que necessitam de imagem radiológica para confirmar a descrição correta. A Sociedade Brasileira de Ortopedia e Traumatologia (SBOT) descreve que fratura pode ser completa ou incompleta: *transversa* (quando cruza em ângulo reto com o eixo do osso longo); *fechada* (quando há uma fratura, porém sem exposição de tecido); *oblíqua* (quando é inclinada, porém em linha reta entre a direção horizontal); *exposta* ou *aberta* (quando temos a exteriorização dos tecidos ao ar e ambiente); em *espiral* (quando inclinada); e *cominutiva* (quando o osso é quebrado em mais de uma parte) (Figura 56.1).[8]

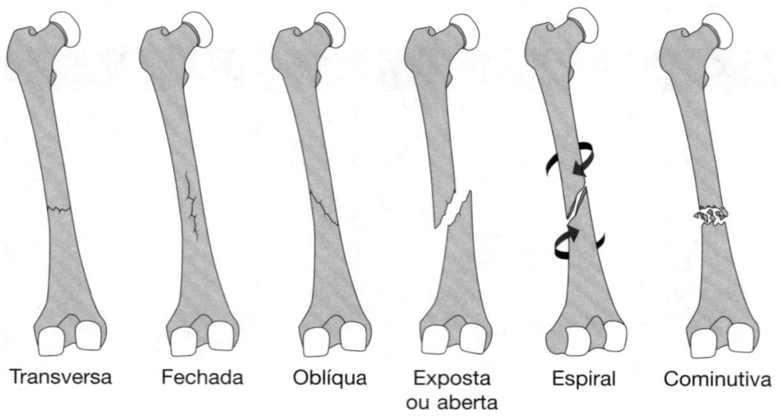

Figura 56.1. Classificação das fraturas ósseas.
Fonte: Collet & Oliveira.[2]

Há casos ainda de fraturas *arqueadas*, onde ocorre a dobra do osso, mas não chegam a quebrar, ocorrendo geralmente em crianças nas idades iniciais por flexibilidade fisiológica, muitas vezes na ulna, fíbula, rádio e tíbia. Outro caso registrado são as fraturas em *fivela* ou tórus, que são produzidas pela compressão de ossos porosos, comuns em crianças bem pequenas.[8]

Na assistência de enfermagem à criança vítima de trauma ortopédico, como podemos avaliar e acompanhar sua evolução e prognóstico?

A consolidação óssea é mais rápida em crianças por causa do periósteo mais espesso e do generoso suprimento sanguíneo. Os osteoblastos são estimulados e novas células ósseas são formadas e, com o tempo, evidenciam-se uma tumoração saliente de novo tecido ósseo entre os fragmentos do osso fraturado, seguindo depósitos de sais de cálcio. O período de consolidação das fraturas no período neonatal é de duas a três semanas; no início da infância, é de quatro semanas; no final da infância, de seis a oito semanas; e na adolescência, de oito a doze semanas.[9]

Levando em consideração a vulnerabilidade de possíveis fraturas, Simas e Souza[7] descrevem que há a necessidade de cuidados no manuseio dos neonatos e das crianças nas idades iniciais, pois há ocorrência de traumas ósseos que algumas vezes se reconstituem espontaneamente devido ao processo fisiológico daquele momento.

Os cuidados de enfermagem a crianças com fraturas ósseas devem ser minuciosos e acompanhar imagens subsequentes ao diagnóstico, atentar para as imobilizações e manuseios, tanto para realizar higiene quanto para uso de vestimentas. Collet e Oliveira[2] ainda acrescentam que crianças vítimas de acidentes graves devem ser mantidas em cuidados intensivos onde é feita monitorização hemodinâmica rigorosa e laboratorial; em casos de fraturas por contusões menores, o acompanhamento geralmente dá-se ambulatoriamente.

Trauma torácico em pediatria[10,11]

O que é considerado um trauma torácico?

O trauma torácico compreende as lesões produzidas na parede torácica, órgãos e estruturas intratorácicas, seja por forças externas de aceleração, desaceleração, compressão, impacto de alta velocidade, penetração ou eletrocutamento.

Qual a relevância do trauma torácico na epidemiologia do trauma pediátrico?

As lesões torácicas graves representam um grande impacto nas taxas de óbito na cena do acidente ou na primeira hora. Em crianças, os mecanismos do trauma dividem-se de acordo com a faixa etária. Os lactentes e pré-escolares, geralmente, sofrem traumas em acidentes automobilísticos ou podem ser vítimas de traumas não acidentais (abusos); os escolares têm traumas devido a quedas, uso de bicicletas, patinetes etc. Enquanto que os adolescentes podem se envolver em acidentes automobilísticos de alta velocidade, traumas relacionados à prática desportiva e violência pessoal, principalmente os do sexo masculino.

Quais são os tipos de traumas torácicos?

Independentemente da idade, os traumas torácicos se classificam em trauma fechado (contuso) e trauma aberto (penetrante). Os traumas torácicos contusos se referem às lesões que não determinam solução de continuidade da caixa torácica com a pele, tais como contusões pulmonares, fraturas de costela, pneumotórax fechado e outras. Nos traumas torácicos penetrantes, as lesões determinam soluções de continuidade da pele com a cavidade torácica, como ocorre no pneumotórax aberto, lesão do parênquima pulmonar, lesões de esôfago etc.

Epidemiologicamente, em crianças, em torno de 60-80% dos traumas torácicos correspondem a traumas contusos; entretanto, os traumas penetrantes, quando ocorrem, determinam maior mortalidade.

Atenção para crianças com fratura de arcos costais, devido a maior elasticidade do arcabouço ósseo: fraturas, quando existentes, indicam maior energia cinética no trauma.

Existem diferenças entre o trauma torácico na criança e no adulto?

As características anatômicas da criança fazem com que as repercussões do trauma torácico sejam diferenciadas entre adultos e crianças.

De maneira geral, por ter uma massa corporal menor, tecido subcutâneo mais delgado, tecido conjuntivo com menor elasticidade e órgãos mais próximos entre si, as forças aplicadas durante o trauma se distribuem mais amplamente pelo corpo, favorecendo com que as crianças tenham lesões multissistêmicas.

Na criança, existe uma maior flexibilidade da caixa torácica permitindo com que as costelas anteriores façam contato com as costelas posteriores, assim, as contusões pulmonares são bastante frequentes, enquanto que as fraturas de costelas não são. Desse modo, quando a fratura de costela está presente, na criança, é um marcador de trauma grave.

A traqueia é estreita, principalmente a nível da cartilagem cricoide, curta e compressível, por isso, pequenas alterações no diâmetro traqueal causadas por feridas torácicas que podem parecer sem importância, e até mesmo corpos estranhos pequenos, podem alterar significativamente a função respiratória.

Outra característica importante é que as crianças apresentam maior consumo de oxigênio por unidade de massa corporal, o que as predispõem rapidamente à hipoxemia. Além disso, são respiradores diafragmáticos, assim, lesões que acometam este músculo podem ter efeito significativo na dinâmica ventilatória e, em situações de estresse, a criança tende a hiperventilar, promovendo maior distensão gástrica, alterando ainda mais os movimentos diafragmáticos.

Por fim, o mediastino nas crianças é mais móvel, o que facilita seu deslocamento na presença do pneumotórax hipertensivo, o que favorece a um rápido colapso respiratório e circulatório.

Como deve ser a avaliação da criança com trauma torácico e o que deve ser priorizado?[12-15]

Crianças com trauma torácico, frequentemente, apresentam outras lesões extratorácicas associadas que requerem tratamento imediato para risco contra a vida, o que pode levar a um atraso no diagnóstico de lesões intratorácicas.

O quadro clínico é muito variado, dependendo do tipo, magnitude da lesão e lesões extratorácicas associadas (Quadro 56.3). Além disso, algumas das lesões nas estruturas intratorácicas podem não ser notáveis e são difíceis de diagnosticar. Nas crianças, traumas significativos nos órgãos torácicos podem impor uma ameaça séria e imediata à integridade da ventilação, oxigenação e perfusão. O rigor e a duração do exame físico inicial e o tempo investido na realização dos testes diagnósticos devem ser orientados pelas condições do paciente.

Os princípios da avaliação e ressuscitação no trauma são os mesmos aplicados em outras situações de emergência, e consistem no suporte precoce e efetivo das vias aéreas, ventilação e oxigenação, e na restauração da perfusão. Segundo o Suporte Avançado de Vida no Trauma (ATLS)[15] e do Suporte Avançado de Vida em Pediatria, da American Heart Association,

Quadro 56.3. Lesões torácicas mais comuns

Lesão	Manifestações/diagnóstico	Tratamento
Obstrução das vias aéreas	Insuficiência respiratória. Retração/estridor	Aspiração, manobras de anteriorização da mandíbula e queixo, intubação
Hemotórax	Diminuição dos murmúrios vesiculares. Macicez à percussão. Raios X de tórax	Drenagem torácica, reanimação fluídica, cirurgia. Caso não haja comprometimento grave da oxigenação/ventilação, proceder antes a reanimação fluídica
Tórax flutuante	Assincronismo no movimento da parede respiratória. Raios X de tórax	Decúbito do paciente para o lado da lesão (fraturas) para estabilizar o tórax, VPM com PEEP, caso persista a insuficiência hepática
Tamponamento cardíaco	Abafamento das bulhas cardíacas, distensão venosa cervical, hipotensão (tríade de Beck) e pulso paradoxal. Choque do tipo obstrutivo. Raios X de tórax e ECG	Tem que ser drenado através da pericardiocentese
Pneumotórax aberto	Ferimento aberto em tórax. Diminuição dos murmúrios vesiculares unilateral ou bilateral, desconforto respiratório, distensão venosa cervical, timpanismo à percussão do hemitórax envolvido, desvio do *ictus cordis*, desvio traqueal. Raios X de tórax	Oclusão do ferimento com gazes vaselinadas em três lados e curativos estéreis, além da drenagem do hemitórax atingido, sendo o local de inserção do dreno diferente daquele da lesão
Pneumotórax hipertensivo ou bilateral	Diminuição dos murmúrios vesiculares unilateral ou bilateral, desconforto respiratório, distensão venosa cervical, timpanismo à percussão do hemitórax envolvido, desvio do *ictus cordis*, desvio traqueal. Raios X de tórax	Aliviar, inicialmente, com drenagem com agulha ou, em crianças menores, com *scalp* em selo d'água, seguido de drenagem definitiva do hemitórax afetado

VPM: ventilação mecânica por pressão; PEEP: pressão expiratória final; ECG: eletrocardiograma.
Fonte: Acervo das autoras.

a avaliação inicial e tratamento precisam seguir uma ordem de realização para podermos tratar primeiramente as lesões que ameaçam a vida. A seguinte ordem deve ser seguida:

1. Avaliação primária.
2. Ressuscitação dos sinais vitais.
3. Avaliação secundária.
4. Tratamento definitivo.

Na avaliação primária de crianças com trauma torácico, deve-se considerar que a criança apresenta diferenças anatômicas quando comparada ao adulto, o que torna mais difícil a manutenção das vias aéreas permeáveis e a intubação traqueal. A cavidade oral é pequena e a língua é grande com relação à orofaringe. O ângulo da mandíbula é maior (140° no lactente e 120° no adulto). A epiglote tem mais forma de U que o adulto. A laringe está em posição mais cefálica (glote em C3 em lactentes, e C5 e C6 em adultos). O anel cricoide é a parte mais estreita das vias aéreas em crianças abaixo de 10 anos. A traqueia é mais curta (em recém-nascidos, 4-5 cm, e aos 18 meses, 7-8 cm). O menor tórax de crianças pode dificultar a ausculta pulmonar, pois os sons são mais facilmente transmitidos pelo hemitórax contralateral, e a falsa impressão de ruídos respiratórios presentes no hemitórax avaliado pode estar presente, mesmo em casos de ocupação pleural.[14]

O estabelecimento de via aérea permeável com proteção simultânea da coluna cervical é muito difícil na criança. As vias aéreas são facilmente obstruídas por corpos estranhos como sangue, muco e fragmentos de dente, e devem ser limpas e aspiradas com cuidado, eventualmente com pinças adequadas.

Para garantir a permeabilidade da via aérea, a intubação pode ser requerida e deve sempre ser precedida por ventilação com bolsa-máscara e oxigenação. Deve-se utilizar a sequência rápida de intubação assistida por substâncias. Se a criança está consciente, a administração de bloqueador neuromuscular de ação curta com sedação ou anestesia pode ser necessária, para evitar concomitante aumento de pressão intracraniana.

Atentar-se que as crianças têm cabeça proporcionalmente maior que os adultos e, na posição supina, o occipital proeminente causa a flexão do pescoço, obstruindo a via aérea; assim, é fundamental neutralizar a posição do pescoço colocando um apoio com panos a nível do ombro da criança.

A efetividade da ventilação e da oxigenação deve ser continuamente avaliada, observando-se expansibilidade simétrica e ausência de cianose. A hiperventilação é frequentemente necessária durante a estabilização da criança, por reduzir a pressão intracraniana associada ao fluxo sanguíneo central aumentado. A ventilação da criança pode estar comprometida por distensão gástrica, diminuindo a mobilidade do diafragma e aumentando o risco de vômitos e aspiração. Uma sonda nasogástrica deve ser introduzida tão logo seja controlada a ventilação; entretanto, sonda orogástrica deve ser usada em crianças com traumatismo craniofacial grave, fratura de base de crânio ou maxilofacial para evitar a migração intracraniana do tubo.

Todos os componentes do atendimento primário e em fase de ressuscitação continuam durante o atendimento secundário, porém acrescidos de um exame completo e sistemático. Quando as principais lesões com risco para a vida já foram identificadas e tradadas, nesse momento, incluir um exame físico, que deve envolver:[13]

- Constante monitoramento da frequência cardíaca, respiratória e saturação de O_2.
- Inspeção da caixa torácica e avaliação dos movimentos respiratórios, identificando a presença de feridas penetrantes, hematomas, abrasões e turgência jugular.

- Palpação para avaliar a presença de enfisema subcutâneo, fraturas, deformidades e desvio de traqueia.
- Ausculta do ritmo cardíaco: arritmia cardíaca e/ou sopro novo (contusão cardíaca), abafamento de bulhas (tamponamento ou contusão cardíaca).
- Ausculta respiratória: diminuição da entrada de ar (pneumotórax ou hemotórax), presença de ruídos hidroaéreos no tórax (hérnia diafragmática traumática).
- Percutir, identificando macicez (hemotórax) ou timpanismo (pneumotórax).
- Acompanhar a evolução da frequência e do ritmo cardíacos permitindo avaliar a presença de arritmias, frequentes nos traumas torácicos e contusões cardíacas (extrassístoles ventriculares e bloqueios de ramo direito).
- Identificar ritmos de parada cardíaca, como a atividade elétrica sem pulso, que podem sinalizar uma hipovolemia grave, tamponamento, pneumotórax hipertensivo ou mesmo ruptura de grandes vasos ou ruptura cardíaca.
- Avaliar pulsos periféricos e a sensibilidade nas extremidades superiores.

Quais exames adicionais o paciente necessita fazer?[12,13]

Na maioria das vezes, apenas o exame clínico não é o suficiente para fazer o diagnóstico dos vários tipos de lesões em crianças vítimas de trauma torácico, apesar de que este é fundamental para a detecção das lesões mais letais. Após a fase inicial, tem-se a necessidade de uma avaliação com exames de imagem.

O estudo radiológico inicia-se pela radiografia de tórax, que é um exame simples, rápido e de menor custo. Em muitos casos, este é suficiente para o diagnóstico, tratamento e acompanhamento; entretanto, diversas lesões podem passar desapercebidas. No intuito de avaliar e monitorar o paciente, foi desenvolvido o protocolo FAST. Até pouco tempo, era um protocolo reservado à avaliação da parede abdominal e cardíaca, porém, atualmente, há o denominado FAST-estendido, ou EFAST, o qual amplia a avaliação do paciente, possibilitando a detecção de pneumotórax, hemotórax e ruptura diafragmática.

A tomografia computadorizada (TC) de tórax proporciona um diagnóstico muito mais acurado que a radiografia simples, e permite uma avaliação detalhada das estruturas pulmonares e mediastinais. O uso da tomografia computadorizada de tórax na avaliação de pacientes envolvidos em traumas de grande energia é quase sempre preferida, sendo enviados quase imediatamente para uma TC antes que uma radiografia de tórax possa ser realizada. No entanto, mesmo em pacientes com radiografia de tórax sem particularidades, mas com achados clínicos suspeitos, é recomendável a realização de uma tomografia computadorizada de tórax.

O que é a intubação assistida por drogas e como fazer a escolha dos equipamentos para assistência à criança vítima de trauma torácico?[14]

A intubação assistida por drogas (IAD), anteriormente denominada sequência rápida de intubação (SRI), é uma técnica de intubação traqueal em situação de emergência que visa reduzir ao máximo os efeitos adversos do procedimento. Consiste na realização de uma intubação sob anestesia e bloqueio neuromuscular, tornando o procedimento mais fácil, rápido e menos traumático. A criança deve ser pré-oxigenada. Lactentes têm reflexo vagal mais acentuado que crianças maiores e adultos, e podem evoluir com bradicardia devido à estimulação direta da laringe. Bradicardia em crianças (> 1 ano de idade) é mais frequentemente secundária à hipóxia. O tratamento profilático com sulfato de atropina deve ser considerado em lactentes que serão submetidos à IAD, mas não é necessário para todas as crianças.

É fundamental que se tenha em mãos todos os equipamentos disponíveis e adequados em tamanho e especificações às diversas faixas etárias; para tanto, existem várias estratégias, como a disponibilização de quadros com tabelas que permitam a rápida visualização dos tamanhos de máscara de oxigênio, lâmina de laringoscópio, tubo endotraqueal, cateter de aspiração, sonda gástrica etc.

Outra forma difundida é o uso da fita de emergência pediátrica Broselow, que é uma fita métrica codificada por cores usada no mundo inteiro para emergências pediátricas. A fita Broselow foi concebida para crianças de até 12 anos de idade e com peso máximo de 36 kg, e relaciona a altura da criança com seu peso corporal para fornecer instruções, como dosagens de medicamentos ou o tamanho dos instrumentos que deverão ser usados, ou ainda a corrente elétrica do choque no uso de um desfibrilador. É especialmente útil, já que cada criança demanda cálculos de todas essas terapias de forma individual.

O que é tórax instável?[7,11]

O tórax instável, ou também conhecido "tórax flácido", é uma situação na qual se observa fratura de três ou mais arcos costais contíguos, em dois pontos de cada uma das costelas, ou ainda fraturas que envolvam a junção condrocostal. Em ambos os casos, o resultando é em um fragmento da parede torácica isolado dos demais.

Trata-se de uma lesão intensamente dolorosa, onde esse segmento solto, a cada respiração, favorece a ocorrência de novas contusões e hematomas na região do pulmão que está abaixo dele. Esse ciclo provoca insuficiência respiratória, hipóxia e a necessidade de intubação pode ser iminente.

Os objetivos básicos do tratamento são fornecer oxigênio e analgesia, sendo que, nas crianças com tórax instável grave, a ventilação mecânica pode ser mandatória como forma de promover a "fixação interna". A intenção, neste caso, é estabilizar parede torácica até que se desenvolva uma fibrose perilesional, o que ocorre durante as três primeiras semanas do trauma. A ventilação não invasiva no modo CPAP também pode ser empregada com o mesmo objetivo.

O benefício imediato da fixação cirúrgica é pequeno, seja em termos de morbidade, mortalidade ou recuperação funcional.

O que é e como identificar o pneumotórax hipertensivo?[5,7,11,15]

O pneumotórax se caracteriza pela presença de ar em um espaço até então virtual, que seria a cavidade pleural, restringindo o parênquima pulmonar e prejudicando a respiração. Quando há um vazamento de ar para o espaço pleural por um sistema de "válvula unidirecional", tem-se a formação de um pneumotórax hipertensivo. O sistema de válvula faz com que o ar entre para a cavidade torácica sem a possibilidade de sair, causando um efeito de massa com desvio do mediastino para o lado contralateral, colapsando completamente o pulmão do lado afetado, além de torção das veias cavas, e choque. Desse modo, é uma situação de emergência já que, se não for rapidamente tratado, pode levar à morte.

O pneumotórax hipertensivo é três vezes mais frequente na criança que no adulto. Seu diagnóstico é basicamente por alta suspeição clínica, apresentando, além dos sintomas gerais, como dispneia e taquicardia, a presença de desvio da traqueia, turgência jugular, timpanismo à percussão do tórax envolvido e ausência do murmúrio vesicular unilateral.

Como é feita a descompressão torácica por punção?[5,7,11,15]

O tratamento de emergência do pneumotórax hipertensivo consiste em descompressão por agulha seguida de drenagem torácica. A descompressão por agulha é feita inserindo uma agulha conectada a uma seringa contendo 5 mL de soro fisiológico no segundo espaço intercostal da linha hemiclavicular na borda superior da terceira costela.

A agulha deve ser inserida em ângulo de 90°, aspirando concomitantemente com a seringa até a saída de ar. A seguir, desconecta-se a seringa, deixando a agulha aberta para o ar, o que permite que a pressão intratorácica se iguale à pressão atmosférica, aliviando a hipertensão. Ou seja, o objetivo da descompressão por punção é transformar um pneumotórax hipertensivo em um pneumotórax simples. Ressalta-se que, a simples descompressão do pneumotórax hipertensivo por agulha pode promover alívio imediato do desconforto respiratório e estabilização do quadro hemodinâmico.

O que é e qual a função do curativo de três pontos?[5,11,15]

O curativo de três pontos é um procedimento usado no manejo pré-hospitalar do trauma torácico penetrante. O mesmo se baseia nos princípios da dinâmica ventilatória que se desenvolve quando se tem uma vítima de trauma penetrante. Na ocorrência de um ferimento na parede torácica, de forma a atingir todas as camadas da mesma, o ar atmosférico entra para a cavidade pleural resultando em um imediato equilíbrio entre as pressões intratorácicas e atmosféricas. Se a lesão da parede for igual ou superior a dois terços do diâmetro da traqueia da vítima, a cada incursão respiratória, o ar passará preferencialmente pelo ferimento da parede, visto que ele tende a passar pelo local de menor resistência. O resultado é um prejuízo considerável da ventilação efetiva, resultando em hipóxia.

A técnica consiste na realização de um curativo quadrangular, utilizando um material impermeável (tipo a embalagem do pacote de gaze) que cubra todas as bordas da lesão. Apenas três de seus lados devem ser fixados com esparadrapo ou similar. O objetivo é produzir um efeito de válvula. Quando o paciente inspirar, a sucção da ferida fará o curativo colabar, impedindo a entrada de ar. Quando o paciente expirar, o lado não fixado permitirá o escape de ar. Ocluindo os quatro lados do curativo, ocorrerá acúmulo de ar no espaço pleural resultando em pneumotórax hipertensivo.

Quando suspeitar de tamponamento cardíaco e quais os cuidados e tratamento?[5,15]

O tamponamento cardíaco pode ser definido como uma modificação nas pressões intracardíacas em decorrência do aumento da pressão intrapericárdica causada por acúmulo de líquido ou gás no espaço pericárdico. Nas situações de trauma, é uma situação que geralmente ocorre em lesões pontiagudas que penetram na cavidade cardíaca, embora também possa ocorrer em casos de ferimentos por arma de fogo e em trauma torácico fechado. A tríade de Beck (distensão venosa cervical, hipotensão e abafamento de bulhas) e o pulso paradoxal são dados específicos do exame físico, mas podem não estar presentes ou serem difíceis de encontrar. Nesses casos, deve-se atentar para dados objetivos que possam determinar o diagnóstico, podendo ser utilizado o FAST (Focused Assessment with Sonography for Trauma) para confirmação.

A pericardiocentese é uma medida provisória, antes da realização da toracotomia, estando indicada para as vítimas que apresentam quadro clínico consistente com tamponamento cardíaco e estão agônicas ou em PCR. O procedimento é mau sucedido em mais de 60% dos casos, pois geralmente o sangue no interior do saco pericárdico está parcialmente coagulado, o que impossibilita sua aspiração por agulha. As complicações da pericardiocentese são: pneumotórax, laceração cardíaca ou de coronárias, e arritmias.

Referências bibliográficas

1. Empresa Brasileira de Serviços Hospitalares (EBESERH). Hospital de Clínicas da Universidade Federal do Triângulo Mineiro (HC-UFTM), administrado pela EBESERH – Ministério da Educação. POP: Fisioterapia no Traumatismo Cranioencefálico em Neonatologia e Pediatria – Unidade de Reabilitação, Uberaba, 2019 – Versão 2.0. 17p. Disponível em: www.ebserh.gov.br.
2. Collet N, Oliveira BRG. Enfermagem Pediátrica. Curso de Coleções de Enfermagem. Goiania: Ed. AB; 2002.
3. Franciozi CES, et al. Trauma na infância e adolescência: epidemiologia, tratamento e aspectos econômicos em um hospital público. Acta Ortop Bras. [Periódico na Internet]. 2008; 16(5):261-65. Disponível em URL: http://www.scielo.br/aob.
4. Ricco RG, et al. Temas de Pediatria – Puericultura. Número 80. Rio de Janeiro: Nutrição Nestlé; 2005.
5. La Torre FPF, et al. Emergências Pediátricas: protocolo da Santa Casa. 2 ed. São Paulo: Manole; 2013.
6. Guerra SD, et al. Traumatismo cranioencefálico em pediatria – Artigo de revisão. Rio de Janeiro: Jornal de Pediatria; 1999.
7. Simas VFC, Souza AS. Crianças hospitalizadas vítimas de acidentes na primeira infância. Revista Pró-UniverSUS. 2019 jan. /jun.; 10(1):25-8.
8. Sociedade Brasileira de Ortopedia e Traumatologia (SBOT). Fratura em crianças. 2018. Disponível em: http://www.sbot.org.br/. Acessado em: 27 de setembro de 2019.
9. Guerra MRV, et al. Trauma pélvico na infância: Qual a sua importância atual? Acta Ortop Bras. [online]. 2016; 24(3):155-8. Disponível em URL: http://www.scielo.br/aob.
10. Fenili JAM, et al. Traumatismo torácico: uma breve revisão. Arquivos Catarinenses de Medicina. 2002; v.31, n. 1-2.
11. Fernández AMG. Traumatismo torácico, neumotórax, hemoptisis y tromboembolismo pulmonar. Protoc Diagn Ter Pediatr. 2017; 1:189-209.
12. Abramovici S, Waksman R. Abordagem a criança vítima de trauma. São Paulo: Departamento de Segurança da Criança e do Adolescente; 2005.
13. Carlotti APCP. Ressuscitação no Trauma. Ribeirão Preto: Medicina. 2012; 45(2): 234-43 http://www.fmrp.usp.br/revista.
14. Amantéa SL, et al. Acesso à via aérea: sequência rápida de intubação e técnicas especiais de intubação. In: Piva e Celiny Medicina Intensiva em Pediatria. 2005; 2:15-41.
15. Suporte Avançado de Vida no Trauma (ATLS), Manual do Curso de Alunos. 9 ed. Chicago: ACS, 2012.

57 CAPÍTULO

Transferência do Cuidado de Enfermagem entre a UTI Neonatal e UTI Pediátrica

Alessandra Vaccari ■ Silvani Herber ■ Fernanda Araujo Rodrigues

O que compõe a transferência dos cuidados da unidade de terapia intensiva neonatal (UTIN) para a unidade de terapia intensiva pediátrica (UTIP)?

Com relação aos cuidados à transferência ou transição dos cuidados de enfermagem, a primeira lembrança são as passagens de plantões entre as equipes de enfermagem e as notas de transferência de enfermagem entre as unidades. Entretanto, atualmente, esse conceito vai muito além: é mais complexo e depende de uma comunicação efetiva entre os profissionais envolvidos. Apesar disso, não se pode esquecer que quando há a transferência de uma criança de uma UTI para outra, também estão envolvidos em todo o processo: os familiares e o transporte intra-hospitalar de um paciente crítico. O enfermeiro necessita se atentar e organizar todas essas dimensões para uma transferência tranquila, segura e respeitosa para a criança e sua família.

O que é *handover*?

A transferência dos cuidados é um processo participativo, referente ao momento em que os profissionais de saúde transmitem informações específicas da criança com o objetivo de assegurar a continuidade do cuidado e a segurança do paciente na troca de turnos de trabalho ou entre unidades especializadas.[1,2] Essa transferência dos cuidados é conhecida como *handover*, que pode ser traduzida para a língua portuguesa como "entregar"; associando à transferência do cuidado um significado mais amplo e complexo.[3] É importante salientar que não se trata apenas da transferência de informações realizadas com comunicação efetiva, mas, sim, da transferência da responsabilidade pela continuidade da assistência e dos cuidados de enfermagem, se caracterizando como uma etapa crítica no processo de trabalho.[4]

Qual a importância da realização do *handover* adequadamente?

Quando o *handover* é realizado de maneira adequada, a equipe da UTIN tem a certeza de ter deixado o paciente em segurança na UTIP, concluindo um trabalho que, geralmente, é de muitos dias ou até meses, com segurança para a criança e sua família. A equipe de enfermagem da UTIN poderá refletir sobre aquilo que sabe e sobre aquilo que fez na assistência envolvendo a criança desde o seu nascimento, gerando a sensação de dever cumprido. Para a equipe da UTIP que está iniciando a sua assistência com aquela criança e sua família, o sentimento será também de segurança e de estar integrado em um plano de cuidados que se inicia.[5] O *handover* utilizado entre as UTI pode variar de acordo com a cultura organizacional da instituição hospitalar, podendo ter grande variação nos modelos utilizados e no conteúdo das informações transmitidas.[4]

Existem diferentes tipos de *handover*?

Sim, *handover* pode ser classificado em diferentes tipos, a saber: entre os turnos de trabalho, entre diferentes unidades intra-hospitalares e entre diferentes serviços. Neste último, se destaca a realização entre diferentes serviços de urgência e emergência, no qual a transferência do cuidado pode ser realizada entre diferentes profissionais da equipe multiprofissional como, por exemplo, entre o enfermeiro e o médico.[1,6]

Há necessidade do *handover* ocorrer de forma sistematizada?

Sim, já existem evidências científicas mostrando que o *handover* deve ocorrer de forma sistematizada, seguindo uma padronização das informações. Nesse sentido, uma das estratégias disponíveis é a elaboração de instrumentos que contribuem para a qualificação da prática da enfermagem, englobando toda a equipe de enfermagem na passagem de plantão. Nesse instrumento, deve constar alguns itens essenciais para a transferência do cuidado de enfermagem na pediatria, tais como: a identificação da criança/adolescente (nome, idade e número do prontuário); informações sobre a presença de acompanhante; diagnóstico médico; dados sobre os sinais vitais; dados antropométricos; alergia prévia a medicamento; evolução clínica; presença de feridas operatórias; uso de oxigenoterapia (inclusive parâmetros do uso de ventilação mecânica invasiva ou não invasiva); presença de acesso venoso (inclusive dados sobre cateteres centrais); aceitação alimentar; eliminações vesicais e intestinais (inclusive dispositivos, como sondas); exames realizados e pendentes; questões sociais da criança e família e aspectos administrativos do setor.[3]

Outra estratégia para a realização de um *handover* adequado são os *rounds* interdisciplinares. *Rounds* interdisciplinares são reuniões de representantes de todos os integrantes da equipe de cuidado, na maioria das vezes realizadas à beira do leito e muito utilizados nas UTI. A frequência mínima sugerida para a realização dos *rounds* é uma vez ao dia, com objetivo de discutir a condição clínica das crianças sob seus cuidados. Nessas discussões, são levantadas as ocorrências nas últimas 24 horas e, de forma colaborativa, são traçadas as metas do plano terapêutico de cada criança. As vantagens da realização dos *rounds* estruturados são: a melhora da comunicação entre os profissionais, a diminuição do tempo de internação, o aumento da segurança do paciente e a melhora no desempenho de indicadores de qualidade.[7,8]

O que é a ferramenta SBAR para a transferência do cuidado?

Trata-se de uma ferramenta de comunicação que utiliza a técnica de *briefing* (que significa "resumo" em português, e é um conjunto de informações, uma coleta de dados para o desenvolvimento de um trabalho, é a base do planejamento). O SBAR tem a meta de padronizar uma sequência de ações no processo de trabalho, ou seja, durante a transição do cuidado. O acrônimo SBAR significa, em português: **S**ituação, **B**reve histórico, **A**valiação e **R**ecomendação. Isso significa que toda a comunicação durante a transição do cuidado deve ser estruturada seguindo essas categorias.

A ferramenta SBAR foi desenvolvida, inicialmente, pela marinha dos Estados Unidos para ser usada em submarinos nucleares; foi, então, refinada pela indústria da aviação e, posteriormente, adaptada para uso em cuidados de saúde pela Kaiser Permanente®, uma empresa americana fornecedora de planos de saúde. E, desde 2007, o Institute for Healthcare Improvement (IHI) incentiva a sua utilização.[9]

A utilização da ferramenta SBAR para a realização do *handover* tem foco na criação de um padrão na comunicação durante a troca de informações entre os profissionais, diminuindo a perda dos dados e melhorando a eficiência do cuidado. Se apresenta como uma ferramenta de fácil utilização, se enquadrando adequadamente para a utilização nos setores de intensivo.[9]

Qual a importância do registro de uma nota de transferência de enfermagem da UTIN para a UTIP?

A transferência dos cuidados é um dos cinco principais problemas relacionados à segurança do paciente; assim, as diretrizes mundiais para segurança do paciente, destaca a necessidade de promover uma comunicação adequada durante o *handover*.[10] Além das estratégias e ferramentas existentes para a comunicação efetiva durante o processo da transferência, é essencial que o enfermeiro da UTIN registre no prontuário da criança uma nota de transferência completa com referência ao processo de enfermagem realizado com o paciente e sua família. Com isso, o enfermeiro da UTIP terá subsídios para a continuidade da assistência e dos cuidados de enfermagem específicos para a criança.

Como manejar a família diante da transferência da criança para outra UTI?

Praticamente não existem evidências científicas sobre a família diante do processo de transferência de seu filho da UTIN para a UTIP. Sabe-se que o processo de chegada de um filho, como se planeja e se imagina, foi interrompido, ou com a prematuridade ou com a gravidade da criança ao nascer. Diante disso, todos os cuidados relacionados à criança devem ser integrados com a participação dos pais e dos demais membros da família, que têm o direito de serem comunicados e envolvidos nos processos que envolvem a criança.

Por isso, é sugerido que antes da transferência física da criança entre as UTI, a família, principalmente os pais, seja apresentada para a nova unidade. Inicialmente, o enfermeiro da UTIN deve realizar um contato com a enfermeiro da UTIP e agendar um momento para acompanhar os pais/família até a nova UTI, para que os mesmos sejam apresentados a essa nova realidade e nova equipe.

Acredita-se que o manejo dos sentimentos de medo, culpa, angústia, insegurança, frustração, ansiedade, preocupação e tristeza, tão comuns nessas famílias, sejam amenizados a partir do acolhimento e da escuta ativa dos profissionais na nova unidade.[11]

Outro item importante: o enfermeiro da UTIN tem a responsabilidade de realizar a "passagem da família", que consiste em incluir no *handover* todas as informações e dados pertinentes aos pais e família da criança, como: origem, questões culturais, relações familiares, níveis socioeconômico e educacional, concepções religiosas, possibilidade de comunicação com os pais, entre outras informações pertinentes. Essa atitude promove o cuidado da criança centrado na família, e gera ao enfermeiro da UTIP a segurança necessária para o acolhimento desse novo paciente.

Organizando o transporte intra-hospitalar da UTIN até a UTIP.

Os protocolos de transporte intra-hospitalares têm diferenças de acordo com a cultura organizacional dos hospitais e as necessidades do paciente, visto que variam de acordo com as condições clínicas do mesmo e a distância a ser percorrida entre as UTI. Entretanto, é de responsabilidade da equipe de saúde da UTIN promover um transporte seguro da criança até o leito da UTIP. E como integrante dessa equipe, o enfermeiro e sua equipe, poderão auxiliar em diversas frentes para que esse transporte ocorra de maneira calma, adequada e segura para a criança e sua família. O transporte da criança não deverá ocorrer sem a presença de um dos pais ou familiares, exceto em situações de emergência.

É desejável que toda a equipe de enfermagem esteja capacitada para a realização do transporte, bem como a organização de: meio de transporte (incubadora ou berço de transporte), fonte de oxigênio portátil, monitor cardíaco e oximetria de pulso, bomba de infusão, controle de hemoglicoteste, material para punção venosa periférica, maleta com medicações de urgência, material para intubação, aspiração e ventilação do paciente, documentos do paciente (exames) e utensílios pessoais.[12]

O treinamento da equipe de enfermagem é importante para o transporte?

Para que todos os profissionais realizem de forma coesa a transferência de alta complexidade, é necessário que a equipe realize um treinamento prático. A simulação realística auxilia o grupo a corrigir possíveis erros de equipamentos, deficiências de comunicação, melhor caminho a ser percorrido, entre outras dificuldades.

Além disso, realizar a dupla checagem de todas as medicações, informações (dados), documentos e equipamentos utilizados no transporte, garante segurança para o paciente e sua família, e maior tranquilidade para a equipe.

Referências bibliográficas

1. Thomas NA, Macdonald JJ. Patient safety incidents associated with failures in communication reported from critical care units in the North West of England between 2009 and 2014. J Int Care Soc. 2016 May; 17(2):129-35.
2. Rigobello MCG, et al. Clima de segurança do paciente: percepção dos profissionais de enfermagem. Acta Paulista de Enfermagem. 2012; 25(5):728-35.
3. Silva MF, et al. Comunicação na passagem de plantão de enfermagem: segurança do paciente pediátrico. Texto & Contexto-Enfermagem. 2016 Out; 25(3):1-9.
4. Santos GRS, et al. Comunicação no handoff na terapia intensiva: nexos com a segurança do paciente. Escola Anna Nery. 2018; 22(2):1-12.
5. Penaforte MHO, Martins MMFPS. A visibilidade do autocuidado relativo à higiene na passagem de plantão dos enfermeiros. Revista Latino-Americana de Enfermagem. 2011 Fev; 19(1):131-9.
6. Manias E, et al. Communication failures during clinical handovers lead to a poor patient outcome: Lessons from a case report. SAGE Open Medical Case Reports. 2015; 3.
7. O'leary KJ, et al. Structured interdisciplinary rounds in a medical teaching unit: improving patient safety. Arc Int Med. 2011 Apr; 171(7):678-84.
8. Weiss CH, et al. Prompting physicians to address a daily checklist and process of care and clinical outcomes: a single-site study. Amer J Resp Crit Care Med. 2011 Set; 184(6):680-6.
9. Institute for Healthcare Improvement. SBAR: Situation-Background-Assessment Recommendation. Boston: IHI; 2015.
10. Melo CL. The importance of the "handoff" in patient safety. J Nurs UFPE on line 2013; 7(10).
11. Silva DC, et al.Vivências maternas no momento da transferência do filho para a unidade de terapia intensiva. Rev Fac Saber. 2019; 4(7):496-501.
12. Tamez RN. Enfermagem na UTI neonatal. 6 ed. Rio de Janeiro: Guanabara-Koogan; 2017.

Índice Remissivo

A

Abstinência, 492
Acesso(s)
  intraósseo, 438
  vasculares, 477
    dificuldades enfrentadas na inserção de, 488
    escolha de, 477
    mais utilizados em UTIP, 104
    tipos de, 478
  venoso, 236
    central, 230, 243, 249
Acreditação, 303
Adrenalina, 438, 439, 449, 472
Aférese, 132
Afogamento, 417
  diferenciais clínicos e fisiológicos, 417
  suporte ventilatório, 419
  temperatura ideal do paciente afogado pós-PCR, 420
  tratamento para o paciente, 418
  ventilação mecânica, 418
Agentes complicadores na transferência de cuidado, 281
Albumina humana concentrada, 94
Alterações de órgãos e sistemas, 45
Amicacina, 397
Aminoacidopatias, 246
Aminofilina, 94
Amiodarona, 438, 440
Amplitude de pressão, 59
Analgesia, 258
Analgésicos, 252
  opioides, 413
Anemia, 128
Anestésicos locais, 409
Angiografia cerebral, 203
Angiorressonância magnética, 203
Anomalias congênitas no sistema urinário, 117
Anti-inflamatórios não hormonais, 410
Antiarrítmico, 440
Antídotos, 426
  universais, 426
Antropometria, 332
Aplasia de medula, 128
Arritmias, 22
Ascite, 155
Asparaginase, 136
Aspiração de corpo estranho, 429
Aspirado de medula óssea, 130
Assistência de enfermagem, 275
Atelectasia por reabsorção, 45
Atresia biliar, 152
Aumento da pressão intracraniana, 386
Avaliação
  do estado nutricional, 332
  do nível de consciência da criança, 193
  das pupilas, 194
Azatioprina, 111

B

Bacteremia, 468
Barganha, 328
Barotrauma, 45
Basófilos, 128
Behavioral Pain Scale (BPS), 358
Benzodiazepínicos, 414
Bexiga
  neurogênica, 118
  urinária, 113
Bioética, 325
Biópsia
  de medula óssea, 130
  renal, 123
Biotrauma, 45
BiPAP ou BiLEVEL (*bilevel positive airway pressure*), 51
Broncoscopia, 430
Bulbo, 191
Bussulfano, 136

C

Capacidade residual funcional (CRF), 42
Capacitação dos familiares para cuidados com pacientes, 262
Cápsula renal, 87

Carboplatina, 136
Cardiopatias congênitas, 19
acianóticas, 19
cianóticas, 19
Cardiotoxicidade, 141
Carga de desfibrilação, 439
Carvão ativado, 427
Catárticos, 427
Cateter(es)
AEDI, principais cuidados com o, 78
central de inserção periférica, 486
indicação, 488
inserção, 488
tipos de, 487
de alto fluxo, 483
de linha média, 481
de Shilley, 483
de Tenckoff, 97
EDI, 76
lombar da derivação lombar externa, 199
não tunelizado, 482
indicações, 482
periférico
guiado com ultrassom, 480
indicação, 479
totalmente implantado, 484
indicação, 486
materiais para a realização da punção do, 485
tunelizado, 483
indicação, 484
venosos centrais, 481
Cateterismo vesical intermitente, 123
Centros de Informação e Assistência Toxicológica (CIAT), 428
Cerebelo, 191
Cetamina, 409
Cetoacidose diabética, 463
abordagem terapêutica, 465
alterações metabólicas, 464
complicações, 464
cuidados de enfermagem, 465
e edema cerebral, 464
escore de gravidade na, 463
manifestações clínicas, 464
Children's and Infants' Postoperative Pain Scale (CHIPPS), 353
Children's Hospital of Eastern Ontario Pain Scale (CHEOPS), 356
Choque
anafilático, 8
sinais e sintomas do, 8
cardiogênico, 7, 15
causas, 7, 15
cuidados de enfermagem, 18
identificação, 15
manifestações clínicas do, 8
mecanismos compensatórios e patológicos do, 7
classificação, 6
definição de, 1
diagnóstico, 4
distributivo, 8
etiologia, 6
fisiopatologia do, 1
gravidade do, 5
hiperdinâmico, 6
hipodinâmico, 6
hipovolêmico, 6, 7
sinais clínicos do, 7
inicial, 328
misto, 10
neurogênico, 9
sinais e sintomas, 9
taquicardia no, 9
obstrutivo
causas, 11
identificação precoce do, 12
perfil hemodinâmico do, 16
quando ocorre, 3
quente, 6
séptico, 9, 10, 470
hiperdinâmico, 10
hipodinâmico, 10
sinais clínicos, 10, 469
Ciclofosfamida, 137
Ciclosporina, 110
Cisplatina, 136
Citarabina, 137
Clearance de creatinina, 92
Clonidina, 411
Codeína, 414
Código de Ética dos Profissionais de Enfermagem, 290
Colestase
extra-hepática, 151
neonatal, 151
Colonoscopia, 149
Coloração das fezes, 152
Colostomia, 186
Comfort Behavior (Comfort-B), 357
Comissão de Controle de Infecção Hospitalar (CCIH), 236
Competências do profissional nutricionista, 331
Complacência, 42
Complicações
infecciosas, 339
metabólicas, 339
Compressões
cardíacas, 436
torácicas, 437

Comunicação, 321, 322
da má notícia, 325
amenizar o efeito, 326
enfermeiro, 327
o que não deve ser feito na, 327
paciente e seus familiares, 327
efetiva, 372
entre os profissionais de saúde, 294
não verbal, 322
no momento da transferência de cuidado, 280
paraverbal, 322
verbal, 322
Concentrado
de hemácias, 131
de plaquetas, 131
Concussão, 522
Conectores sem agulha, 507
Consentimento familiar para doação de órgãos e tecidos para transplantes, 389
Constante de tempo, 42
Continuidade no processo assistencial, 281
Controle
da drenagem, 516
glicêmico, 450
Contusão e laceração, 522
Corticoides, 472
CPAP (*continuous positive airway pressure*), 51
Creatinina, 92
CRIES (*Crying, Requires* O_2 *for Saturation Above 90%, Increased Vital Signs, Expression and Sleeplessness*), 412
Crioprecipitado, 132
Crises convulsivas, 230, 242, 248
Cuff do balonete do TET ou da TQT, 49
Cuidados
paliativos, 307, 308
princípios dos, 312
relato de experiência com, 317
pós-cirúrgicos, 20
pós-reanimação, 447
pós-transplante hepático, 230
pré-cirúrgicos, 20
Curativo(s)
a vácuo, 223
de cateter venoso central, 503
de três pontos, 530

D

Dano miocárdico, 446
Daunorrubicina, 137
Decanulação acidental do acesso arterial ou do acesso venoso, 36
Decussação da pirâmide da ponte do tronco cefálico, 191
Defeito do septo atrioventricular, 19
Déficit para o autocuidado, 37
Delirium, 491, 492
apresentação clínica, 496
diagnóstico, 494
e patologias, 492
manifestação clínica, 494
Derivação
lombar externa, 199
ventricular
externa, 197
peritoneal, 198
com acesso venoso periférico/central, 199
Desbridamento
autolítico, 223
cirúrgico, 223
enzimático, 223
mecânico, 223
Descompressão torácica por punção, 530
Descontaminação do agente tóxico, 425
Desfibrilação, 439
Desmame ventilatório, 49
Dexmedetomidina, 411, 498
Diabetes, 459
diagnóstico de, 460
gestacional, 459
sinais e sintomas de, 459
tipo 1, 459, 463
tipo 2, 459
Diagnóstico(s)
com foco no problema, 272
de enfermagem, 271, 272
componentes dos, 273
de promoção de saúde, 272
de risco, 272
de síndrome, 273
Diálise peritoneal, 96, 228, 230, 249
automatizada ou cicladora, 101
cuidados de enfermagem, 100
indicações e contraindicações, 97
manual ou de buretas, 102
tipos, 98
Diazepam, 414
Diencéfalo, 189
Diminuição da perfusão cutânea, 5
Disfunção(ões)
miocárdica, 446
orgânicas, 469
Dispositivo de acesso vascular, 502
Disque-intoxicação, 428
Distanásia, 312, 313
Diuréticos, 94, 95, 474
de alça, 94
poupadores de potássio, 94
tiazidas, 94
Dobutamina, 397, 449, 472

Doença(s)
da urina do xarope do bordo, 227, 246
de Hirschsprung, 177
cuidados pós-operatórios, 179
cuidados pré-operatórios, 178
diagnóstico, 178
sintomas, 177
tratamento, 178
lisossômicas de depósito, 245
mitocondriais, 246
Dopamina, 449, 472
Dor, 349
Douleur Aiguë du Nouveau-né (DAN), 352
Doxorrubicina, 137
Dreno de tórax, 513
colocação de um, 513
critérios para retirada do, 517
cuidados gerais com, 516
saída acidental do, 516

E

Ecocardiograma, 419
Edema cerebral e cetoacidose diabética, 464
Eletroencefalografia, 203
Embolia
aérea, 36
pulmonar maciça, 12
Encefalite, 192
Endoscopia, 425
Entrevista familiar, 387
Eosinófilos, 127
Epinefrina, 438, 449
Equipamentos, 372
de proteção individual, 139
Erros inatos do metabolismo, 245
Escala(s)
AVDN, 195
Comportamental Neonatal Infant Pain Scale (NIPS), 412
de autorrelato da dor, 361
de avaliação
da dor de faces, 412
de risco de lesão por pressão, 364
neurológica, 364
de Braden, 215, 365
Q, 212, 213, 365
de Coma de Glasgow, 195, 364
de dor, 349, 412
de Dor no Recém-nascido e no Lactente (NIPS), 351
de Finnegan, 253
de Hannallah, 412
de mensuração de dor comportamental-observacional, 350
de Perfil de Dor do Pré-termo (PIPP), 412
de sedação Comfort, 412
do Perfil de Dor do Recém-nascido Prematuro (PIPP), 351
Face, Legs, Activity, Cry, Consolability Revised (FLACCR), 359
visual analógica (EVA), 413
Espironolactona, 95, 396
Estoma, 185, 186
Etomidato, 409
Etoposido, 137
Eutanásia, 312, 314
Evaluation Enfant Douleur (EVENDOL), 354
Eventos adversos, 291, 292
Expansão volêmica, 449
Experiência do paciente, 302
Extubação
paliativa, 315
traqueal, 48

F

Face, Legs, Activity, Cry, Consolability (FLACC), 355
Faces Pain Scale Revised (FPS-R), 362
Falência
da bomba centrífuga, 36
do oxigenador, 36
hepática aguda, 165
sinais e sintomas, 166
tratamento, 166
Família
diante da transferência da criança para outra UTI, 535
na transferência de cuidado, 282
Farmacocinética, 393
Fármacos termolábeis, 404
Fenobarbital, 394
Fentanila, 398, 410, 414
Ferida(s)
avaliação, 222
exsudativas, 222
não exsudativas, 222
Ferramenta(s)
da qualidade, 302
SBAR para a transferência do cuidado, 535
Fibrose cística, 233
diagnóstico, 233
sintomas, 234
tratamento, 234
Filtração, 89
Fluconazol, 398
Fludarabina, 138
Flushing, 508
Fluxo inspiratório, 43
Fração inspirada de O_2, 43

Fratura(s), 522, 523
arqueadas, 524
Frequência
oscilatória, 59
respiratória, 43
Função
do sistema renal, 88
motora, 193
Furosemida, 95, 396

G

Gastrostomia, 345
Gestão
da UTIP, 286
de custos, 287
de recursos
humanos, 288
materiais, 287
de tecnologias, 288
Gravidade da síndrome pós-PCR, 446
Grupo de pais e familiares, 264

H

Handover, 533, 534
tipos de, 534
Hematêmese, 145
Hematopoese, 127
Hematoquezia, 145
Hemoderivados, 131, 148, 474
Hemodiafiltração venovenosa contínua, 103
Hemodiálise, 103, 228
venovenosa contínua, 103
Hemofiltração venovenosa contínua, 103
Hemorragia digestiva
alta, 148
baixa, 149
Hemotórax, 526
Hepatite(s)
A, 162
aguda, 163
B, 162
C, 162
fulminante, 162
virais, 161, 163
modos de transmissão das, 161
Hepatotoxicidade, 141
Hidrato de cloral, 411
Hidrocefalia, 191
Hidroclorotiazida, 95
Higiene oral do paciente com sonda, 344
Higienizar as mãos para evitar infecções, 297
Hilo, 87
Hipertensão
intracraniana, 201
portal, 149
pulmonar, 21, 70
Hiperventilação, 45
neurogênica central, 194
Hipoperfusão cerebral, sinais de, 5
Hipoplasia de ventrículo esquerdo, 19
Hipotensão, 419
Hipotermia, 194, 442
terapêutica, 451-453, 456
fase de indução da, 453
fase de manutenção da, 455
fase de reaquecimento, 455
Hipoventilação, 45

I

Idarrubicina, 138
Identificação
do paciente, 293
dos potenciais doadores, 384
Ifosfamida, 138
Ileostomia, 186
Implementação de enfermagem, 274
Incidente, 291, 292
Indicadores, 300, 301
Índices antropométricos, 332
Infecção(ões), 468
das vias aéreas, 45
de corrente sanguínea, 501
de um dispositivo de acesso vascular, 501
do trato urinário, 118
relacionadas a assistência à saúde, 122
urinária hospitalar fatores de risco, 119
Injúria renal aguda, 90
diagnóstico, 93
quadro clínico, 90
Insulina, 460
conservação da, 462
Integração na perspectiva de futuro, 329
Intoxicação
exógena, 423
sinais e sintomas, 423
por analgésicos, 414
Intubação assistida por drogas, 528
Inventário de Comportamento de Dor na Deficiência Neurológica (ICDDN), 360

J

Jejunostomia, 345

L

Lavagem gástrica, 147, 427
Laxativos, 427
Lesão(ões)
cerebral, 420, 445
com tecido não viável, 222

dependentes do canal arterial, 12
exsudativas, 222
não exsudativas, 222
neurológicas secundárias, 451
por pressão, 210, 212, 217, 364
estadiamento das, 218
prevenir e tratar, 220
renal aguda, sistemas de classificação da, 91
torácicas, 526
traumáticas, 523
Leucemia, 129
Leucinose, 227
Lidocaína, 438, 440
Limitação de suporte de vida, 314
Linfócitos, 128
Linfomas, 129
Local(is)
da passagem de plantão, 278
de aplicação de insulina subcutânea, 461
Lorazepam, 414

M

Má notícia, 323
Má perfusão orgânica, 5
Malformação(ões)
arteriovenosa cerebral (MAV), 192
da veia de Galeno (MAVG), 192
Manejo da dor, 408
Manitol, 94
Manutenção do potencial doador, 386
MAP (pressão aérea média), 59
Mecanismos compensatórios para a manutenção do débito cardíaco, 3
Mediadores inflamatórios, 493
Medicações vasoativas, 449
Medicamentos
fotossensíveis, 403
utilizados em terapia intensiva pediátrica, 393
Medição da circunferência abdominal, 178
Medida(s)
para a colocação do cateter via nasal, 77
para a colocação do cateter via oral, 78
Medula oblonga, 191
Melena, 145
Melfalano, 137
Melhoria contínua, 302
Meningite bacteriana, sinais e sintomas da, 191
Meperidina, 414
Mercaptopurina, 138
Mesencéfalo, 189
Metas ventilatórias e hemodinâmicas, 442
Metilprednisona, 110
Metrotexato, 138
Micofenolato mofetil, 111
Microcefalia, 239, 240, 242, 243
por infecção congênita por sífilis, 241
Midazolam, 396, 409, 414
Milrinona, 450, 472
Mitoxantrona, 138
Mobilização prejudicada, 37
Modelo de comunicação de más notícias, 323
Modo ventilatório NAVA, 75
indicações, 76
instalação, 76
Monitorização, 374
Monócitos, 128
Morfina, 410, 414
Morte encefálica, 205, 206, 207
Mucopolissacaridoses, 245

N

NANDA-I, 271, 272
National Institute for Innovation and Improvement (NHS), 280
Nefrectomia, 123
Néfrons, 87
função, 89
Nefrostomia, 123
Negação, 328
Neonatal
Facial Coding System (NFCS), 352
Infant Pain Scale (NIPS), 351
Neurotoxicidade, 142
Neurotransmissor, 493
Neutrófilos, 127
Nível de sedação, 358
Noradrenalina, 399, 449, 472
Norepinefrina, 449
Notificação compulsória para microcefalia, 239
Notificar as falhas, 292
Numeric Rating Scale (NRS), 361
Nutrição
enteral, 341
administração da, 345
complicações da, 346
contraindicações da, 346
indicações da, 341
vias de administração da, 342
parenteral, 229, 337
estabilidade da, 339
extravasamento da, 338
função do enfermeiro, 340
terapia de, 338
Nutricionista, 331

O

Obstinação terapêutica, 312
Obstrução
das vias aéreas, 526

do cateter venoso central, 339
Ocorrência de erros, 292
Opioid and Benzodiazepine Withdrawal Score (OBWS), 254
Opioides, 252
Ortotanásia, 312, 314
OUCHER scale, 362
Óxido nítrico, 69, 375
ação do, 69
efeitos, 69
indicação, 70
instalação e montagem do circuito do, 71
Oxigenação por membrana extracorpórea (ECMO), 27, 375
anticoagulação, 34
avaliação da anticoagulação, 34
canulação, 30
cânulas utilizadas, 31
função da bomba centrífuga, 28
função do oxigenador, 28
locais de canulação da, 31
máquina, 27
métodos de canulação, 31
parada cardiorrespiratória (PCR), 35
priming do circuito de, 30
sistema de troca de calor, 29
tipos, 27
transporte seguro do paciente, 37
VA, 32
VV, 33
Oxigenoterapia, 235

P

Padrão de herança, 245
Palpação dos pulsos no paciente crítico, 5
Pancreatite, 153
Paracentese, 157
Parada cardiorrespiratória, 435
em ECMO VA, 35
Parâmetros ventilatórios, 43
PDCA, 302
Pele da criança, 209
Perfusão tissular periférica ineficaz, 38
Perímetro cefálico, 239
Peritonite bacteriana, 156
$PETCO_2$, 438
pH gástrico e intestinal, 344
Pico de pressão inspiratória (PIP), 42
Planejamento estratégico, 287
Plaquetas, 128
Plasma fresco congelado, 132
Plasmaférese, 133
Pneumonia, 420
associada à ventilação mecânica, 81
causas, 82
classificação, 82
consequências, 83
diagnóstico, 82
fatores de risco, 82
incidência, 84
sinais e sintomas, 82
tratamento, 83
Pneumotórax
aberto, 526
hipertensivo, 11, 526, 529
Ponte, 191
Pós-carga, 2
Pós-operatório cardíaco, intercorrências mais frequentes, 21
Potenciais evocados, 203
Pré-carga, 2
Pré-diabetes, 459
Pré-operatório cardíaco, 20
Prednisona, 110
Prescrição de enfermagem, 275
Pressão
aérea média, 59
de perfusão cerebral, 201
de pulso, 5
de suporte em dois níveis, 52
expiratória positiva final, 43
intra-abdominal, 158
intracraniana, 200
monitorização, 201
positiva
ao final da expiração, 42
contínua em vias aéreas, 45, 51, 52
Prévia estabilização, 372
Processo, 300
de doação de órgãos, 383, 384
de enfermagem, 268
de retirada dos órgãos, 391
de transplante de órgãos e tecidos, 386
Programa
de Apoio à Família (PAF), 262
Nacional de Segurança do Paciente (PNSP), 290
Propofol, 409
Proteção ineficaz, 37
Protocolo(s)
assistenciais, 290
de identificação do paciente, 292
de segurança do paciente (Anvisa), 293
SPIKES, 323, 324
Punção
lombar, 129
por cateter periférico, 478
Púrpura trombocitopênica, 129

Q

Qualidade em UTI, 299
Quimioterapia, 135, 140
  intratecal, 130
  vias para administração de, 136
Quimioterápico, 135, 139, 141

R

Radiografia do crânio e coluna vertebral, 202
Raiva, 328
Reabsorção tubular, 89
Reação(ões)
  alérgica não hemolítica febril e afebril, 134
  anafiláticas, 9
  febril por causa de anticorpos antileucocitários, 134
  transfusional, 133
  hemolítica, 134
Reconhecimento da perda, 328
Redução do fluxo sanguíneo cerebral, 493
Refluxo vesicoureteral, 118
Regra de Law, 400
Remifentanil, 410
Reposição volêmica, 419
Resistência, 42
Respiração
  agônica ou *gasping*, 194
  atáxica de Biot, 194
  de Cheyne-Stokes, 194
  de Kussmaul, 194
Responsabilidade no processo de transferência de cuidado, 277
Resposta sistêmica à isquemia, 446
Ressonância magnética
  com ou sem contraste, 203
  funcional, 203
Retenção urinária, 119
Retorno ao ritmo cardíaco espontâneo (RCE), 438
Rins, 113
  anatomia dos, 87
  estruturas são vascularizadas, 88
Risco
  de choque, 38
  de desequilíbrio
    de temperatura corporal, 38
    de volume de líquidos, 38
  de glicemia instável, 39
  de infecção, 39
  de integridade da pele prejudicada, 39
  de perfusão renal ineficaz, 38
  de quedas e lesão por pressão, 298
  de sangramento, 38
Rubéola congênita, 241

S

Sangramento digestivo, 145
Secreção tubular, 89
Sedação, 258
  em pacientes pediátricos, 407
  em pediatria, 358
Sedation Withdrawal Score (SWS), 253
Segurança
  do paciente, 289
  na prescrição, uso e administração de medicamentos, 294
Selamento ou *lock* de um cateter, 510
Sepse, 9, 467
  grave, 468
    fatores de risco, 469
    sinais clínicos de alerta para, 469
Série
  branca, 127
  vermelha, 127
Síndrome(s)
  congênita do vírus da Zika, 240
  da resposta inflamatória sistêmica, 9, 467
    e sepse, 468
  de abstinência, 251, 408
    diagnóstico, 253
    dor, 258
    escalas, 253, 254
  de Cornélia de Lange, 241
  de Down, 242
  de West, 191
  do intestino curto, 181
    causas, 181
    complicações da, 182
    prognóstico, 182
    sinais e sintomas, 181
    tratamento, 182
  pós-parada cardiorrespiratória, 445
  controle glicêmico, 450
    fases da, 446
    monitorização, 447
    suporte hemodinâmico, 448
  de aspiração
    com dois frascos, 515
    com três frascos, 515
  de Codificação da Atividade Facial Neonatal (NFCS), 412
  de diálise peritoneal
    automatizados ou cicladoras, 98
    manual ou de buretas, 99, 101
  de distribuição de gás (*blender/sweep*), 28
  de drenagem de tórax, 513, 514
Sistema(s)
  frasco selo d'água, 514
  GRADE, 433
  hematológico, 127

nervoso, 189
central, 194
divisão do, 189
composição do, 189
renal, 87
urinário, 87, 113
anomalias congênitas no, 117
Sistematização da assistência de enfermagem (SAE), 265
Sonda
de gastrostomia, 345
gástrica, 342, 419
nasoentérica introdução da, 343
nasogástrica, 147, 236
introdução da, 342
vesical, 120
de demora, 121, 122
Sondagem vesical de demora, 120, 123
Sophia Observation Withdrawal Symptoms Scale (SOS), 254
Soroterapia antiveneno, 426
Substâncias vasoativas, 450, 472
Suicídio assistido, 312, 313
Superdosagem por analgésicos, 414
Suporte avançado de vida, 433

T

Tacrolimus, 110
Tamponamento cardíaco, 11, 526, 530
Taquicardia
ectópica juncional, 22
no choque neurogênico, 9
Técnica de SBAR, 280
Telencéfalo, 189
Tempo
expiratório, 43
inspiratório, 43
Teorias de enfermagem, 267
Terapia
com cateter nasal de alto fluxo, 63
cuidados com a montagem do sistema, 67
cuidados de enfermagem, 68
efeitos fisiológicos, 65
eventos adversos, 67
funcionamento, 63
indicações, 65
materiais necessários, 66
de pressão negativa, 223
de substituição renal, 96, 474
nutricional, 334
Terminalidade, 307
Teste(s)
de apneia, 206
de reflexos, 194
Tetralogia de Fallot, 19
Tioguanina, 137
Tiotepa, 139
Tiras reagentes, 116, 117
Títulos diagnósticos de enfermagem, 276
Tomografia computadorizada
com ou sem contraste, 203
por janela óssea e/ou reconstrução tridimensional, 203
por emissão de pósitrons, 203
Topotecano, 137
Tórax
flácido, 529
flutuante, 526
instável, 529
Toxicidade
gastrointestinal, 141
hematológica, 141
pelo oxigênio, 45
renal e vesical, 142
Toxíndrome, 425
Tramadol, 411
Transferência de cuidado, 277, 279
Transmitir más notícias aos pacientes e familiares, 321
Transplante(s) pediátrico(s), 383
cardíaco, 23
cuidados no pós-transplante, 25
cuidados pós-cirúrgicos, 25
cuidados pré-cirúrgicos, 24
equipe, 25
funções do enfermeiro, 24
indicações de, 23
de medula óssea, 130
hepático, 169, 229
enfermagem, 172
pulmonar, 234, 235
renal, 106
preemptivo, 107
cuidados pré-operatórios, 109
pós-operatório, 109
Transporte(s)
complicações, 376
de oxigênio, 2
do paciente crítico, 369
eficácia e a segurança do paciente, 372
etapas do, 371
eventos adversos, 376
família, 379
fase do, 371
pós-transporte, 371
pré-transporte, 371
intra-hospitalar da UTIN até a UTIP, 536
no ambiente hospitalar, 369
precauções, 378

riscos do, 376
seguro do paciente em ECMO, 37
Transposição de grandes vasos, 19
Traqueostomia
definitiva, 248
temporária, 248
Trauma(s)
cranianos, 521
torácico, 524, 525
Traumatismo cranioencefálico, 519
Troca de gases prejudicados, 39
Tronco encefálico, 189

U

Úlcera por estresse, 150
Ultrafiltração contínua lenta, 103
Ultrassonografia craniana, 202
Unidade de terapia intensiva, 285, 286
adulto, 286
especializada, 286
neonatal, 286, 533
pediátrica, 286, 533
mista, 286
Ureteres, 113
Uretra, 114
Urina, 114
amostra de, 115
aspecto da, 115
características físicas e as alterações da, 114
cor da, 114
odor da, 115
Urostomia, 185

V

Válvulas cardíacas, 19
Vasopressina, 472
Vasos sanguíneos, 19
Ventilação
assistida, 44
controlada, 52
espontânea, 52
assistocontrolada, 44
com dois níveis de pressão positiva, 51
com pressão de suporte, 45
controlada, 44
de alta frequência, 45, 375
espontânea prejudicada, 39
mandatória intermitente sincronizada, 44
mecânica, 41, 48, 229, 242, 247, 474
com máscara facial, 51
controlada, 52
e afogamento, 418
indicações, 41
invasiva, 43
não invasiva, 43, 51
com pressão de suporte, 51
com pressão positiva, 51
contraindicações, 53
cuidados de enfermagem, 54
desvantagens, 53
em curto prazo, 52
em longo prazo, 52
indicações, 52
instalação, 54
modos ventilatórios de, 52
objetivos, 51
vantagens, 53
parâmetros e ajustes, 41
tipos, 43
oscilatória de alta frequência, 57
complicações, 61
contraindicações, 58
cuidados de enfermagem, 60
indicações, 57
papel do enfermeiro, 60
parâmetros iniciais, 59
posição ou decúbito de prona, 60
vantagens, 58
Ventilador
de transporte, 374
manual, 374
Verbal
Descriptor Scale, 362
Numeric Scale (VNS), 361
Vesicostomia, 123
Vimblastina, 138
Vincristina, 138
Visão de futuro, 287
Visual Analog Scale (VAS), 361
Volume
corrente, 42
de fechamento pulmonar, 42
de líquidos excessivos, 39
minuto, 42
sistólico, 2
Volutrauma, 45
Vômito, 426
em borra de café, 145

W

Withdrawal Assessment Tool version 1 (WAT-1), 254
Wong-Baker Faces® Pain Rating Scale, 362